한방 치료의 묘법

실제 한방 진단과 치료 비법

편저 : 박 종 갑

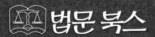

법문 북스

한방 치료의 묘법

실제 한방 진단과 치료 비법

편저 : 박 종 갑

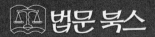
법문 북스

序　文

　近代醫學이 萬能이어서 모든 病이 이것으로 解決된다면 우리들은 漢方醫學을 研究하지 않았을 것이다.

　近代醫學에 不滿을 가진 사람들이나, 近代醫學의 治療에 失望한 病者들이 漢方의 治療를 渴望하여, 이 醫學에 依하여 自己들의 健康을 增强시키려는 傾向이 없다면, 우리들은 이 책을 쓰지 않았을 것이다.

　漢方書籍은 難解하다는 定評이 있다. 이 定評을 打破하기 위하여 漢方治療를 施療하는 醫療 擔當者 여러분에게도, 그 治療를 받는 患者들을 위해서도 함께 좋은 引導者로서의 구실을 다하도록 平易하게 叙述하여, 어려운 理論이나 현재로서는 行하기 어려운 治療法은 一切 省略하였다.

　近年에 와서 漢方醫學에 對한 世人의 認識은 얼마간 나아졌으나 一般的 風潮는 아직까지는 漢方을 바르게 理解하고 있다고 하기는 어렵다. 예컨대 漢方藥療法과 民間藥衆法과를 混同하여, 針灸療法이 漢方醫學의 一部門이라는 것을 모르고 있다. 또, 漢方醫學과 近代醫學과의 長短, 特質을 알고 있는 사람은 더욱 적다. 漢方藥治療를 舊時代의 곰팡이가 핀 醫學이라고 생각하고, 針灸療法을 野蠻스러운 迷信的 行爲라고 생각하고 있는 사람은 아직도 많다.

　그러나 本書를 읽으려고 하는 분은 어떠한 意味로든 漢方에 多少의 價値를 認定하고 있는 분일 것이다. 그러나 이런 사람들이라 하더라도 어느 程度로 漢方을 理解하고 있는가는 疑問이다.

　이러한 사람들은 本書를 읽으므로 해서 그 認識이 고쳐질 것이며, 만약 醫療 擔當者인 醫師, 藥劑師들이 本書를 텍스트로서 漢方醫學을 研究한다면 지금까지와는 다른 새로운 興味나 疾病治療面에서 큰 도움이 될 것으로 나는 확신한다.

　이와같이 하여 漢方醫學이 普及되어가는 것을 우리들 執筆者들은 念願하면서 이 책을 세상에 내어 놓는다.

執筆者代表　大塚敬節

本書를 利用하는 사람을 위하여

1. 本書는 漢方槪說篇, 病名別治療篇, 處方篇으로 大別하고 있으나, 本書를 利用하려는 분은 우선 漢方槪說篇을 읽고, 漢方醫學 全般에 걸친 豫備知識을 길러둔 다음부터 病名別治療篇 以下를 適切히 利用하여 주십시오. 그리고 特히 針灸療法을 硏究하려는 분은 針灸療法篇을 낱낱이 알뜰하게 보시기 바랍니다.

2. 病名別治療篇에서는 近代醫學의 分類法에 依한 病名을 먼저 들고, 다음에 治療의 欄에서는 藥物療法, 針灸療法, 民間藥療法의 順序로 각기 說明을 하였다. 그리하여 예컨대, 高血壓의 治療法을 알아볼려면 「治療」의 項에 大柴胡湯 以下 네가지 處方이 나와 있으므로 지금부터 治療하려는 患者의 症狀이 어느 處方의 症狀에 잘 合致하고 있는가를 調査한다. 만일 大柴胡湯과 같은 症狀이라면 處方篇의 페이지를 보면 (103)이 大柴胡湯으로 되어 있으므로 이것을 調劑하면 된다. 이때 다시 「漢方의 診療法」의 條項을 보면 아래 페이지에 제각기 大柴胡湯을 쓰는 경우의 目標가 나와 있으니 이것을 參照하여 診斷을 確認하는 것이 좋다. 또 藥物篇을 參照하면 大柴胡湯을 構成하고 있는 藥物 하나하나의 作用을 잘 理解할 수 있으며, 大柴胡湯에 大黃이라는 下劑가 들어있다는 것도 알 수 있다. 거기서 만약 處方篇에 나와 있는 대로의 分量을 써서 過하게 下痢한다면 大黃의 量을 줄이고, 그 逆일 경우에는 大黃을 增量하는 것이 좋다. 이런 方法으로 大柴胡湯이라는 處方이 어떤 藥効를 가진 處方인가를 잘 硏究해두면, 本書에 나와 있지 않는 珍奇한 病에도 應用할 수 있게 된다.

또 藥物療法에 針灸治療를 倂用해볼 생각이면 「針灸」의 項을 보면 된다. 여기에는 高血壓症에 쓰는 經穴이 여러가지로 敍述되어 있다. 같은 高血壓症이라도 그 程度나 症狀에 따라 取하는 經穴이 다르다. 그리고 施灸를 할 경우에는 다음의 注意가 必要하다.

一般的으로 本書를 利用하여 灸나 針을 行할 경우에는 먼저 「針灸療法」의

項을 잘 읽고 取穴法, 灸의 크기, 그 分量等에 注意를 해야 한다. 灸는 決코 크게 뜨지 않도록 할 것, 灸를 크게 하면 빨리 効果가 있다고 생각하는 것은, 藥을 많이 마시면 더 많이 낫는다고 생각하는 것과 마찬가지, 一般人들이 빠지기 쉬운 생각이다. 取穴法은 特히 重要하며 이것을 잘못 施行하면 効果는 오르지 않는다. 그래서 本書에서는 하나 하나의 經穴을 자세하게 解剖的으로 쓰는 代身에 그림을 精密하게 그려 놓았으므로 그림과 잘 對照하여 大體的인 經穴이 定해지면, 거기를 손가락 끝으로 눌러 보고 잘 通하는 곳에 點을 찍는다. 經穴에는 全部 番號를 붙여서 알 수 있도록 해 놓았다.

또 民間藥을 써보고 싶은 사람은 「民間藥」의 項을 보시기 바랍니다.

3. 症候別治療篇에서는 症候를 中心으로 하여 針灸療法, 民間藥療法에 對하여 叙述하고 있으므로 病名이 分明하지 않을 경우, 예컨대 眩氣가 나서 困難하다 할 때는 이 篇을 利用하면 좋다.

眩暈條項을 보면 어떤 病일 때 眩暈이 일어나는가 하는 것을 說明한 後, 「治療」의 欄에서는 14의 處方이 나와 있으므로, 病名別治療篇의 條項에서 說明한 것과 같은 方法으로 處方을 選定하여 使用하면 좋다. 針灸의 경우로 마찬가지다.

4. 處方篇에서는 本書에 나오는 處方을 가, 나, 다順으로 配列하여 1에서 150까지 番號를 붙였다. 여기에 가리킨 處方의 分量은 모두 그람 單位로서 大人 一日量의 標準을 가리킨 것이다. 그러므로 病勢의 緩急, 藥物이 精粗에 따라 分量의 加減이 必要한 것은 말할 것도 없다. 또 十二歲 前後는 大人의 半量을, 六歲 前後는 大人의 3分의 1 量을 쓴다.

藥 다리는 法은 治療法 條項에서 說明하고 있으니 參照하시기 바랍니다. 但 이 項의 물의 量은 大人의 一日量이므로 十二歲 前後는 2分의 1, 6歲 前後는 3分의 1로 減量하십시요.

本書에서는 特히 말씀드리는 바가 없는 限, 모두 以上의 要領으로 水煎하여 쓴다. 또한 本書에 生姜이라고 한 것은 모두 날생강이다. 藥房에서 팔고 있는 生姜은 乾燥한 것이므로 날生姜의 代用으로 쓸 때는 處方篇에 나타나 있는 分量의 3分의 1 乃至 4分의 1을 使用하는 것이 좋습니다.

附子에는 猛毒을 품은 것이 있어, 用量이나 用法을 잘못하면 中毒을 일으킬 위험이 있으므로 特히 注意해야겠읍니다. 그러나, 附子는 修治를 加하므로 해서 毒力을 줄일 수 있으니, 修治를 加한 唐附子 또는 白川附子을 쓰는 것이 좋다.

卷末에는 使用 經穴一覽表및 그림이 있어 本書에 나오는 經穴에 番號를 붙여서 그림과 對照할 수 있도록 했으므로 便利하다.

5. 둘 以上의 處方을 하나의 處方으로 합친 것을 合方이라 한다. 이런 경우, 두 處方에 共通의 藥物이 들어 있을 때는 分量이 많은 쪽을 取한다. 예컨대 大柴胡湯(103) 合半夏厚朴湯(124)의 경우

柴胡 6· 半夏 6· 生姜 4· 黄芩, 芍藥, 大棗 各 3· 枳實 2· 大黄 1〜2· 茯苓 5· 厚朴 3· 蘇葉 2로 되며 물의 分量은 增量하지 않아도 된다. (大塚敬節)

漢方大醫典 目次

漢 方 概 説 篇

漢 方 의 特 質

長濱善夫

序

이 冊의 讀者 여러분은 漢方이라는 것이 無用한 것이라고는 생각하고 있지 않을 것이다. 적어도 漢方의 좋은 點을 認識하고 이에 關心을 가지고 있는 분들이라고 생각한다. 그러나 이 關心과 認識의 程度는 各樣各層일 것이다.

다만 옛날부터 傳하여져 있고 지금도 남아 있으므로 좋은 것에 틀림없는 것일 거라고 漠然한 期待만이 아니라, 한걸음 더 나아가서 今日의 醫學 常識과 臨床實驗의 結果等을 보고 漢方의 어떠한 點이 優秀하며, 어떠한 點에 存在價値가 있는가, 이러한 것을 亦是 한번은 알아 둘 必要가 있다. 이 冊을 案內書로 하여 漢方을 實地로 應用하는 데도 그것은 必要한 것인 줄로 생각된다.

漢方의 成立

漢方의 由來

中國에서 日本에서 傳해진 醫方을 漢方이라고 부르는 習慣이 되어 있으나 이것은 中國에서 傳해진 文字를 漢字라고 하는 것과 같으며 옛날에는 中國을 漢土라고 하고 있었기 때문이다.

古代中國은 漢나라 時代가 되면서부터 特히 文化가 進步되고 모든 學問·技藝가 體系세워졌던 까닭도 있으나, 醫學面에서도 實은 이 時代에 그 基礎的인 것이 大成되었다. 이것이 日本에 傳해져서 明治 初期까지 日本人의 醫學의 主體가 되어 있었다. 차음에는 特別히 漢方이라고 區別할 必要가 없었으나 德川時代에는 西洋의 醫方으로서 오란다(和蘭)의 醫方도 傳해져 있어서 各各 長短을 다투게 되었으므로 새로 들어온 西洋醫方을 蘭方이라고 하고 그 前에 들어온 東洋醫方을 特別히 漢方이라고 부르게 된 것이다.

漢方의 實績

그러면 漢方만이 거의 唯一의 醫方이었던 時代의 醫療實態는 어떠하였던가. 萬若 今日의 一部 사람들이 輕率하게 判斷하고 있는 것과 같이 漢方이라는 것이 過去의 遺物로서 非科學的인 것이며, 그 까닭에 無意味하고 無力하여 取할 바가 없다고 한다면 생각컨대 當時의 病者는 病이 惡化되는 일이 많고, 重症患者는 病을 고치지 못하고 죽어 버렸을 것이다. 그런데 事實은 그렇지 않다. 實際는 後世까지도 名醫라고 불려진 사람도 많았고 그러한 사람들의 診療記錄을 본즉 漢方을 活用하여 想像外로 難病을 고쳤다.

重症의 浮腫病과 結核과 같은 病도 고쳤으며, 子宮筋腫과 같은 病도 마시는 藥으로써 全治시켰다고 하는 經驗이 記錄되어 있다.

이와같은 實效는 無視할 수가 없다. 그리고 이와같은 實績은 今日에도 追試하여 確認되고 있다. 近代醫學을 背景으로 한 醫療로써 取扱할 수 없는 病에도 漢方으로써 治療 效果를 올리는 일이 적지 않는 것은 事實이다.

湯液과 針灸

漢方이라고 하는 古代의 東洋醫方에는 藥方만이 아니고 針·灸·導引(古代의 按摩術) 等과 같은 外科的 또는 物理的인 療術도 있다. 그리고 實은 이들과 藥物療法(湯液이라고 하였다)은 수레의 兩輪과 같이 서로 기대어서 비로소 充分한 治療가 完遂되는 것이라고 하고 있었다.

그러므로 針灸도 湯液도 根本的으로는 같은 治療 理念에 依據하고 있다고 할 수가 있으며 또 各各 特徵이 있고 一長一短이 있으므로 長點을 살리어서 短點을 補完하도록 倂用하여 가는 것이 바람직한 일이다.

但 今日에서는 漢方의 「湯液과 針灸」만이 모두는 아니다. 近代醫學에 依한 治療法을 無視못할 것은 말할 것도 없다.

그러나 무어라고 하여도 漢方의 中心이 되는 것은 오늘에 있어서도 漢方藥이라고 하여 우리들과 親近한 藥物療法이다. 그리고 또 內服藥(마시는藥)에 依하여 모든 病을 治療하려고 하는 內科的 療法이다. 옛날에도 本道라고 불리어졌으며 亦是 이것이 醫道의 中心이었다.

漢方과 生藥

漢方의 特徵은 生藥을 쓰는 것

漢方에서 쓰는 藥은 所謂 草根木皮의 類가 많으나 植物性의 것이라도 葉·果實·種子 等도 쓰며, 그 外에 鑛物性, 動物性의 藥도 있다. 그러나 모두 修治라고 하는 簡單한 加工은 行하여지나 實質的으로는 거의 自然界로부터 얻어진 그대로의 모습으로서 쓰여진다. 그래서 이와같은 藥을 一般은 生藥이라고 하고 있다.

藥으로서 使用할 때는 大槪의 境遇, 물을 加하여 불에 올리어 煮出한다. 卽 煎한다(다린다)는 方法을 取한다. (勿論 그 가운데는 粉末로 하기도 하고 丸藥의 形으로 하여 쓰기도 한다)

生藥에는 國內에서 採取되는 것과 外國 特히 中國에서 採取되는 것이 있다. 中國에서 輸入되는 것을 漢藥이라고 하고 國內産의 것을 合하여 和漢藥이라고 불리어지고 있다. 그러나 生藥에는 東洋만이 아니고 西洋에서 原産하는 것도 있다.

그리고 今日의 一般 醫學에서는 生藥을 그대로 使用한다는 것은 드물다. 그런데 漢方에서는 生藥만을 使用하는 것이다. 또 漢方에서 거의 使用하지 않는 生藥이라도 民間藥으로서 그 效能이 있기 때문에 一般 世人에게 愛用되고 있는 것도 많다.

漢方의 特徵의 第一은 生藥을 쓰는 것이라고 하여도 좋다.

生藥은 그대로 使用할 것이다

그래서 먼저 生藥의 特質을 생각하여 보기로 하자,

有名한 藥草에 소지랭이라는 것이 있다. 下痢藥으로서 알려져 있으나 胃腸病인 사람에게 一般的으로 愛用되고 있는 理由는 下痢를 일으키면 下痢를 治하고 便秘의 傾向이 있으면 通便을 잘하게 하는 까닭이다. 即 胃腸의 活動을 調整하는 것 같은 効力을 가지고 있다. 따라서 單味로서 連用하고 있어도 食欲을 害치는 일은 없다. 民間藥으로서 普及된 것도 그러한 點에 있었던 것 같다.

이와같이 生藥에는 一見 反對와 같은 作用이 보이는 일이 많다. 即 調整作用이라고 볼 수 있는 것이며 이것은 許多한 漢藥에도 通用되는 일이다.

生藥의 効力과 使用法은 經驗的으로 알려진 것이므로 같은 藥이 여러가지 別途의 目的에 쓰여지는 일이 적지 않다. 이것은 藥中의 有効成分이라는 것이 아직 確實히 알려지고 있지 않는 것이 많은 까닭이지마는 成分이 確實한 것이라도 그 成分만을 摘出하여 使用하면 본디의 生藥과 얼마만큼 다른 効力을 하는 일이 많으며 또 副作用도 나타나기 쉽다. 그래서 亦是 生藥은 全體를 그대로 使用하는 것이 좋다고 하는 셈이 된다.

副作用이 없는것 처럼 看做되는 것은 生藥 自體內에 여러가지 成分이 含有되어 있어서 하나의 作用만이 너무 激하게 나지 않게 反對作用을 가지고 있는 것과 共存하고 있어서 適當히 콘트롤루 하게 되는 까닭일 것이라고 생각할 수가 있다. 다른 目的에 使用된다고 하는 點도 이렇게 생각하면 理解가 된다.

煎藥의 効用

生藥에는 냄새가 있는 것이 많다. 例를 들면 紫蘇葉이라든지 肉桂라고 알려져 있는 桂枝(皮), 中將湯과 實母散等에 含有되어 있는 當歸라든지 川芎이라고 하는 藥이 그러하다. 이러한 藥은 煎藥으로서 煮出함으로써 그 냄새의 成分이 一層 더 잘 나게 된다. 喘息等에는 냄새만을 主로 한 藥도 있을 程度로서 때로는 이 成分이 重要한 藥効가 되는 것이다.

當歸와 川芎 等은 血의 循環이 나쁘며 冷하게 될 때, 몸을 따뜻하게 하여 血行을 잘하게 하는 作用이 있다. 이들에 限하지 않고 몸을 따뜻하게 하는 効力

을 내는것을 期待하는 藥은 漢方에는 퍽 많다. 그리고 그들은 煎藥으로서 따뜻
하게 하여 마시는 것이 아니면 그 效果는 充分히 期待하지 못하는 것이 된다.

그 外에 配合된 處方藥은 煎藥으로 하는데 따라서 各各의 生藥中에 숨어
있는 各樣의 藥能이 調和를 取하여 여러가지 形態로서 나타나게 된다.

이러한 理由에서 漢方에서는 煎藥 即 湯의 形式이 尊重되고 있다.

但, 그 中에는 煎하여 湯藥으로 하여서는 조금 좋지 못한 組合이나 强하
게 過出되는 傾向이 있는 處方도 있다. 그러한 것은 옛날부터 丸으로 하든
가 散으로 한다는 別다른 形式이 定해져 있다.

藥方의 成立

一般的으로 生藥에는 副作用이 없으므로 分量을 嚴格히 制限할 必要가 없
다고 생각되고 있다. 그러나 그래도 單味의 藥을 너무 量이 많게 連用하면
그 藥物에 따라서는 食欲을 害치기도 하고 上氣시키기도 하는 일이 있다.
잘 듣도록 하기 위하여 多量을 쓰게 되는 까닭이다. 그러나, 特別히 量만을
많이 하지 않아도 少量으로서 十分의 效果가 期待되는 方法이 있다.

그것은 有效 成分만을 摘出한다는 것이 아니고 그렇게 될 他의 生藥과 組
合하여 함께 煎하여 쓰면 좋은 것이다. 이에 依하여 必要한 藥效를 다시 더
욱 잘 내어서 不必要한 것을 抑制하여 둘 수가 있다. 配合의 適當을 얻으면
少量으로서 充分히 目的을 達한다. 特히 同種의 藥을 조금씩 配合하면 하나
하나로서는 多量으로 使用하여도 期待못하였던 强한 藥效가 나타나는 것이
다. 漢方藥의 處方은 이러한 意味로서 이루어진 것이라고 생각해도 좋다.
그리고 病狀에 對하여, 또 體質에 對하여 마시기 좋도록, 不必要한 作用은 나
타나지 않도록, 必要한 藥效만을 重點的으로 내도록, 經驗的으로 創意되어서
많은 複合處方이 이루어졌다.

이것이 數多한 藥方으로서 오늘날까지 傳하여지고 있는 것이다.

漢方의 本質은 藥方의 活用

藥方에는 그 用法에 關하여 各各 嚴格한 規定이 있다. 그리고 그 定해진

指示 目標에 따라서 使用하면 實로 훌륭하게 藥効가 나타난다. 하나하나의 藥味에 對하여 생각했을 뿐으로서는 豫想도 못할 程度로 効果가 나타난다. 비슷한 內容의 藥方으로서 하나하나의 「分量의 比率」에 차이가 있을 뿐 全然 다른 目的에 쓰도록 定해진 것도 있다.

모든 經驗에 依하여 이루어진 것이므로 單純한 理論으로서는 到底히 理解안되는 現象을 呈하는 일이 많다.

都大體 生藥인 漢藥은 各各이 이미 多面的인 潛在的 藥能을 가지고 있으나 그것들이 配合된 藥方이 되어서 漢方의 醫療 體系中에서 活用된다면 바로 千變萬化 그 藥能이 發揮된다—이것이 漢方의 實態라고 하여도 좋다.

漢方에서는 病을 어떻게 取扱하는가

數多히 定해진 藥方을 病狀과 體質에 應하여 使用 區分을 하여 가는 것이 漢方이라고 하는 것은 앞에 말한 바와 같다.

그래서 다음에는 漢方에서는 어떠한 立場에 서서 藥方의 使用 區別을 하는가, 即 病을 어떻게 取扱하여 治療하여 가는가 하는 點에 對하여 살펴보기로 하자.

氣血과 體質毒

1. 病은 氣血의 不調

病氣이라고 하는 말은 都大體 氣를 앓는다고 하는 것이며 「氣」 即 「몸의 活動」에 故障이 일어난 狀態를 말한다. 即 漢方에서는 正常의 氣가 邪氣에 侵犯當한 狀態라고 看做하고 있다.

一般的으로 漢方에서는 氣·血이라고 하는 것이 生活體의 基調를 이루는 것으로 생각하고 있다. 그래서 氣에 異常이 있으면 血에도 故障이 일어나고 血에 故障이 일어나면 氣의 異常도 隨伴한다는 것이 된다. 即 病氣라고 하는 것은 氣血의 調和가 깨뜨려진 狀態에 該當되는 셈이다.

그런데, 血이라고 하는 것은 體內를 循環하는 血液을 가르킴에 틀림이 없다. 그리고 體重의 六割 以上을 占領하고 있는 水分은 體液으로서 血과 一體의 것으로서 取扱하여도 좋을 것이지마는 便宜上 이것을 다시 分別하여 더하나 「水」라고 하는 要素가 取해지고 있다.

그래서 「氣」의 外에 「血」, 「水」라고 하는 要素를 基本으로 한 病理思想이 構成되었다.

2. 血의 變調는 瘀血이라고 한다.

血의 變調의 特定의 狀態에 對하여 瘀血이라고 하는 病的 狀態가 規定되어 있다. 이것은 血液이 停滯하는 것을 意味하고 있으며 實際에는 身體의 各所, 皮膚, 粘膜 等에 鬱血의 徵候가 著明하게 나타나 있는 것과 같은 狀態를 가르키고 있다. 이러한 狀態가 根本으로서 病氣가 일어나고 또 病氣를 惡化시켜 治療를 나쁘게 하는 것으로 보고 있다.

그래서 이와 같은 狀態는 빨리 改善하여 病氣의 治療를 하지 않으면 아니된다. 이런 目的을 爲하여 瘀血을 驅逐하는 藥 即 驅瘀血劑라고 불리어지는 藥方이 쓰인다.

瘀血을 널리 循環障害라고 解釋되므로 數多한 慢性病에 잘 보여지는 狀態이며 一種의 病的 體質과 같이 되어 있는 일도 많다. 一般으로 月經異常을 隨伴하는 婦人에게 잘 보인다.

症候로서는 頭痛, 不眠, 肩臂痛, 食欲減退, 腹部膨滿感, 便秘 等을 隨伴하고 鬱血 또는 出血의 傾向이 나타난다. 그리고 他覺的으로는 皮膚, 粘膜等이 紫赤色, 暗赤色으로 되어 있고, 溢血 等이 보이며 下腹部에 壓痛과 硬結等이 있다.

驅瘀血劑로서 代表的인 藥方은

桃核承氣湯(111), 桂枝茯苓丸(41), 大黃牡丹皮湯(101), 當歸芍藥散(114)
等이 있다.

3. 水의 變調를 水毒이라고 한다

다음에 水의 變調에 關하여서는 「水毒」이라고 불리어지는 病的 狀態가 規

定되어 있다. 이것은 體內의 水分의 代謝障害가 일어난 狀態를 가르키고 있다. 一般으로 體液이 偏在하는 것과 같은 病的 狀態를 말하는 것이다. 이러한 狀態(또는 體質)가 基本이 되어 病이 일어나고 또는 病을 시켜 治癒를 나쁘게 하고 있다고 생각되고 있다는 것이다.

症候로서는 浮腫, 尿의 異常 等이 나타나는데 다시 거기에 咳와 痰, 冷等의 外에 口渴·眩暈·耳鳴 어떤 種類의 頭重·頭痛·嘔吐 等도 나타난다.

그래서 水毒을 驅逐하여 病的 狀態를 改善하여 治病을 잘 하려고 하는 方法이 取해지는 것이다. 이 目的을 위하여 利尿劑를 包含한 驅水劑라고 하는 藥方이 쓰여진다. 여기에는 例컨대 다음과 같은 藥方이 있다.

苓桂朮甘湯(147), 五苓散(48), 眞武湯(86), 人蔘湯(118), 小半夏加茯苓湯(79), 與茱萸湯(49), 防風通聖散(135)

瘀血, 水毒이라고 하는 病理思想은 漢方 獨特한 것이며 近代醫學으로서는 이들에 그대로 끼어넣을 수 있는 病理觀은 없다. 治療法과 直結한 이러한 病을 보는 方法이 있다는 點은 오히려 實地醫學으로서의 漢方의 優越性을 證明하고 있는 것과 같은 것이다.

4. 腸性自家中毒을 食毒이라고 한다.

瘀血·水毒이라고 하는 病理觀外에 食毒이라고 하여 보는 方法도 있다.

이것은 腸性의 自家中毒이리고 하는 意味로 取하여도 좋다. 卽 腸管內에 宿便이 停滯하고 있기 때문에 病을 일으키고 治癒를 나쁘게 한다고 생각하는 方法이다. 이런 생각밑에 宿便을 排除시켜서 體質의 改善을 圖謀하는 것이 試圖되고 있다. 例컨대

調胃承氣湯(107), 防風通聖散(138)

等의 藥方이 이 目的에 쓰인다. 一般으로 漢方에서는 大黄·芒硝 等의 下痢가 盛하게 쓰여지나 그것은 이러한 思考方式에 基하고 있는 셈이다.

病的 反應과 體質 傾向

1. 病에 걸리는 方途에 依하여 藥이 다르다.

病을 일으키는 原因은 여러가지 있다. 더위, 추위의 影響, 飮食物에 中毒

細菌의 感染에 依하여 일어나는 病 等이 있다. 그러나 같은 原因이라도 사람에 따라서 反應하는 方途에 各各 차이가 있다. 그것은 한사람 한사람 體質이 틀리므로 病이 걸리는 方途에도 相違가 있는 까닭이다. 漢方에서는 이 相違點을 特히 重視하여 治療方針을 定하는 目標로 하고 있다.

먼저 熱狀을 隨伴하는 것 같은 傾向이 顯著한가, 寒冷을 隨伴하는 것 같은 傾向이 顯著한가, 하는 點을 보아 區別하여 治療方針을 定한다. 即 各各에 應한 反對 傾向의 藥方을 가려서 쓰게 된다. 이것은 平素의 體質 傾向이 그대로 나타나는 일도 있으나, 때로는 그것이 反對로 되어 나타나는 일도 있다.

또 더 하나 別途의 面으로 보아 區分한다. 即, 病에 對抗하면서 아직도 體力이 充實하고 衰瘦하여 있지 않는 狀態인가, 病에 져서 이미 衰弱의 傾向이 著明하게된 狀態인가에 依하여 亦是 治療 方針이 달라지고 各各反對 傾向을 가진 藥方을 가리지 않으면 아니되게 된다.

그래서 病名은 같아도 쓰는 藥方은 가지각색이다.

例 急性腎炎

熱狀이 있고 體力도 充實해 있을 때는 小靑龍湯(78) 또는 小柴胡湯(76)等을 쓰든지 若干 衰弱 氣味가 있으면 柴胡桂枝湯(52) 等이 좋고 冷하기 쉽고 弱하여지는 氣味가 있는 사람이면 六君子湯과 當歸芍藥散(104) 等이 좋다는 셈이 된다.

2. 病이 나타나는 方途에 依하여 藥을 定한다

다시 또 하나 區別하는 方法이 있다. 即 같은 病이라도 그病狀이 나타나는 方途를 보면, 反應이 表在性으로 나타나 있는가 深在性(內臟의 症狀을 일으키고 있다)으로 나타나 있는가가 區別된다. 그에 따라서 病의 取扱 方法을 달리하여 別다른 系統의 藥方을 쓰는 것이 原則으로 되어 있다.

例 急性腎炎

病이 일어날 때, 頭痛·發熱·寒氣 等과 같은 表在性의 症狀이 主徵으로

서 나타나 있을 때는 小靑龍湯(7)과 같은 藥方으로서 좋으나 口渴嘔吐・食欲不振 等과 같은 內部 症狀이 나타나 있으면 五苓散(48)과 小柴胡湯(76)과 같은 藥方을 쓰지 않으면 아니된다.

이와같은 여러가지 病을 보는 方法이 있으므로, 같은 病名이라도 治療하는 方法은 決코 一律的이 아니고 病의 反應 狀態, 體質 傾向 等을 充分히 吟味한 위에서 治療方針을 定하지 않으면 아니된다. 그리고 藥方의 判定을 잘못 取하면 病은 낫지 않을 뿐만 아니고 反對 方向의 藥方을 誤用하여 도리어 病을 惡化시키는 일까지도 있다. 卽 病人의 그 時 그 時의 狀態에 應하여 가장 適切한 藥方을 가려서 쓴다는 것이 漢方 治療의 무엇보다도 要訣이 되어 있는 것이다.

3. 하나의 藥方이 많은 病에 쓰인다

本書의 各科 疾患의 治療의 部에 들어 있는 藥方을 通覽하면 곧 알 수 있듯이 같은 藥方이 여러 가지 疾患의 治療藥으로서 到處에서 散見된다.

例컨대 越婢加朮湯(6)이라는 藥方이 있는데, 이것은 먼저 泌尿器病의 腎炎・네후로―재의 治療에 나오지마는 皮膚病의 濕疹과 眼科의 眼瞼緣炎・結膜炎・도라고―마・후리구렌・角膜實質炎・其他에도 들고 있으며 脚氣와 關節 류우마치스에도 쓰이는 일이 있다.

이렇다고 하는 것은 病名에 依하여 藥方이 定해지는 것이 아니고, 病에 걸리는 方途와 나타나는 方途에 依하여 定해진다는 것을 잘 말하여 주고 있다.

어떻게 하여 病이 낫는가

그러면 病狀에 的中한 漢方藥(藥方)이 주어지면 어떻게 되어서 좋아져 가는가 卽 治癒 機轉의 槪略을 다음에 述하여 보자.

몸의 調和를 回復시킨다

몸의 調和가 깨뜨려진 狀態가 病이다고 하는 것이 漢方의 思考方式이다.

病이 되면 무엇인가의 形態로서 病人은 苦痛을 느끼나 이것은 亦是 몸의 活動의 바란스가 깨뜨려진 것을 意味하는 反應의 나타남이다. 바꾸어 말하면 體力이 病에 應하지 못하고 눌려진 氣味로서 있는 面의 나타남이라고 생각할 수도 있다.

그러면 여기서 病이 나타나는 方途에 應하여 가장 適切한 藥方이 주어졌다고 한다. 藥方은 總合的으로 組立되어 있으므로 먼저 깨뜨려진 調和를 回復시키도록 作用하게 된다. 거기에는 第一 惡質인 症狀에 對하여 가장 重點的으로 影響하여 오지 않으면 아니된다. 即 主症狀이 除去되기 쉬운 手段에 呼訴되지 않으면 아니된다. 그래서 그러한 手段을 도우도록 藥이 作用하여 온다.

그 結果, 땀이 난다, 小便이 잘 나오게 된다. 때로는 갑자기 便通이 잘붙게 되어 一時的인 下痢를 일으킨다. 또 冷하여져 있면 몸 全體가 갑자기 따뜻하여져 온다. 이와같은 變化가 나타나 온다.

그럭저럭하는 동안에 몸 全體의 諜和가 回復하면 病을 克服하는 體勢가 整備되므로 病人은 이때 이미 病感으로 부터 解放되기 始作하는 것이 된다. 輕한 機能的인 病이라면 벌써 이것만으로서 나아버린다.

鬪病力이 다시 생긴다

漢方藥이 잘 들었을 境遇에는 이와 같은 經過를 取하는 것이 常道이다. 이것은 主로 急性病의 境遇인 것이지마는 慢性病의 境遇에도 藥이 듣는 方法의 原理는 거의 같다.

皮膚病과 高血壓症 等에도 먼저 小便이 잘 나오게 되든지 便通이 잘 붙게 되어 낫기 始作하는 일이 많다. 이러한 意味도 있고 해서 藥方의 處方에는 利尿作用을 期待할 수 있는 藥과 下劑 等이 잘 配合된다. 이런 것은 또 앞에서 述한 水毒이라든지 食毒이라고 하는 病理觀과도 一脈相通하는 것이 된다.

輕한 機能的인 病뿐이 아니고 細菌의 感染에 依하여 일어나는 것과 같은 炎症을 隨件하는 病에도 漢方藥은 퍽 잘 듣는다. 이것은 前述한 바와 같이 먼저 病에 對抗하는 體力이 새로 생기므로 그에 依하여 積極的인 治癒가 始作되는 까닭이다. 藥 그 自體가 直接病原體에 作用하는 것은 아니지만 病原體에 對處하는 몸의 防衛力, 抵抗力이 增强하여 오는 것이므로 結果부터 본다면 意外로 빨리 낫게 된다. 그리고 이미 일찍부터 調和가 回復하여 自覺症狀이 除去되어 오므로 高熱後라도 衰弱이 적고 回復이 빠르다고 하는 것이 된다.

近代醫學과 漢方

西洋醫學을 基幹으로 한 近代醫學과 漢方에 對하여 病의 治療에 關하여 各各의 特徵을 주워 보면 여러가지 點에서 큰 相違가 發見된다. 그 中에서 가장 著明한 點을 二, 三 들어보자.

診斷의 主目的

近代醫學에서는 病名을 定하고 그 原因을 追求하는데 主眼을 두고 있다. 이 點은 技術的으로는 漢方과 比較가 안될 程度로 高度로 發達하고 있다.

이에 反하여 漢方에서는 病이 어떻게 일어났는가를 判定하여 適切한 治療法을 判定하는 데에 主眼을 두고 있다. 이 點에서는 近代醫學과는 別途의 面에서 病을 取扱하고 있는 것이 된다.

治療의 對象

近代醫學에서는 病의 原因을 探求하는 데에 主眼이 두어져 있는 結果 그 鋒先을 病原體와 病巢에 向해서 對象을 講究하는 데에 두어진다. 많은 化學藥品과 페니시링 以下의 抗生物質劑가 重用되기도 하고 直接 病에 치료를 加하는 外科的 療法이 進步하여 온 것도 그 까닭이다.

이에 反하여 漢方에서는 恒常 病人 全體를 治療의 對象으로 하고 있다. 그래서 몸의 不調를 調整하고 鬪病力을 增强시켜서 自然 治癒를 促進시키도록 對策이 講究된다. 即 近代醫學에서는 오히려 比較的 疎忽히 되어 있는 다른

面에 對하여 有力한 方法(그리고 內科的)을 가지고 있는 셈이다. 그 結果 近代 醫學의 弱點을 補完하는 役割을 하는 것이다.

局所와 全體

近代醫學에서는 病理解剖學的인 病巢에 對한 治療에 重點을 두므로 아무래도 局所的인 治療法을 偏重하게 된다. 專門 分科가 發達하고 있는 것도 그 까닭이다.

이에 反하여 漢方에서는 局所的인 病이라도 한번은 內服藥에 依한 療法을 行하므로 그 取扱은 全體的이다. 앞에서 든 越婢加朮湯(6)이라는 藥方의 例에 對하여 보면 알다싶이 腎臟病과 脚氣와 같은 全身的인 病과 同時에 같은 藥方이 一方에서 濕疹과 眼疾患와 같은 局所的인 病에도 쓰이고 있다.

近代醫學에도 全身의 機能과 局所의 病巢와의 關係를 無視하고 있는 것은 아니지마는 또 體質的인 素因의 病을 誘發한다는 點에 對하여도 不斷히 關心을 두고 硏究되고 있다. 그러나 現狀에서는 率直히 말하여 이에 對하여 漢方과 같이 的確한 全體的인 療法이 完成되어 있지 않다.

長短相補할 것

近代醫學과 漢方과의 特徵을 比較한 結果에서 보면 漢方과 近代 醫學科와는 一見 相反하는 方向에 서서 있는 것 같이 생각된다. 그러나 實際의 治療面에 있어서는 그렇게 抵觸하고 있는 것은 아니다.

一方에서 近代醫學의 診療를 받으면서 漢方藥을 服用하는 것은 조금도 支障이 없으며 도리어 化學藥品의 副作用을 緩和한다든지 解消시킨다든지 할 수 있는 程度이다. 勿論 的中한 藥이라면 當然히 그만큼 治癒도 좋아질 것이다.

漢方은 옛 날에는 그것만으로써 훌륭하게 成立하고 있었다. 그러나 病因의 探究, 病原體에 對한 直接對策이라는 點에서는 多大의 弱點이 있었다. 그래서 近代醫學은 먼저 이 弱點을 카바—하고 차츰 그 偉力을 認定하게 되었으므로 今日에서는 反對로 患者를 中心으로 한, 漢方的으로 보는 方法이 잊어진 것 같은 傾向으로 되어 왔다.

그래서 추·우년 아프기 始作하는 神經痛이라든지 原因이 不明하면서 頭痛이 나든지 또 어깨가 凝하든지 만, 허리에 힘이 없어지는 病과 언제까지 지나도 낫지 않고 慢性化된 病, 體質的이라든가 年齡 關係라고 생각하여 諦念시키는 病等과 같이 確實히 病原을 잡지 못하는 病에는 近代醫學은 治療面에서는 意外로 無力하며 漢方 便이 훨씬 有力하였다는 것과 같은 逆說的인 現象을 現在에와서 往往히 보이고 있다. 即 近代醫學의 弱點이 漸漸 暴露되어 온 셈이다.

近代醫學과 漢方은 하나의 盾의 兩面과 같은 것이며 亦是 一面만에 기울어져서는 좋지 못하다는 것이다. 各各의 長點을 살리고 短點을 補充하도록 하여 가는 것이 가장 바람직한 일이다.

漢方의 實用價値

近代醫學의 治療法과 漢方과는 長短相補할 것이라는 것은 前述한 바와. 같다. 그러면 現狀에 있어서 實際로 漢方治療를 試驗하여 보는데 있어서 어떠한 마음가짐이 必要한가, 實用에 當하여 必要한 豫備 知識을 나중에 述하여 두겠다.

어떤 病에 좋은가

〈急性病과 慢性病〉 一般的으로 病이 慢性化하여 낫기 어려울 境遇, 漢方이라도 하면서 試驗條로 治療를 하여 보려는 사람이 많으므로 漢方은 慢性病에 좋다고 하는 通念이 世間에 퍼져 있다. 그러나 慢性病뿐이 아니라 急性病에도 좋은 것은 말할 것도 없다. 急性症에서는 慢性症 以上으로 効果가 나타나는 수가 있다.

但 漢方은 急性病을 잘 治癒하는 能力이 있으나 百 퍼센트로 잘 治한다고 하는 것은 반드시도 그렇게 容易하지 않다. 藥方의 使用法의 適不適이 特히 効果에 影響하기 쉬우므로 잘 들을 때와 도리어 나쁘게 되는 일이 있으므로

慢性病과 같이 가볍게는 쓰지 못한다.

〈病氣의 種類〉 機能的인 病. 神經性이라고 하는 것과 같은 症狀, 特別히 病名을 定하지는 못하나 여러 가지를 呼訴하는 症狀이 있는 것과 같은 病, 循環障害를 隨伴하는 病, 寒暖의 變化에 依하여 影響을 받는 病, 體質的인 病, 老化症狀 等에는 즐겨하며 漢方治療가 行하여지고 있다. 더욱 其他 細菌의 感染 等에 依하여 일어나는 炎症性의 病, 化膿性 疾患 等도 몸의 抵抗力이 붙어서 治癒가 빨라지므로 漢方을 쓸 價値가 있다. 그러나 이와 같은 病에는 抗生物質劑 等에 依한 治療가 오히려 나은 일이 많다. 그러나 無効할 때가 있으므로 併用的으로 漢方治療를 試驗하여 보는 것이 좋다.

一般的으로 近來에 있어서는 여러가지의 治療를 받았으나 別로 効果가 없을 때 漢方에 依持하는 境遇가 많다. 그러나 그러한 境遇 早期에 漢方治療를 併用하였으면 훨씬 治癒가 좋아졌을 것이라고 생각되는 일이 적지않다.

診斷은 近代醫學으로서

될 수 있는 대로 早期에 漢方治療를 行하면 効果도 그만큼 크다. 그러나 現代의 常識으로서는 한번 近代醫學에 依한 病의 診斷 및 必要한 諸檢査는 받아 두지 않으면 아니된다. 病의 本體, 輕重, 豫後 等에 關하여 될 수 있는대로 멀리 바르게 認識하여 두는 것이 좋은 까닭이다. 漢方에서는 必要한 治療 方針을 定하기 爲하여 病狀을 診斷하나 그것만으로는 豫後를 判定하는 데에는 반드시도 充分한 것은 아니다.

漢方은 萬能이 아니다

漢方에서는 藥이 잘 듣지 않으면 듣는 藥을 求하여 써 본다고 하는 것이 常道이나 病狀에 的中할 適方이라고 생각하는대 그래도 듣지 않는 일이 있다. 그러한 境遇는 이미 病 그 自體가 藥에 依하여 움직일 수 없는 것과 같은 不治의 惡性인 것이라는 것이 있다.

그런데 不治라고 생각되는 病에 意外로 잘 듣는 일도 있다. 그리고 듣는다고 하는 內容도 病 그 自體가 참으로 좋아져 오는 것과 單純히 自覺症狀

만이 좋아졌다고 하는 걸만이 낫는대 不過한 것이 있다. 그리고 또 實際는 그 病 自體는 도리어 進行하고 있는(例컨대 癌의 境遇)일까지 있다.

自覺症狀이 좋아졌다고 하는 것만으로서 治癒된 것이라고 速斷하여 그 때문에 失敗하는 일이 되어서는 漢方藥의 效能이 도리어 敵이 되는 셈이다. 그러므로 어떤 境遇에도 漢方治療만에 依賴하고 必要한 醫學的 診斷을 계을리 하는 일은 得策이 아니다.

×　　　×　　　×

그래서 漢方治療를 試驗하여 볼 때의 一方的인 方針은 다음과 같이 定하여 두면 좋다.

(1) 初期에 漢方治療를 試驗해 보는 것이 바람직한 일이다. 그러나 될 수 있는 대로 빠른 時期에 專門醫의 診察도 받도록 힘쓴다.

(2) 一般의 醫療와 倂用하는 것은 原則上으로 支障이 없다. 오히려 바람직한 境遇가 많다.

(3) 比較的 經過가 오래되어 一般의 醫療로서는 낫기 어려운 病에는 漢方治療는 한번은 試驗해 볼 것이다.

위와 같은 方針으로서 漢方의 特質을 充分히 認知하고 이것을 活用한다면 治療面에서 近代醫學의 盲點이 되어 있는 것 같은 病에 豫想도 하지 않던 效果가 얻어져서 全快의 기쁨에 빠지는 일은 決코 드문 일은 아니다.

漢方의 歷史와 그 體系

醫學博士　石原　明

漢方이란 것은

漢方이라고 하는 말은 比較的 새로이 쓰게 된 말인데 漢은 中國을 意味.
方은 處方의 方 또는 方法의 方, 即 藥劑의 運用이라든가 使用이라든가, 使用方法의 意味이며 漢方이란 것은 곧 中國에서 發達한 醫學의 方法論이라고 하는데 다름이 없다.

日本의 醫學은 古時代의 大陸과 交通이 열리어서 文化交流가 始作되었을 ·무렵, 進步된 中國의 醫學을 輸入하고부터 奈良時代, 平安時代와 文化가 盛하게 됨에 따라서 漸漸研究가 나아가고 江戶時代 末까지 約 1000 年間 漢方으로서 獨占되고 있었다. 그런데, 江戶時代가 되고 부터 오란다를 通하여 西洋의 自然科學的 醫學이 傳해져서 明治維新을 境界로 醫學은 制度上 西洋醫學만에 依持하게 되고부터 洋方에 對하여 漢方이라고 하는 말을 一般的으로 使用하게 된 것이다.

現在 漢方이라고 하면 藥을 煎하여 마신다는 것쯤 밖에 생각하지 못하는 사람이 적지 않다. 中國에서 이루어진 醫學 全體를 表現하는 말로서는 漢方으로서는 不充分하며 中國만이 아니고 오히려 日本의 江戶時代에 놀랠 만큼 進步하였고 韓國에서도 또 獨特한 發展을 하였던 것이므로 여러 가지 東洋의 諸民族間에서 成立한 固有의 醫學體系라고 하는 意味에서 東洋醫學이라고 하는 말이 近間에 있어서는 많이 使用되고 있다.

漢方의 眞價를 알기 위하여서는 그 몇 千年에 미치는 오랜 歷史와 中國만이 아니고 韓國과 日本에서 어떻게 發展하였는가? 하는 그 途程 그리고 왜 明治時代가 되어서 亡해 버렸는가 하는 것을 알지 못하면 바른 評價와 批判을 내릴 수는 없다. 그래서 極히 大綱만을 記述하기로 한다.

漢方의 起源

古代 中國에 있어서의 醫學의 發生은 地域과 住民의 生活樣式 等으로부터 생각하면 세 가지 다른 種類의 醫療의 形態가 總括된 것이라고 생각된다.

中國에서는 아주 오랜 地質 時代에 이미 人類가 살고 있었던 것이 알려져 있고 이들의 原始人은 動物과 같이 까시에 찔리면 손으로 빼어 내고 아픈 곳은 비비기도 하고 만지기도 하며 創口는 혀로써 빨기도 하여 本能的인 治療를 行하고 있었던 것 같다. 그로부터 오랜 歲月이 지나서 集團生活을 하게 될 무렵 中國의 西北部에 살고 있던 사람들은 乾燥한 高原地帶와 砂漠 地方에서 家畜을 기르고 먹이가 있는 곳을 求하면서 이곳 저곳으로 移住 하였다. 所謂 遊牧民이다. 이 種族은 植物의 種類가 적은 地域에서 移住하는 生活樣式을 가지고 있었으므로 藥物을 貯蓄하기도 하고 使用하는 데에 귀찮은 器具를 가지고 걷는 것이 容易하지 않았으므로 針과 刃物을 使用하여 病을 고치고 火熱에 依하여 苦痛을 緩和시키는 方法을 생각하였다. 大自然 中에서 原始的인 遊牧生活을 하고 있었던 이 種族은 氣候의 變化와 整然한 天體現象에 일찍부터 注目하여 獨特한 自然觀을 가지고 人體는 大宇宙의 影響에 依하여 生命을 營爲하는 것으로 생각하여 여기에 自然과 人體의 여러 가지 關係를 想定하고 獨特한 醫學體系를 쌓아 올렸다. 後에 黃河의 流域에 文化가 열림에 이르러서 이 系統의 醫學은 針灸를 主로 하는 것이 되고 그들의 傳說에 基하여 그 始祖의 黃帝가 取纂한 것이라고 稱하는 文獻을 만들어 내었다. 이것은 「黃帝內經」이라고 하여 現在 傳하고 있는 텍스트는 몇 번이나 손을 대어서 比較的 變形은 하고 있으나 「太素」, 「明堂」, 「素問」, 「靈樞」 等의 이름으로서 남겨져 있다. 漢方의 基本을 이루는 最古의 重要한 文獻의 하나로 치고 있다.

中國의 西方의 山奧에 있던 住民들은 豊富한 天然 資源에 惠澤을 입어서 狩獵과 農耕을 中心으로 한 集團生活을 하고 있었다. 많은 天然資源의 利用에 依하여 生活이 向上한 이 地方의 사람들은 藥物療法을 생각해내고 또 언

제까지나 健康하고 싶다, 長生하고 싶다 하는 欲望과 藥物의 不思議한 作用
과를 結付하여 不老長生을 目標로 한 獨特한 藥物療法의 體系를 쌓고, 이것
또한 그들의 始祖, 神農을 藥物의 發明者로서 尊敬하였으며 마침내 傳說上
으로부터 「神農本草經」이라고 하는 藥物書를 만들었다. 이것도 現存하는 것
은 變形하고 있으나 中國 最古의 藥物書며 「黃帝內經」과 아울러 漢方의 基
本 文獻으로 삼고 있다.

楊子江의 南方의 넓은 平野에 있었던 住民은 일찍부터 交通이 發達하여
文化도 열려 있었으므로 오랫동안의 優秀한 經驗을 모아서 이것을 整理하여
治療 體系의 줄거리를 求하려고 하였다. 江南의 地에서 容易하게 入手할 수
있는 藥物을 어떻게 組合하며 또 病의 經過中 어떠할 때에 그것을 쓰는가
하는 것을 많은 經驗을 通하여 알았던 것이다. 이것은 困難한 일이였으므로
專門의 醫家들의 사이에서 秘密로 하여 經驗을 整理한 文獻은 所重하게 傳
하여졌다. 西紀 一世紀頃 이들의 文獻은 다시 整理되어 하나의 體系下에 總
括되어서 「傷寒雜病論」이라는 册이 이루어졌다. 그리고 長沙의 太守였다고
傳해진 張仲景(實在의 人物은 아닌 것 같다)이라고 하는 사람의 編集이라고
하는 權威를 붙여서 江南의 醫家의 秘書로서 尊重되었다. 이 系統의 醫學은
神秘的 要素와 魔術의 냄새가 없는, 事實에 基因한 甚히 實用的인 內容이
었다.

以上의 三系統이 古代 中國 醫學의 主된 體系이지마는 이 外에 아직 많은
原始醫術과 魔法醫術이 各地에 있으며 民間에서는 比較的 勢力을 가지고 있
었던 것은 勿論이다

春秋戰國時代라고 하는 中國文化의 發展期에 醫學은 다시 自然 哲學의 影
響을 받아서 처음은 다르게 成立을 한 醫學의 體系도 차츰 하나로 融合하는
傾向을 보이어 마침내 이것이 漢方으로 되는 것이다.

中國 醫學의 變遷

漢이 中國을 처음으로 統一하고 强力한 國家形態를 굳게하여 文化가 發達

한즉 前述의 神秘的인 體系의 두 개의 醫學이 融合하고 그 위에 神仙家와 道家의 思想이 加해져서 하나로 總括된 醫學體系로 되었으나 江南의 醫學은 이에 關係없이 孤立한 채로 傳해졌다.

西紀 220年에 漢이 亡하고 各地에 작은 國家가 興亡한 時代의 約 370年間을 六朝時代라고 하는데 이 時代에는 漢에서 大成되었던 醫學은 再次 分裂하여 몇 개의 派로 나누어져서 獨特한 發達을 하였으며 또 印度文化가 傳하여졌으므로 印度醫學의 影響을 받았다. 589年에 隋가 天下를 統一한즉 國家의 손으로 醫學의 硏究가 進行되어 各 地, 各 派에 傳해진 有效한 處方을 勅命으로써 모아서 整理하여 처음으로 國家處方集을 만드는 外에 勅命에 依한 醫書의 編集이 몇개인가 行하여졌다. 그 하나인 現存하는 「諸病源候論」은 최초의 診斷書이며 많은 疾病의 症狀이 詳細히 記錄되어 있으며 漢方에서는 지금도 基本文獻으로서 쓰고 있다.

隋의 時代는 짧았다. 다음의 唐이 된 즉 國家的 事業으로서 醫學의 硏究가 盛해져서 名醫도 많이 나오고 醫書도 많이 著述되었다. 現代의 藥局方에 該當하는 藥物의 基準을 公式으로 定한 「新修本草」가 總整理된 것을 보더라도 唐醫學의 盛況이 察知될 것이다. 個人의 著書中에도 「外台秘要方」과 「千金方」 等 數十卷에 達하는 醫學全書가 現代에도 아직 重要한 古典으로서 貴重하게 쓰이고 있다.

「千金方」의 著者의 孫思邈은 神仙家이며 從來의 醫學과 江南의 經驗醫學을 結付시킨 功勞者다. 그는 非常한 苦心끝에 겨우 江南의 醫家의 秘書 「傷寒雜病論」을 入手하여 「千金翼方」을 著述하여 지금까지 거의 醫學의 主流에서 떨어져 있던 江南의 經驗醫學의 粹를 紹介한 것이다. 그러나 그 方法論은 그다지 當時에서는 實用에 供與하지 못하였다.

10世紀에 세 번 中國이 統一되어서 宋이 國家形態를 整備하였다. 이 時代에는 哲學이 大端히 盛하여져서 古代의 思想體系에 深遠한 哲學的解釋이 加하여져 모든 學術을 支配하였다. 醫學도 그 結果 理論的으로 되고 臨床과는 퍽 因緣이 먼 非科學의 觀念論의 世界에 디디고 들어 섰다. 많은 醫家가 一家言을 主張하여 議論에 꽃을 피웠으므로 지금까지 거의 하나의 體系로 整

頓되고 있던 漢方도 많은 流派로 갈라지게 되었다.

宋의 朝廷은 醫學에 깊은 關心을 가지고 있었으며 印刷術이 普及되었으므로 國家는 重要한 醫學의 古典을 校訂하여 出版하고 藥局의 改訂, 國定處方集의 作成이 盛하였다. 勅命에 依한 古典醫書의 校訂 出版은 約 20部 藥局方의 收訂은 前後 9回, 國定處方의 制定은 5回에 達하고 있다. 이들의 醫書中 國家에서 出版되었던 初版에 가까운 印刷醫書의 몇은 日本에 現存하고 있으며 印刷된 醫書로서는 世界 最古이다. 宋代의 校訂에 依하여 古典이 잃어지지 않고 現代까지 傳해진 것도 적지 않고 이 點에서 宋代 醫學의 功績은 크나· 內容에 손이 加해져서 古典의 原型이 崩壞되었다는 非難도 없지는 않다. 그러나, 漢方이 오늘날 있는 것은 全혀 宋代의 國家的 事業의 德澤이며 現代도 間或 臨床에서 쓰이는 處方을 많이 거두었던 國定處方集의 하나 「太平惠民和劑局方」은 重要 文獻中에 들고 있다. 또 「素問」과 「傷寒論」이 現存하는 것도 宋의 出版의 德澤이다.

個人의 著述도 空前의 盛況을 呈하고 各科의 專門書도 거의 이 時代에 完備하였다.

宋은 中期부터 北方民族의 金과 元 때문에 壓迫되어 마침내 亡하고, 漢民族 以外의 國家에서 中國이 統一되게 되었다. 그러나 이들의 民族은 文化面에서는 宋醫學을 繼承하여 이것을 發展시켰다.

前述의 學派의 分立은 漸漸 盛해져서 不安定한 世相을 反映하여 活躍한 地域, 對象으로 한 階級의 別로 適應한 學派가 出現하였다. 그 代表的인 것으로서 「金元四大家」라고 하였던 四派의 醫說이 14世紀 以降의 中國醫學만이 아니라 日本까지 큰 影響을 미치고 있다.

寒性의 冷劑를 즐겨 썼던 劉河間, 下劑를 가지고 病毒의 排出을 꾀할 것이라고 主張한 張子和는 함께 北方에서 金의 時代에 活躍한 醫家이며, 體力을 增加하고 元氣를 補하는 것을 主眼으로 한 李東垣, 陰을 기름으로 依하여 體力을 增進해서 治療의 實을 올릴 것을 主唱한 朱丹溪의 두 사람은 元의 사람이며 各各에 一長一短은 있으나 甚히 特色이 있는 學說이며 새로운 處方이 考案되어서 漢方은 漸漸 多彩롭게 되었다.

1368年에 再次 漢民族의 國家가 成立되었다. 이것이 明이다. 明醫學의 實質은 金·元醫學의 延長이며 傳統의 固守에 始終하였으므로 外見上으로는 훌륭한 大部分의 醫學全書와 叢書가 많이 만들어지고 名醫로서 記錄된 者 約 1000명에 達하나 科學性과 創造性에 缺하여 甚히 消極的이었다. 이 동안에 있어서 諸派의 學說을 取捨하여 綜合的 醫學體系를 만들려고 한 王肯堂「黃帝內經」을 組織的으로 硏究하여 醫學의 根本思想을 解明하려고 한 張介賓, 「傷寒論」에 처음으로 批判을 加하여 再檢討의 氣運을 만든 方有執, 本草學을 大成하여 神秘的 要素를 除去하고 自然分類를 行한 李時珍 等은 明의 代表的 醫家이며 그 業績은 지금도 아직 빛나고 있다. 其他 專門分科의 治療法도 部分的으로는 比較的 發達하고 現代도 아직 쓰여지고 있는 治療法도 적지는 않으나 明醫學 全體로서는 前述한 바와 같이 甚히 消極的이다.

明을 滅亡시키고 國家를 만든 淸은 滿洲族이다. 淸의 醫學은 明의 醫學을 다시 繼承한데 不過하며 傳統과 形式에 拘碍되어 文獻學的 硏究法이 盛하게 되었으므로 古典의 檢討는 盛하였으나, 實用과는 멀리 멀어진 存在가 되고 말았다.

1912年에 孫文 等에 依하여 革命이 일어나서 오래동안의 封建的 帝王制가 廢止되고 共和制가 되어서 近代國家의 사이에 끼이게 된 中華民國에서는 오랜 傳統과 形式中에만 살고 있던 漢方을 極히 冷遇하였다. 性格上으로 말하여 近代國家를 建設하기 爲하여 消極的인 個人治療에만 그친 漢方은 爲政者의 目的하는 데에 不過하였기 때문이다.

中國에 있어서 20世紀의 漢方의 運命은 많은 重要한 問題를 가지고 있었다. 이에 對해서는 後章에서 別途로 記述하기로 한다.

日本에 있어서의 漢方

有史前의 日本에도 勿論 固有의 原始醫學이 存在하고 있었다. 考古學의 硏究로 부터 밝혀진 것과 傳統과 神話로부터 생각하여도 經驗醫術과 魔法醫術이 있었던 것은 確實하다.

그러나 韓國과의 交通이 열리어 優秀한 文化가 傳해지고부터는 醫學도 韓國의 것을 基準으로 하게 되고 在來의 幼稚한 醫術에 代置되어 韓國醫學이 全盛으로 되었다.

上代의 日本에 傳해진 韓國醫學은 固有의 韓國의 經驗醫術上에 優秀한 古代中國의 醫學體系를 融合한 것이었으므로 後에는 直接 大陸과 交通을 公式으로 開始하고 부터 漢代에 大成된 六朝의 發展을 지나서 體系化된 隋·唐醫學이 歸化人과 留學生에 依하여 輸入되어 여기에 日本의 醫學은 漢方을 主로 한 것이 되었다.

聖德太子때(7世紀) 이미 日本에서는 隋의 醫學이 行하여져 있었고 奈良時代가 되어서는 唐의 制度를 基礎로 한 醫事制度가 定해졌으며, 醫學敎育도 規定되어서 醫療官營의 形態를 取하는데 이르렀다.

佛敎가 盛한 이 時代에는 佛敎를 通하여 印度의 醫學思想과 藥物도 傳해지고 僧으로서 醫術을 잘 하는 者도 많았으며 佛敎精神에 依한 積極的인 活動은 室町時代까지 日本에 있어서의 醫療精神의 中心을 이루었다.

奈良時代의 醫學의 內容에 對하여서는 現在 奈良의 正倉院에 傳하고 있는 數十種의 藥物과 天平勝寶 六年(759)에 聖武天皇의 招請에 依하여 많은 困難을 克服하고 來日한 一世의 名僧 鑑眞이 弟子에 傳醫學의 記錄의 片鱗이 두 個뿐인 것으로 보아도 이미 벌써 進步된 唐醫學을 土臺로하여 醫療가 行하여져 있었던 것을 알 수 있다. 正倉院의 藥物은 近年 科學의 메스가 加해져서 그 眞價가 分明하게 되고 世界 現存 最古의 完全한 藥物로서 重要한 것이라는 것이 알려졌으며 또 鑑眞의 醫學은 「諸病源候論」과 「千金方」에 基因한 것이라는 것이 分明히 되었다.

平安時代가 되자 奈良時代에 直輸入된 隋唐醫學을 整理하는 氣運이 생겨났다. 또 平城天皇 때에는 日本의 固有文化의 再認識이 行하여져서 醫學의 面에서는 固有의 經驗醫學을 集成한 「大同類聚方」이 勅命으로서 編集되었으나 지금은 傳하지 않는다.

平安時代의 醫學은 隋·唐醫學의 整理에 始終하였다. 그 代表的인 文獻인 「醫心方」은 204部의 醫書를 引用하여 編集한 醫學全書로서 日本에 現存하는

가장 옛 醫書일 뿐아니라 이미 亡한 隋·唐醫學을 알 수 있는 唯一의 文獻으로서 世界的으로 貴重한 것이다. 그러나 本書의 內容은 當時의 實用에는 그처럼 所用이 없었다. 內容이 너무 高級에 치우쳤다.

鎌倉時代에는 日本的 文化의 建設에 刺激되어서 醫學도 큰 變化를 보이고 있다. 平安時代의 文化가 貴族中心이었던 것과 같이 醫學도 傳統과 形式을 尊重하는 貴族中心의 宮廷醫學이였다. 文獻을 主로 하는 隋·唐의 模倣醫學은 鎌倉時代의 武家와 庶民의 氣風에 通할 理가 없다. 무엇이든지 實用을 尊重하는 鎌倉時代의 思想은 模倣으로 부터의 脫却, 醫學의 民衆化, 救療事業의 隆盛, 專門書의 著作 等 醫學에 새로운 傾向을 낳지 않으면 아니 되게 되었다.

貴族에 追從하고 있던 舊佛敎를 否定한 新宗派의 僧侶들은 醫學의 面에서 새로운 傾向을 만든 것이다. 禪·淨土·眞言律 等의 宗派에서는 佛敎의 醫學精神에 基因하여 活潑한 醫療活動을 展開하였다. 禪宗에 屬하는 榮西의 「喫茶養生記」淨土宗에 屬하는 良忠의 「看病用心抄」, 眞言律宗에 屬하는 性全의 「頓醫抄」와 「萬安方」 및 明忍의 「產生類聚抄」 等의 醫書는 모두 다 佛敎思想에 基本한 時代의 代表的인 醫學文獻이다. 特히 性全의 「頓醫抄」와 「萬安方」은 平安時代의 「醫心方」에 匹敵할만한 大著이고, 從來의 隋·唐醫學을 充分히 批判한 위에서 새로운 宋醫學을 取入하고 模倣에 始終하는 일이 없이 自家經驗에 入脚한 全혀 새로운 日本的인 醫書로서 注目할 만한 것이었다. 貴族은 保守的인 것이었으므로 依然히 옛 平安時代 醫學에 依持하고 있었으나, 武家와 民衆의 사이에서는 새로운 形態의 醫學이 盛行하였다. 經驗과 實用을 重視하여 日本化하는 傾向에 있었던 醫學은 南北朝時代에 有隣이라는 僧의 「福田方」이란 醫書에도 잘 表現되고 있으며 室町時代에는 經驗에서 생긴 純日本的인 醫術인 馬鳥流眼科와 中條流產科 또 戰爭의 必要에서 생겨진 金創醫의 各 流派를 낳게 된 結果가 되었다.

室町時代의 專門醫家에는 明의 醫學의 影響이 分明히 認定되어 있다. 宋의 「和劑局方」을 中心으로 한 明의 學派의 影響이 强하게 보여지고 있으나 坂淨運의 「續添鴻寶秘要抄」와 奇行으로서 알려지고 있는 永田德本의 醫書를 본. 즉「傷寒論」을 잘 使役하고 있는 것도 알고 明에 留學한 田代三喜는 日本에 처음으로 金・元醫學中의 李東垣과 朱丹溪의 學을 傳하고 各己 一家의 主張을 가지고 治療를 行한 것은 注目할 만한 것이다.

戰國時代에 基督教의 宣教師에 依하여 西洋醫學의 片鱗이 日本에 傳하여졌으나, 이것은 外科의 方面에 影響을 주었을 뿐이고 醫學의 主流는 亦是 漢方 뿐이었다.

豐臣秀吉때 田代三喜의 가르침에 依하여 僧을 그만 두고 醫家가 된 曲直瀨道三은 江戶時代에 漢方이 大發展할 基礎를 만든 大學者이며 그리고 또 有能한 臨床醫였다. 그의 存在는 日本의 漢方의 歷史中에서도 가장 重要한 一人에 손꼽힌다.

道三의 功績은 먼저 첫째는 佛教的 色彩를 醫學中에서 追放한 點에 있다. 日本의 醫學은 道三의 出現에 依하여 實證的 方向으로 轉回하고 宗教醫學의 範圍에서 겨우 離脫하게 되었다. 둘째는 그는 李・朱醫學을 받들어서 이것을 普及하였으나 批判的 態度를 恒常 지니고 있었다는 것이다. 金・元 四大家와 明의 醫家의 一派에 기우러지는 일이 없이 널리 長點을 求하고 하나의 體系를 쌓아 올렸다. 그의 主著「啓廸集」은 無用의 議論을 避하고 簡潔한 表現으로서 記述되어 있다. 세째는 後繼者의 養成에 마음을 두고 自力으로서 醫學教育의 施設을 만들어서 有能한 醫家를 育成하였다. 그의 弟子는 그 精神을 받아서 師說에 盲從하는 일이 없이 自由스러운 態度로서 硏究를 行하였으므로 江戶時代에 있어서 漢方이 훌륭한 發展을 보이게 된 基礎를 만들었다.

今日의 日本의 漢方은 道三의 學派의 硏究에 依하여 成立하고 있는 部分이 적지 않다. 所謂 後世派「主로 宋・金・元의 醫學思想과 處方을 運用하는 醫學體系)로서 漢方의 半分을 占有하고 있는 것이다.

江戶幕府의 政策에 依하여 儒學(孔子의 가르침)이 學術의 根本이 되었으므로 지금까지 佛教思想에 依하고 있던 醫療精神은 儒學의 道德觀으로 代置되어「醫는 仁術」이라는 생각이 이 무렵부터 濃厚하게 되었다. 그리고 醫와 儒는 根本精神이 하나라고 하는 생각이 다시 復古思想과 結付하여 思想界에

革命이 일어나서 實證主義와 古代로의 復歸가 强調되었다. 儒學에 있어서 古代復歸의 先導를 한 것은 後世派의 方法論에 批判의 눈을 돌린 革新的 醫家들이였다. 宋代의 哲學에 支配되었던 觀念論에 찬 後世派의 醫學은 實證을 重히 하는 古代醫學 特히 「傷寒雜病論」을 中心으로 한 經驗的 實地醫學을 害毒하는 것으로서 古代精神을 더럽히는 것이라고 하여 後世派를 排斥한 것은 名古屋玄齒(1629～1696)이다. 그 立場을 一層 明確히 한 後藤艮山(1659～1733)은 宋以後의 學說을 모두 排除하고 唐以前의 古典中 空論을 弄하는 部分을 버리고 自己의 經驗에 비추어서 「一氣留滯說」을 提唱하였다. 그 門人인 香川修庵(1683～1755)은 다시 徹底한 態度로서 「傷寒論」만 批判하여 後人의 空說과 追加를 排除하고 참으로 臨床에 所用되는 指示만을 取하여 針灸醫學의 根本이라고 생각되어 있던 經絡說과 本草에 解說한 神秘的인 藥效를 否定하고 實證的 醫學의 실마리를 풀었다.

後世派에 對한 古方派가 確立한 것은 여기에서 始作된다. 修庵의 가르침을 받은 山脇東洋(1705～1762)와 吉益東洞(1703～1773)은 實證主義를 다시 前進시켰으나, 東洋의 立場은 人體解剖에 依하는 古典의 잘못의 訂正에로 向하여 마침내 西洋醫學의 自然科學的 精神과 結付되는 端緒를 만들고 東洞은 臨床治療上에서 革命的인 하나의 新體系를 쌓아올렸다. 東洞은 多年의 經驗과 「傷寒論」의 方法論을 基礎로 하여 「萬病一毒說」을 提唱하였다. 그의 主張을 要約하면 모든 疾病은 體內에 생기는 毒에 依하여 일어난다. 毒을 除去하는 데는 激烈한 作用이 있는 藥劑로써 排出시켜야만 되고 確實히 把握되는 症狀에 依하여 藥劑를 運用해야 될 것이며 눈에 보이지 않는 病因과 想像 等은 一切 無用이다. 生死는 하늘에 맡기고 醫의 左右하는 바가 아니라고 痛論하여 後世派를 完全히 打倒하였던 것이다. 그 論하는 바 多少 지나침을 認定하지 않을 수 없으나 消極的인 後世派의 治療에 滿足하지 않았던 사람들에 크게 支持를 얻었다. 東洋의 人體解剖에 對한 贊否와 東洞의 激烈한 治療方針 特히 生死는 醫師의 關知하지 못하는 것으로서 斷定한 態度에 對하여서 批判의 돌은 그 後 盛하게 議論되어 江戶時代에 있어서 醫學論爭의 테一마의 中心을 이루었다.

이와 같이 後世派와 古方派에 對立한 江戶時代의 中期의 漢方은 다시 많은 醫家에 依하여 깊이 硏究되고, 中國에서는 못보는 許多한 貴重한 結果를 얻게 되었다. 沈滯하고 말았던 消極的인 明淸의 醫學과 源流를 같이하면서도 全혀 다른 새로운 境地를 開拓한 日本의 漢方은 治療醫學으로서 實로 世界에 誇示하기에 足할 것이 있다.

江戶時代 中期에는 後世派, 古方派 함께 極端에 지나치었으므로 이에 싫증을 내고 傳統的 漢方의 粹를 集成하여 完全에 가까운 醫學을 建設하려고 한 折衷派가 出現하였다. 이 學派는 處方의 運用에 主眼을 두고 古人이 남겨두었던 處方을 充分히 使役하기 爲하여 應用의 妙를 求하고 이것을 口訣로서 하나의 體系를 만들었다. 그 後에는 文獻에 置重하여 古典에의 整合性만을 求한 結果 臨床經驗으로부터 멀어져서 學과 術이 分離하여 考證派라고 稱하게 되었다. 幕末에 이르러서는 이 考證派가 主流를 占領하였으므로 臨床成績이 低下하여 얼마 아니되어 合理的인 西洋醫學에 壓迫되어 버렸다.

日本에 科學的인 西洋醫學이 輸入되게 된 것은 前述의 山脇東洋의 實證的 立場에 發端한다. 古方派의 展開는 東洋에 依하여 古典의 盲從과 權威의 依存과를 脫却하고 實證精神은 科學性과 結付하여 나중에는 西洋醫學의 導入에 들어서게 되었다. 古方派의 長點과 西洋醫學의 特性과를 融合하여 새로운 醫學體系를 세워 보려고 試圖한 先覺者가 없었던 것은 아니다. 그러나 거기에는 너무나 當時의 社會的 環境이 消極的이며 封建制의 껍질이 여물었다. 幕末에 있어서는 東洋的 溫建主義와 西洋的 進步主義는 倂存도 되지 않고 融合도 하지를 못하였다. 新舊醫學의 對決이 迫頭하였을 때 社會狀態로 一變하여 明治維新을 만나서 新政府의 方針에 依하여 漢方은 마침내 滅亡하고 말았던 것이다.

漢方의 滅亡과 再興

江戶時代에 漢方은 많은 學者의 硏究에 依하여 日本化하여 空前의 發達을 이루었다. 그런데 明治維新을 契機로 하여 日本도 近代國家의 가운데에 들어가서 歐美諸國과 같은 文化의 水準을 올리려는 必要에 切迫하여 諸般事에 改革이 行하여졌다. 그 무렵의 漢方은 考證學派가 主流를 占領하고 幕府醫 學舘을 中心으로 한 醫家에 依하여 實權이 쥐여지고 있으며 硏究 方法은 古 典의 文獻學的 探索에 그치고 있었으므로 學說은 훌륭하였으나 臨床治療는 單純히 經驗의 繼承에 不過하였으며 學과 術이 分離되어 있었다. 그 위에 漢方 은 中世 封建社會의 理念인 儒學의 精神에 依하여 지탱되고 있어서 어디까지 나 消極的인 個人治療의 範圍를 벗어나지를 못하였으므로 新時代의 要求에 는 到底히 맞지를 않았다. 文明 開化와 富國强兵을 目標로 하여 西洋文化의 攝取를 施政方針으로 한 明治政府는 醫事制度의 改革에 依하여 漢方을 無視 하고 民衆은 西洋文化의 崇拜에 사로잡혀서 新奇를 좋아하는 時代思潮의 물 결로 舊態依然한 漢方을 忘却해 버리게 되었다.

漢方이 臨床的으로 優秀하여도 그 目標로 하는 바가 個人治療이며, 또 漢 方을 體得하는 데는 往往히 高度의 熟練과 名人藝의 域에 이르는 것이 要求 되었으므로 普遍性이 없고 더하여 幕末부터 살아남아 있는 漢方醫에 有能한 사람이 적었다는 것이 큰 原因이다.

도위츠를 模範으로 한 醫事制度가 漢方에 對하여 何等의 同情을 갖지 못 하였다는 것은 革新的 風潮의 當時에 있어서는 不得已한 일이었다.

漢方의 質的 內容이 西洋醫學보다 劣等이었으므로 滅亡한 것은 아니다.

明治 9年 1月 文部省은 醫術開業試驗의 實施를 布告하였으나 그 試驗科目 은 7科인데 全혀 西洋醫學뿐이었다. 다음 16年 10月에 太政官에서 醫師免許 規則이 公布되어 從來 開業한 醫師는 旣得權을 認定하였으나 새로 醫師가 되 는 者는 開業試驗者만이라고 定하였다. 이렇게 되면 漢方을 志望하고 이때 까지 漢方만을 工夫하고 있던 靑年은 全혀 前途가 막혀지고 만 것이다. 그래서 全國의 漢方醫가 團結하여 漢方 存續運動을 展開하였다. 처음에는 理 論 鬪爭이었으며 西洋醫學과 同程度의 것은 이미 漢方中에도 存在한다는 證 據를 考證派의 本領을 發揮하여 論爭하였으나 科學 前의 事象을 自然科學化 한 近代醫學과 無理하게 比較하였으므로 問題삼지 않았다. 다음에 治療成績 을 實際로 比較할 機會가 到來하였다. 日本의 風土病으로서 일찍부터 外人

醫家에 依하여 注目되고 있던 脚氣는 當時의 西洋醫學으로서는 本態도 治療
法도 알지 못하였다. 政府는 이 對策에 속을 태우고 마침내 施療病院을 設
置하고 漢·洋으로서 벳드를 二分하여 그 成績을 比較하게 되었다. 그 結果
는 經驗的으로 長點이 있는 漢方側의 勝利로 되었으나 그 具體的 治療方針
의 公開를 拒絕하였으므로 도리어 社會의 反感을 사고 結局은 漢方의 失脚
이라 하는 事態를 招來하였다. 그러나 이에 依하여 漢方側은 希望에 불타면
서 團結을 强固히 하여 政治的 手段으로 呼訴하려고 企劃하고 許多한 苦難
을 겪은 後 겨우 議會에 請願을 할 段階까지 밀고 갔다.

　明治 24年의 第24回 議會에 37團體 1984名의 漢方醫의 連名한 請願書와
民衆의 贊成署名 51050名의 連署를 갖추어 提出하였으나 議會의 解散에 依
하여 失敗.하고 繼續하여 3回 提出한 請願書도 委員會附託이 되어 審議에 제출
하기 直前. 每樣 解散의 고비를 當해서 成功하지 못하였다. 議會解散이라고 하
는 不可抗力에 依한 것이라고는 하나 請願書의 內容과 漢方存續(醫術開業試驗
에 漢方의 科目을 加할 것)의 理由가 貧弱하여 헛되게 感情에 달리어서 目
前의 利를 追求하는데 急하였다는 것이 不成功의 主因이었다. 明治 2年의
第8議會에 있어서 無記名 投票의 結果 겨우 27票의 差를 가지고 漢方을 開
業試驗에 編入하는 것이 否決되어 政治的으로 이것으로서 完全히 滅亡을 强
要當하고 말았다. 當時의 規則을 생각하여 본즉 西洋醫學의 素養으로서 醫
師가 된 者는 資格取得 後에 있어서 漢方이든 무엇이든 行하여도 좋다고 되
어 있다. 너무 漢方醫가 感情에 흘러서 이와 같은 大局的 立場에서 公平한
比較 檢討를 꾀하는 者가 나타나지 못한 點에 漢方 自滅의 宿命이 存在하였
던 것이다.

　새로운 資本主義社會를 育成하고 이것이 帝國主義로 發展하려고 한 世紀
의 明治醫學이 依然히 封建性의 껍질에 닫혀 있는 漢方을 唯物論的 醫學의
世界로 부터 落伍시킨 것은 歷史的 必然의 모습이다. 漢方을 科學的으로
檢討하여 再編成하고 近代醫學과 融合시키는 方法을 明治時代의 漢方醫는
全혀 몰랐던 것이다.

　針灸도 같이 醫學의 世界로부터 消去되고 民間의 徒弟制度에 依한 療術

師의 손에 떨어지고 말았으므로 一部의 有能한 技術者를 除外하고는 低級한 非醫者로 看做되어 針灸治療 그 自體까지 誤解받게 되는 結果가 되었다.

이렇게 하여 20世紀를 맞이한 우리 나라의 醫學의 世界에는 漢方의 모습은 完全히 없어지고 겨우 民間에서 그 殘骸가 存在하게 되었을 뿐이다. 그 德澤으로 참된 漢方, 即 疾病 現象을 바르게 捕捉하여 臨機應變으로 處方의 運用을 못하게 되고 疑心스러운 民間藥과 家傳藥으로 變形하였으므로 煎藥 即 漢方이라는 誤解를 낳게 되어서 現在도 아직 그렇게 생각하여 迷信的 療法으로 認識하고 있는 사람이 적지 않다.

傳統을 잃어 버리고 自滅한 漢方은 明治 43年에 다시 숨을 쉬게 되었다. 治療醫學으로서 西洋醫學의 盲點을 찌르는 漢方이 얼마나 優秀한 것인가를 比較 檢討하여 漢方 研究의 必要性을 부르짖은 書籍이 世上에 나오게 된 까닭이다. 「醫學之鐵椎」라고 題目을 붙인 書籍은 그 이름이 가르키는 것과 같이 바야흐로 當時 全盛을 이루고 있었던 獨逸醫學에 正面으로 對抗을 꾀했던 決死隊로서 그 著者 和田啓十郎은 西洋醫學을 배워서 醫師의 資格을 얻었음에도 不拘하고 漢方의 研究에 着手하여 마침내 西洋醫學을 버리고 돌아보지도 않았던 漢方의 廢墟에 홀로 서 발을 디디었던 것이다. 勿論 그 出版은 自費負擔으로서 完全한 赤字이며 世間에서는 狂人 取扱을 하는 形便이었다. 그러나 이 書籍에 感激하여 後繼가 나타났다. 金澤醫專을 나온 湯本求眞이라는 醫師가 漢方을 比較 研究하여 그 優秀함을 實際로 보였으므로 大正時代에는 一部의 사람들에 再認識이 되어서 僅少하나마 正規의 醫師로서 올바른 漢方을 復興하는 者가 조금씩 나오게 되었다.

大正 15年에 新聞記者의 中山忠直이 豊富한 經驗과 名筆을 驅使하여 漢方醫學復興論이라는 大論文을 雜誌에 發表하여 世人의 注意를 喚起시키고 부터 갑자기 漢方熱이 높아졌다. 그 翌年에는 前述의 湯本求眞이 多年間의 研究를 取締하여서 처음으로 西洋醫學的 立場에서 漢方을 平易하게 解說한 專門書 「皇漢醫學」 3卷이 公表되어 近代에 있어서의 漢方 再興의 基礎를 쌓아 올렸다. 이 書籍은 나중에 中國語로도 飜譯되어 中國에서 漢方이 彈壓되려고 할 무렵에 有力한 武器가 되어 災難을 免하게 되었다고 하는 에피소트

도 있고 지금도 아직 漢方의 基本書로서 日華兩國 共히 重要視하고 있으며,
最近도 中國에서 새로히 再版되고 있다.

이와 같은 再興의 氣運에 際하여 漢方硏究의 團體도 몇 개 나왔으나 그 中
에서도 昭和 9年 創立한 日本漢醫學會(機關紙「漢方과 漢藥」) 昭和 10年 創
立의 日本醫學硏究會(機關紙「日本醫學」) 昭和13年 創立의 東亞醫學協會(機
關紙「東亞醫學」)의 三團體는 가장 有力해서 活潑히 活動하여 日本 나라에
있어서의 漢方 再興의 原動力이 되었다. 東亞醫學協會는 現代에도 아직 存續
하고「漢方의 臨床」이라는 月刊紙를 現在 發行하고 있으며 中國과 韓國의
漢方醫들의 連絡이 緊密하며 醫學交流의 큰 使命을 遂行하고 있다.

또 昭和 11年부터 日本 漢方醫學會의 中心멤바―가 主體가 되어서 偕行學
苑이라고 하는 敎育機關을 만들고 同 12年부터 同 19年까지는 拓殖大學漢
方醫學講座로서 數回에 亘하여 開講하였으며 漢方의 普及에 큰 役割을 演出
한 것도 그저 볼 수는 없다. 個人的인 臨時의 講習會도 各地에 있게 되었다
그 中의 몇은 現在도 아직 繼續하고 있다.

昭和의 漢方이 漸次 햇빛을 보기에 이르렀음은 戰時中의 일이었다. 物資
不足에서 政府는 國産生藥의 利用을 奬勵하여 이것들을 많이 取入한 藥局方
을 公布한것이 하나이고 또 하나는 滿洲와 中國에 있어서의 現地 醫學工作
의 必要性에 依하여 軍部가 漢醫에 協力을 命令한 까닭이다.

第2次 世界大戰으로까지 말려들었던 太平洋戰爭은 敗戰을 맞이하여 모든
者가 再出發을 하지 않으면 안되게 되었다. 日本의 醫學도 여기서 大轉換을
가져 오게 되어서 從來의 獨逸醫學 一邊倒로 부터 脫皮하고 自由스러운 學問
의 硏究가 行하여지게 되었다.   漢方과 針灸는 제빨리 從來의 態度를 버리
고 强力한 團體下에 活潑한 活動을 展開하였던 것이다

新中國에 있어서의 再檢討

共和制를 깔고 近代國家의 사이에 끼이게 된 中華民國이 封建的인 漢方을
否定하고 이것을 冷遇한 日本의 明治 初年의 事情과 같은 理由로서 蔣介石

의 時代나 汪兆銘의 時代나 모두 彈壓의 方針下에 겨우 餘命을 保持하고 있었다. 그러나 1949年 以來 中國 本土가 再次 革命에 依하여 中華人民共和國으로서 社會主義國家가 됨에 따라서 漢方은 다시 크게 浮刻되었다. 毛澤東은 施政方針의 演說에 있어서 祖國의 固有醫學의 빛나는 文化遺産을 發揮하여 人民의 健康增進에 寄與하기 爲하여 漢方醫와 洋醫는 서로 손을 잡아서 長點을 배우고 새로운 醫學體系를 建設하여야 된다고 述한 것이 最近에 있어서의 漢方 再檢討의 口火가 된 것이다.

이에 對하여 理論鬪爭이 盛하게 되고 贊否 여러 가지 意見과 論爭이 中國의 醫學界에서 꽃을 피우게 했으나 結局은 毛澤東의 方針대로 漢方의 科學化가 順調롭게 進捗되어 現在에서는 漢方과 西洋醫學의 合作化가 着着 結實하여 많은 優秀한 成績이 續續 發表되고 있다.

바야흐로 新中國의 醫學은 完全히 새로운 體系를 形成하면서 現代 醫學의 盲點을 補完하는데 充分한 硏究의 成果를 차츰 거두고 있다. 이데오로기에 依한 統制의 냄새는 있으나 가까운 將來에는 반드시 20世紀의 醫學을 一變하게 될 것이다. 옛날 漢方의 方法論은 科學의 脚光을 받으면서 再編成되고 治療醫學으로서의 優秀함을 世界에 誇示하고 있다.

江戶時代의 日本나라의 醫家가 精魂을 기우려서 記錄한 經驗은 제빨리 飜譯되어서 도리어 지금은 反對로 日本의 漢方醫가 恩惠를 입고 있다.

日本의 漢方 現狀

現在 日本에서 漢方醫는 都大體 어느 程度 있을 것인가. 西洋醫學을 배워서 正規의 醫師의 資格을 가지고 올바른 漢方의 方法論으로써 處方을 運用하여 診察할 能力을 가진 者는 겨우 150名 前後에 不過하다. 그 外에 藥劑師 等을 包含하여도 實로 少數이다. 그것은 前述한데서 부터 容易하게 理解될 것이며 漢方의 習得은 普通 努力으로서는 不可能한 까닭이다. 現在의 醫科大學에서 漢方의 講座를 갖고 있는 大學은 千葉大學 뿐이고 그것도 選擇科目이며 國立의 硏究所도 없고 漢方專門의 病院도 없으므로 漢方의 優秀함을 認識하고 있는 醫家나 醫學生이 自由스럽게 硏究할 場所도 餘裕도 없다

것이 最大의 原因이다. 現在 漢方의 學會로서는 日本 東洋醫學會가 最高 唯一의 存在를 자랑하고 거의 모든 漢方醫는 이 學會에 所屬은 되어 있으나 醫學의 世界에서는 醫師 取扱을 하지 않고 있다. 創立 後 10年이 되어 겨우 一般의 學會와 같은 레배르에까지 達하였으나, 基礎도 弱하고 特殊한 變態物이든가 或은 現代醫學의 返逆者의 모임과 같이 誤解를 받기 쉽고 日本 醫學會의 分科會에 加入을 拒否 當하므로 新 中國의 學會와 對等한 連携가 되지 못하게 되었다.

日本의 漢方의 將來에는 많은 問題가 存在하고 있으므로 이것을 얼마만큼 解決하지 않는 限 飛躍的 發展은 바랄 수 없는 것이 現狀이다. 어떻게 하여 一般의 西洋醫家에 容易하게 理解되도록 科學化할 것인가. 이것이 最大의 問題이다. 漢方의 特質로부터 생각하여 이것은 不可能에 가까우나 그러나 解決하지 않으면 아니되는 일이다. 偉大한 治療의 事實만을 들고 떠들어도 혼자서 좋다고 하는데 不過한 結果를 빨리 脫出하지 않으면 아니된다. 多幸히 藥學의 사람들로서 漢藥의 硏究가 比較的 進展되고 있으므로 有力한 材料는 漸漸 불어가고 있으나 成分과 作用을 지금까지의 硏究法으로써 하나씩 하고 있는 限 漢方의 眞實한 모습은 解明하지 못한다. 하루라도 速히 많은 專門家가 共同하여 硏究할 수 있는 國立의 硏究所의 出現이 要望되고 있는 形便이다.

最近에 있어서는 製劑化된 優秀한 漢方藥이 차츰 市販되고 있으며 新聞은 新中國에 있어서의 硏究 成果를 報道하므로 一般人들은 漢方에 對하여 比較的 信賴를 가지게 되었다. 그러나 漢方에도 限界가 있다. 漢方을 過信하여 西洋醫學을 全혀 否定한다든지 漢方으로써 萬病을 治癒할 수 있다고 생각한다면 그것은 新興宗教와도 같은 迷信이다. 冷靜한 判斷下에 漢方의 特質을 잘 생각하여 指示대로의 올바른 使用法만을 쓴다면 漢方이 얼마나 優秀한 것인가를 알 수 있을 것이다. 漢方이 듣는다는 것은 事實이지마는 그 듣는 理由는 아직 分明치 않는 것이 많다. 그렇다고 하여 否定하는 態度는 잘못이다.

要는 日本의 漢方의 現狀은 再檢討의 길이 열려져 있을 뿐이라는 것을 알아 주시기를 바란다.

지금부터의 醫學

漢方은 지금 비로소 世界의 注目을 끌고 있다. 新中國에서의 새로운 傾向과 優秀한 業績은 勿論이지마는 유우럽 特히 프랑스와 도이취에서는 針灸가 大端히 盛하다는 事實, 漢方藥이 자꾸 輸出되고 있는 것은 都大體 무엇을 말하고 있는 것일까.

現在의 西洋醫學의 갓프를 補充하는 것이 漢方과 針灸에 包含되고 있는 까닭이다.

지금부터의 醫學은 벌써 西洋이라든가 東洋이라든가 하는 區別을 超越하여 새로운 體系의 醫學으로 移行하고 있다는 것을 暗示하고 있다.

잊어 버렸던 過去의 醫學이라고 생각되어 科學으로서 成立이 되지 않는 經驗醫學으로서 버리고 있었던 漢方과 針灸中에 實은 意外에도 重要한 事實들이 潛在하고 있다. 東西醫學의 融合, 그리고 完全에 가까운 새로운 醫學이 完成되는 것은 大略 20世紀 中일 것이다. 새로운 動向은 各國에서 이미 일어나고 있다. 日本의 漢方도 이 世界的인 傾向中에 熔解되어 人類의 健康上에 한층 더 한 貢獻이 될 날이 하루라도 빨리 올 것을 期待하고 있는 것이다.

漢方의 根本에는 4000年이나 되는 오랜 歲月의 傳統이 흐르고 있다. 封建主義時代에 자라난 學問이기 때문에 時代와 環境의 影響을 받아서 現代와 멀어진 性格을 몇이나 가지고 있다. 例컨대 形式과 傳統을 重要視하고 古代를 尊崇하여 함부로 새 改革을 加하지 않는 傾向 따라서 消極的이며 秘傳主義이고 創造性에 缺陷이 있는 點. 政治와 道德과 깊은 連結을 가지고 醫學의 最上은 國家의 病을 治療한다고 하는 思想. 個人의 疾病治療만에 始終하고 있는 點.

이와 같은 點은 漢方의 特殊性格이며 缺點이라고도 볼 수 있으나, 오히려 當然한 結果이며 곧 現代와 멀어져 있다고 하여 否定해서는 아니된다.

漢方의 特色은 무엇보다도 「듣는다」고 하는 事實을 重視하고 있다는 것이다. 그리고 나아가서 어떻게 하면 疾病을 일으키지 않고 그치는 體質을 만들 수 있을가 하는 것을 恒常 念頭에 두고 있다. 그러므로 皮膚病이든지 眼病이든지 全身을 診察하여 지금 이 病者의 身體는 어떠한 狀態에 있는가. 그러한 狀態인 까닭에 이와 같은 疾病을 일으키고 있다고 하는 것을 確認한 後에 全身的으로 治療를 行한다. 即 漢方은 全體性의 醫學이다. 病든 個人 全體를 問題로 하고 있다.

이 點이 現代醫學의 盲點을 찌르고 있다.

最近의 話題로서 스토레스學說이 큰 反響을 던지고 있으나 그 思考方式이 漢方과 共通되는 點이 있다고 하여 漢方의 優秀함을 宣傳하고 있는 傾向도 있다. 그러나 이것은 어느 便을 본딴 것도 아니다. 참된 醫學이라는 것은 思想과 時代와 人種과 文化를 달리하고 있더라도 到達하는 目標는 하나인 것을 보이는 좋은 例라고 할 수 있는 것이다.

漢方이 科學化되고 現代醫學에 寄與하는 날도 먼 꿈은 아닌 것이다. 우리들은 古代의 祖上들이 苦生하여 쌓아올린 貴重한 文化遺産을 더욱 活用하고 檢討해야 될 使命을 가지고 있다.

漢方의 診察法

大塚敬郎

本書에서는 近代醫學의 病名을 들고 그 治療에 漢方藥과 針灸와 民間藥療法에 對하여 叙述하였으나, 漢方의 處方을 使用할 때에는 漢方醫學의 診斷에 依하여 쓰지 않으면 充分히 效果를 얻을 수가 없다.

그러면 漢方에는 어떠한 診察法이 있을까. 다음에 그 要點의 大綱에 對하여 記述한다.

四　　診

漢方醫學의 診察法에 四診이라고 하는 것이 있다. 四診이라는 것은 眼診 聞診・問診・切診이다.

眼診은 눈으로써 보는 것 聞診은 귀로써 듣는 것과 냄새를 맡음에 따른 診察法이며, 問診은 患者로부터 여러 가지 呼訴를 듣는 것, 切診은 醫師가 直接 患者의 身體에 自己의 손을 대어서 診察하는 것을 말한다.

漢方醫學이 發達한 時代에는 지금과 같은 X선, 其他의 物理的 乃至 化學的인 檢查는 없었다. 檢温器도 없었던 時代였다. 그러므로 이와 같은 器具를 一切 쓰지 않아도 治療 方針이 定해지는 診斷法이 있다. 그러나 今日에서는 새로운 器械를 使用함으로써 漢方醫學을 新時代의 醫學으로서 發展시키는 方向으로 나아가고 있다.

그런데 讀者 여러분은 여기서 다음과 같은 疑問에 부딪히게 될 것이다. 今日과 같은 精密한 器械를 縱橫으로 馳驅하더라도 아직 病名이 붙지 않는 病이 있고 또 病의 判斷을 그릇치는 일이 많은데 漢方에서는 一切의 器具를 쓰지 않고 단지 脈을 짚고 배를 만지며 患者로부터 容態를 들을 따름인데 어찌하여 올바른 診斷을 붙일 수가 있을까.

이 點은 大端히 重要한 點이므로 좀더 깊이 들어가서 생각해 보자.

漢方醫學의 診斷과 病의 分類

漢方醫學에서는 病의 分類法이 지금의 醫學과 다르다. X선이나 顯微鏡
이 없어도 分類할 수 있는 分類法이 있다.

近代醫學은 위루호가 細胞病理學說을 提唱하고부터 病을 分析的, 局所的
으로 잘게 觀察하게 되고, 病의 分類도 이 立場에서 行하여졌으므로 胃炎,
腎臟炎, 扁桃炎, 中耳炎, 皮膚炎, 肺結核 等等과 같이 하나의 臟器를 中心
으로 한 命名法이 中心이 되고 있다. 僅少한 例外로서 病을 發見한 사람의
이름을 取하여 아지손病, 파세도病 等의 病名도 있으며 脚氣・夜盲症・麻疹
百日咳・破傷風 等과 같은 漢方의 病名과 같이 症狀을 그대로 取하여 病名
으로 한 것도 있다. 그리고 또 近代醫學의 境遇는 이들의 病名의 判定을 잘
못하면 治療法도 또 그르치기 쉽게 되어 있으므로 病名의 判斷은 가장 重要
하며, 또 愼重하지 않으면 아니된다. 그 때문에 物理的 乃至 化學的으로 모
든 檢査方法이 動員되는 것이다.

그런데 漢方醫學의 境遇는 이것과 事情이 조금 다르다. 漢方에도 病名은
있다. 그리고 이들의 病名의 大部分은 症候를 그대로 病名으로 한 것이 많
고 또 桓히 크게 잡아서 만드는 命名法이다. 例컨대 噎嗝이라고 하면 목에
食事가 막히는 一切의 病을 가르키고 있으며 이 中에는 食道癌과 胃癌도 包
含되어 있다. 驚風이라고 하면 痙攣 發作을 일으키는 病인데 이 中에 腦膜炎
도 包含되어 있다. 그리고 또 漢方醫學의 治療는 이들의 病名만에 依하여
治療法을 定하는 것이 아니고 治療方針의 定하는 目標가 他에 있으므로 이
病名의 診斷은 달라도 반드시 治療法이 바르지 않다고는 할 수 없다.

以上을 要約해 보면 近代醫學에서는 病名의 診斷이 治療方針을 定하는 데
重要한 要素인데도 不拘하고 漢方에서는 病名의 判斷보다도 더 重要한 것이
他에 있다는 것이다. 그러면 이 重要한 要素란 무엇인가.

가로되 「現在 病으로 苦生하고 있는 사람의 寒・熱・虛・實을 診斷하는 일

이다.」

漢方醫學에서는 이 寒·熱·虛·實의 判斷을 잘못하면 아무리 바른 病名의 診斷이 되었다고 하더라도 適正한 治療가 不可能하게 되어 있다. 그러므로 漢方醫學의 境遇는 病名 診斷이 붙지 않더라도 或은 病名의 判斷을 잘못하더라도 治療가 可能하다. 그리고 이 寒·熱·虛·實의 診斷에는 漢方의 四診만으로써 充分한 것이며 近代醫學的인 診察法을 加味할 必要가 없는 것이다.

그러나 今後 漢方을 普及 發展시키는 데는 새로운 近代醫學的인 各種의 檢査法을 採用할 必要가 있다고 筆者는 생각하며 日本의 漢方도 中國의 그것도 또 그와 같은 方向으로 나아가고 있다. 現代에 있어서는 漢方의 治療를 行할 境遇라도 近代醫學的인 病名을 診斷하지 않으면 世間에서 一般的으로 通用되지 못한다. 이런 意味로써 한 便에서는 近代醫學的인 診察에 依하여 지금의 世間에서 쓰고 있는 病名을 붙이는 同時에 一方에서는 漢方의 診察法에 依하여 寒熱虛實을 診斷하여 治療方針을 定하지 않으면 아니 된다. 本書에 있어서 近代醫學의 病名下에 漢方의 處方을 羅列한 것은 이 意圖에 따른 것이지만 이들의 處方은 筆者들의 多年間의 經驗에서 이 病 저病에는 比較的 이 處方 저 處方을 많이 使用한다는 意味에 不過한 것이며 이것으로써 모든 것을 다했다는 것은 아니다.

氣·血·水

漢方醫學의 病理觀은 病을 變化하여 마지 않는 流動的인 것으로 생각하고 氣·血·水의 變調, 不調和에 依하여 病이 일어나는 것이라고 하였다. 이러한 立場을 取하였기 때문에 漢方醫學은 病을 大局的 有機的으로 觀察하고 어느 部分에 不調和가 있는가를 診斷하는 方向으로 發達하였다. 그러므로 局所的인 病變밖에 지나지 않는 것이라고 생각되는 皮膚의 變化와 눈과 코의 病이라도 모두 全身的으로 觀察하는 것을 잊지를 않는다.

氣라는 것은 보는 것도 捕捉할 수 없는 一種의 힘이며 이 氣에 依하여 血도 水도 움직인다. 이 氣가 一個所에 停滯하든지 鬱積하든지 하면 水와 血

의 運行에도 變調가 일어난다. 또 逆으로 말하면 水가 血의 運行에 變調가 일어나면 氣도 또 뭉친다.

그러므로 漢方의 處方에서는 하나의 處方中에 氣에 作用하는 藥·血에 作用하는 藥·水에 作用하는 藥이 同時에 配合되는 境遇가 많다.

氣劑로서는 氣의 鬱滯를 열어주는 代表的인 處方에 半夏厚朴湯(124)이 있으며 神經症 其他의 神經性의 疾患에 잘 使用되나 이 中의 蘇葉·厚朴은 氣劑이지마는 茯苓·半夏는 水에 作用하는 藥이다.

瘀血이라는 말은 瘀滯한 血液이라는 意味이며 循環이 阻害되어서 鬱滯한 血液을 가리키고 있다. 慢性의 諸病에는 瘀血이 原因이 되어 있는 것이 많다. 瘀血의 有無를 診斷하는 데는 望診의 곳에서 述한 바와 같이 皮膚粘膜의 紫斑點, 靑筋, 舌의 邊緣의 暗紫色 等에 注意하고 問診에서 述한 바와 같이 목이 말라 입을 적시고 싶기는 하나 마시기는 싫어한다. 腹脹하고 있지는 않는데 自己로서는 불러 있는 것 같이 느끼는 等의 症狀도 參照하며 「脈」과 「腹」을 보는 것이 必要하다. 特히 「腹」에서는 瘀血時에 나타나는 腹症이 있으므로 이에 注意한다. (腹症의 項을 參照할 것)

瘀血이 있을 境遇에 恒常 頻繁히 使用하는 것에는 桂枝茯苓丸(41), 桃核承氣湯(111), 大黃牡丹皮湯(101) 等이 있다.

水의 運行, 分布의 變調에 依하여 일어나는 病을 漢方에서는 水毒에 依하는 것으로 생각하였다. 體內의 水의 運行이 變調를 일으키든지 局所에 水가 停滯하든지 하면 여러가지 症狀을 나타낸다.

例컨대 心下部에서 振水音을 證明한다. 浮腫이 나타난다, 關節이 붓는다, 咳가 난다, 痰이 많이 나온다, 땀이 많이 난다, 尿가 減少된다, 尿가 많이 나온다, 下痢한다, 便秘한다, 吐한다, 목이 마른다, 眩暈가 일어난다, 動悸가 있다, 눈물이 많이 흐른다, 콧물이 많이 나오는等 千變萬化의 症狀을 呈한다.

水에 作用하는 藥은 많이 있으나, 處方으로서 頻繁히 쓰이는 것에 越婢加朮湯(6)·九味檳榔湯(31)·五苓散(48)·小靑龍湯(78)·眞武湯(86)·參苓白朮散(87)·淸濕化痰湯(89)·猪苓湯(110)·當歸芍藥散(114)·八味地黃丸(122)

半夏白朮天麻湯(126)・茯苓飲(129)・分消湯(131)・變劑心氣飲(133)・木防己湯(142)・苓甘姜味辛夏仁湯(146)・苓桂朮甘湯(149) 等 頗多하다. 漢方에서 濕 또는 痰이라고 하는 것은 水毒을 말하는 것이며 水毒에서 일어나는 病이 많다.

寒・熱・虛・實

漢方의 診斷에서는 그 患者가 寒症인가, 熱症인가, 虛證인가, 實證인가를 診斷하는것이 가장 重要한 것은 前述한 바와 같다.

實證의 寒은 寒冷의 뜻이며 患者가 手足이 冷한다든지 얼굴이 푸르다든가 尿色이 물과 같이 맑고 大量으로 나온다든지 입에 薄唾가 괸다든지 물과 같은 鼻汁이 나온다든지 脈이 느리고 沈하고 있다든지 腹部에서 水鳴音이 있다든지 하는 境遇는 大槪는 寒으로 認定하여도 좋다. 이와 같은 狀態가 있으면 體溫이 平溫보다 높아도 寒이라고 생각한다.

熱證의 熱은 患者에 熱狀이 있는 境遇이며 몸에 熱感이 있다든지 上氣하여 얼굴이 붉다든지 尿가 붉게 着色하고 量이 적다든지 목이 말라서 물을 마시고 싶다든지 大便에 熱臭가 있다든지 舌이 乾燥하여 茶褐色의 苔가 붙어 있다든지 脈이 빠르다고 하는 狀態가 있으면 大槪의 境遇 熱이라고 認定하여도 좋다. 이와 같은 境遇, 體溫이 높아도 낮아도 그에 拘碍될 必要는 없다. 虛證의 虛는 虛弱하다든지 空虛하다는 虛의 뜻이며 體力의 虛乏을 意味한다. 虛의 境遇는 脈에 힘이 없고 皮膚에 光澤이 缺乏하며 腹도 또한 彈力이 缺乏하고 表面만이 板子와 같이 硬하든지 솜과 같이 軟弱無力하다든지 한다. 또 言語 擧動 모두 活氣가 적고 疲勞하기 쉬우며, 下痢의 傾向이 있고 萬一 便秘하고 있어도 下劑를 쓴 즉 도리어 배가 아프고 快通하지 않는다.

實證의 實은 充實의 뜻이며 體力이 充實하고 病에 抵抗하는 힘이 强한 것을 意味한다.

實의 境遇는 脈에 힘이 있으며 腹部에 彈力이 있고 底力이 있으며 皮膚에도 光澤이 있고 充實感이 있다. 또 便秘의 傾向이 있으며 下劑에 依하여 大

便이 快通한다.

　漢方에서는 몸이찬 사람에는 따뜻하게 하는 藥을 쓰고 더운 사람에게는 차게 하는 藥을 쓰며 虛한 사람은 補하고 實인 者는 瀉한다는 治療法則이 있다.

　그런데 實際로는 患者를 診察하여 보면 이 寒熱虛實이 各種의 狀態로서 交錯하여 나타나고 單純히 寒・熱・虛・實로 나눌 수 없는 境遇가 많다. 例컨대 上半身이 熱하고 下半身이 寒한다든지 下半身이 熱하고 上半身이 實하여 있는 境遇도 있다.

　그래서 漢方에서는 寒熱虛實의 交錯에 對應할 수 있도록 여러가지 處方이 構成되어 있다. 이의 實例에 對하여서는 나중에 述한다.

望　　診(視診)

　眼診에서는 患者의 榮養狀態・骨格・皮膚의 狀態・血色・黃疸・浮腫・患者의 起居動作, 大小便의 色 等을 觀察한다.

　骨格이 단단하고 榮養狀態가 좋으며 살이 야물고 肥滿하여 있는 사람에는 實證인 者가 많다. 이와 같은 사람에는 大柴胡湯(103), 防風通聖散(135) 等이 잘 쓰인다.

　그러나 肥滿하고 있어도 살이 야물지 않고 俗으로 말듯이 물렁하며, 色이 희고 多汁症이며, 骨格이 가는 사람은 虛證이다. 이와 같은 사람에는 防己黃耆湯(134)을 쓴다.

　여위고 血色이 나쁜 사람에는 寒證이며 그리고 虛證인 사람이 많다. 이와 같은 사람에는 人蔘湯(118), 四君子湯(66), 眞武湯(86) 等을 쓰는 일이 많다. 여위고 있으나 살이 알차고 硬하며 淺黑의 血色인 者에는 四物湯(67), 滋陰降火湯(57), 八味地黃丸(122) 等이 쓰이는 일이 많다.

　얼굴이 술에 醉한 것 같이 紅潮色을 띄고 上氣하며 氣分이 動搖한다든지 不安感이 있는 者는 熱證이다. 萬若 이와 같은 狀態로서 便秘하고 발도 따뜻하다면 三黃瀉心湯(54), 便秘現狀이 없으면 黃連解毒湯(11)이 쓰인다.

　그러나 뺨이 櫻花色과 같이 붉고 顏面 全體는 희고 手足이 冷한 者는 上

에 熱이 있고 下에 寒이 있으며 虛證이므로 麥門多湯(121), 當歸四逆湯(113) 等이 쓰인다.

또 榮養이 좋고 젊은 婦人으로서 血色이 좋은 얼굴에 毛細管이 거물 눈과 같이 붉게 透明하게 보이는 者가 있다. 이것은 瘀血의 證이며, 桃核承氣湯 (111), 桂枝茯苓丸(41)을 쓰는 境遇이다.

老人, 大病後의 사람, 糖尿病, 萎縮腎 等으로서 病이 進行한 사람은 皮膚가 光澤을 잃고 거칠거칠하다. 이것도 虛證이며, 十全大補湯(71), 八味地黃丸(122), 麥門多湯(121), 滋陰降火湯(87), 滋陰至寶湯(58) 等을 쓸 徵候이다.

皮膚와 口腔內의 粘膜에 紫斑點과 靑筋이 나타나는 狀態가 보일 때는 瘀血의 存在를 疑心할 必要가 있다. 이와 같은 患者에는 桂枝茯苓丸(41)과 桃核承氣湯(111)을 쓴다.

皮膚의 黃色은 黃疸의 徵候이지마는 密柑과 호박을 많이 먹은 즉 亦是 黃色으로 된다. 그러나 이 境遇, 眼球結膜을 보고 이 部分이 黃色을 띄고 있지 않으면 黃疸은 아니다.

十二指腸虫에 依한 貧血은 옛 날은 黃胖이라고 하였으나 이 境遇의 貧血은 조금 黃味를 띠고 있다.

혀가 乾燥하고 목이 마를 때는 熱證인 境遇가 많고 白虎湯(128) 等을 쓸 證이 있다. 혀가 濕潤하며 목이 마르지 않을 때는 實證인 者가 많고 人蔘湯 (118), 四逆湯(65), 眞武湯(86) 等의 證이 있다.

혀에 白苔가 붙고 乾燥하며 입이 찐덕찐덕하든지 或은 입이 씁쓸할 때는 熱證이며 虛하고 있으므로 小柴胡湯(76)을 쓴다. 萬若 茶褐色의 苔가 붙고 乾燥하며 便秘를 하고 있을 것 같으면 熱證이며 寒하고 있으므로 大柴胡湯을 쓴다.

以上 여러가지 處方을 들었으나 이들의 處方은 病名의 如何에 不拘하고 쓰는 것이므로 漢方의 治療方針은 病名보다도 寒·熱·虛·實의 判定에 依하여 左右된다는 것이 理解되었으리라고 생각한다.

聞　診

聞診에서는 患者의 咳 소리를 듣고, 大小便 其他의 排泄物의 臭氣, 體臭 等을 맡는다(嗅).

熱證인 患者의 咳는 痰이 적고 안으로 당기어 기침을 하는 傾向이 있다. 목안쪽이 乾燥한 感이 있다. 竹葉石膏湯(106)과 滋陰降火湯(57) 等이 쓰여 진다. 寒證의 患者의 咳는 물모양의 맑은 痰이 많고 목은 마르지 않는다.

虛證인 患者의 咳는 기침에 힘이 없고 弱해 보이며 그 外에도 虛證의 徵 候가 있다. 이와 같은 患者에는 補中益氣湯(136), 柴胡姜桂湯(53) 等이 쓰 인다.

實證인 患者에는 咳에 힘이 있으며 腹部 特히 上腹部가 膨滿하며 硬하고 體力이 있다. 이와같은 患者에는 大柴胡湯(103), 瓜呂枳實湯(19) 等이 쓰 인다.

聞診은 眼診과 問診과 切診과 같이 行하는 일이 많으므로 이들의 診察法 을 參酌할 必要가 있다.

問　診

問診에서는 患者의 家族의 病歷과 本人의 旣往症 等을 듣는다. 또 現在 苦痛하고 있는 病의 經過와 지금까지의 治療法 等을 듣지 않으면 아니 된다 다음에 漢方의 治療에 際하여 特히 重要한 問診 事項에 對하여　叙述한다

要　寒(寒氣)

患者가 寒氣를 呼訴할 때 萬若 同時에 熱이 있으면 반드시 脈을 짚어 보지 않으면 안된다. 萬若 脈이 浮하여 있고 빠르면 表熱證으로 診斷한다. 表 熱證에는 桂枝湯(34), 麻黃湯(138), 葛根湯(17) 等을 使用하나 萬若 脈이 浮하고 빨라도 弱하면 表熱로 虛證으로 診斷하여 桂枝湯(34)을 쓰고 脈이

浮하고 빠르고 힘이 있으면 表熱의 實證으로 診斷하여 麻黃湯(138), 葛根湯 (17)을 쓴다.

寒氣를 하여도 熱을 隨伴하지 않고 脈이 沈하며, 작으면 表의 實證으로 診斷하여 麻黃附子甘草湯(麻黃・甘草 各 3.0, 附子 0.5)를 쓴다. 그러나 惡寒이 그치고 熱이 오르며, 熱이 올라서 또 惡寒을 할 境遇는 漢方에서 往來寒熱이라고 하여 小柴胡湯(76), 大柴胡湯(103) 等을 쓴다.

熱

漢方에서 熱이라고 하는 것은 반드시 體温의 上昇을 隨伴한다고는 限定한 것은 아니다. 이것은 寒熱虛實의 項에서 記述한 바와 같다.

惡寒을 隨伴하는 熱에 對하여서는 惡寒의 項에서 記述하였으므로 여기서는 惡寒이 없는 境遇에 對하여 述한다.

漢方에서 潮熱이라고 부르는 熱型이 있다. 이 熱에서는 寒氣를 隨伴하지 않고 발과 손이 冷하는 일도 없고 全身이 熱하며 同時에 手足에 끝까지 땀이 벤다. 萬若에 발이 冷하다든지 머리와 股下에만 땀이나는 者는 潮熱은 아니다. 潮熱이 날 때는 大槪는 便秘하고 배가 脹하고 있다. 이것은 實證이고 또 熱證이므로 承氣湯으로써 내리지 않으면 아니되는 徵候이다.

大 便

大便이 硬하고 秘結하는 者에는 實證이 많고 下痢하는 者에는 虛證이 많다. 實證으로서 便秘하고 있을 때는 脈에도 힘이 있으며 腹部에는 彈力이 있고 其他 筋肉에도 充實한 느낌이 있다.

이와 같은 境遇에는 大柴胡湯(103), 小承氣湯(77), 三黃瀉心湯(54), 大黃牡丹皮湯(101), 防風通聖散(135) 等의 大黃이 들어 있는 處方을 써서좋다.

下痢하고 腹部에 彈力이 없으며, 脈도 弱하고 大體로 虛脫한 느낌이 있는 境遇에는 眞武湯(86), 蔘苓白朮散(87), 人蔘湯(118), 四逆湯(65) 等을 쓴다 그러나 數日間 便秘하고 있는 境遇라도 脈이 弱하고 배에 底力이 없으며,

또는 토끼의 똥과 같은 或은 돌맹이같은 大便이 나오는 者는 虛證이므로 大黃이 들어있는 處方을 쓰지 않는 것이 좋다. 이와 같은 境遇에는 다른 症狀과 綜合하여 보고, 加味逍遙散(16), 四君子湯(66), 香砂六君子湯(44), 四物湯(67), 小建中湯(75), 旋複花代赭石湯(96), 大建中湯(102) 等을 쓴다.

下痢를 하고 있을 境遇에는 下痢할 때에 裏急後重(1回에 조금밖에 大便이 나오지 않고 남아 있는 것 같으며 不純히 大便이 나올 듯한 氣味)이 있으나 어떤가를 모를 때가 있다. 裏急後重의 强한 者에는 實證인 者가 많고, 桂枝加芍藥大黃湯(36), 大絕胡湯(103) 等과 같은 芍藥과 大黃을 組合한 處方이 쓰여진다.

小　　便

小便은 一日의 回數, 一回量, 排尿時의 疼痛의 有無, 夜間의 回數와 量, 色, 混濁 等에 對하여 調査한다.

色이 맑고 고운 尿가 多量으로 나오는 者에는 寒證의 者인 많다. 小建中湯(75), 人蔘湯(118), 苓姜朮甘湯(147), 八味地黃丸 (122) 等이 쓰여진다.

자주 便所에 가기는 하나 尿의 1回量이 적고 或은 排尿時에 아픈 者에는 熱證인 者가 많으나 寒證인 者도 있으며, 實證인 者도 있고 虛證인 者도 있다. 다른 病狀과 綜合하여 보고 猪苓湯(110), 五苓散(48), 淸心蓮子飮(91), 八味地黃丸(122) 等을 쓴다.

尿의 絕對量이 적은 境遇에도 虛・實・寒・熱의 證이 있다. 茵蔯蒿湯(2), 茵蔯五苓散(3), 五苓散(48), 眞武湯(86), 八味地黃丸(122), 分消湯(131), 變製心氣飮(133), 苓桂朮甘湯(148) 等을 쓴다.

여기서 氣에 걸린 사람도 있을 것으로 생각하나 八味地黃丸(122)은 尿가 너무 많을 때도 1回量이 적을 때도 絕對量이 적을 때도 같이 쓰고 있다.

口　　渴

입이 말라서 물을 마시고져 하는 境遇와 口中이 乾燥하고 唾液의 分泌가 적으며 입을 적시고 싶어 하나 물을 마시려고 하지 않는 者가 있다.

입이 말라서 물을 마시고자 하는 者에 熱證과 寒證이 있다. 熱證인 者에
는 白虎湯(128), 竹葉石膏湯(106), 五苓散(48) 等을 쓴다. 寒證인 者에는
眞武湯(66), 八味地黃丸(122), 四逆湯(65) 等을 쓴다. 冷水를 좋아하는 者
가 熱證이며 溫茶를 좋아한다고 寒證이라고 定할 수는 없다. 寒熱의 判斷은
脈 其他의 症狀과 綜合하여 보고 定한다.

極端的으로 冷物 또는 極端的으로 溫物을 마시고자 할 境遇는 虛證인 患
者이며 大槪는 寒證이다.

입이 乾燥하고 혀가 自由로 돌지 않는 者는 虛證이다. 大病者나 老人等
에 있어서는 一睡하고 눈이 뜨이면 물을 입에 넣어 주지 않으면 말을 할 수
가 없을 程度로 입이 마르는 者가 흔히 있다. 이와 같은 患者에는 四君子湯
(66), 炙甘草湯(69), 滋陰降火湯(58), 人蔘湯(118) 等을 쓴다. 또 瘀血이
있기 때문에 입이 乾燥하여 마시고 싶지는 않지마는 입을 적시고자 하는 者
가 있다. 이와 같은 患者에는 瘀血을 治癒하는 處方을 使用한다.

食 欲

食欲은 있으나 조금 먹어도 배가 불러서 氣分이 나쁘다고 하는 사람이 있
다. 中食 後는 조름이 오고 그 위에 몸이 고단하여 일이 손에 붙지 않는다고
하는 者가 있다. 이와같은 사람은 겨울은 手足이 冷한데 여름에는 발이 단단
하다. 단 菓子를 먹고 싶어 견디지 못한다. 食事 時間이 늦어지면 脫力感이
온다. 以上과 같은 사람은 모두 虛證이다.

人蔘湯(118), 四君子湯(66), 香砂六君子湯(44), 淸暑益氣湯(88), 補中益
氣湯(136), 半夏白朮天麻湯(126) 等을 쓴다.

1回쯤 食事를 아니하여도 아무렇지도 않다. 먹은 즉 맛이 있으나 間食은 하
지 않는다. 단 것은 싫어한다. 이와 같은 사람에는 實證인 사람이 많다. 大
食을 하고 여위어 있는 사람에는 虛證이 많고 少食으로 肥大한 사람에는 實
證이 많다. 그러나 食欲이 있고 없고 만을 가지고 虛實은 定하여지지 않는
다. 腹證 其他를 參酌하여 定할 必要가 있다.

切　診

初診 가운데 重要한 것은 脈診과 腹診이다. 各各 項을 나누어 說明하겠다.

脈　診

1. 脈의 取法

漢方의 脈診에는 옛날부터 여러 가지 流派가 있어서 脈을 取하는 部位와 그 取하는 方法에도 異同이 있다.

여기서는 가장 一般化하고 있는 寸口의 部位인데 脈을 取하는 境遇에 對하여 述한다(그림을 참조할 것). 寸口의 部의 脈診은 近代醫學에서 脈을 보는 部位와 같고 手의 橈骨莖狀突起의 內側에서 보는 橈骨動脈의 搏動이다. 이 部에 醫師의 中指와 示指와 藥指를 대고 脈을 본다. (寸口에 廣義의 것과 狹義의 것이 있고 橈骨動脈으로서 보는 脈診을 寸口라고 하는 것은 廣義의 寸口이며 다시 이 寸口의 脈을 狹義의 寸口와 關上과 尺中으로 나눈다. 그림에서 보는 바와 같이 狹義의 寸口는 手首에 가까운 部位이다. 이 寸口에 示指를 關上에 中指를 尺中에 藥指를 대고 脈을 본다.)

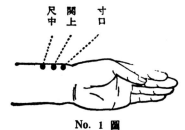

尺　關　寸
中　上　口

No. 1 圖

脈診에 際하여서는 醫師는 沈着하고 너그러운 氣分으로서 診察하지 않으면 아니되는 것은 말할 것도 없으나 患者 側도 食事의 直後, 運動의 直後等은 避하는 것이 좋다.

醫師는 寸口의 部位에 대었던 손가락을 가볍게 누르든지 强하게 누르든지 하여 脈의 情情을 觀察한다.

2. 脈의 種類

脈의 種類 中 特히 重要한 것에 對하여 述한다.

〔浮〕

손가락을 가볍게 대어서 곧 觸하는 脈이며 强하게 누르면 底部에 없는 脈이고 물에 木片을 띄워서 이 木片을 손가락 끝으로 누를 때와 같은 느낌의 脈이다.

〔沈〕

浮脈의 反對로서 손가락을 가볍게 눌렀을 境遇에는 잘모르고 强하게 누르면 겨우 닿는 脈을 말한다.

〔數〕

博動數가 많은 脈을 말한다. 普通 어른의 境遇로서 1分間 90以上 뛰는 脈을 數라고 한다.

〔遲〕

數의 反對로서 博動數가 적은 脈을 말한다. 普通 어른의 境遇로서 1 分間에 60 以下 뛰는 脈을 遲라고 한다.

〔大〕〔洪〕

左右로 가로로 幅이 넓은 脈이다. 洪은 크고 힘이 있는 境遇의 脈이다. 洪大라고 붙여서 말하는 일도 있다.

〔小〕〔細〕

大의 反對로서 幅이 좁은 脈이며 指先에 실과 같이 觸한다.

〔弦〕

화살줄을 당겨서 이에 觸하는 느낌의 脈이며, 上·下動의 물결이 적은 당기어진 脈을 말한다.

〔緊〕

緊脈은 弦과 비슷하나 꼬인 줄이나 노의 꼬였던 것이 힘차게 되돌아오는 境遇가 이에 觸하는 느낌의 脈이며 脈이 硬하고 단단한데 左右로 구불구불 옮겨지는 것이 特徵이다.

〔滑〕

미끄럽게 구불구불 구슬을 굴리는 것 같이 觸하는 脈이다.

〔濇〕

滑의 反對로서 脈이 澁滯하여 圓滑히 움직이지 않는 脈을 말한다. 작은 칼

토써 대나무를 깎을 때의 느낌이라고 古人은 說明하고 있다.

〔弱〕

힘이 없는 弱한 脈이며 조금 힘을 넣어서 누르면 살아지고 없어지는 脈
이다.

〔實〕

힘이 있는 脈이며 눌리어도 눌려지지 않는 脈을 말한다.

〔微〕

겨우 觸하는 脈이며 注意하여 診察하지 않으면 알기 어려운 脈이다.

〔芤〕

幅이 넓은 큰 脈이며, 그리고 血管의 外端을 굳게 觸하여 가운데가 空虛
한 느낌의 脈이다 葱의 빈자리에 손가락을 대는 것과 같은 느낌이라고 古人
은 說明하고 있다.

〔伏〕

沈의 程度로 强한 것이며 깊이 누르면 겨우 觸하는 脈을 말한다.

〔代〕

不整脈이며 一定하게 調整이 되지 않고 흩어진 脈을 말한다. 危篤할 때에
보이는 脈이다.

〔結〕

遲脈이며 때때로 停止되었다가 또 뛰는 脈이다.

〔緩〕

數도 아니고 遲도 아니고 中和 平穩의 脈이며 이 脈을 나타내는 病者는
病이 가벼운 것을 意味한다. 또 病이 나을려고 하고 있는 것을 意味한다.

以上은 脈의 基本型을 보았으나 實際의 病者에 있어서는 이들의 脈의 몇
이 混成된 形態로 나타난다. 그래서 다음에 우리들이 日常 자주 볼 수 있는
脈狀과 臨床的 意味에 對하여 述한다.

〔浮數〕

浮脈이며 搏動數가 많은 脈을 말한다. 이와 같은 脈이 나타날 때는 體表
身體의 表面) 또는 上半身에서 新進代謝가 亢進하고 있는(漢方에서 熱이라

52

고 한다) 것을 意味한다.

이 境遇 浮數이고 弱하면 桂枝湯(34)을 써도 좋다는 것을 意味한다. 浮數
이고 힘이 있으면 麻黃湯(138) 또는 葛根湯(17)을 써서 좋다는 것을 意味
한다.

〔浮遲弱〕

浮遲하고 弱하면 體內의 新陳代謝가 衰하고 있다(寒)는 것을 意味한다 이
와 같은 脈을 나타내는 者는 眞武湯(86), 四逆湯(65) 等을 써서 좋다는 것
을 意味한다.

〔浮大〕

脈이 浮大하고 힘이 있으면 體力이 旺盛하며 또 新陳代謝가 盛한 것을 意
味하고 (熱) 白虛湯(128)을 써서 좋다는 것을 보이고 있다. 이 境遇 口渴을
呼訴하는 것이 普通이다. 萬若 浮大하여도 힘이 없으면 體力이 衰하고 또
精力의 消耗가 甚한 것을 意味한다. 桂枝加龍骨牡蠣湯(37), 四逆湯(65), 補
中益氣湯(136)을 써서 좋다는 것을 意味한다.

〔沈遲〕

沈遲하고 弱하면 體力이 弱하고 新陳代謝가 衰해 있다는 것을 意味한다.
이 脈이 나타났을 때는 人蔘湯(118), 大建中湯(102), 四逆湯(65) 等을 써서
좋다는 것을 意味하고 있다. 萬若 沈遲하고 힘이 있다면 體內에 排泄해야
될 停滯物이 있는 것을 意味하고 있다. 이 脈이 있으면 小承氣湯(77), 調胃
承氣湯(107), 大柴胡湯(103), 桃核承氣湯(111) 等을 써도 좋다는 것을 보이
고 있다.

〔弦小〕

脈이 弦小하다고 하는 것은 發汗劑나 下痢나 吐劑를 써서 體力을 消耗시
켜서는 아니된다는 것을 意味하고 있다. 이와 같은 脈이 나타났을 때는 小
柴胡湯(76)을 써도 좋다는 것을 보이고 있다.

〔濇弦〕

脈이 濇弦이면 體液이 消耗되어서 筋肉이 당기어져 있는 것을 意味한다.
이와 같은 脈이 나타났을 때는 滋養强壯劑를 주고 同時에 筋肉의 緊張을 緩

和하는 方劑를 써도 좋다는 것을 보이고 있다.　處方으로서는 小建中湯(75) 黃耆建中湯(7)을 써서 좋다.

〔緊弦〕

脈이 緊弦이면 水毒이 體內의　一個所에　充滿하고　있어서 그 때문에 疼痛 을 일으키고 있는 것을 意味한다.　이와 같은 境遇에는 따뜻하게 하면서 그 水毒을 下하는 作用이 있는 大黃附子湯(100)과 같은 處方을 써서 좋은 것을 보이고 있다.

〔沈緊〕

沈緊의 脈은 水毒때문에 呼吸促迫, 動悸, 尿量減少, 浮腫 等이 있는 것을 意味한다. 이와 같은 境遇에는 木防己湯(142) 또는 苓桂朮甘湯(149)을 써서 좋다는 것을 보이고 있다.

〔微小〕

脈이 微小이면 手足이 冷하고 있는 것을 意味한다.　이 脈이 나타났을 때 는 當歸四逆湯(113)을 써서 좋은 것을 보이고 있다.

〔沈結〕

沈結의 脈은 瘀血이 있는 것을 意味한다.　이 脈이 나타날 때는 桃核承氣 湯을 써서 좋다는 것을 보이고 있다.

〔滑數〕

滑數의 脈은 新陳代謝의 亢進(熱)을 意味한다.　小承氣湯(77), 白虎湯(128) 等을 써서 좋다는 것을 보이고 있다.

〔小遲〕

小遲의 脈은 新陳代謝가 沈衰하고 있는 것(寒)을 意味한다. 이 脈이 나 타날 때는 吳茱萸湯(49), 人蔘湯(118), 苓姜朮甘湯(147) 等을 써서 좋은 것 을 보이고 있다.

以上에 依하여 漢方의 脈診의 目的은 主로 熱(新陳代謝의 亢進)과 寒 (新 陳代謝의 沈衰)을 判斷하는 데에 있으며, 이에 依하여 治療方針이 定해지는 것이다.

腹　診

　腹診은 切診의 하나이며 漢方의 治療法으로서는 脈診과 함께 重要하다. 腹診을 行하는 데는 病者를 仰臥시키고 兩足을 뻗치어 놓고 손은 몸의 兩脇에 붙이든가 가볍게 가슴에 포개어얹고 餘裕있는 氣分으로서 診察을 받도록 하는 것이 좋다. 病者에 따라서는 苦痛이 甚하므로 仰臥못하는 者도 있으며 발을 뻗치지 못하는 일도 있다. 그러할 때는 適當한 體位로써 診察을 하지 않으면 안되는 일도 있다.

　배에 힘이 들어 있으면 나중에 述하는 胸脇苦滿과 腹直筋의 攣急을 誤診할 憂慮가 있다. 또 心下部에서 振水音의 有無를 調査할 때에는 膝關節에서 무릎을 굽히고 배의 筋肉을 弛緩시키어서 診察하는 것이 좋다.

　醫師는 患者의 左側에 位置를 取하고 診察하는 것을 普通으로 하나 境遇에 따라서는 右側이라도 좋다.

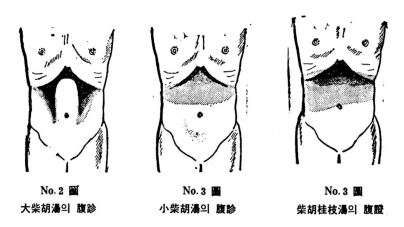

No. 2 圖　　　　　No. 3 圖　　　　　No. 3 圖
大柴胡湯의 腹診　小柴胡湯의 腹診　柴胡桂枝湯의 腹證

　近代醫學의 腹診에서는 個個의 臟器의 形態와 腫瘍 等의 有無, 그 形狀, 硬軟 等을 診斷하는 것을 主된 目的으로 하고 있으나, 漢方에서는 이 外에 患者의 虛實을 判定한다는 重要한 目的이 있다.

　다음에 個個의 腹診에 對하여 記述한다.

1. 腹壁의 厚薄

患者의 배를 만지든지 腹皮를 指先으로 집어서 당겨 보든지 하면　腹壁이 엷은 사람에서는 皮下脂肪이 적고 腹皮만을 筋肉과 멀어지도록 집을 수가 있다. 腹全體에 彈力도 적고 여위어 있다. 이와 같은 患者는 虛證이므로 原則으로서 下劑를 써서는 안되게 되어 있다. 그러나 出產 直後의 婦人과 多產婦人 等에 있어서는 이와 같은 배를 하고 있어도 實證인 者가 있으므로 脈과 其他의 症狀을 參酌하여 虛인가 實인가를 定하도록 하지 않으면 아니 된다.

腹皮가 두텁고 腹部 全體에 彈力이 있으며 皮下脂肪도 充分하며, 便秘하고 腹皮만을 손가락 끝으로 집어 올리지도 못하는 者는 實證이다. 그러나 이와 같은 배를 하고 있더라도 間或 虛證이 있으므로 脈 其他의 症狀을 參酌하여 虛인가 實인가를 定하지 않으면 아니된다.

以上 述한 바와 같이 虛證인 者에는　人蔘湯(118)，四逆湯(65)，眞武湯(86)，大建中湯(102) 等이 쓰이고，實證인 者에는 大柴胡(103)，小承氣湯(77)，柴胡加龍骨牡蠣湯(50)，防風通聖散(135) 等이 쓰여진다.

2. 腹部膨滿

手足과 背部 等이 여위어 있음에도 不拘하고 배만이 甚히 膨滿하고 있는 者에는 虛證이 많으므로 그 배의 彈力性과 腹水의 有無에 對하여 調査하여 볼 必要가 있다.

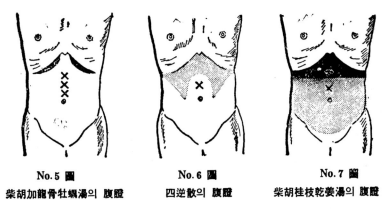

No. 5 圖　　　　　No. 6 圖　　　　　No. 7 圖
柴胡加龍骨牡蠣湯의 腹證　　四逆散의 腹證　　柴胡桂枝乾姜湯의 腹證

배가 膨滿하고 있어도 腹壁이 얇고 彈力이 없으며 腹膜炎일 때에 보이는 것과 같이 硬한 者는 虛證이다. 이와 같은 患者의 脈은 沈弱 或은 微弱을 보이는 者가 많다.

處方으로서는 小建中湯(75), 黃耆建中湯(7), 分消湯(131) 等이 쓰여진다.

全身的으로 筋肉의 發育이 좋고 腹部가 膨滿하고 있어도 배의 彈力이 없고 脈이 弱하며 便秘의 傾向이 없으면 下痢로서의 作用이 있는 大黃이 들어 있는 處方을 쓰지 않는 것이 좋다. 萬若 이와 같은 患者로서 배에 彈力이 있고 脈에 힘이 있으며 便秘하고 있는 者에는 大黃이 들어있는 方劑를 써도 좋다. 例컨대 調胃承氣湯(107), 小承氣湯(77), 防風通聖散(135) 等을 쓴다,

3. 胸脇苦滿

漢方의 腹診에서 가장 重要한 徵候이다. 胸脇苦滿이 있을 때는 가슴 밑부터 季肋部에 걸쳐서 患者 自身이 充滿感을 느낄 뿐 아니라 他覺的으로 이 部에 膨滿과 抵抗을 證明할 수가 있다. 이 膨滿과 抵抗은 胸脇苦滿의 程度에 따라서 强弱이 있으며 甚할 境遇는 이 部를 가볍게 指頭로써 눌러도 疼痛과 숨이 답답하다고 呼訴한다. (그림의 검은 部分)

胸脇苦滿은 左右의 季肋部에 같은 强度로서 나타나는 일이 있으며 오른쪽만일 때도 있고 왼쪽만일 때도 있으며 또 오른쪽이 强하고 왼쪽이 弱할 때도 있다.

胸脇苦滿의 本體에 對하여서는 아직 밝혀지지 않고 있으나 漢方에서는 胸脇苦滿이 있으면 그 病이 무슨 病이라도 大柴胡湯(103), 小柴胡湯(76), 柴胡加龍骨牡蠣湯(50), 四逆散(64), 柴胡桂枝湯(52), 柴胡桂枝乾姜湯(53) 等의 柴胡劑를 쓰도록 되어 있다.

胸脇苦滿이 强하고 體格도 頑强하며 便秘의 傾向이 있으면 大柴胡湯을 쓰고 胸脇苦滿의 程度가 가볍고 體格도 그렇게 튼튼하지 않으며 便秘의 傾向이 없으면 小柴胡湯을 쓰며, 小柴胡湯을 쓸 境遇 같을 때 腹直筋이 몽둥이처럼 皮下에 觸하는 者에는 柴胡桂枝湯을 쓰고 大柴胡湯을 쓸 境遇의 腹證으로서 臍上에서 動悸의 亢進을 證明할 수 있는 것 같은 者에는 柴胡加龍骨

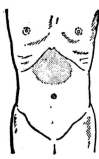

No.8 圖
瀉心湯類의 腹證

牡蠣湯을 쓰며 大柴胡湯과 小柴胡湯과의 移行型에 四逆散을 쓰고 胸脇苦滿의 程度가 極히 가볍고 體力도 弱하며 여위어서 貧血하고 動悸·息切이 있으며 가슴 밑에 걸쳐서 動悸가 있는 者에는(그림의 X의 部分), 柴胡桂枝乾姜湯을 쓴다. (그림 參照)

4. 心下痞硬

가슴밑의 部分이 痞하여 硬한 것을 心下痞硬이라고 한다. 痞한다고 하는 것은 患者의 自覺症狀이며 이 部에 抵抗感이 있으면 心下痞硬이며 半夏瀉心湯(125), 三黃瀉心湯(2), 黃連湯(9), 生姜瀉心湯(80) 等을 쓰는 目標가 된다.

心下痞硬을 板子같이 硬하게 觸하고 喘鳴, 呼吸促迫, 動悸, 浮腫 等이 있으면 木防己湯(142)을 쓰는 目標이다.

5. 腹直筋의 緊張(腹皮拘急)

漢方의 옛 書籍을 보면 腹皮拘急이라는 말이 있다. 이것을 現代語로 말하면 腹直筋의 緊張이라는 것이 된다. No. 9의 그림과 같이 左右의 腹直筋을 皮下에 棒狀으로 觸하고 脈이 弱하며 또 臍上에서 動悸를 證明할 수 있는 虛證이며, 小建中湯(75), 黃耆建中湯(7), 芍藥甘草湯(70), 當歸四逆湯(113)

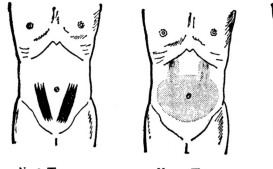

No. 9 圖   No. 10 圖   No. 11 圖

等을 쓰는 目標가 된다. 또 No. 10과 같이 臍를 中心으로 하여 그로부터 아래에 걸쳐서 膨滿하고 腹直筋을 棒狀으로 觸하는 者는 桂枝加芍藥湯(35) 또는 桂枝加芍藥大黃湯(36)을 쓰는 目標가 된다. 便秘의 程度에 따라서 大黃을 加減한다.

No. 4, No. 6과 같이 腹直筋이 季肋下에서만 緊張하고 있는 者도 있으나 No. 11과 같이 下腹部에서만 腹直筋을 硬하게 觸하는 者도 있다. 漢方에서 小腹拘急이라고 하는 것은 腹直筋이 下腹에서 緊張하고 있는 것을 말하며 八味地黃丸(122), 桂枝加龍骨牡蠣湯(37) 等을 쓰는 目標가 된다.

6. 小腹急結(瘀血의 腹證)

小腹이라고 하는 것은 下腹部를 말하나 小腹急結은 圖 No. 12와 같이 左腸骨窩의 部에 나타나는 일이 많다.

小腹急結은 桃核承氣湯(111)의 腹證이며 瘀血의 腹證이다. 이 腹證은 左側의 腸骨窩에 나타나고 擦過性의 壓迫에 對하여 急迫的인 疼痛을 느끼는 鉛筆크기 또는 손가락과 같은 索狀物을 證明한다.

이 腹證을 診察하는 데는 患者의 兩足을 뻗치고 醫師의 中指와 示指의 指頭를 腹壁에 가볍게 觸한 대로 迅速히 비비는 것 같이 臍傍에서 엇비슷하게 左腸骨結節을 向하

No. 12 圖

여 移動시킨다. 이 境遇 小腹急結이 있으면 患者는 갑자기 무릎을 오그리고 疼痛을 呼訴한다.

이 腹證은 女子에 많이 보인다.

7. 小腹硬滿(瘀血의 腹症)

小腹硬滿은 下腹部에 堅硬한 抵抗物을 觸할 수 있으며 膨滿感이 있는 것을 말하고 瘀血이 있는 境遇에 잘 보인다. 그러나 姙娠子宮과 宿便 때문에 堅塊物을 觸하는 일이 있으므로 脈 其他를 參酌하여 瘀血의 證인가 아닌가를 보고 定할 必要가 있다.

No. 13은 瘀血의 證으로서의 桂枝茯苓丸(41) 또는
大黃牡丹皮湯(101)의 腹證을 보인 것이다.

桃核承氣湯, 桂枝茯苓丸, 大黃牡丹皮 等은 瘀血이
있을 때에 쓰는 方劑이며 桃核承氣湯과 大黃牡丹皮湯
에는 大黃, 芒硝와 같은 下劑가 들어 있으므로 便秘의
傾向이 있을 때에 쓴다.

8. 腹部의 動悸

No. 13 圖

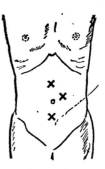

健康한 사람으로서는 腹部에서 動悸를 느끼는 일은
없다. 腹診에 際하여도 臍部에서 조금 動悸를 觸할 수
는 있어도 動悸를 强하게 느끼는 일은 없다. 臍의 周
圍에서 動悸를 强하게 觸하는 者에는 虛證인 者가 많
다.

苓桂朮甘湯(149), 苓桂甘棗湯(148), 桂枝加龍骨牡蠣
湯(37), 五苓散(48), 柴胡加龍骨牡蠣湯(50), 柴胡桂枝
乾姜湯(53), 炙甘草湯(69), 小建中湯(75), 眞武湯(86)
茯苓杏仁甘草湯(130), 木防己湯(143) 變製心氣飮(133)
等을 쓸 境遇에는 臍의 둘레의 動悸가 目標의 하나가
된다.

No. 14 圖

9. 心下部의 振水音

胃部를 가볍게 흔드는 것 같이 치면 물소리가 난다.   이것을 振水音이라
고 부르고 있다. 胃下垂症, 胃아토니-症, 胃擴張 等의 患者에 많이 보
인다.

가슴밑에서 振水音을 證明하는 患者는 大槪는 虛證이다.

健康한 胃에서는 물을 많이 마신 直後에도 振水音은 없으나 胃壁이 弛緩
하고 있는 患者와 腹壁이 엷은 사람으로서 內臟下垂 等이 있는 사람에 있어
서는 早朝의 空腹時라도 振水音을 證明할 수가 있다.

心下部의 振水音은 香砂六君子湯(44), 五苓散(48), 四君子湯(66), 眞武湯(86), 人蔘湯(188), 當歸芍藥散 (144), 半夏厚朴湯(124), 半夏白朮天麻湯(126), 茯苓飮 (129), 苓桂甘朮湯(149) 等을 쓸 때의 目標가 된다.

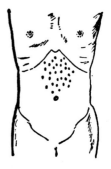

No. 15 圖

10. 腸의 蠕動不安

腸의 蠕動이 不安하든지 逆蠕動이 있는 境遇의 患者가 腹壁이 弛緩하여 軟弱無力하면 腸이 甚히 움직이는 것을 腹壁을 通하여 볼 수가 있다. 이 境遇 腸이 꼴꼴하면서 소리가 나든지 아프든지 吐하든지 하는 일이 있다.

腸의 蠕動不安은 腸管의 一部에 狹窄이 있을 때 腸에 捻轉이 있을 때에 보이고 神經性에서 오는 일도 있다.

大建中湯(102), 旋複花代赭石湯(96), 半夏厚朴湯(124), 眞武湯(86) 等은 腸에 蠕動不安이 있는 境遇에 자주 쓰인다.

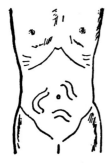

No. 16 圖

腸에 蠕動不安이 있으면 大槪는 虛證이므로 便秘하고 있어도 下劑를 써서는 안된다.

診察은 總合的으로

그러면 以上에서 診察法의 大要에 對하여 述하였다고 보나 이들의 個個의 診察法만으로써 寒·熱·虛·實을 判斷하여 處方을 定하면 誤診을 犯하는 일이 많으므로 반드시 四診의 總合的인 判斷에 期待하지 않으면 아니된다. 萬若 寒·熱·虛·實의 徵候가 여러가지 比率로서 混在하고 있을 때는 어느 것이라고 判斷을 내리기가 어려운 일이 있다.

이와 같을 때는 될 수 있는 대로 作用이 溫和한 處方을 써서 그 經過를 觀察하고 寒·熱·虛·實의 判斷을 내리도록 하면 좋다.

治療의 入門

矢數道明

藥의 買法과 調劑法

漢方藥의 買法에 對하여 述한다면 이에 두 境遇가 있다. 그 하나는 醫師가 調劑室을 만들어서 投藥할 때와 患者가 處方箋을 醫師로부터 받아서 그에 依하여 調劑를 依賴하는 境遇이다.

醫師가 調劑하기 爲하여 漢藥을 比較的 大量으로 常用品目을 갖추어 이것을 不絕히 補充하는 境遇, 그에 應하는 中間都賣商이 있다. 거기에서 購入하면 언제든지 새로운 藥을 備置할 수가 있고, 값도 比較的 싸다. 調劑만을 하는 商店, 或은 小賣만을 하는 商店으로서는 여러가지 不便이 있다. 그러나 이 中間 都賣商과 調劑를 兼하고 있는 곳도 있다. 漢方藥이라는 看板이 있어도 참으로 藥物을 갖추고 많은 處方에 對하여 調劑할 수 있는 藥房이라는 것은 現在로서는 極히 少數에 限定되어 있으므로 注意하지 않으면 아니된다.

患者가 處方箋을 가지고 指示된 日數分만을 살 境遇는 醫師가 쓴 處方을 調劑할 수 있는 藥劑師가 經營하는 漢方藥局에 가서 그 日數分만을 받지 못하게 法規로서 定하여진 것이며 그 日數를 服用하고는 再次 診察을 받아서 새로운 處方箋을 가지고 調劑를 하여 받는 것이 바른 方法으로 되어 있다.

國産品과 輸入品의 入手하는 經路를 그림으로 表示하여 보면 다음과 같다.

採取 栽培者	集荷者 貿易商	元都賣商	中間都賣商	醫師 小賣業者	患者 使用者

即 醫師는 中間都賣店으로부터 患者 또는 使用者는 醫師 或은 小賣藥局으로부터 入手하게 된다.

調劑의 方法으로서 一般으로 行하여지고 있는 것은 現在 刊行되고 있는 漢

方關係의 書籍에는 大槪 1日分量(그램)이 記載되어 있다. 옛날 册에는 錢이라든가 分이라든가 朱라든가 換算하기에 苦痛 스러운 文字를 쓰고 있다.

處方箋에 依하여 瓦秤으로 달아서 그것을 合하여 세로 10糎 가로 6糎 쯤의 紙袋를 만들어 두고 거기에 1日量을 넣고 別途로 適當한 크기의 樂袋에 넣는다. 이에 醫院名과 煎法, 服用法等을 印刷하여 두었다가 주는 것이 普通이다.

或은 適當하게 大中小의 匙를 만들어 두고 그것으로써 調劑하기도 하고 常用處方은 처음에 저울로 大量 調劑 混和하여 두고 規定의 瓦量을 小袋에 넣어서 주는 等의 方法도 있다.

漢方은 아직 藥局方에서 採錄된 것은 限定되어 있어서 規格의 統一은 充分히 行하여져 있지 않는 憾이 있다. 産地와 採取 時期等에 따라서 品質도 여러가지 있는 것이 實情이므로 購入할 때는 잘 注意해서 좋은 物品을 사도록 留意하여야 된다.

一般 사람들은 漢方藥과 民間藥을 混同하고 있어서 漢方藥은 廉價한 것으로 생각하고 있으나 最近은 比較的 高價인 것이다. 여기에 保險診療의 難關이 있다. 一匁 몇千원이라고 하는 것까지 있으므로 本書에서는 珍貴인 高價藥은 될 수 있는 대로 除外하여 두었다.

藥과 煎法과 服用法

現在 日本에서 實際로 쓰여지고 있는 分量을 標準으로 하여 述하여 보면, 藥味가 적은 것으로서 8g에서 많은 것은 約 30g 쯤 된다. 이것을 1日分으로서 물 500cc를 加하여 불에 얹어서 約 1時間 前後 끓여 넘치지 않을 程度의 火力으로서 300cc로 煎하고 100cc씩 每食前 1時間쯤일 때 마시기 좋을 程度로 따뜻하게 服用하는 것이 一般的 境遇의 規準이다. 三黃瀉心湯(54)과 같이 振出로서 쓰는 것, 阿膠와 芒硝, 膠飴와 같이 다 煎한 後에 加하여 再次 불에 얹어 溶解시키는 것도 있으며 그外에 煎法에 귀찮은 것도

있다. 또 小半夏加茯苓湯(79)과 '같이 吐氣를 그치게 하는 藥은 차게 하여
小量씩 服用하는 便이 잘 듣는 것도 있다.

煎하는 容器는 어떤 것이 第一 좋으냐 하면 土甁이나 土鍋가 옛부터 推
獎되어 있다. 이것은 確實히 잘 煎하여지고 科學的으로 보아도 土器로써 煮
하는 境遇는 다른 金屬器類로써 煮하는 것 보다도 비타민等이 파괴되지 않
는다고 하는 것을 보아도 合理的이다. 그러나 土器의 境遇는 1時間 以上은
아무래도 걸린다. 또 부수어지기 쉽고 좀처럼 入手하기 어렵다. 늄, 아루마
이트를 使用할 때는 火力을 弱하게 하여 煎하는 便이 좋다.

中國과 韓國에서는 日本에서 쓰고 있는 藥의 分量보다 數倍나 때로는 10
數倍나 大量인 것이 있다.   이것은 쓰이는 藥의 性質과 食物도 다르고 習慣
性이 되어 있으므로 大體로 日本에서는 本書에 記載되어 있는 分量으로서
足하다.   病이 甚할 때는 1.5倍쯤으로 하여 服用하여도 좋으나 그 以上 많
이 아니하여도 잘 듣는 것이다.

다 煎한 300cc의 藥은 가스를 除去하고 上澄液을 다른 容器에 옮기어 두
고 每食前 30分에서 1時間 前쯤 따뜻하게 服用하는 것이지마는 여름같을 때
는 아침에 煎하여 두면 저녁에는 變敗하여 시그럽게 되는 일이 있으므로 冷
藏庫안에 두든지, 그렇지 않으면 때때로 火熱을 加하여 두도록 한다.   시그
럽게 된 것은 服用 하지 않은 것이 좋다. 便宜上 아침에 煎하여 3回分을 2分
하여 1回를 午前中에 마시고 나머지를 午後 3時나 4時頃에 服用하는 것도
좋다.

變敗를 막기 爲하여 다 다린 藥汁에 0.1%의 安息香酸나트리늄을 加하면
數日間은 保存된다.

服用 後의 要領

漢藥은 앞에서 말한 바와 같이 食前 1時間에 服用하고 充分히 藥을 吸收
시키는 境遇가 많으므로 服用後 함부로 菓子를 먹거나 茶나 켜—피等을 마시
면 藥効가 적어진다. 또 이내 食事를 取해서는 아니된다. 食後에 服用할 때

에는 적어도 2時間쯤 지나서 할 것이다.

藥의 效果는 服用하고 이내 나타나는 境遇와 어느 程度 時間을 지나서부터 나타나는 境遇가 있다. 慢性症일 때는 數日이 지나서 나타나는 境遇가 많다. 漢方藥은 오랜 時日이 걸리지 않으면 效果가 나타나지 않는 것으로 생각하고 있는 사람이 많으나, 特히 急性的인 境遇는 服用하고 時計를 보고 있는 동안에 奏効하는 것도 있다. 모히注射로도 그치지 않는 激烈한 痙攣性의 疼痛이 한 입 藥을 마시고 내려가는 同時에 그치는 일까지 있다.

그러나 一般人은 急性病은 洋藥으로써 治療하는 일이 많고 慢性病이 되어 病이 오래 되자 漢方을 服用하는 사람이 거의이므로 比較的 오랜 時日 服藥할 必要가 있는 것이 實際에 있어서 많게 되는 理由이다.

그러면 服用後 어떠한 反應이 나타나는가에 對하여서의 要領을 말하여 보자. 먼저 한 모금 마실 때의 느낌으로서 이것은 듣는구나고 생각되는 일이 있다. 그리고 氣分좋게 마시고 豫定대로 밥도 맛있게 먹으며 體力도 充實해 간다는 順調로운 코오스가 무엇보다 바람직한 일이다. 이것은 그 사람의 體質에도 病狀에도 잘 合致한 셈이다.

또 相當히 쓴 藥이라도 病狀에 잘 맞으면 이것이 氣分좋게 마시게 되는 것이다. 普通사람으로서는 到底히 마시지도 못할 것 같은 藥을 어떤 種類의 病者는 기꺼이 마신다. 이것도 病狀에 잘 適合한 셈이다. 그에 依하여 病狀이 解消하면 이번에는 아무리하여도 싫증이 나는 일이 있다. 이것은 벌써 이미 다른 處方으로 바꾸는 便이 좋을 境遇가 많다.

다음에 大黃, 芒硝等 下劑가 들어 있는 藥을 마신즉 數時間 後에 臍의 周圍가 가볍게 아프고 腹鳴이 나며 便意를 재촉하여 온다. 排便後에 氣分이 爽快하여 身體가 가벼워진 듯이 느끼면 그것은 藥이 잘 合致한 것이다. 萬若 氣分이 나쁜 腹痛이 오래 繼續되고 便이 快通하지 않을 때나, 排便後 元氣가 衰해진 것같이 느낄 때는 벌써 大黃의 適應症이 아니므로 處方을 바꾸지 않으면 아니된다.

地黃等 滋潤劑의 藥으로서 腹痛 下痢를 일으키는 것도 이것은 不適當하므로 中止해야 된다.

이것과는 別個로 病이 頑固하고 깊을 때는 適當한 藥임에도 不拘하고 一見하여 나빠진 것같은 症狀을 一時的이나마 나타내는 일이 있다. 漢方에서는 이것을 瞑眩이라고 하며 그 異常症狀은 全治에 이르는 前提인 것을 理解하여 두지 않으면 아니된다. 그러나 瞑眩은 그렇게 자주 일어나는 것은 아니다.

本書中에서 劇藥이라고도 할 수 있는 것은 附子, 巴豆等이다. 附子는 修治하지 않는 것을 大量 쓰면 그 中에 含有되어 있는 「아코니칭」이라고 하는 毒性이 있기 때문에 中毒現象이 일어나는 일이 있다. 그것은 全身이 떨리는 氣, 頭痛, 心博亢進, 逆上感等이 있으나 一般으로는 毒性을 感, 嘔어느 程度 緩和하여 市場에 내고 있으며 煎하여 加熱하면 0.5瓦쯤으로서는 絕對로 中毒症狀을 일으키는 일은 없다. 附子가 들어 있는 藥을 煎할 때는 될 수 있는 대로 時間이 걸리더라도 濃하게 煎하는 것이 좋다.

丸散 및 新製劑

本書中에서 丸으로서 쓰는 것은 桂枝茯苓丸(41), 紫圓(62), 八味地黃丸(122), 麻子仁丸(141), 綠礬丸(150)等이다. 이 中에서 桂枝茯苓丸과 八味地黃丸은 湯으로서 煎하여 써도 좋다. 그때는 桂枝茯苓湯 或은 桂枝茯苓丸料라고 쓰고 있다.

또 散으로서 쓰는 것은 安中散(1), 五苓散(48), 參苓白朮散(87), 排膿散, (119) 伯州散(120)의 다섯개이며 이中 安中散, 參苓白朮散도 湯으로서 써서 좋을 때도 있다.

그外의 處方中에서 加味逍遙散(16), 消風散(74), 五積散(46), 防風通聖散(135)等과 같이 散이라는 字가 있어도 이들은 모두 湯과 같은 意味로 取하여 煎하여 써도 좋다.

現在 마시기 좋게 携帶에 便利하도록 어디에서든지 마시도록 하기 爲하여 錠劑, 丸劑, 散劑로 하여 또 效果가 있도록 創意하여 만들어진 新製劑가 여러가지 發賣되는 氣運으로 向하고 있다.

漢方治療를 行하는데는

世間에서는 漢方醫라고 하는 것은 무엇인가 特殊한 講習이라도 받으면 되는 것으로 생각하고 있는 사람이 많고 또 漢方藥은 大概 漢藥商에서 病名을 말하고 살 수가 있으므로 診察을 받고 藥을 주는 漢方醫와는 都大體 어떤 資格을 가지고 있는지 異常하게 생각하고 있는 사람이 많다.

地方의 社會人으로부터 漢方醫가 되고 싶어도 어떻게 하면 되느냐고 問題를 받는 일이 종종 있다. 即 漢方은 醫師의 資格이 없어도 되는 줄로 생각하는 사람이 大端히 많은 것이다. 現在 診療所를 가지고 있는 漢方醫라고 하는 것은 모두 醫學校를 나와서 醫師의 免許證을 가지고 있는 사람 뿐이다. 漢方治療를 行하는데는 아무래도 現在의 法規上으로서는 醫科大學을 나와서 國家試驗에 合格하고 醫師免許證을 얻고서가 아니면 아니되는 것이다.

그런데 現在의 醫科大學에서는 漢方醫學이라는 것을 가르치지 아니하므로 漢方治療에 對하여서는 全혀 白紙의 狀態이며 卒業한 後에 새로히 東洋醫學이라는 것을 工夫하지 않으면 아니된다.

近代醫學과 東洋醫學은 그 成立이 다르며 各各 東과 西로 나누어진 것과 같이 特殊한 性格을 가지고 發達하였으니 近代醫學의 思考方式을 가지고 東洋醫學을 理解하는 것은 大端히 困難한 일이 많다. 그러나 將來는 治療學의 立場에서 이 두 醫學은 各各의 좋은 點을 攝取하여 總合해서 醫學의 進步를 爲하여 貢獻하지 않으면 아니될 傾向으로 되어 있다.

現在의 法規上 醫師의 資格을 얻은 者는 漢方治療를 行하여도 아무런 支障이 없으나 專門科目으로서 漢方이라는 것을 標傍할 수는 없는 規則이 있다. 藥商과 醫師가 아닌 사람이 漢方이라는 을 看板을 내고 있으므로 漢方은 醫師가 아니라도 되는 것이다. 하는 印象을 주고 있는 것같다. 이것은 規則의 矛盾이며, 困難한 일이고 漢方醫學의 發展을 妨害하고 있다.

參 考 書 案 內

漢方醫學을 硏究하여 보겠다고 생각하여 그 原典인 傷寒論과 素問靈樞等을 펴고 본즉 漢文으로 쓰여져 있어서 意味가 通하지 않고 藥名을 읽지 못하므로 이내 치워 버리는 일이 많다. 古書店에 가면 옛 漢方醫가 쓴 書籍이 많이 있어서 傷寒論에 關한 硏究書만도 몇 百種이나 있다. 또 近代人이 쓴 日本文의 것이라도 이미 發刊된 것이 많으므로 좀처럼 入手하기가 困難하다. 最近 出版한 것으로서 容易하게 入手할 수 있는 것만을 여기에 揭載하여 보기로 한다.

A. 알기 쉽게 解說한 것

1. 漢方讀本：商業經濟新聞出版部
2. 漢方 이야기：氣賀林一 松鶴堂
3. 漢方：長濱元夫 岩崎書店

B. 治療 內容에 관한 것.

1. 漢方診療의 實際：大塚，矢數，淸水 南山堂
2. 漢方入門講座：龍野一雄 杏林會
3. 漢方醫學：大塚敬節 創元社

C. 專門的 硏究書

1. 傷寒論梗槪：奧田謙藏 東京漢方醫學會
2. 傷寒論入門：森田幸門 漢方治療硏究所

이들은 모두 日本文으로서 쓰인 것이므로 理解하기 쉽다. 其他의 古醫書로서 참으로 專門家로서 備置해야 될 參考書의 紹介에 對하여는 「漢方診療의 實際」의 附錄으로서 重要書를 列擧하여 解說을 加하여 있기 때문에 이것을 參照하여 주기를 바란다.

D. 雜　誌

1. 日本東洋醫學會誌　年　4 回發刊

日本東洋醫學會 (本部,　千葉市亥鼻町千葉大學病院內東洋醫學硏究室)에서 發行,　會員配付,　現代漢方醫學의　最高의　機關誌

2. 「漢方의　臨床」月刊誌

東亞醫學協會(東京都新宿區新小川町의　20)에서　發行,　漢方醫界의　第一線에　活躍하고 있는 사람들이　執筆하고 있다. 漢方藥에　依한 治療를 主로 하고 針灸治療의　實際,　其他　漢方醫學에　關한 여러가지를　取扱한　總合雜誌이다.

鍼 灸 의 入 門

代 田 文 誌
倉 島 宗 二

鍼 灸 總 論

針·灸의 眞價

今日의 時代는 文化의 모든 方面에서 생각하는 方法을 새로이할 것을 要求하고 있으나, 針, 灸의 術에 對하는 世人 一般이 생각하는 方式도 全혀 고쳐질 必要가 있다.

「針·灸는 東洋의 古代醫學의 遺物이며 西洋醫學이 大端히 發達한 現代에 있어서는 이미 存在價値는 없다.」

이러한 思考方式이 日本의 많은 知識階級에 퍼져 있다. 그리고 現代醫學者와 醫師나 醫事衛生 方面을 擔當하는 公務員이나 政治家도 또 同一한 생각을 가지고 있다. 그러나 果然 그것이 올바른 것일가, 答은 否이다.

針·灸의 術이 이와같이 낮추어 보이게 된 것은 明治初年 以來 日本에 넘쳐 흐르고 있던 西歐文化崇拜의 風潮에 支配되어서 무엇이든지 眞理는 西歐에만 있는 것으로 하여 從來 日本과 東洋에 있었던 것은 모두 價値가 없다고 보고 그것 自體의 價値를 科學的으로 檢討하는 것을 게을리한 所謂 文化人들의 怠慢의 罪의 結果이다. 針·灸의 術은 그와 같이 無價値하지는 않다. 그것은 흙속에 파묻혔던 玉이다. 바야흐로 그 玉이 發堀되어서 새로운 科學의 脚光을 받게 되었다. 그리고 世界醫學의 母胎인 도위치·프랑스에 있어서는 새로운 醫學, 將來있는 醫術로서 그 眞價를 認定받게 되었다.

프랑스·도위치·中國에 있어서의 傾向

西紀 1952 年 4 月에 도위치에서 日本에 針·灸를 研究하기 爲하여 왔던 헤리베료트·슈밋트博士는 그 1年間의 留學中에 日本 各地에서 講演하였는데 그 때 언제든지 말하였다.

「針·灸는 日本과 中國에서는 過去의 醫學의 遺物일지도 모르나 西歐에서는 새로운 醫學이며 將來性있는 醫學이다」고 참으로 슈밋트博士가 말한 것과 같이 프랑스에 있어서도 도위치에 있어서도 針灸의 價値는 높이 評價되고 있으며 프랑스에서는 三千名, 도위츠에서는 數百名의 醫師가 針灸를 日常의 治療에 應用하고 있고 一般大衆의 治療를 받는 者도 極히 많다는 것이다. 그리고 프랑스에서는 一流의 雜誌의 몇이 針灸의 儒秀性에 對한 記事를 揭載하고 있다. 이러한 狀態로서 西歐에 있어서 針灸의 硏究熱은 盛하고 있으므로 슈밋트博士가 歸國에 際하여 「日本의 醫師들은 얼마 아니되어 針灸를 배우기 爲하여 도위치에 留學하게 될 것이다」고 말한 것이 豫言이 되어 的中하지 않는다고 할 수 없는 狀態이다.

그러면 中國은 어떠한가 하면 中共 新政府가 되고부터 顯著한 勢力으로서 盛하여져 왔다. 거기에는 毛澤東首席이 西醫와 中醫(漢方 및 針灸를 하는 醫師를 對等하게 待遇하여 「兩者는 손을 잡고 西醫는 中醫로부터 漢方및 針灸)를 배워서 取하고 中醫는 西醫로부터 現代醫學을 배워서 取하여 함께 힘을 合하여 人民의 疾苦를 治療하고 또 豫防하여라」고 부르짖은 것이 크게 影響되고 있는 것이다. 周恩來首相도 이와 같은 부르짖음을 第一期全國人民代表大會에 있어서 行하였다. 이와 같이 하여 國立針灸硏究所도 이미 六個所에 되어 있다는 狀況이며, 各病院에 있어서도 中醫科와 針灸科가 設置되어 中醫는 西醫와 어깨를 겨누어 治療에 當하고 서로 不足한 곳을 도우고 있다는 狀態이다.

또 養成機關으로서 中醫硏究院이라는 것이 設置되어서 百名內外의 西洋醫術을 배운 大學敎授, 助敎授, 醫師等이 動員되어 硏究所에 들어가서 漢方과 針灸의 硏究를 始作하고 있으며 또 一方에서는 中醫의 專門學校가 四個所나 設立되어 여기에는 千名의 學生이 入學하고 있고 數年後에는 그 數가 一萬名에 達한다고 한다.

以上만을 槪觀하더라도 中共에 있어서 針灸術의 發展은 將來 눈부실 程度의 무엇이 있을 것이라는 것을 推定할 수가 있다.

이와 같이 하여 西歐에 있어서도 中國에 있어서도 針灸醫學은 새로운 눈으로써 다시 보지 않으면 아니되게 되었다. 日本의 政治家나 醫學者들 또 一般大衆도 從來의 잘못된 생각을 버리고 새로운 눈으로써 針灸를 直觀해야 될 것이다.

鍼灸醫學의 系譜

鍼灸術은 그 發祥은 印度다, 中國이다고 하고 있어서 明瞭하지는 아니하다. 이미 二千年 前에 中國에 있어서 盛하게 行하여지고 있던 醫術이며 그 무렵에 編纂되었던 素問, 靈樞라고 하는 두권의 原典은 지금도 남아 있으며 極히 優秀한 著述이다. 그 後 西紀 280年頃 約(一千六百四十年前)에 著作된 針灸甲乙經은 한층 더 組織的으로 쓰여져 있으며 現在 使用하고 있는 針灸의 治療과 그 系統도 完備하고 있을 程度이다.

그와 같이 하여 千五六百年前에는 거의 훌륭한 體系가 이루어졌으며 民衆의 疾苦의 治療에 큰 役割을 遂行하고 있었으나 中國에 있어서는 그것이 只今까지 衰退하지 않고 行하여져 왔으며 中共治下가 되고부터 燦然히 그 빛을 發揮하게 이르런 것이다.

日本에 傳해진 것은 欽明天皇의 20年이라고 되어 있으므로 千三百年이나 前의 일이며 漸漸 朝野 一般에 行하여지게 되어 왔으나 그것이 참으로 眞價를 發揮하게 된 것은 德川時代의 中期부터 末期에 걸쳐서이다. 많은 著書가 나오고 硏究도 盛하였으며 民衆의 疾苦의 治療에 크게 有用하였다.

그러나 明治初年에 西歐의 醫學이 輸入되고부터는 西洋醫學만이 올바른 學으로서 맞이하게 되고 從來부터 있었던 醫學은 無價値한 것으로 看做되어 아무런 根據없이 法律에 依하여 禁止되고 民間療法으로 墜落되고 말았다. 그러나 明治의 後期부터 大正 昭和에 걸쳐서 차츰 바른 눈으로써 다시 보게 되어 醫學的으로도 硏究되고 그 眞價가 認定되어 왔다는 것이 現狀이다.

그러나 그 硏究도 아직 低調하며 日本 一般人의 이에 對한 認識도 全혀 이야기가 아니될 程度로 程度가 낮다. 針灸를 行하는 針灸師는 數萬名이나 있으나 日本의 爲政者는 이것을 옳은 醫師로서 認定하지 않고 다만 治療를 許可하고 있음에 不過하다. 그리고 一般의 醫師는 거의 이것을 無視하고 있는 狀態이다. 그러나 앞에서도 記述한 바와 같이 흙속에 묻혀진 玉이 發堀되어서 그 眞價를 認定할 때는 가까워지고 있다.

用 語 解 說

鍼 針과 同一하다. 鍼은 읽기 어려우므로 本書에서는 針이라고 쓰기로 하였다. 中國에서도 現今에는 많이 針字가 쓰이고 있다.

針衡을 도위치語로서는 Akupunktur(아크푼크쓰—루) 英語로서는 Acupunctur(아크판크츄아) 프랑스語로는 Acuponctur(아큐폰크쥬—루)라고 한다.

鍼의 種類 中國의 針灸의 古典인 靈樞에는 九種類의 針을 들고 있다. 鑱鍼, 員鍼, 鍉鍼, 鋒鍼, 鈹鍼, 員利鍼, 毫鍼, 長鍼, 大鍼이다.

이 다에서 鋒鍼과 鈹鍼은 後에 三稜針이 되어 腫物을 찔러서 고름(膿)을 내기도 하고 鬱血하고 있는 部에 얕게 질러서 瀉血하기 爲하여 쓰이게 되고 지금도 刺絡用에 使用되고 있다. 鋒이라는 것은 鎗이라는 것이며 鈹라는 것은 큰 釼의 뜻이고 鎗과 釼과 같은 모양의 針이므로 그러한 이름을 붙인 것이다. 그리고 鍉鍼이나 員利鍼은 皮內에 刺入하는 것이 아니고 皮膚를 壓迫한다든지 擦過하는 것을 目的으로 하여 使用하였던 것같고 現今의 小兒針도 그 一種으로 볼 수가 있다. 現今 가장 많이 쓰여지는 것이 毫鍼이다. 이것은 極히 가는 針을 皮膚上으로부터 刺入하는 것으로서 中國과 프랑스·도위츠 等에서 쓰는 것은 比較的 굵은 것도 있으나 日本에서 一般的으로 使用하는 것은 極히 가늘고 直經 0.185 mm 부터 0.235 mm 程度의 것이 많이 쓰여진다. 그 굵기는 가는(細) 것부터 1番, 2番…으로 세어서 10番까지 있다. 길이는 1寸3에서 1寸6分의 것이 第一 많이 쓰인다. 긴 針이 되면 2寸5分에서 3寸이 되는 것이 있다. 即 長鍼, 大鍼에 相當한다.

針에 使用하는 金屬에는 金·銀·산뿌라·鋼鐵等이 있다. 日本에서는 一般的으로 銀針이 많이 쓰여지고 있으나, 金이든지 산뿌라든지 어느 것이라도 좋다. 또 녹이 쓸지 않는 鋼針도 使用하기에 좋은 것이다.

灸　구라고 읽는다.　久는 音符이며 火에 意味가 있다.　皮膚上에 温熱的 刺戟을 주어서 그것으로써 治療効果를 나타내는 것이 灸의 本義이다. 「오랜 불」이라고 읽어서 灸는 오래도록 태우지 않으면 듣지 않는다고 解釋하고 있 는 사람도 있다.　꼭 그와 같으며 慢性病이 되면 長久하게 灸하므로써 참으 로 効果를 나타내는 境遇가 많다.　그러나 「灸는 急히 듣는다」고도 하여 急 性病에 應用하여 即効的인 効果도 있다.

外國語로서는 灸를 艾에 因하여 이름을 붙이고 있다.　도위츠語도 프랑스 語도 Moxa(모사)라고 하고 英語로서는 Moxibustion(모시밧숀)이라고 한 다.

灸의 種類　有痕灸와 無痕灸가 있다.　有痕灸라고 하는 것은 灸痕이 붙는 것이며 普通으로 艾을 皮膚 위에 놓고 이에 線香으로써 불을 붙여서 태우는 것이며 적은 것이나마 皮膚에 火傷이 일어난다.　本來는 艾를 쓰는 것이므로 「艾灸」라고도 「灼艾」라고도 하고 있다.　地方에 따라서는 灸를 「야이도」라고 도 한다.

艾라는 字를 日本말로 「모구사」라고 읽게 된 것은 艾灸의 材料 即「모애 구사」에서 왔을 것이다.　艾는 쑥의 잎을 乾燥하여 이것을 臼에 찧는다든지, 비비든지 하여 그것을 唐箕에 걸어서 葉裏의 털과 가는 纖維를 모은 것으로 서 부드럽고 불이 붙기 쉬우며 火熱도 温和하므로 灸에 쓰이는 셈이다.

無痕灸라고 하는 것은 灸痕이 붙지 않는 灸를 말하는 것이며 皮膚 위에 배 조각과 生薑과 마늘의 조각, 또는 少量의 된장, 食鹽等을 놓은 그 위에 艾를 놓고 태워서 火熱을 皮膚에 주는 方法이다.　그 外에 温灸器를 使用하는 温灸 라든지 水灸, 漆灸, 紅灸, 黑灸等도 있다.　이들 無痕灸도 相當히 行하여지고 있으나 艾灸같은 効果는 없다.　本書는 主로서 艾灸에 對하여 記述하고 있다.

經穴 · 經絡

經穴　針灸의 治療를 行하는 治療點을 經穴이라고 하고 日本에서는 一般 으로 「쓰보」라고 하고 있다.　穴이라는 것은 그 點이 筋肉의 사이나 뼈사이 의 陷凹部에 많은 까닭이라고 생각하나 實際에는 부어 오른 곳 皮下에 硬한

시고리가 있는 곳도 있다. 「쓰보」의 部는 一般的으로 눌러 보고 疼痛이 있는 일이 많으나, 때로는 도리어 痛覺이 鈍하게 되어 있는 일도 있다.

經穴의 數는 極히 많으나, 普通 正穴이라고 하고 있는 것은 全身에 六百五十七穴이 있으며 그 中에 몸體의 正中線上에 있는 것이 五十一穴이 있으며 三百三穴은 左右對稱으로 있으므로 經穴名으로서는 三百五十四穴이 된다. 이것은 14經 發揮에 準據한 數이지마는 도위치・프랑스의 針灸書는 鍼灸大成에 準據하고 있으므로 이것보다 數穴이 많다.

本書에는 特히 重要하다고 생각되는 것 百六十七穴을 가려서 있으며 거기에 番號를 붙여서 見出하는데 便利하도록 하고 있다. (經血圖參照)이 外에도 重要한 穴이 있으나 本書 記載의 經穴만으로서 日用에는 그다지 不便이 없다. 그 모두에 對하여 알고자 하는 분은 專門書에 依하여 보아 주기 바란다.

經穴外에 奇穴이라는 것이 있어서 그 數도 相當히 있으나 本書에서는 23 外에는 거의 使用하고 있지 않다. 또 阿是의 穴이라는 것이 있다. 이것은 病者의 몸을 눌러 보고 「아! 거기다 거기가 아프다」하든가 「거기가 徹한다」고 하든가 하는 場所를 治療點으로 하는 것이다. 이 阿是의 穴이라 相當히 든는 境遇가 있으나 그것으로서는 治療가 亂雜해지므로 될 수 있는 대로 바른 經穴을 쓰도록 하기 바란다. 그러나 正穴의 部位의 大略을 定한 後에 그 部를 指尖으로 눌러 보고 거기에 阿是를 取하는 것은 臨床上 極히 重要한 일이다.

經絡 經穴을 系統的으로 分類한 것이 經絡이며 거기에는 14系統이 있다. 그 中의 12에는 臟腑의 이름이 붙어 있다. 肺經・大腸經・胃經・脾經・心經・小腸經・膀胱經・腎經・心胞經・二焦經・膽經・肝經이다. 이에 任脈과 督脈을 加하여 14經이 되는 것이다.

經穴은 病의 反應이 나는 點이며 經絡은 病의 反應이 나는 系統이다. 針灸의 治療에는 이 經穴과 經絡이 診斷의 根據가 되는 곳이며 治療의 根據가 되는 곳이다. 그러나 本書에서는 記載를 省略하고 있다. 너무나 專門的이며 어려운 까닭이다.

鍼灸는 어떠한 理由로써 듣는가

針療는 極히 가는 金屬針을 皮膚 또는 皮下의 組織中에 刺入함에 따라서 病을 治醫하려고 하는 것이며 어떠한 藥物을 注入하는 것은 아니다. 灸療는 皮膚上에 極히 작은 艾를 붙이고 그것을 태우므로써 病을 治療할려고 한다. 그렇게 簡單한 것으로 어떻게 病이 낫는 것일까 하고 누구나가 다 품는 疑問이다.

그 疑問에 答하는 것은 그다지 容易한 것은 아니다. 또 지금까지의 醫學的 硏究로써 그 疑問이 充分히 解決된 것도 아니다. 아직 많은 問題가 남아 있다. 今後 醫學의 進步와 함께 또 針灸에 對한 醫學的 硏究가 盛하게 됨에 따라서 漸漸 그 疑問은 解決되어 갈 것이다. 그러면 그 治効 原理는 거의 아직 모르는 것이냐, 그렇지도 않다. 比較的 알려지고 있다. 本書에서는 그 槪括的인 說明을 하는 程度에 그친다. 그것은 너무나 專門的인 어려운 學問이기 때문에 限定되어 있는 紙數로서는 述하지 못하며 設使 述한다고 하여도 相當히 높은 醫學的 敎養이 있는 사람이 아니면 理解하기 어려울 程度의 것인 까닭이다.

一般的 作用과 特殊的 作用 먼저 槪括的으로 말하면 一般的 作用과 特殊的 作用으로 나눌 수가 있다.

針療는 體內에 針을 刺入함에 따라서 機械的인 刺激을, 灸療는 艾로서 皮膚를 태우므로써 溫熱的인 刺激을 神經과 組織에 준다. 그것이 腦脊髓神經의 系統과 自律神經의 系統에 作用하여 神經의 緊張度에 變化를 준다. 一般的으로 말하면 이것은 身體의 어디에든지 刺激을 주어도 일어난다. 그러나 特殊的으로는 神經과 組織의 刺激에 依하여 特定의 部位에 준 刺激이 特定의 効果를 나타내어 온다. 灸와 針에 「쓰보」가 必要한 것은 그 까닭이다. 나중에 더 詳細히 述할 것이지마는 「皮膚는 內臟의 窓이다」고 말하고 있듯이 特定의 皮膚 部分은 特定의 內臟과 關係를 가지고 있으며 內臟의 病에 際하여는 皮膚上의 特定한 部位에 反應이 있게 된다.

그 反應이 있는 部에 針과 灸의 刺激을 주면 그것이 아픈 臟器에 反射的

인 刺激을 주어서 內臟의 運動을 促進하기도 하고 抑制하기도 하며 分泌腺의 活動을 促進하기도 하고 抑制하기도 하여 그에 따라서 內臟神經의 不均衡(안반란스)을 調節하여 正常的인 活動으로 되돌린다. 그러한 效果가 있는 것이다.

元來부터 生體에는 恒常性(호메오스타시스)이라고 하여 언제든지 異常을 調節하여 正常狀態로 돌리려고 하는 作用이 있다. 이것을 治療的인 立場에서 보면 自然治癒力이라고 하는 것이지마는 針灸의 刺戟은 그것이 器械的이든 溫熱的이든 이 恒常性 保持의 힘에 衰하여 안바란스를 바란스가 取해진 쪽으로 되돌리려고 하는 것이다. 그러므로 極히 微量의 刺激으로서도 놀랄만한 治療效果를 올리게 되는 것이다. 쉽게 말하면 生體內에는 놀랄 程度로 精巧한 醫師가 恒常 붙어 있어서 健康維持에 힘을 쓰고 있으나 針灸의 治療는 그 醫師에 助力하여 充分히 힘을 發揮시키는 것이다.

캬논이든가 새리에라는 사람들의 새로운 醫學說을 빌려서 조금더 說明을 補足하여 보자, 이것은 모든 內臟을 支配하고 調節하는 自律神經과 內分泌와의 關係로부터의 說明이다. 自律神經의 活動을 總括하고 統制하는 中樞를 間腦라고 하여 大腦의 下部, 延髓의 上部에 있다. 이것은 生命에 있어서 重要한 腦이며 生命腦라고 하고 있다. 이 間腦와 腦下垂體는 密接不離의 關係에 놓여 있다. 그런데 이 腦下垂體는 甲狀腺·胸腺·膵臟·卵巢·睾丸·松果體等의 홀몬腺을 統制하는 中樞이다. 그리고 間腦를 中樞로 하는 自律神經系와 腦下垂體를 中樞로 하는 內分泌系는 서로 影響하여 內臟의 活動을 調節하고 있는 것이다. 그런데 外傷이라든가 寒冷이라든가 精神感動이라든가 하는 器械的·溫熱的 또는 精神的인 刺激이 非常刺激으로서 强하게 身體에 加해지면 그것이 間腦를 通하여 腦下垂體에 影響을 주고 그리고 腦下垂體에서 모든 內分泌器管에 刺激을 傳達하여 홀몬이 分泌되어서 防衛的인 體勢로 된다. 이것으로써 健康이 維持되는 셈이지만 그 非常刺激이 너무나 强하든지 그것이 되풀이 되면 防衛陣도 疲勞해져서 나중에는 健康을 障害한다. 即 病的狀態로 되는 것이다. 그래서 일어나는 病의 代表的인 것이 喘息, 神經痛, 류一마치스, 胃腸障害, 노이로—재等이라고 하고 있으나, 現代는 너무나 여러가지 外的 刺激과 精神刺激이 지나치게 强하므로 따라서 이러한 病도 많고 病에 對한 抵抗力도 弱해지고 있는 것이다. 針이나 灸도 赤是 非常刺激의 一種이지마는 이것이 適當量의 刺激이라면 防衛力을 刺激하여 强化되어 身體를 强化하고 病의 治療에 引導할 수가 있는 것이다.

以上과 같은 作用外에 針에는 一種의 化學的 作用이 있다. 針은 極히 가는 물건이지마는 身體에 刺入하는 以上 細胞와 神經을 얼마만큼 刺傷한다. 이 刺傷된 組織이 分解하여 體中에서 효린에스테라―재라는 物質을 만들어서 이것이 自律神經의 活動에 依하여 생기는 아새치―루코린이라는 物質을 無害로 하는 作用이 있다. 이것이 化學的으로 有效한 理由다라고 說明하는 學者도 있다. 아새치―루코린이 體液中에 많아지면 喘息이 일어나기도 하고 腹痛이 일어나기도 하며 胃酸過多와 胃潰瘍이 일어나기 쉽게 된다. 針에 依하여 되는 효린에 스테라―재가 이것을 中和하여 준다고 하면 그러한 理由로부터도 針의 治効가 理解된다.

灸는 温熱的인 刺激을 줄 뿐 아니라 작은 火傷을 일으킨다. 그 火傷에 依하여 火傷 毒素가 생겨서 그것이 作用하여 히스트토기신이라는 化學物質이 體內에 생긴다. 이 히스토토기신은 藥物로서 作用하고 血壓을 내리게 하기도 하고 動脈硬化症과 貧血症과 胃潰瘍의 豫防과 治療에 有效하며 蕁麻疹과 도라고―마반누스의 治療에도 有用하다고 한다. 灸에도 이러한 藥物的인 効果가 있다.

一般的 作用 以上 一般的 作用과 特殊的 作用에 對하여 槪括的으로 述하였으나 다음에는 一般作用의 大體를 總合하여 述하여 보자.

灸를 하여도 針을 하여도 血球에 變化가 일어난다. 白血球는 顯著히 增加하여 때로는 2倍나 된다. 그 위에 白血球의 細菌을 잡아 먹는 힘이 倍加된다. 赤血球도 增加하여 血色素를 增加시킨다.

白血球의 便은 施灸 直後 두 時間쯤부터 增加하기 始作하여 두 晝夜間쯤 繼續하나 赤血球의 便은 灸를 始作하여 육 週間後부터 增加하기 始作하여 그 增加率은 20%이며 그것이 約 半年間 連續한다. 그러므로 灸는 뜬 直後부터 効果가 있을 뿐 아니라 六週間 以上 灸를 繼續할 境遇는 灸를 中止하여도 아직

半年間 效果가 連續하는 셈이다.

다음에 灸에 依하여 免疫力이 높아진다. 그러므로 豫防注射를 하였을 境遇라도 그 效率은 높아지고 오래 되는 셈이다. 또 灸에 依하여도 針에 依하여도 血液과 뼈의 아치도—기스가 아루가로—지스로 變하여 管狀骨의 成長이 促進되므로 體液도 骨格도 健康的으로 된다.

灸에 依하여 血液의 凝固時間도 3分의 1로 短縮되므로 出血性의 病에도 듣는 셈이다.

또 間腦의 視丘下部에는 白血球와 赤血球의 調節中樞가 있고 脂肪·蛋白含水炭素, 물 및 鹽類의 代謝中樞가 있으며 血管運動과 分秘의 主中樞, 睡眠, 成長, 生殖器發達等의 調節中樞等이 있으므로 針과 灸에 依한 刺激이 間腦에 作用하여 그들의 中樞의 調整的인 作用도 일어나는 것으로 解釋되므로 睡眠이 깊어지기도 하고 食欲이 나기도 하며 疲勞가 回復되기도 한다는 것을 생각할 수가 있다. 그리고 事實 灸와 針의 治療에 依하여 그러한 臨床的인 效果가 테기맨에 나타나는 것이다.

特殊的 作用 針과 灸에 體表의 一定部位 即「쓰보」에 刺激을 준즉 特定의 臟器에 作用하여 그 臟器의 運動을 促進하기도 하고 抑制하기도 하며 그 分泌를 促進하기도 하고 抑制하기도 한다. 이에 對하여서는 前述하였다. 이것은 神經을 刺激함으로써 일어나는 反射的인 效果이며 皮膚—內臟反射라고 불리어지고 있다. 이의 硏究는 京都大學 石川生理學教室에서 20數年이나 걸려서 硏究를 한 結果 밝혀졌다. 이 究硏에서 從來 針灸醫學에서 尊重되어 왔던「쓰보」의 經驗的 知識이 科學的으로 說明할 수 있게 되었다.

아직 이외에 프랑스의 레이이의 硏究에 基하여 針에 依한 自律神經을 直接 刺激하면 그것이 適量일 境遇에는 內臟의 病에 有效하게 作用한다고 說明할 수가 있다. 그러나, 이것은 大端히 어려운 學問이므로 이 以上 깊이 들어가서 說明하는 것은 省略한다.

다만 여기서 特히 添加할 것은 頸動脈洞刺針(略稱=洞刺)에 對해서이다.

洞刺—頸動脈의 分岐部 即 洞部에 針의 刺激을 주어서 거기에 分布하고 있는 自律神經을 刺激하여 그에 依해서 治療效果를 나타내려고 하는 方法이

다. 이 方法은 終戰後 日本의 鍼灸界에서 생각하여 行하기 始作한 것인데
이것을 完成하여 一般化한 것은 筆者 田代와 細野史郎博士이다. 그로부터
많은 사람들의 追試에 依하여 確實性을 增加시켰다.

洞刺를 行하는 場所는 經穴의　人迎(31)穴의 部位이며 解剖學的으로 말하
면 前頸部에서 喉頭結節의 上緣부터 外方으로 벌리기를 約 2.5센치의 腦鎖
乳突筋前緣에 當하여 가장 强하게 손에 觸하게 되는 頸動脈의 搏動部이다.
總頸動脈이 內外二動脈으로 分岐하는 部에서 여기의 膨大部 即 頸動脈洞에
針刺하는 것을 目的으로 하는 針法이다. 이 洞部에 分布하는 神經의 知覺終末
에는 血壓의 變化를 感受하는 血壓感受帶와 血液의 化學成分의 變化를 感受
하는 化學感受帶가 있으며 이에서의 通信이 自律中樞에 報告되어 各各 適當
한 反應을 일으켜서 健康의 維持를 하고 있으나 그 作用이 正常的으로 行하
여지지 못하게 되면 血壓이 너무 높아지든지 眩暈가 일어나든지 其他 여
러가지의 病을 일으키게 된다. 이 部에 針刺激을 適度로 주면 그들의 病의 治
療에 有用하므로 모든 病에 應用된다.

喘息·高血壓症·急性류—마치스·胃痛·胃酸過多症·惡阻·眩暈等에 特
히 有效하다.

이 洞刺를 하는데는 반드시 患者를 仰臥시키고 목침을 빼고 턱을 上方으
로 들어서 所定의 部에 刺針하는 要가 있다. 針은 두番, 또는 세番 깊이는 35
分程度 조용히 찔러서 10抄쯤 멈추었다가 針을 뺀다. 强刺할 必要는 없다
以上의 注意를 지키면 危險한 일은 없다.

局所治療와　全體治療

病이 있는 局所에 가까운 部의 經穴을 가려서 針을 놓고 또는 灸하는 것
을 局所治療라고 하며, 全體的인 見地에서 病者를 診察하고 總合的으로 全
身의 機能의 언바란스를 調整하여 그에 依하여 治療效果를 나타내는 것을
全體的 治療라고 한다.

急性病等에서는 局所治療로서 效果가 나타나는 일이 많으나 참으로 病을
治癒시키려고 하려면 언제든지 全體的 治療를 마음에 두어야 한다. 特히 慢

性病의 治療等에 이르러서는 그 必要性이 强하게 된다. 本書도 全體的 治療의 立場에서 治療 穴을 選擇하고 있다. 胃病에 손과 발의 經穴을 使用하고 있기도 하고 血壓의 病에 足裏의 穴을 使用하고 있기도 하는 것은 그 까닭이다.

胃腸病에 발에 灸를 하여 두면, 나는 발은 나쁘지 않다고하면서 발의 灸等은 뜨지 않는 患者가 혼히 있으나, 그런 近視眼的인 생각으로서는 참으로 病이 잘 낫지 않는 것이다. 그러므로 本書에 있는 治療穴의 配合을 가볍게 보지 않도록 하여 주기 바란다.

結　　論

針灸治療의 入門의 總論的인 것을 拔書하여 본즉 쓰고 싶은 것 뿐인데 이미 豫定된 페이지數를 훨씬 超過하고 말았다. 따라서 붓을 놓기로 한다.

끝에 一言하여 두겠으나 讀者 여러분이 自己로서 或은 針灸師에 依賴되어 本書의 記述과 같이 經穴을 使用하여 治療해서 놀랠만한 效果가 나타난 境遇가 있을지도 모른다. 萬若 效果가 充分히 나타나지 않을 境遇에도 그것이 針灸療法 그 自體의 罪라고 생각되어서는 안된다. 그것은 適當한 治穴이 바르게 選擇되지 않았던지 바른 治穴이 正確하게 定해지지 않았던지, 針의 技術이 充分하지 않든지 여러가지 相當한 理由가 있었다고 생각되는 까닭이다. 何如間 針灸의 治療라는 것은 技術을 隨伴하는 性質에 屬하는 것이므로 技術의 相違에 依하여 治効에도 間隔이 생기게 되는 것은 할 수 없는 일이다.

그렇다고 하나 素人이 하여도 大端히 成績이 오르는 일이 있으므로 讀者 여러분은 크게 이것을 有用하게 하여 주기를 바란다.

治療上의 注意 事項

(1) 本書 記載의 治療穴 中에 經穴의 左右가 있는 境遇는 特히 右라든지 左라든지 特別히 定한 것이 없으면 左右兩方의 穴을 使用하는 것으로 알아 두면 된다.

(2) 經穴의 位置는 解剖學的인 說明과 取扱을 省略하고 그림에 잘 나타나
도록 하고 있으므로 그림을 잘 보고 몸에 適合시키기를 바란다.

(3) 經穴은 病의 經過와 함께 位置가 多少 移動하는 것이다. 따라서 穴等
繼續하여 뜰 때는 때때로 經穴의 部를 指頭로써 觸하여 보고 가장 壓痛이
있는 部로 變更하도록 하는 것이 좋다.　手足에 있어서는 移動이 적으나 背
腰部의 經穴이 가장 移動하기 쉽다.

灸療의 實際

艾(쑥)

艾는 良質의 것을 吟味하지 않으면 아니된다.　不良品은 夾雜物이 있으므
로 不必要한 高溫으로써 燃燒한다.

良質의 艾는 얼마만큼 綠色을 띤 淡黃色을 나타내고 纖維는 가늘며 質은
좋고 무게는 가벼우며 보는 눈에 아름답고 보드레한 觸感과 淸烈한 芳香을
낸다.

불을 붙이면 빨리 타고 그 熱度는 激甚하지 않으며 가만이 가까워져서 夜
空의 꽃불과 같이 사라진다.

이에 反하여 粗惡品은 艾의 材料인 잎이 纖維가 殘存하여 검으스레하며
더럽고 質은 粗雜하며 진흙냄새가 나고 그 熱은 견디기 어렵게 激甚하다.

良質의 艾는 胡桃만한 크기로 둥글게 하여 約 0.5 g 의 무게이다.　價格은
小賣價 百匁 1000 圓內外이다.

灸의 도—재(크기와 數)

特殊한 目的을 除外하면 艾의 크기는 普通 0.2 mg (米粒을 둘로 나눈정
도의 크기)가 適當하다.

灸가 必要로 하는 熱은 第二度의 大傷을 일으키는데 充分한 溫度 即 70
度 內外로서 充分하므로 함부로 큰 艾를 使用하는 것은 不必要하다.　不必要

할뿐더러 患者에게 주는 苦痛도 크고 뒤에 남는 瘢痕도 크고 또 感染의 機會를 더하는 不利가 있다.

따라서 艾는 可及的 작게 切斷하고 火傷의 範圍를 될 수 있는 대로 작게 될 수 있는대로 좁게 하는 注意가 必要하다. 第一圖는 艾와 米粒의 크기를 實物大로서 比較한 것이다.

1個所에 灸를 뜨는 數(이것을 一壯 二壯라고 센다)는 不定이다. 病과 그

良　良　米粒　不良
良　良　米粒　不良
針灸 第一圖

症狀, 急性症과 慢性症, 老人 壯年者 幼兒等의 別, 經驗의 有無, 感受性의 個人差等의 諸條件을 考慮하여 個個別別로 各己 適當數를 決定하지 않으면 아니된다.

特定의 쓰보에 數百壯 連續하여 施灸하는 境遇도 있으나 23壯으로서 充分할 境遇도 있어서 一定하지 않다.

一般으로 特殊한 境遇를 除外하면 一個所에 對하여 五壯쯤의 灸數가 適當하다.

急性의 激甚한 神經痛의 境遇等에는 이것을 1日 數回 行하나 一般 慢性病은 1日에 1回를 標準으로 한다.

灸를 뜨는 要領

1回의 무게 0.2mg 의 艾를 만드는 것은 容易한 것은 아니다. 그러나 熟練하면 左手의 拇指와 示指로써 부드럽게 비비어서 右手의 拇指와 示指로써 빚어내면 아무런 苦心도 없이 每分 20個乃至 30個를 만드는 것은 容易하다. 艾의 크기는 大小 같지 않으면 아니된다. 몇個 만들어도 大略 크기가 같은 것이 좋다. 初心者는 다음과 같이하면 잘 만들 수가 있다.

第二圖와 같이 2枚의 木板(材料는 梧桐이 제일 좋다. 너무 光澤이 있고 미끄러운 것은 不適當하다) 사이에 쥐똥만한 크기의 艾塊를 놓고 輕하게 눌려서 左右로 나무눈에 直角의 方向으로 움직이면 艾는 가는 棒狀으로 된다.

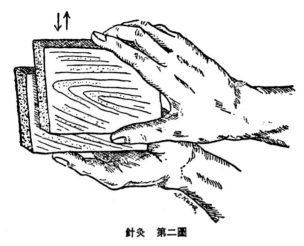

任意의 굵기가 되므로 가는 線香정도로 만들어서 이것을 一糎정도로 잘라 左手의 拇指와 示指로써 摘取하여 灸口에 垂直으로 눌려 놓는다.

灸口 위에 가볍게 놓는 것이

針灸 第二圖

아니고 花草를 심듯이 强하게 눌린다. (第三圖參照) 이때 皮膚가 乾燥하여 있으면 艾는 넘어 진다든지 指先에 붙어버린다든지 하는 일이 많다. 綿球에 물을 조금 적시어 灸口를 조금 濕潤케 하면 艾는 容易하게 直立한다.

最初의 한個를 右와 같은 要領으로 세우면 次回 以後의 艾는 탄 찌꺼기와 송진에 吸着되어서 물에 적시지 않아도 直立한다.

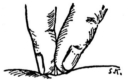

第三圖 針灸

艾가 灸口에 直立하지 않고 도리어 指先에 附着하여 困難할 때는 指頭에 微量의 天華粉 또는 炭火의 재를 붙이면 된다.

艾는 第四圖와 같이 바르게 灸口의 바로위에 세워지지 않으면 아니된다.

點火에는 普通의 線香 모기향이 가장 便利하다. 細目의 線香을 第五圖와 같이 가지고 線香灰를 떨어뜨리고 가장 붉은 곳을 艾의 先端에 近接하면 좋다. 良質의 艾에는 微量의 引火劑가 混在하고 있으므로 容易하게 點火된다.

艾의 탄 찌꺼기는 下衣類를 汚染하므로 注意해서 닦아야 한다.

施灸繼續期間

一定한 期間은 없으나, 刺激療法의 性質上 症狀의 惡化를 보지 않는 限

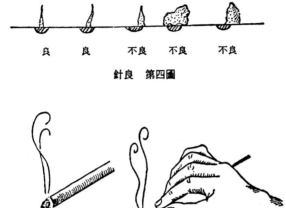

良　　良　　不良　　不良　　不良

針良　第四圖

針灸　第五圖

每日 1 回씩 症狀이 輕快할 때까지 繼續한다.

　但 病態의 變化에 應하여 灸口도 또한 變化하므로 無期限으로 同一個所에 뜨는 것은 效果的이 아니다. 同一個所에 뜨는 것은 1 週乃至 10 日間쯤으로 하고 一旦 經過를 보고 灸口의 訂正 및 加除를 行하는 것이 좋다.

　數週間이나 繼續 施灸灸하여 조금도 輕快하지 않았던 疾病이 灸口의 訂正 加除를 行하여 俄然 輕快로 向하는 例가 적지 않다.

　一般的으로 急性症은 自覺症狀의 消滅로 一段落이 되지마는 그것 만으로써 病이 完全히 治癒한 셈은 아니다. 더 全身의 主要點(腹, 腰, 肩背, 曲池手三里, 足三里等)을 檢索하여 特別한 異變을 나타내는 反應點이 어디에도 發見하지 못할 때까지 이르러면 全治로서 中止한다. (細菌檢索, X線, 血壓, 心電圖 其他 各種의 理學的 檢査方法에 對하여는 省略한다)

　慢性症에 對하여는 疾病의 經過에 應하여 適宜 灸口의 訂正 加除를 거듭하면서 數個月, 數年, 10 數年, 繼續하여 連續 施灸하지 않으면 아니되는 症例가 많다.

　그들의 個個에 對하여는 治療篇을 參照하시기 바란다.

施灸時의 體位

　灸를 뜰 때의 體位, 姿勢는 모두 灸口를 定했을 때의 位置에 두고 한다.

體位를 바꾸면 關節의 屈曲의 狀態, 皮膚의 弛緩의 强弱等에 依하여 皮膚 上에 表했던 灸口의 位置는 크게 移動하는 것이다. 坐位에서 定한 灸口가 伏 臥位가 되면 數센치의 誤差를 나타내는 點이 적지 않다.

特別한 不自由가 없는 限 標準的으로는 다음의 體位가 適當하다.

가. 腹部, 胸部, 前頸部, 顔面部는 仰臥位

나. 腰部, 臀部, 大腿後側部는 伏臥位

다. 肩背部, 頭部, 項頸部는 坐位

라. 上肢部, 下肢部는 뻗친 自然位

喘息發作, 胆石疝痛 其他의 急性腹症, 重症坐骨神經痛, 甚한 腰痛等의 境 遇는 標準的인 體位를 要求하여도 無理하므로 患者의 가장 便安한 姿勢가 適當하다. 無理하게 標準體位를 取이도록 하면 도리어 苦痛을 더하게 하고 治癒를 늦추는 일이 있으므로 留意하지 않으면 아니된다.

中灸(灸를 하지 않으면 못견디는 것)

灸療의 未經驗者, 또는 오래도록 쉬하고 있던 者가 다시 灸를 하면 다 음날 또는 數日 以內에 當該 疾病의 輕快, 增惡과는 別途로 特異한 違和를 認定할 境遇가 있다. 俗으로 中灸라고 稱하는 것이다.

全身의 熱感, 倦怠感, 頭重, 上氣, 食思欠乏, 間或 微熱, 眩暈, 가벼운 嘔氣, 下痢, 其他 諸種의 違和를 나타내는 수가 있다.

藥의 瞑眩에 類似한 現象으로 理解하여도 좋을 境遇가 있다. 그러나 大槪 의 境遇 이들의 違和는 灸口의 選擇과 灸의 도오재가 適當하지 않을 境遇에 생기는 現象이다. 患者의 呼訴에 應하여 많이 있는 症狀을 一擧에 除去하려 는 欲心에서도 일어나는 일이 있다.

이들의 違和는 그렇게 重篤한 것이 아니고 하루 이틀에 自然히 消退하는 것 이 많다. 그러나 萬若 繼續하여 數日 以上이나 違和가 消退하지 않을 境遇는 十分 反省 吟味하지 않으면 아니된다.

主訴가 여럿이 될 때는 治療方針을 당장 제일 苦痛으로 하는 것의 攻擊만 으로 集約하여 아직도 灸의 도오재를 훨씬 減하여 經過를 觀察하는 것이 좋다.

元來 針灸의 治療는 施術 直後부터 얼마만큼이라도 輕快하는 것이 通例이다.

中灸 或은 瞑眩現象과 같은 것이 일어나는 것은 主로 濃厚治療, 過剩刺激에 由因하는 境遇가 많다.

水疱와 灸痕

灸는 皮膚上의 特殊定點에 加하는 刺激療法인 同時에 該部에 目的意識的으로 小火傷을 입히는 治療手段이다. 따라서 灸를 뜬 곳에는 火傷 때문에 小水疱가 생긴다.

水疱의 內容은 加熱로 因하여 變質한 異種蛋白體가 濃厚하게 含有되어 있다. 大澤博士의 所謂 히스트도기신이다. 이 히스토도기신의 適量이 常時 體液中에 注入되는 데에 灸療의 本體의 一斑이 있다.

小水疱는 터지 않게 溫存하지 않으면 아니된다. 水疱는 一二日 乃至數日 中에 吸收되어서 黑褐色의 痂皮를 形成한다. 痂皮가 몸 組織에 密接하게 結合하고 있는 동안은 히스토도기신의 吸收가 行하여지고 있다.

繼續하여 施灸를 할 境遇, 이 小水疱 또는 痂皮가 있는 場所가 灸口이므로 그 點을 移動시키지 않도록 注意하지 않으면 아니된다.

小水疱 또는 痂皮의 바로 위에 施灸 할 때는 熱刺激이 甚하게 減弱하여 거의 全혀 熱을 느끼지 않는 境遇도 있으나 아무런 支障이 없다.

痂皮는 1~2 週間 內外로서 體位組織과의 有機的 關係를 끊고 不必要하게 되어 自然히 脫落한다.

痂皮의 脫落한 자취는 暗赤色의 灸痕이 되어서 남는다. 이 灸痕은 차츰 褪色하여 六個月 內外로서 通常의 皮膚組織을 만들어서 識別이 어려울 程度로 된다.

但, 艾를 小豆크기 또는 大豆以上의 크기로 하여 灸할 境遇의 灸痕은 그 部의 組織에 異狀肥厚를 가져 와서 개로이드化하고 痛痒을 느끼며 오래도록 醜惡한 瘢痕을 남기는 것이 普通이다. 美容의 點으로도 灸는 될 수 있는 데로 작게 하지 않으면 아니된다.

灸痕의 化膿

灸로 因하여 생긴 小水疱는 上皮위 마루비기—氏層內에 생기는 것이다. 따라서 이것이 터지면 眞皮는 露出하고 所謂 新鮮火傷創을 만든다.　發赤한 新鮮火傷創은 아주 容易하게 細菌感染을 일으킨다.

灸痕의 化膿은 癤과 같은 外見을 나타내나 疼痛은 皆號,　或은 僅微할 境遇가 普通이다.

化膿한 灸痕은 一時 施灸를 中止하고 該部는 十分 消毒하여 軟膏를 붙이고 爾他의 灸痕에 化膿菌이 傳播하는 것을 防止하지 않으면 아니된다. 이것을 게을리 하면. 化膿은 全灸痕에 波及하여 間或 惡寒發熱로써 全身症狀을 惹起하고 때로는 急性腎炎을 惹起할 危險이 있다.

그 反面에 逆으로 長年의 宿病가 灸痕의 化膿에 依하여 忽然 快癒한 例도 있다.　또 最初부터 灸痕의 化膿 그 自體를 目的으로 한 打膿灸라는 方法도 있으므로 化膿 絶對 不利라고 速斷하지도 못한다.

貝原益軒은 그 著「養生訓」가운데에서「灸한 後 灸瘡을 發하지 않으면 그 病 낫기 어렵다」고 記錄하여 化膿을 推稱하고 있다. 經驗上의 觀察이겠지마는「그 病이 낫기 어렵다」는 益軒의 誇張이다.

敢히 化膿을 求할 必要는 없다. 오히려 細菌感染은 極力 避해야 된다.

其代의 注意

沐　浴

조금도 障害가 없다. 다만 施灸의 前後 1時間쯤은 避하는 것이 좋다. 沐浴을 하면 水疱 또는 痂皮가 불으므로 亂暴하게 씻으면 傷하기 쉬우므로 注意가 必要하다.

月經時, 姙娠時

모두 灸療를 繼續해서 障害가 없다.　다만 姙娠의 末期에는 標準體位로서

施灸하는 것은 無理가 되는 까닭에 腰部는 橫臥位로서 處理하면 좋다.

藥物療法과의 關係

어떠한 種類의 藥物과 倂合하여도 조금도 障害가 없다. 오히려 藥物의 作用을 돕는 수는 있으나 弊害를 가져오든가 相殺하는 일은 없다.

針療의 實際

倉島宗二

針의 種類

針에는 形態와 機能에 依하여 古來 九種類의 것이 傳해지고 있다는 것은 이미 말한 바와 같다.

그 中에 메스에 가까운 것은 外科의 發達에 依하여 自然히 消滅하고 形態의 類似한 것은 整理되어서 單一化되었다. 다음에 現在 가장 繁用되고 있는 것 二三種에 對하여 間單히 說明한다.

1. 毫 針

普通 針이라고 하고 있는 것은 毫針을 말 한다. 金, 銀, 산프라치나等을 材料로 한 細針에 直徑 1.5 ㎜, 길이 18 ㎜ 쯤의 짧은 자루를 붙인 것이다. (第六圖參照)

針體의 길이는 使用 目的에 依하여 2 cm 부터 10 cm 까지 있으나 3 乃至 6 cm 의 針이 알맞으며 第一 널리 쓰이고 있다. 모두 曲尺의 寸法으로서 1寸, 寸 3(1寸 3分) 寸 6(1寸 6分), 2寸 또는 3寸等이라고 부른다. 針의 굵기는 別表와 같이 極히 纖細 銳利하며 疼痛을 느끼지 않게 하기 爲하여 針尖은 銳利하고 針體는 매끄럽게 갈리어 있다.

針은 굵을수록 刺入의 操作이 容易한 反面에 皮膚筋肉等에 加해지는 刺激이 크고 따라서 疼痛도 많아지는 것이다. 또 1 **針灸 第六圖**

番, 2番等의 가는 것은 거의 無痛으로 刺入되니 熟練하지 않으면 針의 허리가 弱하므로 굽기 쉽고 刺入하기가 어렵다.

寸6의 3番 또는 4番의 굵기의 銀針이 가장 頻繁히 使用되고 있다.

銅針은 彈力이 强하고 굽어지는 일도 적으며 使用에 便利하지마는 恒常 塗油하여 갈지 않으면 녹이 쓰는 缺點이 있다.

毫針과 注射針과의 굵기 比較　(單位미리메—터)

號數		針　　體	同　針　尖	注　射　針
1	番	0.140	0.005	
2	〃	0.165	0.005	
3	〃	0.200	0.008	
4	〃	0.220	0.020	
5	〃	0.240	0.025	
6	〃	0.250	0.030	
7	〃	0.285	0.030	
8	〃	0.300	0.030	
9	〃	0.320	0.020	
10	〃	0.340	0.030	
$\frac{1}{4}$				0.410
$\frac{1}{3}$				0.450
$\frac{1}{2}$				0.570
$\frac{1}{1}$				0.780
메니시링用				0.900

毫針은 前田製銀針(倉島自驗)

2. 三稜針

오로지 尖端만으로서 皮膚를 얕게 破하는데 쓰인다. 微細한

針灸　第七圖　(實物大)

一種의 메스와 같은 針이다. 尖端으로 三稜形을 銳利하게 갈았기 때문에 三稜針이라고 부른다.

主로 血絡(動靜脈吻合枝의 怒脹한 것 또는 毛細管의 一部가 鬱血怒脹하여 毛管機能을 잃은 것)을 針 刺하고 또 手足의 末端部, 特殊 經穴等에 가볍게 刺 하여 微量의 瀉血을 行하기 爲하여 使用된다. (第七圖 參照)

3. 皮膚針

小兒에 널리 使用되는 데서 「小兒針」이라고도 한다. 毫針과 같이 皮下 깊이 刺入하는 것이 아니고 疼痛을 느낄까 말까 할 程度로 皮膚에만 가벼운 刺激을 주는 것이 目的이다.

針灸 第八圖 第八圖는 그 一種을 보였다. 속이빈 管中에 自由로 움직이도록 짧은 針을 封入하여 針의 自重로서 皮膚를 刺激한다. 가볍게 재빨리 皮膚에 찔르면 針은 管中에서 上下로 움직이어 皮膚를 刺激하는 것이다.

普通의 毫針을 拇指와 示指로서 針尖이 나올가 말가할 程度로 접어

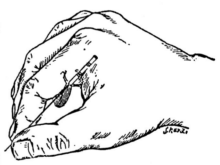

針灸 第九圖

서 가볍게 빨리 皮膚를 칙칙 찔러가도 마찬가지다. (第九圖 參照)

針의 刺法

1. 捻針法

오른손의 拇指와 示指로서 針柄을 쥐고 왼손의 拇指와 示指로서 針尖에 가까운 部分을 움직이지 않도록 쥔 後 兩手를 同時에 動作시켜 一擧에 穿皮하면 도리어 疼痛이 많고 皮膚가 收縮 緊張하여 刺入이 안된다.

穿皮할 때의 힘은
針尖部를 쥐었던 左
手에 重點을 두고
右手는 針이 굽지
않도록 쥐고 있다.

穿皮가 되었으면
右手로서 針柄을
左右로 빨리 回轉
을 하면서 左手로
조용히 刺入하면
目的에 向하여 바
르게 刺할 수가
있다. (第10圖의
1 參照)

熟練이 되면 左
手는 皮膚를 누르
면서 針을 固定하

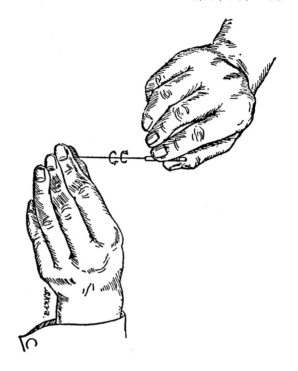

針灸 第十圖의一

고 있을 뿐이며, 針의 刺入은 全部 右手의 針柄에 加해진 힘으로써 行한다.
이와 같은 方法이 可能하게 되면 針은 5 cm 라도 7 cm 라도 任意의 場所에
任意의 깊이로 거의 無痛으로 刺入할 수가 있다. 右手를 刺手라하고 左手를
押手라고 한다.

2. 管針法

針의 刺入은 技術이 熟練되지 않으면 穿皮의 境遇에 疼痛이 많고 그 때문
에 皮膚가 收縮하므로 一層 들어가기가 어렵게 된다. 이 穿皮를 容易하게
하기 爲하여 考案된 方法이 管針法이다. 即管을 使用하여 穿皮를 行하는 方
法이다.

針의 全長보다 約 2 mm 쯤 짧게 만들어진 金屬의 가늘고 긴 圓筒에 針을

넣어 左手로서 管의 下端을 目的의 經穴에 맞추어서 固定하고 右手의 示指로서 管의 上端에 짧게 나와 있는 針柄의 머리를 가벼운 힘으로 퉁기는것 같이 재빨리 12回 치면 거의 穿皮할 때의 疼痛을 느끼지 않게 할 수있다.

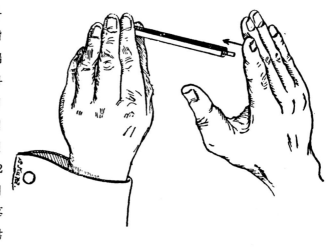

針灸 第十圖의二

針柄의 머리가 管의 上端과 겨우 대일듯 말듯하면 이미 穿皮가 끝난는 것이므로 조용히 管을 들어내고 左手 即 押手로서 針尖部를 지탱한 後 刺手 即右手로서 針柄을 쥐고 捻針法의 境遇와 같은 要領으로 針을 刺入하면 된다. (第十圖의二參照)

針의 手技

單純한 針이라도 刺法의 如何에 따라서 刺激의 强弱에 限없이 變化를 줄 수가 있다. 刺激의 强弱, 多少의 加減은 疾病의 狀況에 應하여 各各 달려져 오는 것이지마는 그들의 具體的인 微妙한 手心은 練習을 거쳐서 비로소 터득하게 되는 것이다.

1. 單刺術

가벼운한 一過性의 刺激을 目的으로 하는 境遇의 刺法이며 單純하게 바로 찌르고 곧 또는 暫時 中止하여 두고 그대로 拔取한다. 깊이는 目標에 應하여 隨意이다.

거의 無痛으로 刺入할 수 있으나 脈管, 神經等에 觸하면 鈍痛 或은 電擊 모양의 울림을 준다. 울림은 疾病의 狀態에 依하여 選擇的으로 어떤 境遇는 遠心性으로 또 어떤 境遇는 求心性으로 멀리 달릴 수가 있다.

2. 雀啄術

單刺하여 所要의 깊이에 이르면 그대로의 位置에서 제빨리 或은 천천히 참새가 모이를 쫓듯이 5 ㎜ 乃至 1 cm 쯤 繼續的으로 빼고 찌르고 하는 方法이며 前者보다 크고 强하게 刺激하는 것이 目的이다.

3. 水平刺

穿皮하였으면 이내 針을 눕히고 皮下結締織層內에서 皮膚에 水平으로 찌른다. 1乃至 3 cm 쯤 刺入하여 그대로 單刺術 또는 若干의 雀啄術을 行한다.

가장 가벼운 작은 刺激을 目的으로 하는 刺法이며 疼痛은 全然 느끼지 않는것이 常例이다.

4. 置針術

單刺 또는 水平刺를 行하고 그대로 數分 乃至 10數分間 針을 中止하여 두는 方法이다.

置針術에는 特殊한 境遇 水平刺한 그대로 一乃至 數日間 針을 固定, 中止하여 두는 方法도 있다. 이 境遇에는 普通의 毫針으로서는 不適當함으로 特殊한 目的에 合致시키기 爲하여 1番 또는 2番의 1.5 cm 쯤의 留針樣型으로 만들어진 短針이 있다.

水平刺해서 逸脫하지 않도록 針의 龍頭의 上下를 絆創膏로 固定한다. 皮膚內 또는 皮膚와 筋과의 사이에 있으므로 조금도 아프지 않고 起居動作에 何等의 支障을 느끼지 않는 것이다.

置針術은 모두가벼운 持續的 刺激을 數分乃至 數日間에 亘하여 주는 것이 目的이다.

針療上의 注意 및 過誤

1. 針具 및 局所의 消毒

術者의 手指, 針, 針管等은 알콜, 리조一루 또는 逆性비누等으로 充分히 消毒하지 않으면 아니된다. 施術部의 皮膚도 똑같이 充分한 消毒을 하지 않으면 아니된다.

알콜綿으로 닦을 程度로서는 理論上은 充分하다고 할 수 없으나 普通繁用되는 四番 以下의 毫針은 極히 微細하며 單純한 構造이므로 感染을 일으키는 일은 實際上 거의 認定되지 않는다.

針을 한대씩 別途의 針管에 틀어서 固定하고 煮沸消毒에 適當하도록 考案된 新型의 針具도 있다.

또 針體에 手指가 닿이지 않도록 하기 爲하여 尖端을 平平하게 한 핀셋트의 使用을 推獎하는 者도 있으나 刺入의 操作이 容易하지 않는 缺點이 있다. 何如튼 針 및 針管, 手指等의 消毒은 될 수 있는 대로 깨끗하게 하는 것 보다 나은 것은 없다.

2. 穿 孔

針療에 充分히 熟練되지 못한 동안은 아무리 1番 2番의 가는 針이 있어도 內臟 및 貴要器管의 穿刺는 모두 避하는 것이 좋다.

腫脹한 膀胱, 胃, 腸等은 針의 刺入에 依하여 穿孔할 危驗이 있다. 腦 및 脊髓도 避하지 않으면 아니된다.

肩背部 胸部도 水平刺, 斜刺이면 相當히 깊이 刺入하여도 危險은 없으나 皮膚面에 垂直으로 刺入할 境遇는 2 cm 以內에서 中止하는 것이 좋다. 尖端이 銳

利한 毫針은 아무런 抵抗도 없이 3.4 cm 쯤 미끄러지듯이 들어가는 것이다.

胸部肺野에 深刺하면 針尖에 依한 極微의 損傷이더라도 肺胞를 깨뜨리고 有辮性氣胸을 일으켜서 患者에 甚大한 苦痛을 주는 일이 間或 있다. 特히 左肺의 特發性氣胸은 心臟壓迫의 쇼크 때문에 不慮의 轉歸를 取하는 境遇까지 생각되므로 過誤가 없도록 十分 愼重히 行하여지지 않으면 아니된다.

3. 折 針

針은 極히 가늘기 때문에 屈曲에 對한 彈性이많아 電光形으로 굽어지는 일이 있으나 容易하게 붙어지지는 않는 것이다.

그러나 針體에 조금이라도 傷한 곳이 있으면 針을 질렀을 瞬間, 反射的으로 일어나는 筋의 急激한 收縮 때문에 捻切되는 境遇가 전혀 없다고 할 수 없다.

體內에 남은 針은 筋의 運動에 依하여 多少 移動하는 수도 있으나 大槪의 境遇 그 附近에서 筋運動에 가장 障害가 적은 位置에서 結締織에 싸이어 오래 殘存한다. 數日 乃至 十數日間은 運動할 때 多少의 局所痛을 呼訴하나 그것이 지나면 아무런 自覺이 없이 日常生活에 支障을 느끼지 않는 것이 普通이다.

局所의 疼痛이 甚하든지 炎症이 認定되든지 할 境遇는 切開하여 剔出하지 않으면 안되나 그렇게 支障을 認定되지 않을 때는 放置하여도 重大한 事故를 招來할 憂慮는 적은 것이다.

그러나 부러진 針 때문에 血胸을 일으킨다든가 腹膜炎을 일으키는 例가 報告되어 있으므로 針은 그 때마다 試術前에 充分히 點檢하여 두지 않으면 안된다.

4. 針이 빠지지 않을 境遇

腰部, 肩背部等에 刺針하면 往往히 表層의 筋과 深層의 筋이 一時에 收縮하여 빠지지도 찌르지도 못하게 되는 境遇가 있다.

이와 같을 때에는 뺄 수가 없게 된 針은 그대로 放置하여 두고 달리 第二

의 針을 準備하여 第一의 針을 찌른 局所에서 10 cm쯤 멀어진 곳에 第二의 針을 얕게 찌르면 第一의 針이 있는 部分의 筋의 緊張이 풀려지므로 그대로 조용히 第一의 針을 빼고 다음에 第二의 針을 빼면 된다.

筋으로서 굳게 눌려진 針을 無理하게 힘껏 뺄려고 하면 針이 부러지는 수가 있다. 沈着하게 위의 方法을 順序대로 行하면 아무리 굳게 들어간 針이라도 容易하게 빠지는 것이다.

民 間 藥

栗 原 廣 三

民間藥의 特質

古來로 「病에 藥」이라고 말하듯이 病에 걸리면 먼저 누구든지 무엇이던 藥을 쓰고져 하는 것은 人間이다. 그 藥의 種類를 크게 나누면 現代醫學家가 主로 使用하는 化學藥 및 抗生物質藥, 漢方醫家의 繁用하는 漢方生藥, 素人의 사이에 옛날부터 傳하여져 무엇이라는 것도 모르고 使用하고 있는 民間藥의 三種類가 된다.

그런데 世間에서는 「煎藥」을 槪括하여 漢方藥이라고 익혀져서 民間藥도 大體로 煎服하는 것이 많으므로 兩者를 混同하여 民間藥을 漢方藥이 다고 생각하고 있는 것같다. 그러나 漢方藥과 民間藥은 그 材料나 質이 같은 것이 있기는 있으나 그것이라고 하여도 使用法이 다르다. 漢方藥은 漢方醫學의 理論에서 나온 一定 法則下에 數種의 生藥을 配合하여 病症에 應하여 使用되는 것이지마는 民間藥은 對症的인 簡易治療 應急手當을 目的으로 한藥草類가 大部分 占하고 있다. 이때까지의 民間藥을 調査하여 본즉 大體로 다음과 같은 特徵이 있다.

그 변두리에 흔하게 있는 雜草나 雜木이나 動物로서 比較的 손에 넣기 쉬운 것이든지 또는 炊事場의 飮食物中에서 먹지 못하는 部分을 利用한 것이 主體이다.

單味 或은 2.3種을 混同한 것을 簡單히 使用한다. 漢方藥과 같이 病症에 應하여 複雜하게 調合하는 일은 없다.

古來로 行하여진 施藥과 治療의 方法이 生活에 卽하고 있으므로 참으로 實行性이 强하다.

以上의 몇가지로써 「民間藥」이라는 것은 醫師나 專門家가 使用하지 않은 것으로서 아직 學術的으로 잘 알지 못하는 單純 素人의 經驗에 根據한 藥

이다」고 말할 수가 있다.

民間藥의 바른 使用法

民間藥은 大體로 煎하여 使用하는 것이 많으므로 먼저 煎藥을 지을 때의 注意를 述하여 보자.

容器는 理想的으로 말하면 土甁이 좋으나 없으면 藥鑵, 남비, 或은 아루미, 아루마이트라도 좋다. 鐵甁과 銅으로 만든 것은 不可하다.

煎하는데 使用하는 물은 샘물 또는 水道水로 하고 普通 一日量으로서는 600 cc (三合)의 물을 넣어서 民間藥(剉한 것)을 煎한다. 이 境遇에 높지 않는 火熱로서 徐徐히 熱하여 大略 30分쯤 煮하고 물이 半쯤 되면 따뜻할때 짜서 (絞)찌꺼기는 料하며 決코 煎한 물과 原料藥草類를 함께 두지 않은 것이 原則이다. 물의 分量은 原料와 겨누어 보고 合하여 600 cc 로만 限定하지 말고 增減은 適當하게 한다. 芳香이 있는 原料藥草는 너무 오래도록 煎하면 아니된다. 또 사후란이나 福壽草나 지기다리스等은 浸劑의 便이 나으므로 이 境遇는 最初부터 熱湯을 넣어서 約 5分間 煮沸하여 그것이 冷해진 後에 濾過하여 그 濾液을 마시도록 되어 있다.

朝鮮人蔘같은 것은 1日量, 例컨대 1 g 이든지 2 g 을 熱湯에 湯呑에 넣고 그안에 藥을 넣어서 덮개를 하여 暫時 두었다가 그것을 마신다. 이것은 2—3回 똑같이 하여 浸劑로 하여 마셔도 좋다.

藥草는 모두 그 藥草의 藥用部 例컨대 뿌리면 뿌리, 잎이면 잎의 部分을 確認하여 不用部를 除去하고 잘 乾燥한 것을 使用한다. 그렇지 않으면 天然的으로 含有되어 있는 水分其他의 關係가 各樣各色이라서 効力이 一定하지 아니한 까닭이다. 但 날것을 特히 쓸 境遇는 例外이다.

乾燥方法은 그늘에서 말리는 것이 原則이지마는 하루 陽光에서 말려서 그 뒤는 通風이 잘 되는 곳에 달아서 陰干하는 것도 있다.

藥草를 乾燥하면 뿌리는 $\frac{5}{7}$ 皮는 $\frac{3}{5}$ 葉은 $\frac{7}{9}$ 꽃은 $\frac{8}{10}$ 쯤의 程度

減少하는 것이라고 하므로 그런 생각으로써 말리고 加減하는 것이 좋다. 그러나 잎이나 꽃은 너무 乾燥하여 바삭바삭 안되는 것이 좋다.

잎은 植物의 全盛期의 것이 좋다. 民間藥이라고 하는 것 가운데는 迷信的으로 利用되고 있는 것이 있으므로 이 點은 常識으로서 判斷하여 너무 妙하고 이상한 일은 아니하는 것이 좋다.

黃疸과 肝臟病에 시지미의 味噌汁(된장)을 마신다든지 或은 시지미의 껍질을 沐浴湯에 넣어서 沐浴하는 것과 또 무우의 잎을 沐浴湯에 넣는 等 이들은 理由는 몰라도 害는 없고 效果는 있는 것이므로 支障이 없다.

黑燒類는 理想을 말하면 自身으로서 製造하는 것이지마는 그 方法이 어려우므로 이것을 사들일 境遇는 姿燒라고 하여 原形이 있는 것이 좋다.

2. 病名別治療篇

內 科 疾 患

1. 呼 吸 器 病

感　氣

〔症　狀〕

大槪의 사람이 1年에 1回나 2回는 感氣에 걸릴 程度로 이 病은 흔한 것이다. 그러나 이 病이 根本이 되어 여러 가지의 重病이 일어나는 일이 있으므로 症狀이 가볍다고 하여 輕率하게 取扱해서는 아니 된다.

感氣의 症狀은 사람에 따라 多少 다른 症狀을 나타내니, 곧 코가 막힌다든가 콧물이 흐르기도 하여 鼻炎의 症狀을 나타내는 者도 있고 咽喉가 아프기도 하며 기침이 나기도 하여 咽喉炎의 症狀을 나타내는 者도 있으며 또 腸炎의 症炎을 나타내어 食慾이 減退하기도 하고 嘔氣가 나며 下痢를 하는 者도 있다. 그러나 大槪의 境遇는 呼吸器의 粘膜이 侵犯된다.

感氣의 境遇는 寒氣가 들어서 熱이 나고 頭痛을 하며 몸이 아프기도 한다 그러나 이와같은 症狀은 感氣에 特有한 것은 아니고 다른 病에도 잘 보이는 것이다. 例컨대 麻疹, 猩紅熱, 肺炎, 扁桃炎, 티부스 等의 發病 始初에도 나타나는 症狀이므로 이들의 症狀만으로서 感氣다 라고 簡單히 定해 버려서는 아니된다. (大塚)

〔治　療〕

感氣에 걸려도 그 患者의 平素의 體質·環境·病의 輕重·症狀의 相違에 依하여 그 사람, 그 사람에 應하는 處方을 쓰는 것이 漢方治療의 特徵이다.

이 症狀의 달라져 가는 點에 注意하여 治療法도 그에 順應해서 變化하여 가는 것이 漢方의 좋은 點이다.

이와같이 細心한 注意를 하여 治療함에 따라서 餘病이 나거나 痼疾이 되는 일이 없는 治療가 된다.

〔甘草湯(20)〕 感氣에 걸린 듯한 느낌으로서 목안이 乾燥한 느낌이 있으며 가볍게 아플 때에 마신다. 이것을 暫間 목에 머금었다가 徐徐히 들어마시도록 하면 이것만으로서도 輕한 感氣는 좋아진다.

〔麻黃湯(138)〕 코가 막히면서 寒氣가 나고 熱이 나기도 하며 頭痛도 있고 몸의 여기저기가 아플 때에 쓴다. 이것을 마시고 따뜻하게 하고 있으면 땀이 몸 전체에 나서 寒氣가 없어지고 몸이 가벼워진다. 이때에 땀이 나지 않고 小便이 많이 나오고 熱이 내릴 때도 있다.

〔葛根湯(17)〕 首筋에서 어깨에 걸쳐서 凝하고 咽喉가 아프든가 頭痛을 하든가 할 때에 마신다. 麻黃湯도 葛根湯도 기침이 날 때에도 좋다.

〔桂枝湯 (34)〕 平素때부터 몸이 特히 弱한 사람이나 大病 後에 體力이 아직 充分히 回復하지 않은 사람, 解熱로서 熱이 내렸으나 무언가 快하지 않을 때에 이 處方을 쓴다. 麻黃湯과 葛根湯에는 發汗의 作用이 있어서 땀이 나지 않을 때에 마셔서 땀을 내게 하는 힘이 있으나 桂枝湯에는 强壯의 効力이 있어서 땀이 自然히 나고 있을 境遇에 마시면 땀을 그치게 하는 效果가 있다

〔五苓散(48)〕 어른에게는 比較的 적으나 乳幼兒는 感氣에 걸리면 꽥꽥하면서 吐하고 물도 藥도 받지 않는 者가 있다. 이런 境遇는 목이 말라서 물을 마시려 하고 尿量이 甚히 減少하여 때에 따라서는 下痢를 隨伴할 境遇가 있다. 이런 感氣에는 이 處方이 좋다. 大槪는 1服으로써 嘔吐가 그치고 2,3服 마시면 尿가 많이 나오고 熱도 내린다. 또 乳幼兒는 下熱劑를 마시고 熱이 내려도 목이 甚히 渴하고 尿量이 減少하며 食欲이 없을 境遇가 있다. 이와 같을 때도 五苓散이 좋다.

〔香蘇散(45)〕 平素때부터 胃腸이 弱하고 感氣藥이 胃腸에 걸이켜서 마시지 못하는 사람이나 氣鬱症인 사람에게 쓴다.

〔小柴胡湯(76)〕 感氣가 진해져서 微熱이 繼續되고 기침도 나며 입이 쓰고 食欲도 줄며 무언가 氣分이 快하지 않으며 脇部에서 가슴 밑에 걸쳐서 무거운 느낌이 있는 者에 쓴다. (大塚)

〔針 灸〕

感氣라고 하여도 鼻炎도 있고 咽頭炎도 扁桃炎의 初期症狀도 있으며 漢

方的으로 말하면 桂枝湯證, 葛根湯證, 麻黃湯證, 麻黃附子細辛湯證 等 그症狀은 여러 가지로 나누어져 있으나, 共通的으로 말할 수 있는 것은 頭痛 惡寒이 있으며 鼻汁이 나고 咽咳가 아프며 재치기가 난다든가 하는 症狀이다. 그리고 灸와 針이 有效한 것은 그렇게 熱이 높지 않는 者이다.

먼저 大椎(58), 身柱(59), 風門(67)에 15壯 乃至 20壯 灸를 한다. 初期이면 그것만으로서 鼻汁이 中止되고 治癒되어 버리는 일이 많다.

재치기가 나는데는 攢竹(20), 迎香(18)의 針이 든다. 咽咳가 아플 때는 尺澤(100), 翳風(13), 天突(30)의 針이 든다. 大杼(66)의 針도 좋다. 特히 洞刺(針灸의 入門中 洞刺의 項 參照)가 든다. 너무 기침이 나는 者에는 或中(44), 尺澤(106)에 灸한다. 頭痛에는 風池(14), 天柱(15), 百會(1)의 針이 든다. 이 三穴에의 針은 葛根湯과 麻黃湯을 마셔도 땀이 나지 않을 때 刺針하면 發汗을 도우는 效果가 있다.

感氣를 앓고 난 後 무언가 風邪가 다 빠지지 않는 듯하여 氣分이 좋지 않을때에는 身柱(59), 風門(67), 靈台(60), 尺澤(100)에 灸하면 風邪氣味가 빠지는 것이다. 그러한 境遇의 灸는 10壯쯤 뜨는 것이 좋다. (代田)

〔民間藥〕

炒한 玄米와 말린 椎茸(버섯)을 1~2個 함께 煎하여낸 汁에 조금 소금을 넣는다. 이것을 一日 數回 服用한다. 副作用이 없는 解熱藥이며 아스피링 皮疹을 일으키는 아래루기體質인 사람에게 좋다. 但 連續하되 5日이 되면 한번 쉴 것.

感氣의 頭痛에는 川芎 4g, 藥茶 2g을 물 150cc로 煎하여 半으로 煮하고 그 걸은 液을 2回로 分服한다. 또는 파의 털뿌리를 煎하여 마신다.

코가 막힐 때는 辛夷 3g, 前記 파의 털뿌리를 함께 하여 마신다. 梅實을 日本紙에 싸서 뜨거운 재(灰)에 넣어 태워서 이것을 찻종지에 넣고 熱湯을 부어서 服用한다. 烏梅라고 하여 藥房에서 팔고 있는 生梅를 검게 태운 것도 좋다.

白頸蚯蚓―濕地 泥土中에 있는 지렁이, 가는(細) 것이 아니고 굵고 또 흰環輪이 上部에 있는 것. 藥房에서 「地龍」이라고 하면서 販賣하고 있다.――이

乾燥한 것을 1回 3~5g 100cc의 물을 넣어서 煎하여 그 汁을 服用한다, 解熱作用이 强하다.

艾(쑥)의 莖葉, 乾燥한 것 10g에 물 150cc를 加하여 잘 煎해서 半으로 煮한 것을 一回에 服用한다. 感氣로 熱이 높고 頭痛이 나는데 좋다.

파(葱)의 흰 데를 10本, 잘게 썰어서 白粥 속에 넣어 잘 煮하여 酢(식초)를 조금 넣어서 먹는다. 이것은 感氣의 初期에 服用하면 發汗하여 이내 낫는다.

寒氣에 쏘이어 手足이 冷하고 배가 아픈 데는 黑大豆, 1合을 炒하여 껍질을 버리고 술을 2合 넣어서 半으로 다리어서 그 술을 마신다. 或은 소금을 兩쪽 손에 가득하게 하여 뜨겁게 炒하여 布片으로 싸서 臍上을 따뜻하게 한다. 소금이 冷해지면 몇 번이고 갈아서 따뜻하게 한다. 感氣의 輕症에는 生姜을 긁어서 술로서 溫服한다. 또는 된장과 小椒을 잘 갈아서 이것을 냄비에 넣어 火熱로 炒한 後, 淸酒 3 乃至 5合에 넣어서 만든 것을 장술이라고 한다. 이것을 少量 마시면 좋다. (栗原)

인푸루엔자(流行性感氣)

〔症 狀〕

인푸루로엔자는 그 해의 流行에 依하여 또 地域에 依하여 個人의 體質에 依하여 症狀은 不同이며 普通의 感氣와 그렇게 다르지 않을 程度의 가벼운 것부터 重篤한 症狀을 나타내는 것까지 여러 가지 있다.

定型的인 것은 3, 4日의 潛伏期 동안에 突然히 寒氣와 떨림과 함께 高熱이 나고 甚한 頭痛을 呼訴하며 手足의 關節, 등, 허리 等에 빠지는 것 같은 疼痛이 온다. 그와 함께 食欲이 없어지고 嘔吐와 口渴을 呼訴하는 者도 있다. 또 結膜이 充血하기도 하고 목안이 아프기도 하며 목소리가 쉬기도 하고 기침이 나기도 한다. 기침은 깡기침이며 기침을 할 때마다 가슴과 배가 아플 때도 있다.

熱은 처음 30°부터 40°로 오르고 이 熱은 2, 3日 되면 一旦은 37°로 내리나 3, 4日 後에는 前記와 같은 症狀과 함께 再次 40° 內外의 熱이 나서 5日부터 七日 後에는 下熱한다.

重症이 되면 氣管支炎에서 氣管支肺炎이 되어 때로는 意識이 混濁하고 譫語를 하며 昏睡狀態가 되어 腦膜炎과 같은 症狀을 나타내는 者도 있다.

인푸루엔자가 消化器를 侵犯하면 惡心, 嘔吐, 下痢, 腹痛을 일으켜 때로는 赤痢와 비슷한 症狀을 나타내는 일도 있다. 인푸루엔자는 바이르스에 依하여 일어난다고 하며 이 바이르스가 呼吸器의 粘膜으로부터 侵入한다. 그러므로 患者의 기침, 재치기로부터 直接으로 或은 患者가 쓰는 타올이나 손수건 等을 媒介로하여 傳染한다. (大塚)

〔治 療〕

인푸루엔자라고 알면 따뜻하게 하여 누워 있는 것이 第一 重要하다.

發病 2,3日째에 下熱했을 때 나았다고 생각하고 일어나서 無理를 하면 病은 重하게 되어 肺炎이 되는 일도 있다.

〔麻黃湯(138)〕·〔葛根湯(17)〕 發病의 初期로서 感氣같은 症狀을 나타낼 때는 以上의 二方을 選用한다. (感氣의 項을 參照)

〔小柴胡湯(76)〕 3,4日 지나서 혀에 흰 苔가 붙고 입이 쓰며 惡心, 嘔吐, 口渴 等을 呼訴하게 되었을 때에 쓴다.

〔小柴胡湯加桔梗 3.0, 瓜呂仁 3.0〕 목안이 아프고 强한 기침이 나며 기침을 할 때마다 가슴과 배에 울리어 아플 때에 쓴다.

〔桃核承氣湯 (111)〕 重症이며 意識이 混濁하고 譫語를 할 境遇이며 便秘하고 혀가 마르며 黑褐色의 苔가 붙고 少腹急結(診察法의 章 參照)의 狀態가 있을 때에 쓴다.

이것을 마시고 便通이 붙으면 意識이 分明해진다.

〔半夏瀉心湯(125)〕 主로 消化器가 侵犯되어 食物이 胃에 받치고 食欲이 없으며 惡心, 嘔吐, 下痢를 呼訴하는 者에 쓴다. 배가 골골하면서 下痢할 때는 이 處方이 잘 듣는다.

〔大柴胡湯(103)〕 赤痢와 비슷한 腹痛이 있으며 大便이 快痛하지 않고 배가 매식매식하며 下痢할 때에 쓴다.

〔麥門冬湯(121)〕·〔小柴胡湯(76)〕 熱이 내리고 나서도 食欲이 不進하며 기침이 아직 남고 元氣의 回復이 늦은 者에는 小柴胡湯 또는 이 處方을 쓴다.

小柴胡湯은 微熱이 있을 때에 써도 좋다. 麥門多湯은 기침이 언제까지나 繼續되고 목소리가 쉬며 痰이 목에 거렁거렁하여 잘 끊어지지 않을 때에 쓴다.

〔眞武湯 (88)〕·〔四逆湯 (65)〕 平素에 몸이 弱한 사람이나 老人 等이 인푸루엔자에 걸리면 體溫도 별로 오르지 않고 기침도 그다지 많이 나지 않으며 다만 무언가 氣力이 없고 食事도 不進하며 목도 마르지 않고 창백한 얼굴을 하고 누워 있다. 이와 같을 때에 以上의 處方을 使用하나 附子의 用量에 注意하지 않으면 아니된다.

老人이나 虛弱한 사람에서는 附子는 1日分 0.3 쯤을 쓰는 것이 安全하다. (大塚)

〔針 灸〕

流行性感氣라도 그다지 高熱이 아닌 者는 普通의 感氣와 같은 治療法으로서 좋다. 高熱이 나고 症狀이 甚한 者는 後谿(126)에 20壯 灸하면 有効하나 大體的으로 針灸治療는 適應하지 않는다. 頭痛과 기침과 四肢의 疼痛에 對症的으로 施針하는 것은 支障이 없다. (代田)

氣管支炎(氣管支카다루)

〔症 狀〕

急性氣管支炎의 처음은 感氣와 같으며 몸이 나릿하고 熱이 나는 수도 있다. 氣管支炎의 症狀은 기침이 난다는 것이 特徵이지마는 始作할 때는 깡기침이며 痰이 나오지 않는다. 그리고 목밑과 胸中이 간지러운 것같이 아픈 것 같은 氣가 있으며 바람이 술술 通하는 것같은 感이 든다. 이어서 透明한 痰이 나오게 되고 漸漸 黃色味를 띤 濃痰이 나오게 된다. 그 量도 많아진다 熱은 大體로 3, 4日로서 내리지마는 咳와 痰은 2, 3週間 或은 그 以上 繼續하는 일이 있다.

慢性인 것은 熱을 隨伴하는 일이 없고 主된 症狀은 咳와 痰이며 病이 더해지면 呼吸困難을 일으키는 일이 있다.

輕한 境遇는 朝夕으로 기침이 날 뿐이지마는 病이 더 할 境遇는 粘液濃性의 痰이 많아지고 淡痰과 濃痰이 섞이어서 하루에 한 컵에서 세 컵까지도 나오게 된다. 이것을 氣管支漏라고 한다.

氣管支漏에 腐敗性의 細菌이 붙으면 喀痰은 단것 같이 腐敗한 惡臭를 내게 된다. 이것을 腐敗性氣管支炎이라고 한다. 또 痰이 나오지 않는 마른 기침이 언제까지나 나며, 낫지 않는 것이 있고 그것이 오래 繼續되면 肺氣腫이 되는 일이 있다.

그런데 世間에서 慢性氣管支炎이라고 하고 있는 것 中에는 肺結核이 比較的 있고 이것과 鑑別하지 않으면 안될 境遇가 있다. 特히 老人의 「痰持」, 「痰止」라고 하여 例事로 지내고 있는 것을 본즉 肺結核이 많고 이것이 子孫에의 結核 感染源이 되는 일이 종종 있다. 異常하다고 생각할 때는 반드시 赤血球沈降反應, X線診察, 喀痰의 檢査 等을 하여 볼 必要가 있다(大塚).

〔治 療〕

老人이나 幼兒에서는 急性氣管支炎으로 부터 肺炎이 되는 危險이 있으므로 安靜이 必要하다. 特히 熱이 있을 때는 따뜻하게 하여 누워 있는 것이 좋다.

〔麻黃湯 (138)〕 急性期의 初期로서 感氣같은 症狀이며 寒氣가 들든지 熱이 나든지 하여 기침이 날 때에 쓴다.

〔小柴胡湯 (76)〕 麻黃湯을 服用後 寒氣가 없어졌으나 아직 微熱이 남고 목이 마르며 입이 쓰고 食欲이 不進하며 기침이 날 때는 가슴 밑에서부터 그 左右에 걸쳐서 무언가 重苦할 때에 쓴다.

〔小靑龍湯 (78)〕 기침이 많고 목이 가랑가랑하면서 울고 泡沫과 같은 痰이 나오는 境遇에 쓴다.

〔苓甘草辛夏仁湯(146)〕 貧血性의 사람으로서 胃腸이 弱한 사람은 小靑龍湯같은 麻黃이 들어있는 處方을 服用하면 食欲이 減少하고 도리어 疲勞하든지 하는 일이 있다. 이 處方은 이와같을 때에 쓴다.

〔淸肺湯(94)〕 慢性인 것으로서 痰이 많아서 苦痛하는 者에 좋다.

〔麥門冬湯〕 强하게 기침이 나고 좀처럼 痰이 떨어지지 않는 者 또는 목 안이 乾燥하여 痰이 떨어지기 어렵고 痙攣性이 强한 기침이 發作性으로 나는 者에 쓴다. 이것을 服用하면 목이 濕潤하여 痰이 떨어지기 쉽고 기침도

가벼워 진다.

〔滋陰降火湯(57)〕 晝間은 기침이 적고 저녁때부터 始作하여 夜中에 걸쳐서 强한 乾性의 기침이 나는 者에는 이 處方이 잘 듣는다. 老人에는 이와같은 기침을 하는 者가 많다. 또 스토오브, 火爐 等에 쏘이면 기침이 甚해진다는 者에도 이 處方이 듣는 境遇가 있다.

麥門冬湯과 滋陰降火湯은 痰이 많이 나올 때는 써서 아니된다. 이것을 마시면 도리어 痰이 많아져서 기침도 많아진다.

〔瓜呂枳實湯(10)〕 아침에 일어났을 때 暫時 기침이 많고, 痰이 나와서 숨이 막힐 듯이 苦痛하는 者에 이 處方을 쓴다. 또 담배를 많이 피우는 사람의 만성의 기침 혹은 喘息같은 기침에도 써서 잘 듣는다.

〔炙甘草湯(69)〕 숨이 끊어질 듯 할 때와 動悸를 目標로 하여 쓰는 處方이지마는 목안이 乾燥하고 痰이 떨어지기 어려울 때에 쓴다. 肺氣腫의 傾向이 있는 者에 좋다.

〔滋陰至寶湯(58)〕 慢性의 氣管支炎으로서 甚히 衰弱해 있는 사람 肺結核이 慢性으로 되어 氣管支炎에 類似한 기침과 息切을 呼訴하는 者에 쓴다. 이것을 服用한즉 氣力이 回復하고 體力도 붙으며 기침도 便하게 된다(大塚).

〔針 灸〕

氣管支炎은 急性症과 慢性症과의 兩者로 區別되며 治療法도 各各 다르다.

急性症으로서 38度 以上인 境遇는 灸療가 適當하지 않다. 針療는 좋다. 먼저 그 咳嗽 頻發과 呼吸困難을 對象으로 하여 洞刺를 行한다. 다음에 身柱(59), 風門(67), 肺兪(86), 靈台(60), 尺澤(100), 或中(44), 期門(50), 巨闕等(34)에 施針한다.

熱이 37°3′ 以下로 되었을 境遇는 灸療를 行한다. 灸療는 慢性氣管支炎과 同一하게 한다.

慢性症의 境遇는 針療 灸療모두 適應한다. 다음과 같은 經穴에 針灸한다. 身柱(59), 風門(67), 靈台(60), 膈兪(71), 中脘(35), 巨闕(34), 兪府(43), 期門(50), 尺澤(100), 澤田流太谿(155).

이 中에 靈台는 古典에 「久咳를 治한다든가」 「冷咳를 治한다」고 記載되

어 있어서 慢性氣管支炎에는 特히 듣는 經穴이다. (代田)

〔民間藥〕

목이 쉰 데는 무우의 絞汁에 生姜의 絞汁을 조금 加하여 저어서 마시면 좋다.

또는 까시(棘) 5分, 무우를 쓰린 것 3枚, 右總量 2匁(8g) 쯤을 適當한 물에 煎하여 마신즉 소리가 잘 나온다.

咽咳가 나쁜 사람, 목이 쉰 사람에는 中國에서 잘 使用되고 있는 胖大海라고 하는 것이 좋다. 길이 3cm 程度의 果實로서 外皮에 주름살이 있고 褐色을 띠며 外皮를 除去하면 內部에 暗褐色의 海綿狀의 살(肉)이 있다. 마치 樫木의 열매만한 것, 이것을 담그면 5,6倍로 膨脹하여 粘液質 재라친 모양이 된다. 이에 甘味를 加하여 먹은 즉 기침도 咽喉가 나쁜 데도 좋다.

痰咳에 葉蘭의 열매(乾燥한 것이 漢藥店에 있다) 썰어서 한번 焙烙으로써 炒하여 그것을 粉末로 한다. 거기에 「율무」 粉末 同量을 混合하여 1回에 1g 服用, 1日에 2〜3回 使用한다. 痰, 咳에 大端히 좋다.

止咳에 白南天, 어른 1日量으로서는 6〜10g을 부수어서 잘게 하여 물 200cc를 넣고 煎하여 半으로 煮하고 그것을 2回로 分服한다. 氷砂糖을 넣어도 좋다. 肺病의 기침으로서 夜間에 特히 甚한 者 等에는 1回에 頓服한다. (栗原)

氣管支喘息

〔喘　症〕

氣管支喘息의 原因에 對하여는 아직 定說은 없으나 慢性濕疹과 慢性蕁麻疹에 걸리기 쉬운 一種의 體質이 있는 것과 같이 喘息에 걸리기 쉬운 體質이 있어서 이 體質은 遺傳된다. 그리고 또 慢性의 濕疹과 蕁麻疹에 걸린 일이 있는 父母로부터 喘息의 아이가 나든지 아이때 喘息이 있었던 사람이 나중에 慢性의 濕濕에 걸린다든지 慢性의 蕁麻疹이 난다든지 하는 일이 있다 이러한 데서 이들의 病에는 무엇인가 關聯이 있는 것으로 생각되고 이들이 病의 發病을 아래루기—反應으로서 說明하고 있는 사람도 있다. 그러나 모든 喘息이 아래루기性 喘息이라고 定할 수는 없다. 喘息 患者 가운데에는 시금치를 먹은 즉 發作을 일으키는 사람이 있고 雞卵, 牛乳, 筍 等으로 發作이 일어나는 사람도 있다. 또 가소린, 花粉, 古衣, 煙草 等의 냄새로 發作을 일으키는 사람도 있다. 아래루기—說로서는 이들의 物質이 몸가운데에서 抗原抗體反應을 일으켜서 喘息이 된다고 說明하고 있다. 그런데 이들의 誘因이 되는 것은 個人個人에 依하여 모두 다르며 A라는 사람에 좋지 않는 것도 B라는 사람에는 아무런 탈이 없는 것도 있다.

또 自律神經系의 不安定한 狀態가 喘息의 原因이 된다는 說이 있다. 即, 氣管支에 있는 副交感神經이 興奮하여 氣管支가 收縮하여 喘息이 일어난다는 說이다.

喘息이 일어나는 原因은 畢竟 하나는 아닐 것이라고 생각된다.

喘息이 精神作用과 氣候 風土의 變化에 따라서 일어났다가 나았다가 하는 것도 모두 世人이 잘 알고 있는 바이며 어떤 사람은 喘息發作이 일어나면 東京驛에 달려가서 湘南電車를 타고 大船 附近까지 오니 發作이 自然히 그친다고 한다. 그런데 大阪에서 東京에 轉任하여 喘息의 發作이 甚해졌다는 사람이 있으며 아메리카에 가면 喘息이 일어나지 않는다고 하는 사람도 있다.

氣管支喘息은 呼吸困難이 發作的으로 일어나는 病이며 이 境遇는 숨을 吐할 때가 苦痛스럽다. 그러나 기침이 나고 숨이 차는 病을 모두 喘息이라고 생각하고 있는 사람이 있어서 喘息이라고 하여 診察하여 본즉 肺氣腫이었을 때도 있고 氣管支擴張症이었을 때도 있으며, 肺結核이었을 때도 있다. 이들의 病과 氣管支喘息과의 鑑別은 勿論 必要하지마는 더욱 心臟性喘息과의 區別을 알고 있지 않으면 아니된다. 心臟性喘息을 心臟 또는 大動脈에 異常이 있고 發作性으로 呼吸困難을 일으키는 病이며 氣管支喘息과 달라서 予後가 나쁘고 生命에 危險이 있다.

氣管支喘息의 發作은 一年 中 때를 가리지 않고 일어나는 사람이 있으며 氣候가 바뀌어질 때 特히 장마철이라든가 9月에서 10月의 颱風의 季節等에 限하여 일어나는 사람도 있다.

發作은 晝間보다 夜間에 일어나는 사람이 많다.

發作이 가벼울 때는 다만 숨이 차서 답답할 뿐이나, 甚할 때는 누워 있지를 못하고 일어나서 앞으로 굽히든지 무엇에 依持하여 冷汗을 흘리면서 苦痛한다 .喘息患者는 기침은 그렇게 나지 않고 목이 쌕쌕하여진다.   또 發作時에는 물도 藥도 吐하고 받아들이지 않는 者가 있다.

痰이 나게 되면 呼吸이 便해지고 發作이 그친다.

喘息의 發作中은 脈이 빨라지지마는 體溫은 오르지 않는다.   發作은 一時間쯤으로 그치는 수도 있으며 數日 繼續하는 수도 있다. (大塚)

〔治 療〕

氣管支喘息의 治療는 發作을 抑制하는 一時的 處置와 發作이 있든 말든간에 長期間 永續的으로 服用하여 根本的으로 發作이 일어나지 않도록 하는 方法의 두 가지가 있으며, 漢方에서는 後者에 重點을 둔다.

氣管支喘息의 治療方針을 定할 때는 먼저 患者의 배를 잘 보는 것이 必要하다.

〔大柴胡湯合半夏厚朴湯〕   No. 2圖(診察法의 項參照)와 같은 배를 하고 있어서 上腹部가 膨滿하고 이 部에 抵抗이 强하며 指頭로써 强壓하면 아프고 胸廓內에 指頭를 넣을려고 하여도 抵抗이 强해서 揷入 不能한 者(이와 같은 腹狀을 하고 있는 者를 漢方에서는 胸脇苦滿이 高度라고 한다)에는 이 處方을 쓴다.

이 境遇에 右側 部分의 抵抗이 左側보다 强할 境遇가 많다. 또 이와 같은 患者는 體格이 肥滿型이며 頸이 짧고 便秘의 傾向이 있다.   大柴胡湯은 이와 같은 體質의 者에 써서 그 體質을 改善하는 作用이 있다.   半夏厚朴湯은 氣管의 痙攣性狹窄을 癒하고 喀痰의 排出을 促進하며 氣分을 밝게 하는 效果가 있다. 그리고 또 大量을 服用하여도 아무런 副作用이 없다. 但 大柴胡湯에는 瀉下의 作用이 있는 大黃이 配合되어 있으므로 便秘의 傾向이 없으면 大黃을 빼고 쓴다.

이 處方은 적어도 一個年 以上 連續 服用하는 것이 必要하다. 그렇게 함으로써 上腹部의 膨滿이 消失되고 板子와 같이 硬한 이 部의 抵抗이 없어져서 彈力性이 있는 腹部가 되고 그와 同時에 喘息의 發作도 일어나지 않게 된다

〔小柴胡湯合半夏厚朴湯〕 No.3圖와 같은 배를 하고 있고 조금 抵抗이 있으나 그렇게 膨滿을 認定하지 못할 境遇에는 이 處方을 쓴다. No.3圖와 같은 腹型을 하고 있는 患者는 瘦型이며 또 筋肉이 탄탄하고 硬한 感이 있는 者가 많다.

이것도 1個年 以上 連續 服用할 必要가 있다. 이에 依하여 上腹部의 抵抗이 除去되고 發作이 일어나지 않게 된다.

〔人蔘湯(118)〕·〔四君子湯(66)〕·蘇子降氣湯(98)〕 腹部가 大體로 軟弱無力하고 上腹部에도 아무런 抵抗도 없으며 臍上에서 振水音을 내는 患者는 大概 瘦型이며 貧血의 傾向이 있고 胃下垂와 胃아토니ー의 傾向이 있으며 冷症이고 疲勞하기 쉬우며 血壓은 낮다.

이와같은 患者를 漢方에서는 虛證이라고 하며 喘息 患者로서 이와같은 배를 하고 있는 境遇에는 먼저 人蔘湯 또는 四君子湯과 같은 處方을 써서 腹力을 붙이고 어느 程度 腹部一體에 彈力이 붙은 後에 蘇子降氣湯 或은 蘇子降氣湯加麻黃 3.0을 쓴다. 이와 같은 腹型의 患者는 治療하는 데 힘이 든다

〔小靑龍湯(78)〕 No.9圖와 같은 배를 하고 있고 腹直筋이 棒狀으로 硬하며 發作 直前에 물 모양의 鼻汁을 흘리고 或은 尿가 잦으며 자주 便所에 가고 或은 感氣에 걸리면 喘息發作을 일으키든지 하는 者에 이 處方을 쓴다.

以上은 喘息에 쓰는 基本的 處方이다.

〔麻杏甘石湯(139)〕·〔甘草麻黃湯(24)〕 呼吸困難의 發作時에 頓服으로서 使用한다.

甘草麻黃湯은 甘草와 麻黃과의 두 가지의 藥物로써 이루어진 簡單한 處方이지마는 麻黃에는 에페도린 外에 메칠에페도린, 푸소이도 에페도린, 노루에페린 等의 成分이 있으며 甘草에는 구루쿠론 酸으로 變化하는 구리시리친이 있으므로 에페도린을 單味로서 쓰는 것보다도 作用이 緩和하고 副作用이 적다. 그러나 軟弱無力한 배를 하고 있는 患者에 麻黃甘石湯과 甘草麻黃湯을 쓴 즉 도리어 發作이 甚해지거나 脫力感이 오거나 食欲이 없어지며 或은 嘔吐를 誘發하든지 하는 일도 있으므로 注意를 要한다.

또 喘息患者는 食事에 注意하고 시금치, 筍 等의 食物은 勿論 特히 自己

에 害롭다고 생각되는 것이 있으면 그것을 避하도록 한다.

雞卵으로서 發作이 일어나는 사람, 牛肉으로서 일어나는 사람, 牛乳로서 일어나는 사람 等은 各各 그들의 飮食을 먹지 않도록 하지 않으면 아니된다 (大塚)

〔針　灸〕

氣管支喘息에는 針·灸 모두 極히 有效하고 그 根治는 不可能하다고 하여도 그 發作을 頓挫시키고 症狀을 輕快토록 하여 治癒로 이끌고, 또 體質을 改善함으로써 發作을 未發로 막을 수도 있다. 發作을 일으켜서 呼吸困難, 笛聲, 咳嗽가 있을 때는 頓挫療法으로서 洞刺가 極히 有效하다. 刺法은 二番 또는 三番 針으로써 洞部를 針刺하고 目的의 頸動脈洞에 針尖이 닿였다고 생각될 때 곧 拔針한다. 即 刺即拔式으로 하는 것이므로 强하게 찌르든지 雀啄을 行하면 도리어 症狀을 惡化시킨다. 洞刺하여 呼吸이 곧 便하게 되는 者가 많다. 그러나 이것만으로서 充分히 奏効하지 않을 때는 尺澤 (100), 兪府(43), 風門(67), 肺兪(68), 胃倉(85) 等에 針을 놓을 必要가 있다. 때로는 天柱(15)의 針도 듣는다. 灸는 다음의 經穴에 半米粒大의 것을 五壯 뜬다.

兪府(43), 中府(53), 巨闕(34), 中脘(35), 身柱(59), 風門(67), 靈台(60) 胃倉(85), 尺澤(100), 澤田流太雞(155), 陽陵泉(131) 發作을 일으키고 있을 때나 症狀이 强할 때는 獸肉類, 赤味의 魚類, 鷄卵 等을 먹지 않아야 한다. 사람에 따라서는 中乳가 適合하지 않을 때도 있다.

小兒喘息에는 灸가 잘 適應한다. 極히 작은 실 모양의 灸를 三壯 뜨는것만으로서 足하다. 經穴은 年齡에 따라서 다르다.

1~3歲에서는 身柱(59) 1穴로서 좋다.

4~6歲에서는 身柱(59), 靈台(60)의 二穴

7~12歲에서는 다시 尺澤(100), 風門(67), 巨闕(34), 腎兪(77) 等을 加한다.

小兒의 境遇라도 洞刺는 有效하다. 極히 가볍게 刺針할 程度로서 좋다. (代田)

〔民間藥〕

痰咳 强하게 喘息하는 데는 銀杏 7個 조금 껍질에 터진 눈을 넣어 뜨거운 灰中에서 煨燒하여 內部가 타서 익은 뒤에 1粒씩을 艾(쑥)으로 둘러싸고 다시 그것을 젖은 종이에 包裝하여 再次 뜨거운 灰中에 넣어서 태운다. 타거던 艾는 버리고 銀杏만을 먹는다.

銀杏을 부순 것 5個, 麻黃 5g, 甘草를 불에 炙한 것, 3g 以上의 比率로서 混合하여 물 300cc에 넣어 煎하여 8分쯤으로 만들어 그것을 1日에 3回 服用한다.

喘息으로서 기침이 나고 痰에 膿血이 섞인 것에는 무우씨 50g을 搗碎하여 물을 適當하게 넣어서 煎한 汁을 食後에 마신다.

胡桃의 살(肉)을 갈아 부수어 그에 蜂蜜을 넣고 大棗의 크기로 丸藥을 만들어서 이것을 口中에 넣어 그 때에 나오는 唾液을 들어마신다.

갑자기 喘息發作으로써 呼吸困難을 일으킨 者에는 정구지의 汁을 짜서 이것을 마시면 좋다.

喘息患者는 恒常 穎多花를 食事에 먹으면 發作을 豫防한다. (栗原)

肺　炎

〔症　狀〕

普通 肺炎이라고 하는 것에는 肺炎双球菌이라는 細菌等이 原因이 되어 일어나는 구루우푸性 肺炎과 氣管支炎 等에 連續하여 일어나는 氣管支肺炎이 있다.

구루우푸性 肺炎은 갑자기 寒氣가 들어서 떨리며 39° 以上의 높은 熱이 나고 脈도 빨라지며 頭痛도 隨伴한다. 입이 마르고 가슴이 아프며 숨이 답답하고 기침도 난다. 熱은 좀처럼 내리지 않고 차츰 녹찐 色의 痰을 내게 된다.

氣管支肺炎은 徐徐히 일어나서 차츰 熱이 높아져서 38~40° 程度의 熱이 繼續하게 된다. 脈도 빠르고 呼吸도 苦痛스러우며 가슴의 疼痛도 呼訴하게 되고 咳와 痰도 나온다.

구루우푸性 肺炎에서는 페니시링 等의 抗生物質劑가 잘 들으므로 1~3日
이 되면 熱이 내리는 수가 많으나 老人性肺炎과 같이 처음부터 熱도 그렇게
甚하지 않는 者에서는 갑자기 惡化하여 死亡하는 일이 적지않다. 氣管支肺
炎에는 페니시링 等은 구루우푸性 肺炎처럼 잘은 안 듣는다. (長濱)

〔治 療〕

〔小靑龍湯(78)〕 氣管支肺炎의 初期에서 頭痛이 있고 기침이 나는 境遇에
쓰면 좋다. 小便이 잘 나오게 되어서 熱이 내리는 수가 있다. 熱이 높을
때는 石膏 5.0을 加하면 좋다.

〔小柴胡湯(76)〕 肺炎으로 定해져서 熱이 繼續되고 胸部가 重苦하여 입
이 쓰고 혀에 白苔가 나며 食欲도 없고 기침과 呼吸困難은 그렇게 甚하지
않는 病狀에 써서 좋다.

〔柴胡枳桔湯(51)〕 胸部에서 가슴 밑에 걸쳐서 重苦하며 强하게 膨脹한
것 같고 咳·痰도 많은 境遇에 쓴다. 이 處方이 的中하면 熱도 차츰 내리고
症狀도 빨리 輕快해진다.

〔大柴胡湯(103)〕 胸部와 가슴밑의 膨脹이 甚할 境遇로서 便秘를 隨伴하
고 있을 境遇에 쓴다. 平素에 健康한 사람으로서 衰弱한 모습이 보이지 않
는 境遇가 아니면 써서 아니된다.

〔柴胡桂枝乾姜湯(53)〕 寒氣를 자주 呼訴하고 조금 氣力도 없으며 腹部에
動悸를 느끼기 쉽고 입이 마르며 땀이 나기 쉬운 境遇에 쓰면 좋다.

〔桃核承氣湯(111)〕 구루우푸性 肺炎으로서 譫語를 하는 病狀이며 便秘가
계속할 境遇, 特히 婦人의 境遇, 月經閉止 等을 隨伴하고 있을 때 注意하고
쓰면 輕快하는 수가 있다. 湯의 代身으로 製劑된 丸藥을 써 보는 것도 좋다.

〔眞武湯(86)〕 熱이 그렇게 높지 않을 境遇, 胃腸이 弱한 사람과 老人 또
는 小兒의 痲疹과 百日咳에 續發한 肺炎 等에는 이와 같은 附子가 든 藥이
必要하게 된다. 페니시링을 써서 病狀이 그렇게 잘 輕快하지 않을 境遇나
차츰 衰弱하여 질 境遇에는 試驗해 보는 것이 좋다.

〔四逆湯(65)〕 衰弱하여 下痢를 하기도 하고 또는 手足이 冷해지기도 하
는 重篤症狀을 救하는 處方이다. 亦是 附子가 들어가므로 함부로 써서 도라

어 危險하다.

〔竹筎温膽湯(105)〕 回復期로 向하여 와도 아직 熱이 내리지 않고 잠을 자지 못하며 亢奮하기 쉽고 기침과 痰도 많을 境遇에 쓴다. 熱 때문에 苦痛이 甚하면 이 處方에 石膏 5.0을 加하면 좋다.

〔竹葉石膏湯(106)〕 發熱이 繼續하여 衰弱氣味가 있으며 입이 마르고 숨이 답답할 症狀에 쓴다.

〔炙甘草湯(69)〕 衰弱이 눈에 뜨이고 心悸亢進이 著明할 境遇에 쓴다. (長濱)

〔針 灸〕

肺炎의 境遇에는 針도 灸도 大概는 不適應하다. 그러나 後谿(126)에 20壯 灸한즉 奏効하는 일이 있다.

高熱, 呼吸困難 等의 重症症狀이 사라지고, 37° 以下가 되었을 때는 身柱(59), 風門(67), 靈台(60), 尺澤(100)에 半米粒大의 灸 三壯을 뜬즉 恢復을 빠르게 한다. (代田)

〔民間藥〕

肺炎에는 蝸牛의 黑燒의 粉末 1匁(4g)에 蕎麥粉을 조금 섞어서 이것을 一量 2杯쯤 마신다. (栗原)

肺結核

〔症 狀〕

肺浸潤이라고 하기도 하나, 今日에는 一般으로 肺結核이라고 불려지고 있다. 結核菌에 依하여 일어난다. 大概는 모르는 사이에 發病하여 그 經過도 一般的으로 極히 慢性이다. 但 急性으로 惡化하는 惡性인 것도 있다.

結核에 感染되면 쓰베리구링反應이 陽性으로 된다. 그後 一年이나 一年半 사이에 發病하는 일이 많다.

發病의 처음에는 全身의 疲勞倦怠感, 食欲不振, 熱感, 頭痛, 肩臂痛, 여위는 等의 氣味가 있으나 特別한 自覺症狀이 없을 때도 있다. 感氣가 좀처럼 낫지 않는다고 생각하고 있으며 X線寫眞에 依하여 비로소 아는 일이 많다. 또 아무 自覺症狀이 없고 定期 檢診 等으로써 비로소 發見되기도 하고 突然히 咯血을 일으켜서 비로소 病이란 것을 아는 일도 不少하다.

病狀이 나타난 者에는 손이 늦으면 微熱이 나고 기침과 痰도 나오게 된다 盜汗이 나는 사람도 있다.

一時 病狀이 輕快하여 平熱이 繼續하고 있으며, 暫時 지나면 突然히 咯血을 일으키고 熱이 나며 肺의 病巢가 擴張하여 가는 일이 있다. (이와 같이 惡化하여 가는 것을 슈우프라고 한다)

肺의 病巢가 무너져서 가운데가 空洞이 되면 黃色인 濃性의 痰이 나오게 되고 檢痰하면 結核菌을 認定하게 된다. 이렇게 되면 他人에 感染시킬 危險도 增大한다.

肺以外의 身體 各部에 合倂症을 일으키는 일도 있고 가장 많은 것은 腸結核이며, 其他 肋膜炎과 喉頭結核, 腹膜炎, 腎, 膀胱結核, 骨結核(가리에스) 等을 일으킨다.

今日에 있어서는 治療의 中心은 化學療法(스트레프트마이싱, 파스, 히도라짓트 等에 依한 治療)과 外科療法으로 되어 있으나 大氣, 安靜, 榮養이라는 自然療法의 原則도 無視할 수는 없다. 그리고 一般으로 早期에 發見된 者일수록 낫기 쉽다. 또 以前에는 가장 體力을 弱하게 하는 根本이 되었던 腸結核과 같은 合倂症이 化學療法에 依하여 거의 解決하게 되었으므로 死亡率도 적게 되었다. 그러나 그 半面 胃症狀 等을 隨伴하는 者가 많아졌다.

適確한 化學療法도 重要하나 治療의 要諦는 亦是 病을 고치는 體力을 붙이는 데 있는 것이므로 自然的 治癒力을 길러 增强시키는 目的으로서 漢方治療는 推奬되어서 좋은 方法이다. 特히 抗結核劑를 亂用한 結果, 藥에 耐性이 이루어져서 使用하지 못하게 되었을 境遇는 漢方治療가 남겨둔 길이 된다고 하여도 좋을 程度이다. 또 化學療法에 際하여 副作用 때문에 파스를 아무래도 마시지 못하는 사람은 代身 漢方藥을 服用하여도 좋다. (長濱)

〔治 療〕

〔小柴胡湯(76)〕 初期의 輕症 또는 中等症으로서 微熱, 全身에 倦怠感이 있으며 食欲이 없다고 하는 症狀에 一般的으로 使用된다. 症狀이 거의 없어

져도 普通體格 또는 몸이 가는 사람으로서는 體質改善으로서도 有用하다.

〔柴胡桂枝湯(52)〕 小柴胡湯과 같은 目標로서 微熱 때로는 頭痛, 盜汗의 傾向이 있는 사람, 感氣에 걸리기 쉬운 사람이나 婦人 等에 좋을 境遇가 있다. 胸痛과 腹痛을 呼訴하기 쉬운 사람에도 좋다.

〔柴胡桂枝乾姜湯(53)〕 조금 衰弱氣味로서 血色이 나쁘고 腹部에 動悸를 느끼며 입이 마르고 기침과 痰이 있으며 盜汗도 있고 疲勞하기 쉬운 사람, 血痰이 나고 下痢를 하기 쉬운 者에도 좋다.

〔麥門冬湯(121)〕 發作的으로 甚한 痙攣性의 기침이 나고 그리고 또 痰이 잘 끊어지지 않고 上氣하여苦 痛할 境遇에 좋다. 이러한 症狀은 氣管支의 病變에 依하는 일이 많다. 喀血을 일으켰을 때는 地黃 5.0, 阿膠 3.0을 加하여서 쓰면 좋다.

〔補中益氣湯(136)〕 病狀은 安定된 것 같고 慢性化하여 元氣가 없고 疲勞 倦怠感이 著明할 境遇 盜汗이 있는 사람이라도 좋다. 疲勞感이 얼마 아니되어 없어지고 힘이 붙는다.

〔加味逍遙散(16)〕 疲勞하기 쉬운 사람 特히 婦人에 좋다. 頭痛이 있고 얼굴이 붉으며 月經이 不順하고 입이 마르며 盜汗과 기침이 있는 者에 쓴다 기침이 甚하면 麥門冬 5.0, 阿膠 3.0을 加하여 보면 좋다.

〔黃耆建中湯(7)〕 微熱이 있고 盜汗이 著明하며 手足이 나릿한 사람 腹部가 불러진 사람에 좋다.

〔炙甘草湯(69)〕 動悸・息切을 呼訴하는 사람에 쓴다. 기침이 나고 때로는 血痰이 나며 大便은 때로 秘結하는 사람에 좋다. 比較的 重症의 사람에 쓰는 境遇가 많다.

〔竹葉石膏湯(106)〕 높은 熱이 繼續하고 衰弱하여 입이 마르며 숨이 답답한 狀態가 繼續할 境遇에 써 본다.

〔桂麻各半湯(43)〕 化學療法을 行하고 있어도 熱이 없어지지 않으며 갑자기 發熱할 境遇에 써 보면 좋다.

〔秦芃別甲湯(85)〕 小柴胡湯, 柴胡桂枝乾姜湯, 黃耆建中湯 等을 服用하여도 效果가 없을 境遇 또는 長期 化學療法에 依하여도 잘 輕快하지 않을 경우

或은 X겐 診斷으로서 病巢는 確認되나 自覺症狀은 별로 없을 境遇 等에는 한번 試驗해 볼 좋은 處方이다.

〔滋陰降火湯(57)〕 기침과 痰이 있으며 便秘하기 쉽고 皮膚가 검으스럼한 사람, 中等症 以上인 病狀의 사람에 써서 좋을 경우가 있다. 食欲이 없고 下痢를 하는 者에는 맞지 않으므로 中止한다.

〔滋陰至寶湯(58)〕 婦人의 重症에 써서 좋을 경우가 있다. 熱이 계속하고 기침이 나며 입이 마르고 盜汗, 月經不順 等이 있을 경우에 적합하다. 滋陰降火湯을 써서 下痢를 하는 사람에 써 보는 것이 좋다.

〔香砂六君子湯(44)〕 胃腸障害를 隨伴하기 쉽고 食欲이 없으며 때로는 下痢를 하는 사람, 一般的으로 血色이 나쁘고 全身倦怠感이 있으며 腹部에 힘이 없는 사람에 쓴다.

〔安中散(1)〕 腹痛을 呼訴하기 쉽고 嘔吐感을 隨伴하는 사람으로서 一般으로 배에 그렇게 힘이 없는 者에 쓴다.

파스를 服用하여 食欲을 害치고 嘔氣를 일으키는 사람은 散(粉末)을 1回에 3.0g씩 服用한즉 副作用(胃障害)을 免하여서 續服할 수가 있다.

嘔吐가 甚한 境遇에는 小半夏加茯苓湯(79)을 臨時로 쓰면 좋다. 까스 때문에 胃部에 不快感이 있고 답답할 때는 半夏瀉心湯(125)을 써보는 것도 좋다.

〔眞武湯(86)〕 熱은 별로 없고 腹痛・下痢가 계속하며 腹部에 까스가 차기 쉬운 사람(大槪는 腸結核)에 쓴다.

〔三黃瀉心湯(54)〕 上氣하고 喀血하기 쉬운 사람 便秘하기 쉬운 사람에 쓴다. 喀血을 그치게 하는 目的에는 冷하게 하여 마시는 것이 좋다.

〔黃解散(8)〕 喀血時에 冷水로서 頓服하면 喀血이 그치는 수가 있다.

〔桃核承氣湯(111)・桂枝茯苓丸(41)〕 喀血과 血痰의 傾向이 있는 사람은 漢方的으로 말하면 瘀血症인 사람이 많다. 또 便秘의 傾向(婦人에서는 다시 月經異常)도 있으므로 이러한 藥方을 쓸 必要가 생긴다.

이 두가지 外에 同類의 藥方인 大黃牡丹皮湯(101)을 加한 三方의 複合에 依한 製劑 고一개쓰강은 丸藥으로 되어 있으므로 쓰기 쉽고 같은 效果를 볼 수 있다. 特히 婦人의 病에는 連用하고 있으면 經過가 좋을 경우가 많다.

咯血을 隨伴한 뉴우프일 때는 便通을 緩하게 할 程度로 加減하면서 이 丸藥을 쓰고 있으면 數日 中에 熱도 내리고 回復이 빠르다.

〔當歸芍藥散(114)〕 婦人의 病으로서 貧血의 傾向이 있고 冷性이며 動悸, 眩暈, 月經不順 等을 隨伴하는 사람에게 續用하면 좋다. (兼用도 可) 下痢하기 쉽고 고오개쓰강을 쓰지 못할 경우에는 이 藥方을 쓰면 좋다. 또 이方과 桂枝茯苓丸(41)과의 複合處方의 製劑(고─개쓰강 B)도 있으므로 判斷이 定하기 어려울 때는 便利하다. (長濱)

〔灸 針〕

化學療法 出現 以前에는 針灸 共히 秦効했으나 現今에 있어서는 極히 初期든지 輕症인 者이든지 恢復期에 向한 者에 行하는 것이 適切한 것같이 생각된다. 無熱者로서 治癒가 늦어질 우려가 있는 者에는 化學療法과 倂用할 것을 권하고 싶다. 顯著히 그 治癒를 促進한다.

本病에 灸를 할 경우는 極히 注意깊게 할 必要가 있다. 그렇지 않으면 도리어 症狀을 惡化시킨다. 灸는 깨알 크기로 하고 三壯을 넘지 않도록 할 것灸點의 數를 많이 아니할 것.

많이 쓰이는 灸穴은

身柱(59), 大杼(66), 靈台(60), 中脘(35), 尺澤(100), 足三里(129)

最初에 灸할 경우는 身柱(59), 風門(67)에만 떠 보고 數日이 되어도 熱이나지 않으면 靈台(60)를 더하고 尺澤(100)을 더하며 中脘(35), 足三里(129)를 더하도록 한다.

針은 對症的으로 쓴다. 기침의 鎭靜에 尺澤(100), 大杼(66), 兪府(43) 肩臂痛이나 背痛에 風門(67), 天節(88), 心兪(70), 膈兪(71), 食欲이 不進한 데에 中脘(35), 胃倉(85), 脾兪(74), 神經衰弱氣味가 있으면, 天柱(15), 百會(1), 神門(113)에 施針한다. (代田)

〔民間藥〕

肺結核이 秘傳藥으로서 古來 常用된 것은 鰻(뱀장어)의 黑燒와 마늘을炒하여 粉末로 한 것(마늘은 冷凍하여 滑石을 混合해서 粉粹하면 粉末이 된다)을 섞어서 이것을 常用하면 좋다고 한다.

鮭頭를 조금 엷게 切斷하여 串에 꿰어 이것을 구워 그것을 野菜와 함께 煮하여 常食한다. 참으로 美味의 榮養品이다.

자리가니 (가재의 一種)는 元來, 아메리카의 産이지마는 食用蛙의 다음에 日本에 傳來한 것이 近來 各地의 水田, 小川에 繁殖하여 벼포기를 끊으므로 稻作의 害虫으로서 一名 에비가니라고 한다. 그 자리가니를 茹하여 乾燥해서 粉末로 만들어 肺結核의 强壯藥으로 한다.

1回에 1.0~1.5g 자리가니에는 「蛭蚓」가 寄生하고 있어서 지스토마病을 일으키기 쉬우므로 반드시 煮沸하여 使用한다. 灰分中에 鐵分이 0.8%드 있으므로 消耗疾患에는 좋은 榮養劑이다.

肺結核에 滋養劑로서 牡蠣肉이 쓰인다. 牡蠣의 껍질은 아니다. 牡蠣는 盜汗에 잘 듣는다. 牡蠣를 잡아서 껍질을 깨어서 肉을 取하여 그 살아 있는 것을 곧 乾燥器에 넣어서 乾燥하면 第一 좋다. 구리고오갠을 많이 含有하고 있다. 지금은 그러한 粉末을 製造하고 있는 곳도 있다.

肺結核으로서 기침이 甚하고 血痰이 나오는 데는 蓮根의 마디를 긁어서 그 汁을 마신즉 極히 좋다. 마디가 아니라도 蓮根을 잘 씻고 陶器製의 긁는 器具로 긁어서 그 汁을 마셔도 좋다.

「體質改善을 爲하여」薏苡를 皮付 또는 精白 어느 것이라도 좋으나, 焙焰으로서 炒하고 다시 摺鉢으로 갈아 부수어서 1日分 15g 을 大略 300cc의 물로써 煎하고 포다아쥬와 같은 스트 부로서 이것을 食間 適當한 時間에 마신다. 또는 精白한 「薏苡」를 하룻밤 물에 담가 두었다가 이것을 粥과 같이 煮하여 軟하게 한 後 牛乳을 섞어서 먹는다. 마치 오토밀와 같은 것이다.
(栗原)

肺壞疽

〔症 狀〕

腐敗菌에 依하여 肺組織이 썩어 오는 病이다. 처음에 38~40° 쯤의 熱이 나고 咳·痰이 많아진다. 痰은 刺激性의 惡臭가 있고 腐敗性의 甘臭를 띠고 있다. 痰을 방치하여 두면 세개의 층으로 나누어진다. 第一은 粘液膿性

124

으로서 肺의 壞疽片을 품고 있다. 甚한 기침과 喀血, 胸痛, 呼吸困難等을 수반하는 일도 있다. 또 痰을 들이마시어 食欲不振, 嘔吐, 下痢 等을 일으켜서 衰弱하기 쉽다.

慢性의 病이지마는 初期에 適當한 治療를 行하지 않으면 全治하기 어렵다 (長濱)

〔治 療〕

〔桔梗湯(27)〕 咽喉에 乾燥感을 느낄 때에 濁한 痰이 나오는 경우에 試驗해보면 좋다.

〔柴胡枳桔湯(51)〕 때때로 熱이 나고 기침도 많으며 가슴이 아프고 惡臭가 있는 痰이 나온다는 것과 같은 이 病의 病狀이 갖추어진 者에 써서 좋은 藥方이다.

〔麻杏甘石湯(139)〕 기침이 나고 膿血痰을 내며 목이 마르는 경우에 쓴다 桔梗 2.0g을 加하면 좋다.

〔麻杏薏甘湯(140)〕 初期에서 寒氣가 나고 숨이 막히는 感이 일어나며 기침이 繼續하여 얼굴이 달고 痰이 많으며 가슴이 아플경우에 試驗해 보면 좋다. (長濱)

〔針 灸〕

針灸 共히 不適症하다. 手三里(116), 孔最(103)에 灸를 하여 보는 것도 좋다.

胸膜(肋膜)炎

〔症狀〕

大部分은 結核性이며 肺의 結核初에 感染에 續發하는 일이 많다. 肺를 둘러 감고 있는 二枚의 肋膜의 內腔의 炎症이다.

처음에 먼저 胸痛이 있다. 特히 呼吸時에 側胸部에 疼痛을 느낀다. 熱이 나고 輕한 기침과 呼吸 困難도 일어나며 全身倦怠感, 食欲不振 等을 呼訴하게 된다.

肋膜腔內에 滲出液이 차는 것 (濕性肋膜炎 또는 滲出性肋膜炎)은 短時日

中에　呼吸困難이　甚하게　된다.

　滲出液이　차지　않는　것(乾性肋膜炎)은　肋間神經痛으로　보기　쉬우나　微熱이　수반함으로써　알　수　있다.　또　二枚의　肋膜이　비비대는　소리가　나는　것같이　느끼는　일도　있다.

　肺結核과　合併하여　일어나는　경우도　많다.　(長濱)

〔治　療〕

〔小柴胡湯(76)〕　乾性　濕性의　어느　경우라도　輕症인　경우에는　널리　쓰인다　熱이　있고　기침이　나며　食欲도　없고　胸痛　또는　가슴이　답답한　症狀이　있으면　使用한다.　胸痛이　甚하면　黃連　1.5　瓜呂仁　3.0을　加한다.　(柴陷湯이라는　處方이　된다)

〔柴胡桂枝湯(52)〕　胸部　外에　複部에도　重苦感이　波及하고　있는것　같을　경우에　使用한다.

〔大柴胡湯(103)〕　症狀은　甚하나　體力은　衰하지　않고　便秘하기　쉬운　者에는　이　藥方이　좋다.

〔柴胡枳桔湯(51)〕　가슴에서　가슴　밑까지　굳어지고　기침과　痰을　수반하는　경우에　쓴다.

〔柴胡桂枝乾姜湯(53)〕　若干　衰弱하여　動悸,　息切,　口乾　等이　있을　경우에　쓴다.

〔補中益氣湯(136)〕　氣力이　衰退하고　腹部에도　힘이　없으며　食欲도　없어지고　盜汗　等을　수반하는　者에　쓴다.

〔加味逍遙散(16)〕　月經이　不順하고　疲務하기　쉬운　體質의　婦人에는　이　處方이　좋을　때가　있다.

〔小靑龍湯(78)〕　滲出液이　많으나　衰弱의　徵候가　없는　사람에　쓰면　滲出液이　빨리　除去된다.

〔眞武湯(86)〕　熱과　咳는　輕度이지마는　貧血氣味이고　寒氣가　있으며　倦怠感　衰弱感이　있는　者에　쓴다.　下痢를　수반하는　者에도　좋다.

〔茯苓飮(129)〕　恒常　胃에　飮食物이　차여　있는　感이　있고　때로는　아프며　小便이　나오는　것이　나쁜　者에는　이　藥方을　써서　좋을　때가　있다.　(長濱)

〔針 灸〕

胸膜炎은 乾性이든지 濕性이든지 모두 針灸療法이 適應한다. 다만 이것을 行할 時期를 選擇하는 것이 重要하다. 熱은 37°5′ 以下가 아니면 아니 된다 濕性으로서 胸水가 많이 차있기 때문에 呼吸困難을 일으키고 있을 경우에는 胸水穿刺를 하든지 漢方의 湯液에 依하여 胸水를 吸收시키는 것이 必要하다.

乾性의 경우는 大槪 胸痛, 背痛을 呼訴하나 이에 對하여는 壓痛點을 背部 또는 肋間에 求하여 施針하면 有效하다. 灸도 身柱(59), 大杼(66), 靈台(60), 膈兪(71), 天宗(90), 中脘(35), 期門(50), 郄門(104), 外丘(133) 等에 半米粒大 三壯을 뜬다. 天宗은 患側만을 쓰면 좋다.

濕性인 경우는 먼저 郄門(104)에 灸하기를 七壯. 이 灸가 特히 有效하다. 高熱의 경우에 떠도 좋다. 그 外는 乾性인 경우에 準하고 熱이 37°5′ 外下인 者에 行한다.

慢性的으로 오래갈 경우에는 그 治療를 促進한다. 大體로 症狀이 없어진 後에 病의 恢復을 促進하고 完全히 治癒시켜서 肺結核과 脊椎가리에스의 發病을 豫防하는 意味에 있어서의 治療法으로서 灸療는 極히 適應한다. (代田)

循 環 器 病

心內膜炎

〔症 狀〕

單純性인 것과 急性細菌性인 것과 亞急性細菌性인 것으로 나누어지며 單純性인 것은 急性關節 류—마치스에 原因하는 일이 많고 細菌性인 것은 一種의 敗血症이다.

單純性 心內膜炎은 心臟部에 疼痛, 壓迫感을 呼訴하고 發熱은 輕度이다. 脈은 頻數이며 弱하고 작다. 貪血, 치아노—제, 呼吸困難 等을 일으킨다. 心尖部에 微弱한 收縮期雜音을 聽取하고 心尖搏動이 左方으로 偏在하고 大槪

는 1, 2個月 中에 漸次 快方으로 向하나 때로는 弁膜障害를 남긴다.

急性細菌性 心內膜炎은 敗血症의 症狀을 나타내고 全身症狀이 强하며 高熱을 發하고 關節이 아프며 脈搏은 微弱, 不整으로 되고 脾臟이 붓고 肺·胃·腸·腎 等에 塞栓症狀을 일으키고 皮膚, 粘膜, 網膜 等에 紅斑이 생기며 或은 小出血을 일으켜서 重篤한 症狀을 나타낸다.

亞急性 細菌性心內膜炎은 發病이 徐徐히 일어나고 初期에 微熱이 있을 때도 있으나 全혀 熱이 없을 경우도 있다. 顔色은 蒼白하고 貧血하며 倦怠·疲勞感·關節痛이 있고 脾運·皮膚粘膜의 出血·呼吸困難·浮腫을 일으키는 일이 일다. (矢數)

〔治 療〕

細菌性인 것은 抗生物質을 倂用하는 것이 좋다. 單純性인 것이나 惡急性인 것에는 漢藥을 쓴 즉 一般症狀이 好轉한다.

〔柴胡姜桂湯加吳茱萸·茯苓(53)〕 體力이 若干 衰하고 脈도 배도 힘이 없으며 貧血氣味가 있고 胸部壓迫感과 心悸亢進·息切·口乾 或은 微熱·盜汗 等이 있는 者에 쓴다.

〔柴胡桂枝湯(52)〕 亞急性의 것으로서 그렇게 體力도 衰하지 않고 微熱, 가슴이 답답하며 關節이 아프고 脾臟이 부으며 입이 쓰고 食欲이 없는 者에 쓴다.

〔炙甘草湯(65)〕 心悸亢進, 脈의 結締가 있으며 息切이 甚하고 手足이 달며 榮養이 衰退하고 皮膚가 꺼칠꺼칠하게 乾燥하며 便秘하기 쉬운 者에 좋다.

〔木防已湯(142)〕 呼吸困難이 甚하고 喘鳴이 일어나며, 또 浮腫을 수반하고 가슴이 답답하며 가슴 밑이 굳게 痞하여 돌과 같이 떵떵한 者에 좋을 때가 있다. (矢數)

〔針 灸〕

이 病은 時期의 如何를 不問하고 針灸는 不適當하다. (倉島)

〔民間藥〕

動悸, 息切이 甚할 때는 「鈴蘭」의 뿌리를 1그램쯤 熱湯 150cc 가운데에 넣어서 5分間쯤 煮한다. 뜨거울 때에 쳐서 滓를 除去하고 그 汁에 氷砂糖과 生姜汁을 加하여 이것을 適宜 2回로 分服한다. 「鈴蘭」은 東北, 北海道 地方에 自生하는 多年草이며, 白色 鐘狀形의 예쁜 꽃이 下方으로 쳐져서 피는 풀이지마는 그 成分은 相當히 强하므로 連續服用해서는 아니된다. 4,5日 계속하면 한번은 쉰다. 即 間隔을 둔다.

福壽草의 뿌리도 같은 效果가 있다. 亦是 蓄積作用이 있다. 또 動悸가 鎭靜하게 되면 茯苓, 澤瀉, 乾姜, 桂枝, 各 4그램 混和, 물 300cc로서 煎한 것을 1日에 3回로 分服하면 좋다. (栗原)

心臟弁膜症

〔症 狀〕

心臟의 弁膜은 僧帽弁, 三尖弁, 大動脈弁, 肺動脈弁 等이 있으며 弁이 破하여 닫혀지지 않으므로 逆流하는 것과 血液이 通過하는 구멍이 좁아져서 흐르지 않는 것이 있다. 即 閉鎖不全과 狹窄이 그 各各에 있는 셈이며 病狀도 여러 가지다.

젊고 元氣 있는 때는 負擔에 잘 견디지마는 弁膜이 故障이 甚해지거나 老人이 되어 가면 代償機能이 喪失되어서 甚한 苦痛이 일어난다.

弁膜症이 惡化되면 浮腫이 나타나고 呼吸이 답답하며 小便이 적어지고 眩暈가 나며 치아노오재라고 하여 頰과 唇과 指先 等이 紫色으로 變한다. 조금 걸어도 숨이 차고 咳嗽와 痰이 나오며 喘息과 같이 목이 거렁거렁하고 呼吸이 困難해지며 心臟喘息을 일으켜 온다. 옆으로 누운 즉 숨이 답답해지므로 起坐呼吸이라고 하여 이불을 겹쳐 쌓아서 기댄 그대로 잠자게 되고 下半身에 甚한 浮腫이 일어난다. (矢數)

〔治 療〕

〔炙甘草湯(69)〕 貧血하고 있으며 動悸와 息切이 있고 脈이 結締하는 者에 잘 쓰인다 .其他, 입이 마른다든지 手足이 단다고 呼訴하는 者에 좋다. 下痢 氣味가 있는 者와 이것을 마신 뒤 食欲이 衰한다든지 下痢한다든지 하는 경우는 中止하고 다음 藥을 주는 것이 좋다.

〔柴胡姜桂湯加吳茱萸·茯苓(53)〕 貧血·動悸·口渴·下痢氣味가 있는 者에 써서 좋다.

〔當歸芎藥散(114)〕 自覺症이 가볍고 貧血氣味이며 眩暈·動悸·手足이 冷한다고 하는 程度인 者에 오래 쓰면 좋다.

〔木防已湯(142)〕 代償機能의 障害가 일어나서 咳嗽·喀痰·呼吸促迫·心下部가 堅固하여 돌과 같이 팅팅하며 肝臟도 붓고 옆으로 눕지를 못하며 小便도 적어진 者에 써서 奏効하는 일이 있다.

〔茯苓杏仁甘草湯(130)〕 病勢가 激甚하고 呼吸促迫·咳嗽·喀痰이 있으며 胸中이 痞하여 답답한 者로서 心下部가 그다지 堅硬하지 않는 者에 써서 좋을 때가 있다.

〔四君子湯加陳皮·半夏·當歸·黃耆(66)〕 胃腸이 弱하고 皮膚筋肉도 軟弱하며 弛緩體質의 本病 患者에는 오래도록 이 方을 服用시킨다.

〔四物湯(67)〕合〔苓桂朮甘湯(147)〕 이것은 四物湯에 苓桂朮甘湯을 合한 것으로서 普通 連珠飮이라고 부르고 있다. 病勢는 그렇게 甚하지는 않으나 조금 움직여도 動悸와 息切이 있으며 貧血하고 있는 者에 잘 듣는다.
(矢數)

〔針 灸〕

心臟弁膜症은 治癒를 바랄 수는 없으나 對症療法으로서 症狀의 輕減을 꾀하는데 有效하다. 特히 輕度의 것. 中等度의 것에 對하여 針灸의 治灸의 治療를 加하면 著明하게 輕決하는 者가 많다. 重症의 心臟弁膜症은 針灸의 適症이 아니다.

治療의 方針은 心力의 輕減을 꾀하는 目的에서 末梢部 血流의 促進에 目標를 두고 다음의 經穴을 使用한다.

中腕(35), 右期門(50) 또는 右上期門(51), 左側兪府(43), 腎兪(77)

身柱(59), 天窌(88), 至陽(61), 左天宗(90), 郄門(104), 左神門(113)

足三里(129), 陽陵泉(131), 照海(155)

輕度의 心臟弁膜症에 對하여는 위의 經穴을 全部 使用하여도 關係가 없으나 中等度의 것에 對하여서는 위의 經穴을 全部 使用하여도 關係가 없으나

中等度의 것에 對하여는 過剩刺激이 될 憂慮가 있으므로 經過를 보고 適宜 減하지 않으면 아니된다.

即 當分間 左記의 經穴만으로 制限하고 經過를 觀察하면서 適當히 加除하는 것이 좋다.

中腕(35)

腎兪(77)

身柱(59), 天窌(88)

郄門(104), 足三里(129)

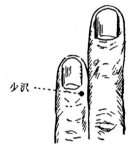

眩暈, 耳鳴, 嘔氣 等을 수반하는 者에는 百會 (1)가 有效하다. 또 小指의 손톱에 가까운 少澤 (127) (第11圖)에 三稜針을 가볍게 쳐서 微量의 瀉血을 行하는 것이 좋다. (倉島)

針灸 第11圖

〔民間藥〕

驚悸·息切에 繁蘗의 汁. (急한 길을 걷고 숨이 가쁘거든 繁蘗의 汁을 絞하여 마셔라」고 했을 程度로 繁蘗를 取하여 그 靑汁을 마실 것을 옛날 부터 권했던 것이다. (栗原)

心臟性喘息

〔症 狀〕

心臟病 患者에 發作性으로 나타나는 呼吸困難을 心臟性 喘息이라고 부르고 있다. 大動脈弁閉鎖不全과 冠狀動脈硬化, 高血壓과 腎臟疾患 때문에 左心室 不全을 가져 왔을 때에 나타난다.

發作은 몸을 움직일 때만이 아니고 夜間 安靜할 때에도 間或 襲來하며 發作時는 呼吸困難뿐이 아니고 激甚한 苦悶과 不安을 呼訴하고 冷汗을 흘리며 그 持續은 數 十分에서 1,2時間에 미치는 일이 많다. 脈은 微細하며 頻數이 되는 者도 있으며 結締를 가져 오는 者도 있다. (矢數)

〔治 療〕

氣管支喘息과 달라서 生命을 犯하는 일이 있으므로 治療에 當하여는 細心

한 注意를 要한다. 安靜을 지키고 不安을 除去하도록 하지 않으면 아니된다.

〔茯苓杏仁甘草湯(130)〕 呼吸困難, 가슴이 막히고 喘咳, 輕度의 浮腫等이 있으며 心下部가 그렇게 硬하지 않을 경우 이 方이 잘 들을 때가 있다.

〔木防巳湯(142)〕 呼吸困難이 甚하고 옆으로 눕지도 못하며 跪坐呼吸을 하고 가슴이 답답하며 喀痰咳嗽가 있고 心下部가 돌과 같이 硬하며 肝臟의 鬱血을 일으키며 腹水와 全身의 浮腫이 있는 者에 쓴다. 大槪의 境遇 茯苓 5.0을 加한다. 咳嗽喀痰이 많은 者에는 紫蘇子 3.0, 桑白皮 3.0, 生姜 1.0 을 加한다.

〔變製心氣飮(133)〕 前方을 쓸 경우와 거의 비슷하나 前方이 應하지 않고 心下部에 動悸를 觸할 수 있고 一般狀態의 重한 者에 좋다.

〔五積散(46)〕 一般症狀이 輕微하고 心下部가 痞하는 感이 있으며 그렇게 硬하지 않을 때에 좋을 때가 있다. (矢數)

〔針 灸〕

針灸는 發作을 緩解하고 또는 發作의 回數를 적게 하는데 必要한 療法이 다. 오래도록 계속하는 것이 좋다.

胸腹部 : 中腕(35), 上期門(51), 兪府(43) 또는 中府(53)

腰　部 : 腎兪(77), 脾兪(74)

肩背部 : 身柱(59), 風門(67) 또는 天窌(88), 心兪(70), 靈台(60)

上肢部 : 曲池(99) 또는 尺澤(100), 郄門(104) 또는 孔最(103)　또는 少海
　　　　(102)

下肢部 : 足三里(129), 照海(155) 또는 然谷(156) 또는 三陰交(154)

小指의 손톱에 가까운 少澤(127)에 刺針하여 微量의 瀉血을 行하는 것이 좋 다. 또 頭項部의 百會(1) 또는 顖會(3)가 奇效를 올리는 일도 있으므로 追 加하여 보는 것이 좋다.

그 外에 肩背部에 血絡을 發見할 수 있게 되면 가볍게 三稜針을 쳐서 吸 角을 붙이는 것이 좋다.

또 發作時의 應急處置로서 仰臥位를 한 그대로 얼굴을 若干 仰向시키고 人 迎(31)에 刺針하면 좋다. 깊이 1cm 쯤 內外頸動脈의 分岐部를 目的으로 動脈

게 達하도록 찌른다. 使用하는 針은 寸6 銀針 3番이 適當하다. 嚴重한 滅菌
을 要할 것은 勿論이다.

(動脈洞刺에 對하여는 針灸의 入門 參照)

狹心症

〔症　狀〕

가슴이 감아매인 것처럼 답답하고 아픈 發作이 일어나는 것을 狹心症이라
고 한다. 이와 같은 症狀을 일으키는 것을 梗塞狹心症과 眞性狹心症과 神經
性狹心症의 세가지로 나누고 있다.　앞에 것 부터 차례로 病이 무겁고 神經
性의 것은 죽는 일은 거의 없다.　發作은 大槪 突然히 일어나고 腕部 特히
胸骨의 中央에서 3分의 1쯤의 部分의 안 쪽에 大端한 疼痛이 始作하여 지금
곧 죽음이 닥치는 것 같은 苦悶感이 일어난다.　이 疼痛은 左肩과 左上肢內
側에 傳해져서 肘에서 藥指와 小指의 끝까지 達한다. 때로는 숨이 막히는 듯
한 呼吸困難을 수반하기도 하고 心臟性 喘息을 일으키기도 한다. 血壓은 發
作할 때는 높아지고 脈도 많으며 不整脈을 나타낼 때도 있다.　患者의 顔色
은 푸르고 冷汗을 흘리며 或은 紅斑을 나타내는 일이 있다.　發作은 數秒間
에서 2,30分되는 일이 많고 間或 1時間에 미치는 일이 있다.

狹心症은 왜 일어나는가 하면 大槪는 心臟을 둘러싸고 있다.　冠狀動脈의
病變 特히 動脈硬化症에 依한 血管의 狹窄에 原因한다고 하고 있다. 心臟이
普通 以上으로 活動하였을 때 冠狀動脈이 좁은 때문에 心臟의 筋肉이 必要
한 血液이 돌지 않으므로 거기에 發生한 老廢物을 酸化解毒하여 掃除할 수
없다.

그 老廢物이 知覺神經을 刺激하여 疼痛을 일으킨다.　이 冠狀動脈의 가는
(細) 곳에서 血液이 凝固하여 動脈을 閉塞하여 버리는 것이 梗塞性狹心症이
며 甚한 症狀을 일으켜서 虛脫狀態에 빠지고 半數쯤은 死亡한다.

〔治　療〕

狹心症의 藥方은 여러가지 있으나, 여기서는 마시기 좋고 後에 發作이 일
어나지 않도록 하는 處方만을 든다.

〔柴胡加龍骨牡蠣湯(50)〕 이 方은 動脈硬心症이 있어서 心下部가 띵띵하며 心下臍上에 動悸가 있고 上氣, 心悸亢進, 不眠, 煩悶의 狀이 일어나며 놀래기 쉽고 精神感動에 依하여 狹心症 發作을 일으킨 者에 좋다. 나는 大概의 경우 이에 黃連과 葛根을 加하여 쓰고 있다.

〔瓜呂枳實湯(19)〕 輕症의 狹心症으로서 痰이 가슴을 막고 疼痛을 發하며 言語障害를 일으키기도 하고 慢性氣管支炎을 하고 있을 경우에 잘 쓰인다.

〔瓜呂實·薤白·半夏〕 瓜呂實 3.0, 薤白 乾燥한 것 4.5 半夏 6.0의 세가지를 물 400cc에 酢를 40cc 加한 것으로써 煎하여 200cc로 하고 發作이 조금 鎮定되었을 떼를 가려서 마시면 좋다. 이것은 마시기 좋지 않는 藥이므로 少量씩 마셔도 좋다. (矢數)

〔針 灸〕

針灸發作時의 應急處置에 對하여 心臟性 喘息의 後尾에 述한 人迎(31) 刺針을 行한다. 即 左右로 洞刺를 行하고 다음에 小指先端의 小澤(127)에 三稜針을 치고 小指의 付根에서 싸듯이 하여 될 수 있는 대로 많이 瀉血한다. 아무래도 나지 않을 때까지 계속하여 絞出한다. 다만 아무리 努力하여 絞出하여도 1cc에 達하는 일은 없다.

왼 便의 少海(102), 神門(113), 養老(125), 郄門(104) 等에 若干 强한 針을 行하고 同所에 灸한다.

發作의 豫防과 狹心症의 輕快를 꾀할 目的으로서 左記의 經穴에 每日 1回 施灸한다.

胸腹部：中腕(35), 巨闕(34), 또는 膻中(33), 左中府(53)

腰 部：腎兪(77), 脾兪(74), 次髎(81)

肩背部：身柱(59), 天髎(88), 左天宗(90), 至陽(61), 또는 筋縮(62)

上肢部：曲池(99), 左少海(102), 左神門(113)

下肢部：陽陵泉(131), 照海(155)

頭 部：百會(1)   (倉島)

動脈硬化症

〔症　狀〕

動脈은 새 고무管과 같이 彈力이 있는 것으로서 老人이 되면 헌 고·무管과 같이 彈力이 없어지고 늦추어져서 후렁후렁해진다. 弱해진 血管壁에는 自然의 補强作用이 行해져서 壁이 두터워지고 硬해진다. 이것이 一般으로 動脈硬化症이라고 한다. 가는(細) 動脈이 硬化하면 血液의 通過가 나빠지고 凝血 때문에 閉塞된다. 部分的으로 腦에 硬化가 오면 心臟에서는 狹心症을 일으키고 腎臟에 일어나면 萎縮腎이 되며 그 活動이 나빠진다. 血壓에 견디지 못하게 되면 터져서 腦溢血 等을 일으킨다.

心臟은 흔히 左室에 肥厚와 擴張이 일어나고 大動脈이 延長하며 大動脈音이 著明하게 되고 收縮期 雜音을 들으며 間或 大動脈弁의 閉鎖不全과 狹窄을 일으킨다. 末梢動脈은 硬하게 肥厚하여 血壓이 亢進하여 온다. 不眠, 頭痛, 眩暈를 呼訴하고 神經衰弱類似症을 나타내는 일이 자주 있다. 또 四肢의 冷症 痙攣모양의 疼痛, 異常感覺이 일어난다. 胸痛, 腰痛, 肩痛, 頭痛 等에 苦惱하게 된다.

下肢의 血管에 硬化症이 일어나면 間歇性 跛行이라 하여 걸음을 걸으면 발의 筋肉에 疼痛을 느끼고 休息하면 낫는다는 일이 일어난다. 腸의 血管이 硬化하면 間歇性 腹痛을 일으키게 된다. (矢數)

〔治　療〕

漢方의 藥을 服用하여 自覺症과 함께 血壓이 比較的 短時日間에 降下하는 境遇와 自覺症은 大端히 좋아졌으나 血壓의 數字는 거의 變하지 않을 境遇가 있다. 그 어느 境遇라도 藥이 듣고 있는 것이므로 服藥을 게을리 않고 繼續하면 體質的으로 好轉하여 온다. 自覺症이 좋아지면 아무래도 無理를 하기 쉬우므로 注意를 하지 않으면 아니된다.

〔柴胡加龍骨牡蠣湯(50)〕 動悸, 眩暈, 神經過敏, 上氣, 不眠, 頭痛, 后臂痛 等을 呼訴하고 노이로제 氣味가 있으며 가슴이 답답하고 心下部가 불러서 띠를 매면 답답하다고 하는 者에 좋다. 便秘하기 쉬운 者에는 쓰지마는

便通이 있는 者에는 大黃을 除去한다. 이 方을 팔과 下肢, 腹部가 아프다든지 步行이 困難하다고 하는 者에 써서 좋을 때가 있다.

〔三黃瀉心湯(54)〕 上氣하여 얼굴이 붉게 充血하고 精神이 不安定하며 언제나 沈着하지 못하고 眩暈가 일어나거나 잠이 오지 않는다든지 한다. 便秘症의 사람에 좋다.

〔八味地黃丸(122)〕 身體가 疲困하여 항상 권태감이 있으며 허리의 동통과 下肢에 힘이 없어져서 間歇性 跛行症을 일으키기도 하고 萎縮腎을 일으켜서 밤 小便으로 자주 일어나기도 하며 小便이 잘 나오지 않기도 하는 者에 잘 쓰인다. 肥滿하여 있고 便秘하기 쉬운 者에 많다.

〔大柴胡湯(103)〕 탄탄한 體格으로서 心下部가 堅固하게 緊張하고 俗으로 말하는 卒中型의 사람으로서 血壓도 높고 便秘하기 쉬운 者에 좋다.

〔防風通聖散(135)〕 重役型의 肥滿한 사람에 일어난 動脈硬化症이며 배는 북과 같이 크고 臍를 中心으로 무언가 찬 것같이 떵떵하며 肩凝, 頭重 便秘하는 者에 좋다.

〔當歸芍藥散(114)〕 푸른 硬化症 即 血色이 좋지 않고 手足이 冷하기 쉬우며 疲勞하기 쉽고 眩暈, 頭痛, 耳鳴, 動悸를 呼訴하는 者에 좋다. 婦人의 硬化症에 많이 使用한다. (矢數)

〔針 灸〕 動脈硬化症은 老化現象의 하나의 나타남이라고 생각되고 있다.

따라서 本病의 治療方針은 單純히 外部로부터 加한 藥物과 針灸만에 依持하는 것이 아니고 根本的으로는 日常生活 全體를 適用한 者에 改善하지 않으면 아니된다.

動脈硬化가 全身에 廣汎하게 나타난즉 血壓의 亢進을 가져오고 血壓의 앙진은 逆으로 動脈壁에 有害로 作用하고 다시 動脈硬化를 增惡시키게 되며 漸漸 病勢를 進行시키는 惡循環을 되풀이 한다.

그러나 腦動脈과 心臟의 冠動脈에 硬化가 나타나지 않는 限, 直接 生命에는 危險이 없다.

다음에 動脈硬化症에 對하는 基本的인 針灸의 經穴을 述하고 이어서 各種의 症狀에 應하여 追加하는 經穴을 述한다.

中脘 (35)　水分 (36)

次節 (81)

曲池 (99)　또는　澤田流合谷 (120)

然谷 (156)　또는　公孫 (157)

百會 (1)

不眠, 頭重, 頭痛, 眩暈 等에 對해서는　風池 (14), 完骨 (12), 天柱 (15), 上天柱 (16) 等에　針을 1 乃至 3 cm 의 깊이로 찔러 雀啄을 行하고

通天 (6)　또는　顖會 (3) 等에 灸하는 것이 좋다.

腦動脈의　硬化症이 나타나면 精神活動이 多少 犯해지는 일이 있으며, 또 言語障害가 나타나는 者가 있다.

이에 對해서는

瘂門 (5)　또는　完骨 (12)를 加하는 것이 좋다.

頑固한 胸痛을 發하여 苦痛하는 者에는 左天宗 (90) 膻中 (33)이 좋다.

또 萎縮腎을 일으켜서 夜間頻尿를 呼訴하는 者에는

中極 (39), 曲泉 (151)을 加하는 것이 좋다. 손이 떨리는데 對하여는

手三里 (116)　또는　合谷 (121)을 加하고

視力減退에 對하여서는

和髎 (27) 및 懸顱 (10)을 加한다.

手指末端의 知覺異狀, 麻痺感 等에 對하여는 麻痺하는 指端의 손톱에 가까운 部分에 가볍게 三稜針을 쳐서 손가락의 基底에서 强하게 按壓하여 微量의 血液을 싸서 내는 것 같이 하면 이내 輕快하는 者가 많다.

胃部 또는 盲腸部에 不快한 微痛을 發하는 境遇도 있으나 이들에 對하여서는 右腹結 (52), 胃兪 (75) 等을 加하는 것이 좋다.

또 下肢의 動脈硬化가 進行하면 所謂 間歇性 跛行症을 일으키게 되고 步行이 困難하게 된다.

靜止時에는 조금도 아프지 않고 步行하면 下肢가 무겁고 당기어서 발을 옮기지 못한다. 아무리 무겁게 당기어도 조금 쉬면 再次 步行이 自由롭게 되고 조금 있으면

×印은 三稜針을 치는 部位

針 灸　第12圖

또 아파서 발을 앞에 낼 수가 없다는 症狀이 特長이다.

이와 같은 者에 對하여서는

小野寺臀點(92), 股門(159), 大郄(160), 承山(163), 足三里(129), 臨泣(136) 等이 有効하다.

또 間歇性 跛行症에 對하여는 嚴重히 消毒한 針으로써 下肢動脈에 沿하여 動脈壁에 대이듯이 輕하게 針刺激을 廣範圍하게 行한즉 急速으로 症狀이 輕快하는 者가 있다.

어느 것이라도 動脈硬化症이 이미 어느 程度까지 進行한 것은 僅少한 輕快를 얻는데 不適한 것이다.

食餌, 日常生活樣式 等의 改善 適正化를 꾀하고 그 위에 針灸의 治療를 加하여 病勢의 進行을 阻止하는 것이 좋다. (倉島)

〔民間藥〕

靑松葉─소나무 잎의 新鮮한 새싹을 摘取하여 이것을 水洗하여 두고 날것 그대로 담배 代身으로 섭어서 그 汁을 들이마시는 것이 제일 좋다고 옛부터 말하고 있다. 생각하건대 松葉中에는 有効한 揮發性 成分外에 비타민A와 C가 含有되어 있는 까닭일 것이다. 따라서 松葉은 茶와 같이 煎해서는 아니된다

松葉酒─赤松잎의 새싹을 摘取하여 잘 씻은 後 두개의 잎의 붙은 뿌리에 있는 股殼을 除去하고 가위로써 셋정도로 끊는다. 別途로 準備하여 두었던 됫병에 淸水 4合 5勺(約 800cc)에 흰설탕 半斤을 녹인 것을 넣어 둔다. 이 가운데에 물이 병의 八分쯤 올라올 때까지 끊은 솔잎을 채운다. 그렇게 하지 않으면 솔잎이 醱酵하는 동안에 까스가 생겨서 병이 破裂한다. 그리고 솔잎을 다 채우면 병의 마개를 굳게 하는 것이지마는 1日에 1回式 마개를 빼서 발효 까스를 내고 병외 파열하는 것을 막는다. 그리고 햇빛이 잘 들어오는 곳에 여름이면 1週間, 겨울이면 20日間 쯤 日光에 쪼이고 밤에는 室內의 따뜻한 場所에 넣어서 둔다. 이렇게 하면 병안의 솔잎이 차츰 變色하여 발효를 始作하여 점점 떠올라 온다. 이래서 松葉酒는 된 것이다. 그리고 깨끗한 벼쪼각으로 걸러서 딴 병에 넣는다. 이 松葉酒를 每食前과 食後에 1回 작은 잔으로 1·2杯씩 1日 5·6回 마신다. 松葉酒는 絕對로 ㅜ

패하지 않으므로 한 여름에 1年分을 만들어서 한됫병에 몇개나 저장하여 둘 수가 있다. 動脈硬化인 사람에는 腦出血의 豫防이 되고 中風에 걸린 사람이 常用하면 腦出血의 再發을 막을 수가 있다. (票原)

高血壓症

〔症 狀〕

心臟이 收縮하여 血液을 밀어 냈을 때 動脈內의 壓力은 最高에 達하고 反對로 心臟이 擴張하여 血液을 맞아 들였을 때는 動脈內의 壓力은 最抵로 된다. 健康한 사람은 最高血壓은 120mm, 最抵血壓은 80mm라는 것이 標準이며 最高 160mm를 넘고 最低가 百미리 以上이 되면, 一般이 高血壓症이라고 하고 있다.

高血壓은 腎臟病에 잘 일어나나 腎臟에 病이 없어도 血壓이 높은 것을 本態性 高血壓症이라고 부르고 있다. 一般的으로 高血壓症의 경우에는 動脈의 末梢의 가는(細) 動脈이 痙攣을 일으켜서 收縮하여 좁아져 있다. 그 結果 心臟은 强力히 血液을 내어 보냄으로써 血壓이 높아지고 얼마 아니되어 心臟이 弱化한다.

血壓이 높아지는 것을 怯내는 것은 腦溢血을 일으키는 것이 무서운 까닭이며 腦의 血管만 健全하면 普通의 血壓의 14倍나 있어도 血管은 깨뜨러지지 않는다고 하므로 血壓의 數字만으로써 그렇게 怯낼 必要는 없다.

血壓이 높다고 하면 곧 高血壓 노이로재에 걸리기 쉽다. 그리고 靜脈에서 피를 取하든지 强한 注射를 하든지 極度로 飮食物을 制限하든지 하여 無理하게 血壓을 낮추려고 애쓰는 경향이 있으나 이것은 도리어 有害할 때가 많고 血壓은 내려도 活氣는 없어지고 氣分이 나빠진다.

高血壓症은 體質的으로 血管의 收縮을 장악하는 神經中樞가 항상 緊張하고 精神感動과 寒冷, 血液 炭酸增加 等에 對한 反應에 依한다고 하는 說도 있으므로 血壓을 無理하게 急激히 動搖시키는 것은 避하지 않으면 아니된다

高血壓症의 自覺症狀으로서는 頭痛, 片頭痛, 不眠, 耳鳴, 眩暈, 不安感, 健忘, 疲勞, 注意散漫 等의 腦神經症狀과 動悸, 心臟部壓迫感, 腦內苦悶 息

切 等의 循環器症狀이 나타나고 其他　肩臂痛, 便秘, 鼻血, 下肢麻痺, 류마치스樣痙痛을 수반하며 더 進行하면　狹心症, 心臟性喘息, 下肢의 浮腫, 夜間頻尿 等이 보인다. 初期 또는 良性인 者의 顏色은 붉게 多血性이며　흔히 赤色 高血壓이라고 부르고 있으나 進行되면 顏色이 蒼白해져서 푸른 高血壓이 된다. (矢數)

〔治　療〕

漢方藥을 體質과　痛狀에 依하여 服用하면 于先 身體 全體가 잘 調整되어서 氣分이 좋아지고 自覺症이 好轉해 온다.

그럴 때에 血壓도 함께 내리어지는 것이 普通이지마는 血壓의 數字는 그렇게 내리지 않아도 氣分이 좋아지면 얼마 아니 되어 全身의 血行도 좋아지고 걱정할 일도 없는 것이다. 高血壓症의 治療法으로서는 急激히 血壓을 내리게 하는 것보다 徐徐히 全體로서 自然히 내리는 것이 좋다고 하는 說이 많아졌다. 그런 意味로서 漢方治療는 그 目的에 맞다. 服藥外에 漢方에서는 刺絡을 쓰고 鬱血하고 있는 것을 가려서 瀉血을 行하여 좋은 成果를 걷우고 있다.

〔大柴胡湯(103)〕 이 藥方은 體力이 充分하고, 若干 肥滿型이며 心下部에서 밑으로 抵抗이 있으며 肩凝, 便秘, 腦苦 等의 症이 일어나는 赤色高血壓이라고 부르고 있는 데 잘 쓰인다.

〔三黃瀉心湯(54)〕 앞의 大柴胡湯처럼 體格이 充實하고 있지 않는 者로서 胸元이 그렇게 堅固히 불러 있지 않고 다만 心下部가 痞하여 神經이 亢進하고 高血壓이 氣에 걸려서 不安해서 견디지 못하여 밤에도 잠을 자지 못하고 上氣하여 얼굴이 붉으며 항상 마음이 동요하여 沈着하지 못하는 경우에 잘 듣는다.

〔柴胡加龍骨加壯湯(50)〕 大柴胡湯을 쓸 경우에 비슷하나 普通體格의 筋骨型으로서 心下部도 그렇게 굳게 부르지 않고 가슴이 답답하며 動悸가 있든지 놀래기 쉽거나 神經症狀이 强한 者에 써서 좋다. 上氣, 肩臂痛이 있는 者에는 黃連 1.0, 葛根 3.0을 加하는 것이 잘 듣는다.

〔防風通聖散(135)〕 이 方은 肥滿症으로서　體力이 充實한 卒中體質의 者

에 間或 常用된다. 高血壓과 動脈硬化症은 大概의 境遇 漢方에서 말하는 食毒과 水毒의 鬱積에 依한 것으로서 이것은 即 陽性의 自家中毒과 腎性의 自家中毒에 依한 老廢物의 停滯에 依하는 것이라고 하고 있다. 所謂 重役型의 북배의 사람이며 便秘하기 쉽고 脈도 배도 充實하고 있는 者에 좋다.

〔八味地黃丸(122)〕 高血壓으로서 疲勞하기 쉽고 顔色로 좋지 못하며 下肢에 浮腫이 있든지 허리가 아프든지 夜間多尿와 口渴, 陰萎, 手足의 心이 달든지 하는 者에 좋다. (矢數)

〔針 灸〕

高血症은 初期에는 腎性 또는 本態性 高血壓의 形으로서 發하나, 오래 되면 早晚間 動脈硬化症을 隨伴하는 것이다.

지금 이것을 高度, 中等度, 輕度의 셋으로 分類하여 그 基準的 經穴을 述한다.

高度高血壓(最大壓 200mm 以上, 最小壓 100mm 以上 但 大動脈에 動脈硬化가 나타나는 경우는 最小壓은 70~80mm 쯤 되는 일이 많다)에 對하여는 다음의 經穴을 基準으로 한다.

胸腹部: 中腕(35), 水分(36)

腰　部: 次節(81)

肩背部: 身柱(59), 天節(88)

上肢部: 없다

下肢部: 然谷(156) 또는 公孫(157)

頭頸部: 百會(1)

項背部에 당기어 들어서 頭痛, 頭重, 耳鳴, 眩暈를 呼訴하는 者에는 伏臥位로서 項筋을 늦추는 天柱(15)의 部位에 輕하게 數回 三稜針을 치고 手指로서 按壓하여 微量의 瀉血을 行한즉 좋다.

肩背部에 强하게 엉키어 굳어지는 者에는 風門(67) 또는 肩井(89)에 數回 가볍게 三稜針을 쳐서 吸角을 附하면 肩背凝은 이내 輕快하는 것이다. 그 部에 血絡을 보면 血絡을 對象으로 하여 吸角을 使用할 때 効果는 一層 甚大하다.

中等度高血壓(最大壓 170~200mm)에 對하여는 高度血壓에 使用한 經穴에 다음 것을 加한다.

肩背部：至陽(61) 또는 靈臺(60)

上肢部：曲池(99)

輕度高血壓(最大壓 150~170 mm)에 對하여는 中等度의 것과 같은 經穴로 서 可하다.

針灸의 治療는 血壓에 甚大한 影響을 미치는 것이다. 經穴의 選擇, 艾의 大小, 施灸數의 多少 等 모두 敏感하게 影響한다.

適當한 針灸의 治療를 行하면 大多數의 高血壓症은 輕快로 向한다. 特히 動脈硬化症이 아직 著明하게 나타나지 않는 時期에서는 血壓은 急速度로 下降하는 것이 많다.

針灸는 血壓만을 目標로 하여 이것을 無理하더라도 引下하려는 方法은 取하지 않는다. 항상 全身의 全機能을 合理的으로 調整하며 自然히 血壓이 正常으로 내리도록 이끄는 것이다. 但 高血壓症은 複雜한 生活環境으로 부터 생기는 一種의 老化現象이라고도 생각되므로 衣食住 一切의 日常生活의 注意 와 그 適正化를 도모하지 않으면 好轉을 期하기는 어렵다.

特히 食鹽의 攝取量의 制限은 高血壓症의 모든 단계에 共通하는 重要한 注意이다.

食事는 계란의 노란자의 섭취를 禁하고 其他 蛋白脂肪의 攝取도 平時보다 적게 하는 것이 좋다. 特히 肥胖症을 수반하는 高血壓症에는 脂肪과 生菓子 같은 雪糖이 많은 食物은 制限하는 것이 必要하다.

高血壓症은 오래 계속하면 多少라도 腎臟을 侵害하는 것이 많다. 蛋白檢 查를 行하여 蛋白이 나오는 것은 腎臟病의 項을 參照하여 治療를 加하는 것 이 좋다.

또 高度의 高血壓症은 항상 腦溢血의 危險을 內包하고 있는 것이므로 心 身의 安靜이 絶對로 必要하다. 肉體의 安靜은 本來부터 必要하나 特히 精神 의 安靜, 不安이 病勢를 左右하는 것이 크고 明朗하고 愉快한 日常生活은 好轉시키며 苦惱가 많은 不愉快한 生活은 增惡시키는 것이다.

따라서 高度高血壓症에 있어서는 責任이 重하고 樞要한 地位에 있는 頭腦 勞動은 一時 中止하고 休養하는 것이 좋다.

藥物과 針灸의 治療에만 의지하는 것이 아니고 要는 日常生活의 全體를 高血壓症의 狀態로 適當하도록 注意하지 않으면 아니된다. (倉島)

〔民間藥〕

血壓이 亢進하여 動悸를 하고 頭痛이 있는 者에는 보레이 10g, 澤瀉 10g 다시마 20g 黑大豆(炒) 부쉰것 20粒 以上을 600cc~800cc의 물에 넣어서 約 30分쯤 煎하여 半쯤으로 煮하고 그 汁을 1日 3回로 分服한다.

桑木의 新芽 또는 가지, 決明茶, 石楠葉, 以上 모두 10g씩 이것을 混和하여 100cc의 물에 넣어 煎해서 半으로 煮한 後 뜨거울 때에 걸러서 滓를 除去하고 그 汁을 適當하게 茶물 代身으로 服用한다.

槐花 4g, 石楠葉 4g, 吉草根 5g 以上을 混和하여 물 300cc를 넣고 煎하여 半分으로 煮하고 그 汁을 1日 2~3回로 分服한다.

動脈硬化에서 오는 血壓亢進에는 唐大黃 1.0g, 甘草 0.5g을 粉末로 하여 混和해서 1日 1~2回 服用한다. 이에 川芎의 粉末을 0.5g을 加한 것은 더욱 좋다. 每日 服用한다. (栗原)

低血壓症

〔症 狀〕

成人으로서 最高血壓이 100mm 以下인 것을 一般的으로 低血壓症이라고 부르고 있다. 血壓을 支配하는 條件으로서는 여러가지 있으나 그 主要되는 것은 心臟의 收縮力, 循環하는 血液의 量, 末梢血管內의 抵抗 等이 생각되고 있다. 그러므로 心臟의 收縮力이 減退하든지 循環血液量이 減少하든지 末梢血管의 抵抗이 減弱하면 低血壓이 된다.

低血壓이 있는 病의 하나의 症候로서 나타난 것은 症候性 低血壓, 何等의 病이 없이 나타난 것을 體質性 低血壓 또는 本態的 或은 眞性低血壓 等으로 分類하고 다시 體質性 低血壓을 呼訴하는 것이 적은 寡愁訴性 低血壓과 大端히 呼訴가 많은 愁訴性低血壓으로 나누고 있다.

一般으로 低血壓症의 患者는 心身이 모두 疲勞하기 쉽고 倦怠感 衰弱感이 있으며 頭痛, 眩暈, 四肢의 冷感, 肩臂痛, 心悸亢進 等을 呼訴하는 者가 많고 精神神經症狀이 强한 者나 胃腸症狀이 많은 者나 循環器의 症狀을 呼訴하는 者 等 여러 가지 있다. 體位變化에 對하는 調節이 行하여지지 않으므로 橫臥位 또는 坐位로 부터 갑자기 섰을 때에 血壓이 下降하여 眩暈, 눈앞이 캄캄해지는 暗黑視 等을 나타내고 同時에 徐脈을 隨伴한다. 이것을 低血壓性 徐脈이라고 부르는 일이 있다. (矢數)

〔治　療〕

體質的으로 治療하기도 하고 그 呼訴에 依하여 여러 가지 藥이 쓰이나 高血壓의 경우와 같이 갑자기 血壓이 上昇하지 않아도 自覺症이 好轉되면 體質은 徐徐히 改善되어 온다.

〔眞武湯(86)〕 弛緩性의 虛弱한 體質인 者에 나타난 低血壓으로서 患者는 疲勞하기 쉽고 下痢하기 쉬우며 眩暈, 四肢의 冷感이 있으며 貧血氣味가 있는 者에 써서 좋다.

〔補中益氣湯(136)〕 이 方도 貧血性이며 弛緩性體質의 胃下垂等을 수반하고 食欲이 없으며 疲勞하기 쉽고 元氣가 不足한 者에 오래도록 계속하면 좋다.

〔半夏白朮天麻湯(126)〕이 處方도 胃下垂症과 아토니―症을 隨伴하고 頭痛과 眩暈가 있으며 食事를 하면 잠이 온다고 呼訴하는 低血壓症에 좋을 때가 있다. (矢數)

〔針　灸〕

低血壓症은 體質로부터 오는 本態的인 것과 他에 疾患이 있어서 二次的으로 나타나는 것이 있다.

모두 愁訴가 많고 高血壓症 以上으로 苦痛을 呼訴하는 것이다.

二次的으로 나타나는 것은 原因이 되는 疾患의 治癒를 꾀하면 그 疾患이 輕快함에 相應하여 正常血壓으로 되돌아 오는 경우가 많다.

다음에 述하는 經穴은 本態性의 것에도 二次的으로 나타나는 것에도 共通하여 使用한다.

胸腹部：中脘(35)，梁門(46)，左右의 壓痛이 많은 쪽을 쓴다.

腰　部：腎兪(77)，脾兪(74)，또는 二焦兪(76)

肩背部：身柱(59)，天節(88)，隔兪(71)

頭頸部：天柱(15) 또는 上天柱(16)

上肢部：曲池(99)

下肢部：足三里(129)，照海(155)

低血壓症의 共通된 愁訴의 하나는 項頸部에서 後頭部에 걸쳐서　不愉快한 엉키어 굳어지는 것을 느끼는 것이다. 이에 對하여는 天柱(15)와 上天柱(16) 의 附近에 稜針을 輕하게 쳐서 手指로서 强하게 按壓하여 微量의 瀉血을 試圖하는 것이 좋다.

視力感退에는 懸顱(10)

睡眠困難에는 完骨(12) 風池(14)의 針이 有效하다.

또 肩背部에 血緒를 나타내는 것이 많으나 稜針을 가볍게 쳐서 吸角을 붙이면 곧 어깨가 가벼워지고 視力도 增進한다. 低血壓에 있어서는 一滴의 血液을 喪失하는 것도 損失같이 보이나 血緒의 鬱血을 除去하는 것은 도리어 有利하다.

原因의 如何를 不拘하고 低血壓이 呼訴하는 苦痛은 針灸의 治療에 依하여 빨리 輕快하나 그러나　血壓 그 自體는 容易하게 正常血壓으로 되돌아가지 않는 것이 많다. (倉島)

消 化 器 病

口腔(口內)炎

〔症　狀〕

입안의 粘膜이 刺激과 體力의 衰退에 依하여 細菌感染을 도우고 그 結果 炎症을 일으키는 病이다. 刺激의 原因으로서는 뜨거운 飮食物에 依한 粘膜 의 火傷, 虫齒와 入齒 等으로 因한 創傷이 根本이 되어 細菌感染을 일으키고, 또 强한 술과 담배를 너무 마시므로 堅固한 粘膜의 꺼칠음, 水銀, 其他의

藥物에 依한 粘膜의 刺激이 炎症이 되는 일이 있다. 體力의 衰退에 依하는 것으로서는 分娩後의 衰弱, 急性傳染病의 重症인 者, 貧血과 强度의 胃腸障害로 堅固한 것 水銀과 砒素中毒, 抵抗力이 없는 哺乳兒 等에 일어나는 일이 있다.

一般의 炎症과 같이 카다루性・潰瘍性・壞疽性과 炎症의 程度에 依하여 區別하나 모두 灼熱感・疼痛・惡臭가 있으며 炎症이 强해지면 發熱과 流涎이 있고 流動食까지도 攝取하지 못하며 哺乳도 障碍되어 甚히 衰弱한다. 特殊한 것으로서 이프타性(頑固한 潰瘍과 出血을 隨伴한다), 水癌(虛弱한 兒童栝 衰弱했을 境遇에 많이 일어나는 壞疽狀態의 甚한 것)이 있으며 特히 水癌은 生命이 危險할 때가 있으므로 注意를 必要로 한다.

粘膜이 炎症에 依하여 過敏해지므로 刺激性의 食物을 避하고 熱物과 冷物을 禁止할 것이며 口內의 淸潔에 留意한 後에 治療를 行하는 것이 좋다. (石原)

〔治　療〕

〔甘草湯(20)〕 炎症이 强하고 疼痛과 부위에 견디기 어려워서 急性인 경우에 緩和의 目的으로서 使用된다. 될 수 있는 대로 오래 입안에 품어 있다가 들이마시도록 하는 것이 좋다. 灼熱感이 强한 者에는 山梔子, 黃連 各 三을 加한다.

〔茵蔯蒿湯(2)〕 가슴에서 上腹部에 걸쳐서 무언가 不快하고 가슴이 답답한 感이 있으며 입이 마르고 大小便이 모두 적을 경우에 좋다.

〔調胃承氣湯(107)〕 口臭가 세고 便秘를 하는 者에 쓴다.

〔龍膽瀉肝湯(145)〕 特히 婦人의 潰瘍性 口內炎에 좋다.

〔淸熱補血湯(93)〕 口內가 뜨겁고 皮屑가 거칠며 潤氣가 없는 者에 쓴다.

〔四物湯(67)〕 產後의 衰弱으로 因한 口內炎과 혀가 糜爛한 데에 좋다. 下痢를 하는 者, 消化機能이 衰弱한 者에는 맞지 않다. (石原)

〔針　灸〕

口腔炎에는 灸療도 適應하나 針灸가 더욱 適應하는 것같이 생각된다.

口腔病은 胃熱에 依하는 일이 많다. 따라서 胃의 治療에 着眼함이 必要하

다. 또 口腔 周邊部의 血行을 좋게 할 必要가 있다. 또 어깨와 頸部의 굳어
짐을 除去하는 것도 必要하다.

針은 胃熱을 除去할 目的으로서 中脘(35), 巨闕(34), 脾兪(74), 胃兪(75),
足三里(129), 梁門(46) 等에 行하고, 어깨와 頸部를 目的으로 風門(67), 天
節(88), 天柱(15), 手三里(116)에 行하며 口腔周邊의 迎香(18), 地倉(19),
大迎(24), 下關(26) 等에 行한다.

灸는 身柱(59), 風門(67), 肩髃(95), 手三里(196), 足三里(129), 中脘(3
5), 胃兪(75) 等에 뜬다.

舌痛이 있을 境遇는 心兪(70)의 等一行(心兪에서 5分쯤 위의 脊柱를 除하
그 5分쯤의 點)에 針을 놓는 것이 좋다. 灸는 厥陰兪(69)를 使用한다. (代
田)

食道狹窄症

〔症 狀〕

食道의 炎症과 潰瘍, 周圍로부터의 壓迫, 痙攣 等으로 因한 良性의 것과
食道癌과 肉腫과 같은 惡性腫瘍에 依하여 狹窄이 일어난다.

良性의 것은 嚥下困難, 食物의 通過障害를 呼訴하고 吐逆하는 일도 있다.

惡性의 것 中에 特히 腫瘍으로 因한 경우는 前記의 症狀이 차츰 進行되고
또 처음부터 頑固한 기침이 나고 全身 狀態가 나쁘며 漸漸 衰弱해진다. 腫瘍
에 原因하는 食道狹窄으로서 甚한 狹窄症狀이 一時는 減退하는 일이 있으나
이것은 腫瘍의 組織이 崩壞하여 通過가 一時 좋아지는 까닭이며, 이와 같은
경우는 全身衰弱이 漸漸 加해지므로 注意를 要한다.

히스테리이에 依한 食道狹窄도 적지 않다. 咽喉에 언제든지 異物이 걸려
있는 듯한 感이 있고 食物도 通하지 않는다. 히스테리이의 治療도 兼하여
行하는 것은 勿論이다. (石原)

〔治 療〕

〔利膈湯(144)〕 食道癌의 初期는 勿論, 比較的 病勢가 進行하였을 때에도
一時 輕快시킬 수가 있다. 이것을 服用하면 咽喉에 걸려 있던 粘液을 吐出

하여 便히지고 嚥下困難이 除去되는 일이 적지 않다.

〔茯苓杏仁甘草湯(130)〕 기침이 强하고 咽喉와 가슴이 아프며 通過障害가
있을 경우에 좋다. 食道癌에는 利膈湯과 合方하여 使用하면 잘 奏効한다.
其他 食道癌의 경우에는 胃癌과 같은 處方을 써서 通過障害도 便해지고 體
力도 一時 回復하는 일이 있으므로 胃癌의 項도 參照하여 患者에 맞는 處方
을 使用해야 할 것이다.

〔半夏瀉心湯(125)〕 良性의 것으로서 心下部의 痞感, 吐氣, 嘔吐, 下痢와
그에 따른 腸中의 까스에 依한 雷鳴 等이 있을 경우에 써서 좋다. 兩脇이
답답하고 肥滿體質로서 便秘하기 쉬운 者에게 大柴胡湯(103)이 들을 때도
있다.

〔半夏厚朴湯(124)〕 히스테리, 노이로재 等으로 因한 通過障害에 잘 듣는
다. 胃腸이 弱하고 體格이 頑强하지 못하며 內氣로서 氣分이 늘 나쁜 者에
쓴다.

〔小半夏加茯苓湯(79)〕 良性의 輕한 者로서 胃中에 물이 차고 입이 마르
며 小便이 적고 吐氣와 嘔吐가 있는 경우에 써서 좋다. (石原)

〔針　灸〕

食道狹窄은 神經性으로 일어나는 것과 癌으로 因하여 일어나는 것이 있다
前者에는 針灸가 適應하나 後者에는 對症療法으로써 그 苦痛을 輕減시키는
効果밖에 없다. 灸를 使用한다.

身柱(59)，心兪(70)，膈兪(71)，至陽(61)，膻中(33)，巨闕(34)，中脘(35)
曲池(99)，足三里129) (代田)

〔民間藥〕

食道狹窄으로서 食物을 嚥下하지 못하는 데는 정구지(韮)—農家의 空地等
에 잘 栽植되고 있다—의 莖葉을 採取하여 그 絞汁을 조금씩 飮下한 後에
다른 飮食物을 주면 通過한다. (栗原)

胃炎(胃카다루)

〔症 狀〕

急性과 慢性으로 大別하고 急性은 다시 單純性과 中毒性으로 나누어진다. 腐敗한 食物, 生煮의 食物의 攝取 및 暴飮, 暴食 等으로 因한 胃炎은 急性 單純性에 屬하고 胃部의 壓迫感 充滿感, 吐氣, 하품, 胃痛이 나타나고 食欲은 없어지며 頭痛, 眩暈, 倦怠感까지 隨伴하는 일이 있다. 입이 마르고 舌苔가 여러가지로 變化하며 口臭가 있고 大便은 腸炎을 倂發하지 않을 때는 얼마만큼 便秘의 傾向이 있다. 嘔吐物에는 粘液이 섞이고 吐한 뒤는 症狀이 얼마만큼 便해진다.

中毒性의 것은 前記의 症狀 外에 口中의 糜爛과 血性의 吐物이 있으며 血便이 나오는 일도 있고 嘔吐를 하여도 下痢를 하여도 他의 症狀이 輕快하지 않을 뿐더러 全身의 虛脫症狀을 나타내고 重症으로서는 胃出血, 潰瘍, 穿孔(이것은 主로 藥物中毒의 경우)을 보는 일도 있으며 急을 要할 때가 적지않다. 魚肉과 버슷, 水銀 等의 中毒에는 急히 醫師를 불러서 救急處置를 行하지 않으면 危險하다.

慢性胃炎은 食事의 不攝生이 主된 原因이지마는 前記 急性症의 症狀과 같은 呼訴가 있으며 胃는 불러 오르고 넓은 部分에 輕度의 壓痛이 있어서 胸燒, 疲勞倦怠感이 있다. 急性 單純性 胃炎으로 移行하여 慢性의 經過를 取하는 일도 있고 刺激이 强한 食物의 多食과 連用 술, 담배의 過度한 攝取, 코의 疾患에 따르는 것, 慢性 熱病에 續發하는 것 等 原因은 一定하지 않다. 齒牙가 나빠서 씹지를 잘 못하고 그로 因하여 慢性胃炎을 일으키는 일도 있으므로 治療와 함께 原因을 除去하는 것이 必要하다.

中毒性의 境遇外에 發熱하는 일은 적으나 間或 單純性의 경우에도 輕한 發熱을 가져오는 일이 있다.

이 病에서는 治療와 同時에 食事에 充分히 注意할 것을 잊어서는 아니된다. (石原)

〔治 療〕

漢方에서는 急性에도 慢性에도 治療上 그렇게 區別할 必要는 없다. 다음에 든 處方을 써서 잘 奏効한다.

〔黃連湯(9)〕 胃痛, 壓迫感, 嘔吐, 口臭, 舌苔, 食欲不振 等이 있고 배는 緊張하고 힘이 없으며, 胃部에 抵抗과 壓痛이 있는 경우를 目標로 하여 쓴다. 또 胃痛은 輕度이고, 食欲不振, 吐氣, 嘔吐, 下痢가 있으며 특히 가슴 밑의 部分이 痞하여 抵抗이 있는 者에는 半夏瀉心湯(125)이 適當하고 曖氣가 많고 腸內醱酵가 있는 경우에는 生姜瀉心湯(103)이 使用된다.

〔大柴胡湯(103)〕 가슴이 답답하고 가슴 밑이 痞하여 抵抗이 있으며 吐氣와 嘔吐, 便秘가 있고, 입이 말라서, 혀에 褐色의 마른 苔가 보이는 者는 이것을 가지고 下하면 輕快한다. 다시 元氣가 없고 腹壁이 緊張하여 있으며 腹痛이 있는 者에는 柴胡桂枝湯(52)이 좋다.

〔小承氣湯(77)〕 배가 당기고 便秘해서 下劑를 必要로 할 때 쓴다. 胃腸機能이 衰한 者나 老人, 小兒로서 下해야 될 必要가 있을 때는 調胃承氣湯(107)의 方이 좋다.

〔平胃散(132)〕 急性單純性으로서 輕症의 者에 使用한다. 消化가 나쁘고 食物이 胃內에 停滯하며 食後에 배가 꾸루룩 하면서 下痢하는 것을 目標로 한다. 胃腸이 平素부터 弱하고 飮食物이 받치는 버릇이 있어서 胃炎을 일으킨 者에는 이에 藿香 1.0과 半夏 5.0을 加하고 下痢가 甚할 때는 다시 茯苓 4.0을 加하여 쓴다.

〔五積散(46)〕 日常 胃腸이 弱한 者가 冷한 飮食으로서 胃炎을 있으켰을 때에 使用한다.

〔旋覆花代赭石湯(96)〕 慢性胃炎으로서 胃痛은 輕하고 體力이 衰해서 腹力이 弱하고 트림, 酸味의 液이 치받쳐 오르는 것이 그치지 않으며 氣分이 깨운치 않는 者에 좋다. (石原)

〔針 灸〕

急性症과 慢性症이 있으나 모두 다 針灸治療는 適應한다.

(1) 急性의 境遇

胃가 부르고 아프며 吐氣가 있고 또는 嘔吐를 한다는 것 같은 症狀으로서

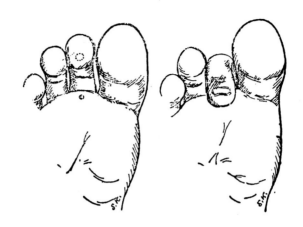

針　　灸　條13圖
裏內庭의決定法

熱이 나는 일도 있으나 이러할 때는 먼저 食傷이 어떠한가를 알기 爲하여
裏內庭(140)에 灸를 하여 본다. 灸를 하여 뜨겁지 않을 경우는 食傷으로 보
아도 좋다. 뜨겁게 될 때까지 몇 壯이고 떠 본다. 때에 따라서는 20壯 以上
떠서 비로소 熱氣를 느낄 수 있다는 경우가 있다. 裏內庭에 灸한 後에는 胃
의 氣分이 좋아진다. 때에 따라서는 胃中의 것을 吐하고 도리어 좋아진다.
그런 다음에 針하고 灸를 한다.

　胃痛에는 梁丘(146)과 胃倉(85)의 針灸가 特히 듣는다. 中脘(35), 巨闕(3
4)에 2~20壯 떠면 좋아지는 경우도 있다.

　一般的으로는

　中脘(35), 巨闕(34), 脾兪(74), 胃倉(85), 膈兪(71), 身柱(59), 梁丘(146)
足三里(129) 等에 施針하고) 灸한다.

　軟한 消化하기 좋은 食物을 攝取시키고 刺激이 强한 食物을 避할 必要가
있다.

　(2) 慢性의 境遇

　熱은 없고 胃에 停滯한 感이 强하며 가슴이 따갑고 曖氣가 나기도 하며
食欲이 나지 않는다고 하는 症狀에 對하여 다음과 같은 經穴에 刺針하고 또
는 灸를 한다.

巨闕(34), 中脘(35), 不容(45), 章門(55), 脾兪(74), 胃倉(85), 膈兪(71) 身柱(59), 曲池(99), 足三里(129)

便秘할 때는 神門(113), 左腹結(52)에 鍼灸한다. 下痢를 할 때는 次髎(81), 大巨(49) 等을 加할 必要가 있다. 또 頭重을 隨伴하기 쉬운 것이므로 百會(1) 또는 前頂(2)이 必要할 경우가 적지 않다. (代田)

〔民間藥〕

黃連—그 種類가 많다. 1回에 그 뿌리를 0.5g쯤 1日分으로 하여 1.5g, 물 100cc로써 煎한 것을 3回로 分服, 大端히 苦味의 것이지마는 胃痛과 胃카다루에 잘 듣는다.

當藥—山野에 自生하는 높이 15~30cm 의 1年草이며 그 莖은 淡紫色 9~10月 頃에 淡紫色의 合弁花가 핀다. 그때에 全草를 刈取하여 乾燥한다. 胃痛에는 粉末이면 1回에 0.3g쯤 오부라—토에 싸서 마셔도 좋다. 煎해서 마실 때는 1日에 4g쯤 물 300cc에 넣어서 煎하여 半으로 煮하고 그것을 1日에 3回 服用한다.

龍膽—山野에 自生하는 宿根草로서 가을에 藍紫色의 筒狀花가 된다. 生花 等에 잘 쓰인다. 栽培해서는 꽃이 좀처럼 피지 않는다. 이 뿌리를 파서 乾燥하여 1日分을 大略 4g, 適當한 물에 넣고 煎하여 服用한다. 胃痛, 腹痛에 좋다. 咽喉가 아픈 데에는 이 뿌리를 찧어서 그 汁을 마시면 좋다. 膽汁의 分泌를 促進하는 것이므로 肝臟의 機能을 좋게 한다.

睡菜葉—못이나 도랑 小川의 周邊에 잘 自生하고 新瀉地方에서는 平地에 있다. 그 葉莖을 陰干한다. 1日 45g 適宜한 물을 넣어서 煎하여 그 汁을 마신다. 健胃劑로서 消炎劑이다. 但 너무 오래된 것은 効果가 없다. 뿌리와 씨앗은 强壯劑가 된다.

蒲公英—들판에 雜草로서 어디든지 있는 宿根草이며 黃色의 舌狀花 그 種子에 冠毛가 있으므로 바람에 依하여 날아가는 것은 다 아는 터이다. 이 뿌리는 健胃劑이다. 膽汁의 分泌를 促進시키는 것이므로 腹部가 무겁고 답답하며 便秘하는 데 좋다. 1日 5~10g 물 300cc를 넣고 煎하여 마신다. 疔瘡(후룬게루)에 이 莖과 잎에서 나오는 白汁液을 많이 塗布하면 좋다.

中毒과 過食 即 食傷한 데에는 吐劑를 주는 것이지마는—蜀漆의 잎의 絞汁을 服用시키든지 藿香과 陳皮를 同量으로 섞은 것을 煎하여 마시게 하면 좋다. (栗原)

胃아토니—

〔症 狀〕

胃의 筋肉의 緊張이 衰하여 胃의 運動이 弱해지는 病이다. 先天的으로 筋肉의 發育이 弱한 者 即 아토니—體質의 者에 많이 보이며 結核과 重症의 急性 傳染病으로 因한 全身衰弱, 子宮疾患, 胃腸의 慢性疾患 等에 隨伴하여 나타나는 일도 있다.

胃가 無力하며 筋의 緊張이 弱하므로 食事를 한 즉 胃가 붓고 膨滿感과 壓重感을 呼訴한다. 運動이 弱하여 食物을 消化해서 十二脂腸에 보내어 주는 힘이 적으므로 食物이 오래 胃에 차있어서 分解하므로 트림, 吐氣를 내곤 하나 吐하는 일은 적다. 空腹時에는 苦痛이 거의 없는 것이 特徵이며, 胃의 部分을 指先으로써 가볍게 두들기면 포대 안에 물이 있는 것처럼 振水音을 認定한다. 重症에서는 頭痛, 眩暈를 수반하고 神經衰弱症을 나타내게 된다. 一般的으로 食欲이 不振하다. (石原)

〔治 療〕

〔平胃散(132)〕 輕症으로서 胃部의 停滯, 膨滿感이 있는 者에 쓴다. 胃의 機能을 亢進시키는 意味로서 香附子 4.0, 藿香 1.0, 縮砂 1.5를 加하면 一層 좋다.

〔香砂君子湯(44)〕 病狀이 進行되고 血色이 나쁘며 食後에 나른하고 졸음이 오는 者, 머리가 무겁고 眩暈가 나는 者를 目標로 한다.

〔小建中湯(75)〕 皮膚는 榮養이 나빠서 엷고 腹直筋의 緊張을 觸할 수 있으며 弱한 體格者에 맞는다. 振水音이 著明할 때에는 이에 半夏, 茯苓 各 5.0을 加하여도 좋다.

〔茯苓散(129)〕 배에 힘이 있고 體力도 比較的 좋으며 胃의 停滯感과 振水音이 著明한 者에 쓴다. 가슴이 따갑고 胃內의 醱酵가 甚할 때에는 吳茱

黃 30 牡蠣芍 50 을 加한다.

〔半夏白朮·天麻湯(126)〕 頭痛이 强하고 眩暈가 나며 발이 冷한 데에 適當하다. 배에 힘이 있고 胃가 부르며 眩暈가 甚한 者에는 苓桂朮甘湯(149)의 方이 좋다.

〔桂枝加芍藥大黃湯(36)〕 腸아토니ー를 倂發하고 頑固한 便秘에 苦生하는 者에 좋다. 比較的 體力이 있고 가슴이 따가우며 便秘症이 있는 者면 黃連解毒湯(11)에 大黃 3.0을 加하여 쓴다.

〔針　灸〕

胃아트니ー는 胃의 運動機能이 弱하여 있으므로 消化가 나쁘고 항상 腹部膨滿感이 있으며 조금 먹은 즉 곧 滿腹感이 일어나서 먹지를 못한다고 하는 症狀이 나기 쉽고 胃水停水를 가져 오기 쉽다. 神經質인 사람이 特히 걸리기 쉽다.

그래서 治療도 神經을 진정시키는 目的으로서 頭部 項部의 穴이 必要해진다.

灸는

中脘(35), 巨闕(34), 水分(36), 章門(55)

膈兪(71), 脾兪(74), 胃兪(75), 身柱(59)

天柱(15), 百會(1), 曲池(99), 足三里(129), 地機(153)

等이 쓰여진다. 針으로서는 特히 中脘·巨闕·脾兪·胃兪·足三里 等이 必要하다. (代田)

〔民間藥〕

胡麻鹽의 주먹밥ー白胡麻, 없으면 黑胡麻로서 좋으나 炒하여 充分히 갈아 부수어서 이에 소금을 조금 섞은 것을 만든다. 自己의 밥종지에 쌀밥을 가득 채워서 그것을 주먹밥으로 하고 그 위에 全體가 검도록 이 胡麻鹽을 뿌린다. 이것을 될 수 있는 대로 잘 섭어서 먹는다. 理想的으로는 百回 섭는다. 間食을 禁止하고 野菜는 煮하여 먹는다. 물 음식은 夜間에는 먹지 않는다. 菓子는 주간에 限한다. 그리고 냉수마찰 或은 건포 마찰을 1日에 한 번 한다. (栗原)

胃下垂症

〔症 狀〕

先天性의 本症은 無力體質者에 많이 보이며 胃뿐이 아니고 다른 內臟의 下垂를 수반하는 일이 많다. 後天性의 本症은 出産, 腹壁의 損傷等으로서 腹筋이 늘어졌을 때, 甚히 쇠약하여 여위었을 때에 일어난다. 自覺症狀은 全혀 없을 때도 있으나 아토니—나 胃擴張을 합병하는 일이 많고 重症인 者는 神經症狀을 發한다.

胃腸障害의 症狀으로서는 胃의 壓迫感, 充滿感, 胸燒, 便通의 不調, 食欲異常, 胃痛發作 等이 보이고 神經症狀으로서는 不眠, 頭重, 頭痛, 記憶力減退, 精神沈鬱, 全身의 倦怠感들이 나타난다. 病勢가 進行되면 胃아토니—와 같이 食物이 胃에 停滯하여 발효(醱酵)한다. (石原)

〔治 療〕

漢方에서는 本症은 胃아토니, 胃擴張과 거의 같은 處方을 使用하므로 胃아토니 項에서 말한 處方은 여기서는 생략한다.

〔半夏厚朴湯(124)〕 經産婦의 胃下垂로서 腹壁이 부드럽고 精神症狀이 있는 者에 奏効한다. 人工流産을 한 뒤에 精神症狀을 수반하는 胃下垂를 나타내는 者에도 또 쓰인다. 같은 症狀으로서 體力도 있고 食欲도 있는 경우에는 加味逍遙散(16)이 좋다.

〔補中益氣湯(136)〕 元氣가 없고 아토니—나 下垂를 緊張시키고 體力을 붙일 目的으로서 쓰여지나 너무나 胃腸이 허약한 者는 食欲을 해치므로 주의를 要한다.

〔眞武湯(86)〕 食欲이 없고 腹部의 팽만감이 있어도 도리어 배를 대어 보면 연약하고 手足이 차워지기 쉬우며 下痢, 胃內停水가 있고 衰弱하는 氣味가있는 者에 쓴다. (石原)

〔針 灸〕

胃下垂症에는 針灸 모두 適應한다. 細長型의 內臟下垂 體質者에 일어나기 쉬운 것이며, 대개 慢性의 경과를 取하는 것이므로 針을 놓든지 灸를 뜨든지 하여도 長期에 亘하여 根氣있게 계속하는 것이 필요하다.

灸는 中脘(35) 水分(36) 氣海(37) 大巨(49) 章門(55) 脾兪(74) 胃兪(75)
膈兪(71) 身柱(59) 陽陵泉(131) 腎兪(77) 百會(1)等에 뜬다.

針은 特히 胃兪(75) 胃倉(85) 三焦兪(76) 足三里(129)等에 1~1.5寸 刺入
하여 著効를 본다. (代田)

胃酸過多症 및 過少症

〔症狀〕

胃液中에 含有된 胃酸의 異常으로서 胃酸의 分泌가 높아진 것이 過多症이
고 그 反對가 過少症이다.

過多症은 神經疾患, 胃腸疾患, 女子生殖器疾患에 수반하여 일어나는 일이
있고 술, 담배, 자극성 食品의 過度한 섭취도 원인이 되는 일이 많다. 精神
이 대단히 疲勞한 사람이나 神經質인 사람이 前記와 같은 誘因으로서 胃酸
過多症을 일으키는 일도 있다.

食事를 한 뒤에 조금 있다가 트림, 가슴이 따갑고 이어서 胃痛을 일으켜
空腹時에도 동통이 强하다. 특히 脂肪分, 糖分, 또는 鹽味의 강한 食物을
먹은 뒤에 病狀이 强하다. 그런데 胃痛이 甚할 때에 食物이나 重曹같은 것
을 取하면 곧 낫는다. 이것은 胃潰瘍과의 鑑別에 重要한 형상이다. 食欲은
그다지 이상이 없고 一般的으로 便秘, 口渴이 있다.

過少症은 나면서부터 胃의 기능이 약한 者, 老人이나 극도의 영양실조에
도 보이고 급성전염병, 악성빈혈, 결핵, 당뇨병, 위암등 消耗性질환에 의하
여 일어나는 일도 있으며 神經性일 때도 있다. 食欲不振, 上腹部 압박감이
있으며 下痢, 嘔吐, 胃痛, 消化不良을 수반하고 不眠, 頭痛등의 神經病狀을
볼 때도 있다. (石原)

〔治療〕

漢方에서는 胃酸과다증이나 과소증이나 모두 分泌장해이므로 胃의 기능을
회복시키고 分泌를 정상으로 하는 뜻에서 處方上으로서는 확실한 區別을 붙
이고 있지 않다. 일반으로 過少症에는 단맛이 있는 滋養的인 藥劑를 主로

한다. 또 胃潰瘍의 處方과 共通하는 점이 많으므로 참조할 것.

〔生姜瀉心湯(80)〕 食後에 胃의 팽만을 호소하고 트림, 가슴따가움이 있으며 가슴밑이 痞하여 여물게 대이는 者에 쓴다. 이것으로써 듣지 않을 때는 旋覆花代赭石湯(96)이 좋다.

〔安中散(1)〕 臍의 옆에 동기를 느끼고 그 부근이 아픈 者로서 食欲에 이상이 있고 특히 甘味를 좋아하며 배가 무지근하고 영양이 나쁘며 嘔吐와 酸液이 치받쳐 올라오는 者에 쓴다.

〔桂枝湯加附子(34)〕 冷症으로서 血色이 나쁘고 완고한 胃痛이 除去되지 않는 者에 좋다. 附子는 0.5쯤을 注意하여 加한다.

〔小建中湯(75)〕 嘔吐, 胸燒등이 없고 腹痛이 있는 者를 目標로 하여 胃酸過少症에 應用한다.

〔香砂六君子湯(44)〕 手足이 冷하고 疲勞하기 쉬우며 貧血, 食欲不振, 食事한 것이 거북하고, 氣分이 침울한 者를 目標로 한다. 消化不良이 甚할 때에는 이에 麥芽, 山樝子 各 二本을 加하면 좋고, 腹痛이 强할 때에는 香附子, 宿砂, 藿香을 除去하고 柴胡, 芍藥을 加하면 좋다. (石原)

〔針灸〕

胃酸過多에도 過少에도 針灸는 적응한다고 하기보다는 大端히 有效하다.

食後에 팽만감이 있고 가슴이 따가우며 食後 2~3時間이 되면 上腹部가 아프다고 하는 症狀, 이것은 過多症에서도 過少症에서도 共通的으로 일어나는 것이며 治療는 双方모두 같게 하여도 좋다.

가장 많은 反應이 있는 것은 上腹部의 巨闕(34) 胸部의 上期門(51) 背部의 至陽(61) 膈兪(71) 胃倉(85)등이며, 手足에서는 孔最(103) 陽陵泉(131) 地機(153)등이다. 이들의 反應點은 同時에 針灸의 治療點이 된다. 灸할 경우에 以上의 穴에 中脘(35) 身柱(59)를 加할 뿐으로서 足하나, 견비통이 있을 때는 天髎(88) 天柱(15)를 加하고 때에 따라서는 右側 또는 左側의 承靈(9)을 加하면 좋다. 承靈은 大體로 짐작되는 곳을 눌러 보고 壓痛이 강한 점을 취한다.

本病에 걸린 사람은 便秘하는 일이 많으나 그때는 左神門(113) 左腹結(52)

에 刺針하고 또는 灸하는 것이 좋다. (代田)

〔民間藥〕

牡蠣─목레의 조개껍질을 멧돌에 갈아서 粉末로 한 것을 1回에 2～3g, 白湯으로서 마신다. 또는 赤螺의 貝殼의 粉末이라도 좋다. 俗으로 溜飮이라고 하여 쓴 물이 食後에 나오는 데에 좋다. (栗原)

胃潰瘍과 十二指腸潰瘍

〔症狀〕

機械的 刺激에 依한다고 하는 說, 植物性 神經의 失調에 依한다는 說, 炎症性 發生說, 血行障害說등 많은 原因이 생각되고 있으나 結局 몇인가의 原因이 겹치어서 潰瘍이 일어난다고 보는 것이 바른 것 같다.

胃潰瘍의 主된 症狀으로서는 胃痛, 吐血, 胃酸過多로서 胃痛은 食後 이내 거나 또는 1, 2時間 後에 일어난다. 上腹部에 限局性의 壓痛點이 있고 背中 (특히 第11胸椎에서 第二腰椎의 사이의 脊柱 右側)에도 壓痛點이 인정된다. 吐血은 發作的으로 일어나고 暗黑色 또는 그─피狀일 때가 많으나 大量으로 나오면 鮮紅色을 띤다.　이에 隨伴해서 貧血, 眩暈,　失神을 일으키는 일도 있다. 出血은 大便에도 認定되고 다─루모양일 때도 있으나 少量으로서는 潛血反應에 依하여 證明된다. 疼痛이 全혀 없고 突然한 出血에 依하여 醫師를 招聘한 結果 비로소 胃潰瘍이라고 診斷되는 일도 있으므로 注意를 要한다. 潰瘍이 나아가 있어서 胃壁이 穿孔되면 極히 重篤하게 되어 죽음에 이르게 되는 일이 적지 않다. 穿孔을 가져오면 早急히 開腹手術을 하는 수밖에 方法은 없다. 慢性胃炎, 胃酸過多症과 같은 一般症狀이 오래 계속하는 일이 많고 여위어서 貧血하고 皮膚가 乾燥하며 不眠과 神經衰弱을 가져온다.

十二指腸潰瘍의 症狀은 胃潰瘍과 恰似하나 다른 點은 疼痛이 食後 2, 4時間쯤 되어 發하고 壓痛點도 特異하며 嘔吐는 적고 吐血하는 일은 드물며 大便에 섞여 나오는 일이 많고, 潛血은 恒常 證明된다. 夜間과 空腹時에 上腹部의 疼痛을 느끼고(飯餓痛) 背部에 放散한다.　間或 胃의 慢性疾患으로 誤認되나 潛血과 X線檢査에 依하여 確認된다.

胃潰瘍과 十二指腸潰瘍은 대단히 많은 病이며 中年의 男性에 많고 潰瘍에 걸리기 쉬운 體質의 遺傳的關係도 認定된다. (石原)

〔治療〕

〔柴胡桂枝湯(64)〕 배에 힘이 있고 배가죽이 두터우며, 緊張한 腹筋을 觸하는 者에 쓴다. 疼痛과 胸燒가 甚할 경우는 茴香 '牡蠣各二를 加하고 便秘하고 있을 때는 大黃을 適當하게 加한다.

〔四逆散(64)〕 前方에 비슷하며 腹直筋의 緊張이 强한 者에 좋다. 疼痛과 胸燒가 있을 때에는 吳茱萸와 牡蠣를 加하면 좋다. 만약 腹力이 弱하고 아프며 嘔吐, 胃의 停水가 있는 者에는 桂枝湯(34)에 半夏, 茯苓 各五, 吳茱萸, 牡蠣各 三으로 加한 것이 좋다.

〔旋覆花代赭石湯(96)〕 胸燒, 트림이 甚하고 胃가 팽만하며 움직임이 異常하고 배힘이 약하며 疼痛은 輕한 者에 쓴다. 便秘하고 있어도 下痢가 있어도 좋다.

〔安中散(1)〕 腹筋은 긴장하지 않고 胃에 停水가 있으며 甘味를 좋아하고 臍傍에서 動悸를 認定하며 疼痛, 胸燒가 있는 者에 適應한다. 만약 이것으로서 도리어 疼痛이 더할 경우는 三黃瀉心湯(54)이 든는다.

〔三黃瀉心湯(54)〕〔黃連解毒湯(11)〕 止血에 쓴다. 前者는 體力이 있고 疼痛과 出血이 오래 계속하여 便秘하고 있는 者에 좋고 만약 便秘가 없는 者에는 大黃을 除去하고 甘草一을 加한다. 後者는 가슴 밑에 痞가 있으며 精神不安이 있고 出血이 그치지 않는 者에 適當하다. 吐血後에는 이들의 어느것이라도 適應하는 處方을 참게 하여 마시면 좋다. 大便에 出血이 있고 黑色의 粘便이 그치지 않는 者에는 芎歸膠艾湯(28)을 쓴다.

〔歸脾湯(26)〕 少量의 出血이 오래 계속하고 體力이 衰退하고 貧血이 있는 者에 쓴다.

〔解急蜀椒湯(13)〕 疼痛이 强하고 胃의 活動이 弱해져 있는 者에 쓴다. 體力의 衰함이 甚하고 疼痛이 있는 者에는 小建中湯(75)의 方이 좋을 때도 있다.

〔四君子湯(66)〕 여위어서 貧血하고 食欲이 없으며 배가 軟하며 疼痛과

嘔吐가 적은 者에 좋다. (石原)

〔針灸〕

胃潰瘍과 十二指腸潰瘍에 針灸治療를 行할 경우, 그 適應의 時期를 잘못 해서는 아니된다. 本病으로서 吐血하든지 타—루모양의 血便이 나오든지 하는 急性의 出血時에는 安靜을 要하므로 針灸治療는 不適應하다. 그러나 內臟出 血을 中止시킬 目的으로서 陽陵泉(131)에 灸하고 또는 梁丘(146)에 灸할 程 度이면 支障이 없다. 數日間의 安靜에 의하여 止血한 것을 알게 되면 針灸 治療를 始作하여도 無妨하다.

慢性症과 微量의 潛在出血이 있는 程度의 사람이면 最初부터 針灸를 行하 여도 좋다.

治療點은(針灸共히)

中脘(35) 巨闕(34) 上期門(51) 脾兪(74) 胃兪(75) 胃倉(85) 小野寺臀點 (92) 膈兪(71) 身柱(59) 曲池(99) 陽陵泉(131) 地機(153)

本病은 胃 또는 十二指腸에 潰瘍이 되어 있는 것이므로 消化하기 쉬운 軟한 食物을 取하고 몸도 安靜을 지킨다는 疵護療法이 必要한 것은 말할 것 도 없다. 相當히 좋아질 때까지 獸肉類와 脂肪이 强한 食物을 避하지 않으면 아니된다.

또 小野寺臀點(下圖)은 腸骨稜의 中央部의 骨緣 에서 3～4cm 下方에서 이 部를 指頭로써 强하게 壓迫하여 그 울림이 무릎에서 下方, 足尖에까지 울릴 경우는 그 6%쯤까지가 胃 또는 十二指腸의 潰瘍을 가지고 있는 것으로 하고 있으며 診斷點으 로서 重要한 點이며 治癒의 經過를 觀察하는 데도 必要하다. 即 이 壓診點의 울림이 輕減함에 따라 서 病이 輕快해 가는 것을 보이는 것이다. (代田)

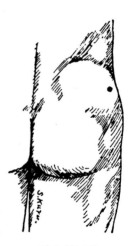

針灸 第14圖

〔民間藥〕

胃潰瘍에 赤日柏이 좋다. 落葉喬木 높이 2～3丈에도 達하나 흔히 1～2m

에서 가지가 벌고 큰 잎(葉柄이 붉다)을 붙인 것이다. 이 잎을 乾燥하여 約 3〜5g 200cc의 물로써 煎하여 半分으로 煮하고 그것을 1日에 數回 分服한다. 지금은 바돈이라고 하는 新藥이 되어 있다.

胃潰瘍의 吐血에는 蓮根의 마디를 擦下한 汁을 마신다. 或은 부엌의 燒土를 取하여 煎해서 마시든가 艾(쑥)을 煎한 汁을 마시어도 좋다. (栗原)

胃　癌

〔症狀〕

40歲 以上의 男子에 대단히 많고 遺傳 關係도 생각할 必要가 있다. 胃潰瘍으로부터 發生하는 것도 적지 않고 술과 담배의 過度한 攝取도 癌의 原因에 關係가 있다.

初期에 慢性胃疾患으로 誤認되는 일이 많고 약간 進行하면 消化不良, 食欲不進, 味覺異常 特히 肉類를 싫어하게 되고 胃의 充滿感, 壓迫感이 있다. 不快한 惡臭가 있는 트림이 特色이며 胃痛은 없는 일도 있으나 대개는 鈍痛이고 上腹部에 壓痛이 있다. 嘔吐는 간혹 보이고 胃에 차있던 食物을 吐한다. 吐血은 比較的 드물지마는 커피의 찌개같이 되어서 나온다. 潛血은 조금 있고 胃酸이 缺乏한다.

더욱 進行하면 下痢氣味가 있고 上腹部에 癌의 腫瘤를 觸하며 貧血, 體重減少 皮下脂肪을 잃고 皮膚는 꺼칠꺼칠해지며 다른 內臟과 임파腺에 癌의 轉移를 일으키고 惡液質이 되며 體溫도 약간 오르고 衰弱이 차츰 더해져서 昏睡狀態가 되어 죽음에 이르게 된다. 그 經過는 普通 2年쯤이라고 하고 있다. (石原)

〔治療〕

漢方에서는 癌의 特效藥은 없다. 體力을 增進시키고 癌의 進行을 얼마만큼 阻止하며 隨伴하는 여러가지 苦痛을 除去할 수는 있으나 癌細胞를 破壞하는 그런 處方은 없으므로 過信해서는 아니되는 同時에 失望할 必要도 없다. 또 癌의 發生하는 部位에 따라서 쓰는 處方도 달라지는 수가 있으므로 前記의 食道狹窄症의 項을 參照함이 좋다.

〔大柴胡湯(103)〕 體力이 旺盛하며 便秘가 있고 胃의 부근이 痞하여 抵抗이 있고 여물며 兩脇이 답답하기도 하고 막히는 感(胸脇苦滿)이 있는 極히 初期의 경우에 쓰인다.

〔半夏瀉心湯(125)〕 食欲不振, 吐氣, 嘔吐, 胃部의 痞와 硬固한 抵抗이 있으며, 體力도 있고 아직 元氣가 좋은 者에 쓴다. 噯氣가 强한 境遇에는 生姜瀉心湯(80)을 쓰면 좋다.

〔旋覆花代赭石湯(96)〕 가슴밑의 充滿感과 痞가 있으며 트림, 胸燒, 輕한 腹痛, 胃腸의 蠕動亢進을 目標로 한다. 生姜瀉心湯(80)의 適應에 흡사하며 그것보다도 弱해져 있고 便秘가 있을 경우에 잘 쓰인다.

〔利膈湯(144)〕 胃의 위의 入口에 가까이 된 癌과 食道癌등으로서 嘔吐가 强하고 粘液을 섞은 吐物을 보는 者에 좋다. 嚥下障害가 있는 者에는 食道狹窄의 項에 든 處方을 참조할 것.

〔四君子湯(66)〕 癌이 進行하여 氣力이 衰하고 貧血이 甚하며 食欲이 없어지고 吐氣가 있는 者에 좋다. 胃內停水, 手足의 冷症, 가슴밑에 痞가 있을 때는 半夏四, 陣皮二를 加한다. (石原)

〔針灸〕

胃癌에 對한 針灸療法은 適應하지 않는다. 그러나 手術을 못하는 者, 手術을 하여도 再發한 者등에 對하여 그 苦痛을 緩解하고 그 命期를 延長시킨다는 意味의 對症療法으로서 한다면 必要하다. 大體로 胃炎에 準하여 治療한다. (代田)

〔民間藥〕

現代醫學, 漢方醫學, 어느 것이라도 胃癌의 根治藥은 아직 없다. 胃癌의 末期로서 참으로 疼痛이 甚할 때에

蔓菜—暖地의 海岸에 自生하는 1年草로서 잎이 多肉하며 부드럽다. 이 잎을 乾燥한 것을 1日量 約 15~20g 適宜의 물에 넣어 煎하여 그 汁을 마신다. 生葉은 씻어서 담그면 좋다.

海草의 黑燒는 요—도鹽類를 含有하여 癌組織의 增植을 파괴하고 腺腫을 消失시키므로 종종 試驗해 보고 있다. 1日 0.5~1.0g.

菱實—池沼에 나는 草本. 뿌리는 土中에 있으나 莖은 길게 水面에 達하고 梢頭에 가까이 잎이 나서 浮囊을 갖추고 있다. 果實은 菱形이며 先端이 까 시와 같이 되어 있다. 藥用으로 하는 데는 될 수 있는대로 새것이고 껍질과 살 사이가 떨어져 있지 않는 것이 좋다. 이것을 깨어서 1日에 3~5粒을 適宜 한 물로써 煎하여 마신다. 疼痛에 좋은 것 같다.

藤瘤—藤의 줄기 또는 가지에 생기는 生物로서 이것을 3~5g, 물 100~ 500cc에 煎한 것을 服用한다. 症狀을 緩解하고 硬結을 軟하게 하므로 民間 에 愛用되고 있으나 그 理由는 不明이다. (栗原)

腸炎(腸카다루)

〔症狀〕

急性의 것은 細菌과 바이르스의 感染에 依하여 일어나고 腐敗한 食物과 未熟한 果實을 먹든지 배를 차게 하든지 暴飮暴食을 하든지 하여 일어난다.

腸炎도 그 侵犯當한 場所의 다름에 따라서 症狀이 달라져 온다. 例컨대 小腸에만 炎症이 있을 때는 꼭 下痢를 한다고는 할 수는 없다. 그러나 大便 은 잘 消化하지 않는 軟便이며 色은 黃 또는 綠色이며 粘液이 섞여 있고, 때로는 血液이 섞여 있으나 이들의 粘液과 血液은 大便中에 잘 섞여 있다. 배는 골골하며 腹部는 팽만하고 腹痛을 呼訴한다. 結腸이 主로 侵犯當하면 强한 腹痛을 呼訴하고 大便은 下痢를 하여도 快通하지 않으며 배가 선하지 않다. 直腸이 犯해지면 甚한 便意가 있고, 자주 便所에 가도 少量의 大便밖 에 나오지 않으며 粘液이 나온다.

輕症인 경우에는 熱은 나지 않으나, 細菌과 바이르스의 感染에 依한 것은 높은 熱을 낼 때가 있다. 重症에서는 數日間에 甚히 衰弱하고 手足이 차거 나 脈이 微弱해진다. 특히 老人과 小兒는 重篤한 症狀을 나타낸다.

下痢는 1日에 2~3回 있을 때도 있고 數十回에 미칠 때도 있다.

腸과 함께 胃가 犯해지면 食欲은 없어지고 惡心, 嘔吐를 수반하게 된다. 목이 마르고 혀에는 白苔 或은 褐色의 苔가 붙는다. 배가 부르고 까스가 찰 때가 있다.

急性의 것이 언제까지나 낫지 않으면 慢性腸炎이 되고 腹部의 不快感, 膨滿感, 疼痛, 腹鳴을 呼訴하고 下痢를 한다. 結腸에 까스가 많이 찰 때는 橫膈膜이 위로 밀려 올라와서 心臟과 肺가 壓迫되므로 動悸도 하고 呼吸이 답답해진다.

慢性症이 오래 계속되면 身體는 衰弱하고 神經過敏이 되어 頭痛, 眩暈, 不眠을 呼訴하며 氣力이 없어진다. (大塚)

〔治療〕

〔葛根湯(17)〕 急性腸炎의 發病의 極히 初期에서 熱이 나고 寒氣가 들며 下腹이 아프고 下痢를 하며 배가 시원하지 않을 때에 쓴다. 脈이 뜨고 힘이 있는 것을 目標로 한다. 이것을 마시고 따뜻하게 하고 있으면 땀이 나고 熱이 내리며 下痢도 좋아진다. 만약 이것을 복용하여 좋아지지 않을 때에는 다음의 處方을 使用한다.

〔大柴胡湯(103)〕 急性胃腸炎의 狀態로서 下痢를 하는 外에 胃의 痞, 惡心, 嘔吐, 口渴이 있고 혀에 褐色의 苔가 있으면 이것으로서 한두번 大便을 下한 後에 半夏瀉心湯 또는 甘草瀉心湯을 쓴다. 大柴胡湯을 쓸 때는 胸脇苦滿(診斷法의 項參照)이 있고 大便에 臭氣가 强하다는 것이 目標가 된다.

〔半夏瀉心湯(125)〕〔甘草瀉心湯(21)〕 急性, 慢性 모두 쓴다. 이 두 處方은 가슴밑의 痞와 腹鳴을 目標로 하여 쓴다. 下痢를 하고 있어도, 下痢를 하고 있지 않아도 좋다. 嘔吐는 있어도 좋고 없어도 좋다. 下痢가 甚할 때는 甘草瀉心湯이 좋다.

〔五苓散(48)〕 急性의 경우에 쓴다. 물과 같이 下痢하는 것, 목이 마르는 것, 물을 많이 먹어도 小便이 조금밖에 나오지 않을 때에 쓴다. 이 경우에 嘔吐가 있어도 좋다. 小兒의 下痢에 쓰는 機會가 많다.

〔人蔘湯(118)〕 胃腸이 虛弱한 사람이 배를 차게 하든지 冷物을 먹고 吐하든지 下하든지 하는 경우에 쓴다. 脈은 弱하고 手足은 冷하며 貧血의 경향이 있다. 急性의 것보다도 慢性의 것에 쓰는 일이 많다.

〔眞武湯(86)〕 慢性의 下痢에 쓴다. 1日 2,3回의 下痢로서 먹으면 곧 下痢를 하고 또 날이 샐 때에 下痢를 하는 者에 좋다. 輕한 腹痛을 수반하는

일이 었으나 嘔吐는 없다. 舌苔도 없고 口渴도 없다. 大概 배에 힘이 없고 冷症이며 貧血하고 脈은 약하다. 腸結核의 下痢에 비슷한 慢性의 것에는 이 處方이 奏効하는 일이 많다.

〔參苓白朮散(57)〕 慢性의 것으로서 醱酵性의 下痢를 하는 者에 좋다. 下痢가 오래 계속된 까닭에 榮養이 衰하고 衰弱의 경향이 있을 때에는 眞武湯 또는 이 處方을 쓴다. 眞武湯으로서 그치지 않는 下痢가 이것으로써 그치는 수가 있다.

〔桂枝加芍藥湯(35)〕〔桂枝加芍藥大黃湯(36)〕 主로 直腸이 犯해져서 배가 선하지 않을 때에 쓴다. 腹痛이 激甚할 때는 桂枝加芍藥大黃湯을 쓴다.

〔四君子湯(66)〕 慢性의 것으로서 便秘와 下痢가 交代로 올 때이며 便秘가 數日 계속한 後, 토끼똥과 같이 똘똘한 大便이 나올 경우에 쓴다.

以上의 藥을 各各의 症狀에 應하여 쓰는 한편, 脂肪이 많은 牛肉. 豚肉, 刺激性이 있는 物質, 纖維가 많은 生野菜, 술, 牛乳, 酸味가 많은 것 등을 避하고 배에서 발까지 冷하지 않도록 注意한다. (大塚)

〔針灸〕

腸炎에는 急性症과 慢性症이 있으나, 그 어느 것이라고 針灸療法은 適應한다.

(가) 急性症으로서 腸內에 腐敗 醱酵가 일어났을 경우는 피마자기름이나 漢方의 下濟로써 腸內容物을 一掃하지 않으면 아니된다. 腸의 蠕動이 昂進하고 下痢가 頻繁히 일어나는 것이므로 異常昂進을 일으키고 있는 腸의 運動을 制止하기 위하여 다음과 같은 治療點이 選擇된다. (針灸共히)

中脘(35) 水分(36) 氣海(37) 大巨(49) 脾兪(74) 腎兪(77) 澤田流京門(86)
中窌(82) 梁丘(146) 上巨虛(130) 手三里(116)

下痢가 頻繁할 때에는 水分, 氣海, 大巨等에 10壯 乃至 20壯을 灸한다. 그때도 그치지 않을 때는 肓兪(41)에 灸를 加한다. 急性의 直腸炎을 수반하여 裏急後重(便所에 갔다 와도 곧 또 가고 싶고 不斷히 나올 듯한 感이 드는 것)이 있을 경우는 中窌(82)에 20壯을 灸한다. 그렇지 않으면 針을 한다. 中窌의 針이 잘 질렸을 경우는 直腸이나 痔의 부근에 울리어 가는 것이다.

또 大腸炎의 경우는 腦神經이 亢奮하고 있을 때가 있으며 그러할 때에 百會
(1)에 10壯쯤 灸하면 裏急後重이 그칠 때가 많다.

(나) 慢性症의 경우도 大體로 上記와 같은 治療로서 좋으나, 盲兪(41)보
다도 天樞(48)가 듣는 일이 많다. 또 便秘와 下痢가 交代로 일어나는 일도
있다. 便秘로 기우러질 때는 中節(82)를 그만 두고 大腸兪(78)를 쓴다. 그
리고 慢性症에서는 梁丘(146)보다도 三陰交(154) 또는 公孫(157)의 便이 듣
는다.

慢性腸炎은 좀처럼 完全히 治癒되지 않는 일이 많으므로 根氣있게 오래
灸하는 것이 必要하다. (代田)

〔民間藥〕

腸카다루로서 下痢하고 咽喉가 말라서 견디지 못할 때에는 紫蘇葉의 煎汁
을 먹든지 마늘의 汁을 물 가운데에 떨어뜨려서 마신다.

질경이는 世間 一般에 널리 알려진 藥草이다. 胃腸粘膜이 弱해서 잘 下痢
하기 쉽다. 或은 下痢를 하기도 하고 便秘하기도 하여 交代하는 即 慢性腸
카다루의 症狀을 呈하는 사람에 適藥이다. 질경이는 될 수 있는대로 7,8月
頃 풀의 全盛期에 採取한 것을 乾燥하여 둔다. 그것을 1回 3~5g의 比率로
서 물의 分量은 適宜 100cc~150cc 잘 煎하여 이것을 마신다. 每日 連續服
用하여도 좋다. 粉末로도 거기에 黃栢末을 섞으면 더욱 腸카다루에는 좋다.

아메바—赤痢에는 粉末 0.5g 柘榴實의 粉末 0.5 같은 그 黑燒 0.5g 以上
을 混和한 散劑를 나누어서 세 봉지로 하여 1日量으로 한다. 良効가 있다.

純血을 섞어서 下痢를 하는 者에는 生姜을 검게 될 때까지 炮하여 細末로
하고 1回에 8g쯤 쌀밥으로서 服用한다. 또는 阿膠를 湯에 녹이어서 麥粉으
로서 混合하여 丸藥을 만들어 이것을 1回에 50粒쯤 服用한다.

急性腸카다루에는 山野에 自生하는 할미꽃이 좋다. 이 풀은 全體에 흰털
을 입어 老人의 毛髮과 같다. 그 뿌리를 煎하여 마신다. 1回에 2g, 물을 適
宜하게 하여 煎한다. 또 이에 木槿花를 同量 섞으면 一層 좋은 効果가 있
다. (栗原)

虫垂炎(虫樣垂炎)과 盲腸炎

〔症狀〕

虫垂炎은 虫樣突起에 炎症을 일으키는 病인데 靑壯年에 많이 보인다.

急性일 때는 食傷에 비슷하며 가슴밑을 中心으로 하여 甚히 아프고 嘔吐를 수반할 때가 있다. 右下腹의 盲腸部에 疼痛이 나타나는 것은 數時間에서 半日쯤 後이다. 대개는 熱이 나나 나지 않을 때도 있다.

大便은 便秘할 때도 있고 下痢할 때도 있으나 下痢를 일으키는 者에는 重篤한 者도 있으므로 注意를 要한다.

疼痛이 甚할 때는 腹壁은 硬固해지고 오른쪽 다리를 뻗치지를 못하게 된다.

虫垂炎에서도 疼痛이 右下腹部에 局限한다고 할 수가 없으며 臍下에 疼痛이 있을 때도 있다.

虫垂部의 化膿이 甚하여져서 이 部分이 破해지면 腹膜에 炎症이 波及된다. 만약 汎發性의 化膿性腹膜炎을 일으킨즉 重篤한 症狀을 일으키어 生命이 威脅된다.

急性症이 一旦 輕快한 後, 慢性으로 移行하는 것이 있다. 慢性虫垂炎에서는 右下腹部의 鈍痛, 腰痛, 疲勞倦怠, 便秘等이 오래 계속된다. 慢性에서 突然히 急性症을 일으키는 수도 있다. 慢性症은 結核性의 腹膜炎으로 誤認되는 일이 있다.

盲腸炎은 虫垂炎과 關係없이 盲腸部에만 炎症을 일으키는 수도 있고 虫垂炎의 炎症이 盲腸에 波及하는 수도 있다.

盲腸炎의 症狀은 虫垂炎에 비슷하나 一般的으로 症狀이 輕하고 豫後도 重篤에 빠지는 일은 없다. (大塚)

〔治療〕

虫垂炎의 發病 初期는 食傷에 비슷하나 素人 判斷으로서 피마자기름등의 下劑를 마셔서는 아니된다. 近代醫學에서는 虫垂炎의 治療는 手術的으로 治療하게 되어 있으나 漢方에서는 대개의 경우, 內科的으로 治癒시킬 수 있다. 그러나 手術的으로 處理를 取하는 便이 安全하다고 생각될 경우에 이것을

拒絶하고 强引으로 漢方治療를 行할려고 하는데 筆者는 反對한다. 특히 壞疽性인 것은 往往이 腹膜炎을 일으켜서 重篤에 빠지는 危險이 있으므로 患者의 環境, 病勢等을 考慮하여 臨機應變의 處理를 取하는 것이 必要하다.

〔柴胡桂枝湯(4)〕 虫垂炎의 發病 初期로서 腹痛이 右下腹部에 局限하는 以前에 腹壁 一體가 긴장하여 各所에 壓痛이 있을 때에 쓴다.

〔桂枝加芍藥湯(35)〕 虫垂炎의 輕症으로서 熱은 없고 腹部는 一體로 膨滿하며 腹痛은 盲腸部에 局限하고 脈이 느릴 때에 쓴다. 慢性인 데도 쓴다.

〔桂枝茯苓丸(41)〕 急性인 데도 慢性인 데도 같이 쓴다. 盲腸部의 疼痛은 가벼우나 壓痛이 오래 남아 있는 者에 좋다. 만약 便秘할 때는 이에 大黃 1.0을 加한다.

〔大建中湯(102)〕 病이 약간 오래 가서 亞急性期에 들어선 것으로서 疼痛이 强하고 또 脈이 沈遲 弱한 者에 쓴다. 까스 때문에 腹部가 팽만하고 腸의 蠕動이 앙진하여 아픈 것을 目標로 한다. 또 限局性의 腹膜炎을 일으키고 있을 때나 도—구라氏窩濃瘍이 있는 者等에 쓰는 機會가 있다. 이것으로써 多量의 고름이 大便과 함께 나오고 頓挫的으로 좋아진 일이 있다.

〔大黃牡丹皮湯(101)〕 虫垂炎에는 下劑를 禁忌로 하는 경우가 많고 이 處方에는 大黃과 芒硝가 配劑되어서 瀉下作用이 있으므로 그 使用은 愼重히 하지 않으면 아니된다. 이 處方을 使用하는 目標는 脈이 遲하고 緊일 것, 腫瘍이 局限性이며 周圍에 腹膜刺激性이 없고 一般狀態가 良好할 경우는 이 方은 써서 便通을 붙여 주는 것이 좋다. 만약 脈이 크고 數(搏動이 빠른 것)하며 또는 작고 數(삭), 或은 微弱할 때에는 써서 아니된다. 이 處方을 服用한 까닭에 腹痛이 더하고 不快感을 호소하는 경우는 速히 服藥을 中止하고 處方을 變更한다.

盲腸炎의 경우로서 便秘하고 있을 때에는 이 處方이 잘 듣는다. (大塚)

〔針灸〕

一般으로 盲腸炎이라고 하고 있을 경우는 嚴密히 말하면 虫垂炎을 말하는 것이다. 이 外에 宿便과 細菌感染에 依하여 單純한 盲腸炎을 일으키는 일도 있으나 이것을 鑑別하는 것은 容易하지 않으므로 一括하여 虫垂炎으로서 記

述하기로 한다.

虫垂炎에 針灸療法이 適應하는 경우는 急性症이라도 發熱이 없고 그렇게 症狀이 重하지 않는 것이거나 慢性症이다. 急性症으로서 높은 發熱이 있고 症狀이 極히 重한 경우는 漢方의 湯液에 의한 療法이나, 外科的 手術療法에 맡기지 않으면 아니된다.

療法은 먼저 오른쪽의 梁丘(146)와 右曲泉(151)에 灸 二十壯을 떠 본다. 그래서 右脚이 굽어져서 뻗치지 않는 것이 뻗쳐져 온다. 다음에 臍下의 氣海(37)에 二十壯 또는 三十壯 灸한다. 이래서 盲腸部의 疼痛과 壓痛이 輕해 지는 것은 輕症이다.

다음에 伏臥시키고 오른쪽의 大腸兪(78)의 外方 1cm쯤의 部를 指頭로써 壓迫하여 보고 그 부근에서 제일 아픈 곳을 發見하고 이에 二十壯 灸한다.

針은 右大腸兪(78) 腎兪(77) 右胃倉(85)等에 刺한다. 그 경우 針의 울림 이 患部에 울리어 가는 일이 많다.

慢性症의 경우는 다음의 穴에 灸한다.

中脘(35) 氣海(37) 右大巨(49) 腎兪(77) 大腸兪(78) 脾兪(74) 右陽陵泉 (131) 足三里(129) 澤田流太谿(155) 手三里(116) (代田)

腸 結 核

〔症狀〕

肺結核에 續發하여 일어나는 일이 많으나 드물게 他에 結核性의 病變을 認定하지 않고 腸이 먼저 侵犯되는 일이 있다.

腸結核에 걸리면 食欲이 없어지고 여위어 온다. 나른해지고 疲勞하기 쉽다. 貧血하여 때로는 突發的으로 熱이 난다.

大概는 下痢를 呼訴하고 날이 샐 때에 下痢를 한다. 그러나 便秘와 下痢 가 交替되어 오는 일도 있다. 배에는 까스가 차서 팽만하고 腹痛을 호소 한다. 또 오른쪽 아랫배에서 盲腸 부근에 壓痛을 호소하는 일이 있다. 이 部 는 結核에 침범당하기 쉽다.

結核에 침범을 當한 腸管이 협작을 일으켜서 좁아지면 甚한 腹痛과 腸의

蠕動 不安을 호소하고 또 嘔吐를 일으키는 수도 있다.

그러나 腸結核이라도 輕症인 것은 그다지 큰 症狀을 호소하지 않고 自然히 治癒하고 마는 것도 있다. (大塚)

〔治療〕

漢方의 方劑의 內服에 스트레프토마이신等의 化學療法을 倂用하면 治癒率이 좋아진다.

〔眞武湯(86)〕 腸結核의 下痢에 잘 듣는다. 이것으로서 全快하는 者가 있으나 下痢가 그쳐도 곧 服藥을 中止하지 말고 長期間 服藥하는 것이 좋다. 이것을 복용하고 血色도 좋아지며 脈에 彈力이 생기고 體力이 回復할 때까지 계속한다. 大塚은 스트레프토마이신이 아직 나오지 않을 때 이 眞武湯만으로서 腸結核의 重症을 고친 일이 있다.

下痢와 便秘가 交代로 오는 그런 경우에도 쓴다.

또 腸管의 狹窄, 或은 癒着이 있어서 그 때문에 腹痛, 下痢를 呼訴할 때에도 쓴다.

〔參苓白朮散(87)〕 眞武湯으로서 듣지 않을 때에 써서 下痢가 그치는 일이 있다.

眞武湯과 參苓白朮散等으로서 下痢가 그쳤을 때는 軟便에서 차츰 形態가 있는 便이 되고 自然히 快便이 된다. 下痢가 그치는 同時에 便秘하고 배가 떵떵하며 吐氣가 나고 食欲이 감소되는 일은 없다. 이 點, 普通의 止瀉劑로서 無理하게 下痢를 그치게 한 것과는 다르다.

〔滋陰至寶湯(58)〕 肺結核이 進行하여 기침이 나고 숨이 끊기고 熱이 나기도 하는 患者로서 性結核을 倂發하여 下痢를 하고 食欲이 없을 때는 이 方을 쓴다. 이것으로써 輕快로 向하는 者도 있다. (大塚)

〔針灸〕

腸結核에는 極히 有效한 化學療法이 出現하고 있으므로 針灸療法의 必要는 그다지 없는 것으로 생각된다. 그러나 針灸療法이 無效라고 하는 것은 아니다. 肺結核과 肋膜炎으로서 下痢하기 쉬운 사람은 輕度의 腸結核도 隨伴하고 있는 일이 많다고 하고 있으나 그러할 경우 37度 以下의 사람이라면

灸를 試驗해 보는 것이 좋다.

治療穴은 慢性大腸炎에 準한다. 다만 灸壯을 極히 작게 하여 三壯으로 한다. (代田)

〔民間藥〕

腸結核의 下痢는 鷄鳴下痢라고 하여 早朝에 잘 下痢를 하는 사람이 있다. 질경이粉末 0.5 黃栢末 0.5 黃栢霜 0.5 赤石脂 0.3以上 混和한 것이 좋다. 赤石脂가 없을 때는 사루치루酸비스밋트 0.3을 加한다. 이것은 참으로 잘 듣는다. 1日量이다. 3回로 分服. (栗原)

腸狹窄症

〔症狀〕

腸狹窄症은 腸癌, 腸結核, 潰瘍이 나온 뒤의 瘢痕, 開腹手術 後의 瘉着等으로 因하여 일어나고 腸의 一部가 좁아지는 까닭에 다음과 같은 症狀을 나타낸다.

腸狹窄症에서는 頑固한 便秘가 잘 일어난다. 그런데 이 便秘는 때에 따라서 下痢로 變하는 일이 있다.

狹窄이 있는 部分에서 上方의 腸管은 擴張하여 蠕動이 强해지고 腸管을 腫瘤와 같이 皮膚를 通하여 볼 수가 있다.

그러나 狹窄의 程度가 輕할 동안은 특별한 症狀을 呼訴하지 않을 때도 있다.

腸에 狹窄이 있으면 狹窄의 위의 部分에서 食物이 腐敗 醱酵하여 下痢를 할 뿐이 아니고 까스 때문에 腹部는 팽만하고 배가 골골 끓으며 同時에 腹痛이 일어난다.

狹窄이 甚해지면 嘔吐를 하고 患者는 衰弱하여 脈은 微弱하고 手足은 冷하며 下肢에 浮腫이 오는 일이 있다.

癌으로 因한 경우는 차츰 狹窄이 甚해져서 閉塞의 狀態가 될 危險이 있다. 또 腸 그 自體에 變化가 없고 外部로부터의 壓迫으로서 狹窄이 되는 일도 있다. (大塚)

〔治療〕

腸癌에 依한 狹窄이 豫後가 나쁜 것은 말할 것도 없으나 漢方의 內服으로서 一時 症狀이 輕快하는 일이 있으므로 手術 不能의 者, 手術 後의 再發等의 경우는 다음의 處方을 適宜 使用하면 좋다.

狹窄은 內服藥으로서 治癒될 理가 없으므로 手術을 하지 않으면 그만이다고 생각하는 사람이 있다. 그런데 2回나 3回나 手術하여 그래도 좋아지지 않았던 者가 漢方의 治療로서 自覺症狀이 輕減하고 別로 病苦를 呼訴하지 않는 사람이 比較的 있으므르 여러가지 治療로서 좋아지지 않는者는 다음의 處方을 試用하여 보는 것이 좋다.

〔桂枝加芍藥湯(35)〕〔桂枝加芍藥大黃湯(35)〕 狹窄때문에 腹部가 팽만하고 腸의 蠕動이 亢進하며 腹鳴과 腹痛을 呼訴하나 아직 體力이 있고 衰弱하지 않으며 便秘의 傾向이 있을 때에는 桂枝加芍藥湯(35)을 쓴다. 이것을 服用하고 난 後에 腹痛이 덜하고 腹部의 팽만이 輕해지면 當分間 이것을 계속한다. 이 處方에는 下痢가 들어 있지 않으나 이것으로써 便通도 있게 된다. 萬若 便通이 있을 듯하면서 없을 때에는 桂枝加芍藥湯에 大黃 1.0을 加한 桂枝加芍藥大黃湯으로서 쓴다.

〔小建中湯(75)〕 桂枝加芍藥湯을 쓸 것 같은 症狀으로서 患者가 疲困하여 衰弱해 있을 때에 이 處方을 쓴다. 이것으로써 腹痛이 輕快하고 腹部의 팽만도 좋아진다.

〔大建中湯(102)〕〔大建中湯(102)〕〔小建中湯(75)〕 腸의 蠕動亢進이 激甚하고 견디기 어려운 腹痛을 호소하는 者에 쓴다.

〔眞武湯(86)〕 腸狹窄이 있고 때때로 下痢를 하는 者에 쓴다. 이 處方을 쓰는 目標는 患者의 體力이 衰하여 있을 것, 手足이 冷할 것, 脈에 힘이 없을 것, 배가 一體 軟弱한 것等이며 强한 腹痛이 있을 때에는 쓰지 않는다.

〔旋覆花代赭石湯(96)〕 十二指腸 또는 이에 가까운 部位의 狹窄으로서 嘔吐, 便秘, 蠕動亢進, 噯氣等이 있을 때에 쓴다.

以上의 處方을 選用함과 同時에 食物에 注意하고 砂糖, 牛肉, 豚肉, 赤身의 魚肉. 코―피, 코코아, 紅茶, 牛乳 等을 避한다. 一般的으로 까스가 차

기 쉬운 것은 좋지 못하다.

下半身, 特히 腹部는 冷하지 않도록 잘 둘러 싼다. (大塚)

〔針 灸〕

腸狹窄症 中에 針灸療法에 適應하는 것은 腸痙攣, 痙攣性便秘, 宿便 等에 依한 것이다.

結腸의 S狀部 即 左腹結(52), 左維道(57) 等의 部에 針을 刺入하기를 5分 乃至 1寸, 腸管에 直接 針尖을 觸하도록 하여 便通을 促進시키는 것이 좋다.

또 大腸兪(78)에 깊이 2寸 쯤 刺入하는 것도 좋다. 灸는 中脘(35), 左腹結(52), 大腸兪(78), 上巨虛(130), 神門(113) 等에 뜬다. (代田)

肝 炎

〔症 狀〕

從來에 所謂 카다루性 黃疸이라고 불리고 있던 것은 胃腸카다루가 總膽管을 傳하여 膽道炎을 일으키고 膽汁의 排出을 기계적으로 障害하여 黃疸을 發한다고 하는 생각으로서 이름지어지고 있다.

그러나 大槪의 境遇 炎症은 다시 進行해서 肝臟內 膽道, 肝細胞를 侵犯하여 黃疸을 發하는 것이며 지금까지 單純性 黃疸이라고 불리어지고 있던 것의 太半은 流行性 肝炎 또는 散發性 肝炎이라고 하여 왔다.

그래서 새로 流行性 肝炎이라는 病名이 一般化되어 왔으나 이것은 傳染性 肝炎이라고도 하며 또 바이르스性肝炎 A라고도 하고 있다. 本病의 原因은 바이르스에 依하는 것이며 集團生活者에 爆發的으로 發生하고 또는 散發性으로도 보인다. 여기에 더 하나 바이르스性 肝炎 B라고 이름붙은 血淸肝炎이라는 것이 있다. 이것은 輸血이 盛行하게 되어 바이르스性肝炎 A를 가지고 있던 患者의 血液을 注入하여 일어나는 것이라고 하고 있다.

本病의 潛伏期는 大體로 2~3週間이라고 하고 있다. 이 期間에 下痢, 嘔吐 等 胃腸症狀이 일어나는 수도 있다. 다음에 대개는 突然한 惡寒으로써 38~39度의 發熱을 보고, 1週間쯤 하여 正常으로 되돌아 오나 發病後 3日

제 무렵부터 食欲不振, 嘔氣, 肝의 壓痛이 强하고 3∼6日째에 黃疸이 나타
난다.

經過中에 皮下 出血이나 發疹을 輕度로 보는 일도 있다. 그 中에는 黃疸을
나타내지 않는 경우도 있다고 하고 있다.

이 病은 前驅期에 顯著히 食欲이 없어지고 嘔氣·頭痛·少量의 軟한 便이
나와서 放屁가 있고 右季肋部의 疼痛과 壓迫感이 일어나서 肝臟이 軟하게
부어(腫)온다. 其他 脾臟이 붓기도 하고 下顎 임파腺이 붓기도 하여 肝機能
檢査로서 中等度 以上의 障害가 證明된다.

黃疸을 수반하지 않을 경우는 熱이 내려도 倦怠感, 食欲不振, 軟便, 頭痛
右季肋部의 疼痛, 腰痛 등이 계속하는 일이 많다. (矢數)

〔治 療〕

여기서는 單純性의 黃疸도 流行性 肝炎도 함께 一括하여 記述하기로 한다.

〔茵蔯蒿湯(2)〕 初期에 炎症이 始作하여 腹部 特히 上腹部가 띵띵하고 心
下部에서 胸中에 걸쳐서 不快한 가슴이 막힌 듯한 感이 들고 입이 마르며
大小便이 모두 通하지 않고 脈은 沈하여 힘이 있고 혀에는 苔가 있다. 黃疸
의 경우에 가장 자주 使用되나 黃疸이 일어나지 않는 데도 쓰인다.

〔大柴胡湯(103)〕 가슴이 답답하고 心下部가 痞하여 굳게 緊張하며 便秘,
食欲不振, 嘔吐, 惡心이 있는 경우에 좋다.

〔茵蔯五苓散(3)〕 앞에 揭記한 茵蔯蒿湯과 大柴胡湯으로써 내린 後에 쓰
는 경우가 많다. 이때에 心下部의 긴장과 苦痛이 적고 尿量이 적으며 口渴
이 있는 것을 目標로 한다. (矢數)

〔針 灸〕

肝炎中에서 針灸療法에 적응하는 것은 流行性 肝炎, 化學藥品에 의한 中毒
性 肝炎等이며, 後者中에서는 사루바루산注射에 依한 것, 파스, 치피온 等의
抗生物質 服用에 依한 것 等이 있다.

流行性 肝炎의 경우는 熱이 37°5′ 以下 때에만 行한다. 治療點은(針灸 共
히).

中脘(35), 巨闕(34), 右期門(50), 右上期門(51), 脾兪(74), 膽兪(78), 肝

兪(72), 天宗(90), 陽陵泉(131), 地機(153) 等이다. (代田)

〔民間藥〕

藥名으로 茵蔯蒿라고 하는 풀이며 漢方에서 잘 쓰인다. 냇가 같은데에 自生하는 宿根草이며 봄에는 흰털을 密生한 비로─도같은 보드래한 느낌을 주는 잎을 叢生하고 있다. 가을에 잎이 마르고 가는 열매가 集團하여 梢에 붙어 있다. 이 열매를 採取하여 煎하여 마시는 것이지마는 1日量 大略 10∼15g을 100∼150cc의 물에 넣어 煎하여 半分으로 煮하여 服用한다. 카다루性 黃疸에 잘 듣는다. 또 五苓散을 混和하여 마시면 한층 더 좋다.

梔子(山梔子)─작은 常綠灌木. 꽃 냄새가 좋다. 그 果實을 乾燥한 것 1∼2g쯤 煎하여 그 汁을 마시는 것인데 苦味가 强하다. 甘草와 莪朮을 少量 섞어서 마시면 肝臟病, 流行性 肝炎으로서 熱이 있는 데에 좋다. (栗原)

肝硬變症

〔症　狀〕

肝臟에 여러 가지의 毒素가 오래 동안 障害를 주고 있으면 肝細胞는 차츰 파괴되어 거기에 代하여 섬유성의 硬固한 細胞가 增殖해서 肝臟은 硬固하고 작아져 온다. 이것을 肝硬變症이라고 부르며 그 發生하는 方途에 따라서 局限性의 肝硬變症(이것은 肝臟만 侵犯된다) 그 中에 (가) 렌넥크肝硬變症(毒素가 血液을 通하여 肝臟세포를 침범한 것), (나) 膽路性 肝硬變症(毒素가 膽道로부터 侵入하여 肝細胞를 侵犯한 것), (다) 假性肝硬變症(心臟疾患에 依하여 二次的으로 肝臟에 鬱血이 일어나서 肝細胞가 일어난 것)으로 나누어진다.

또 系統的 肝硬變症이란 것은 他의 여러 가지의 病에 수반하여 나타나는 것이며 위─손病, 반치病, 肝臟의 血色素 沈着症, 心囊炎, 結核性 或은 류─마치스性 多發漿膜炎 等에 수반하여 일어나는 것이다.

肝硬變症을 일으키는 毒素로서는 먼저 첫째에 알콜을 들수 있으며 大酒家에 많다. 其他 호초, 고추, 가레이 가루 等의 藥味類의 濫用, 腸티부스 말라리아, 結核, 梅毒 等의 傳染病도 原因이 된다.

이 病에 걸려도 처음에는 조혀 自己로서는 앞아채지 못하고 病勢가 相當히 進行되어서 肝臟이 硬해져도 自覺症狀이 없는 일도 있다. 食欲不振, 嘔吐, 噯氣 等의 症狀이 나타나는 일도 있다.

皮膚는 黃色味를 띠고 더러운 色깔을 물하여 온다. 이 色은 慢性의 肝臟疾患에 特有한 것이며 黃疸은 대개의 경우 나타나지 않는다.

가장 著明한 症狀은 門脈循環障害이며 肝細胞의 파괴와 纖維細胞의 증식에 의하여 血液의 循環이 妨害되어 腹壁의 靜脈의 擴張 怒張이 나타나고 매즈사頭가 보인다. 腹水도 著明하게 되어 胃腸에 鬱血을 일으키는 까닭에 胃腸障害를 일으키고 때로는 코―피모양의 吐血과 血便을 내는 일이 있으며 食道下端의 靜脈網의 怒張이 僅少한 刺激으로서 破해지고 出血로 因하여 急死하는 일이 있다.

症狀이 나타나기 始作하고부터 1～3年의 經過로서 榮養不良, 全身衰弱 或은 合併症 때문에 死亡하는 일이 많다. (矢數)

〔治 療〕

腹水가 著明하고 泥土모양의 輕黃疸色을 물하며 憔悴하여 頰部에 小血管의 擴張과 上半身에 거미집 모양으로 血管의 擴張이 認定되며 小便이 적고 病狀이 進行되고 있는 것은 좀처럼 治癒가 困難하다. 그러나 相當히 重症이라고하던 것도 漢方藥으로서 輕快하는 者가 있으므로 다음의 藥方을 試驗해 보는 것이 좋다. 알콜, 고추 等 刺戟性의 食品을 禁한다.

〔小柴胡湯(75)〕〔五苓湯(48)〕을 合方한 것, 比較的 初期로서 腹水도 적을 경우에 쓴다. 이것을 마시고 小便이 잘 나오면 快方으로 向한다.

〔分消湯(131)〕 腹水가 相當히 차고 心下에서 배 全體가 硬하게 부르며 食後에 心下部가 特히 답답하고 小便도 적으며 그러나 아직 그렇게 全身衰弱을 일으키지 않는 者에 써서 좋을 때가 있다. 大槪의 境遇에〔小柴胡湯(75)와 合하여 쓰는 便이 좋다.

〔五苓散(48)〕〔人蔘湯(118)〕과 合한 것, 衰弱을 가져 온 者에 써서 좋을 때가 있다.

〔龍膽瀉肝湯(145)〕 이 藥으로써 좋아졌다는 報告도 있다. 他 藥을 써서

效果가 없는 者에 試驗해 보면 좋다. 그다지 虛弱하게 되지 않는 者이다. (矢數)

〔針 灸〕

肝硬變症에도 針灸療法은 相當히 適應한다. 治療에 依하여 進行을 停止시킬 수 있는 경우가 있다. 治効는 初期, 中期인 者에 限하여 나타난다. 末期가 되어서 腹水가 많이 차게 되면 無効이다. 針은 期門(50), 肝兪(72) 等에 行할 뿐이며 그 뒤는 灸를 根氣있게 뜬다. 治穴은

中脘(35), 巨闕(34), 右期門(50), 右上期門(51), 肝兪(71), 膽兪(73), 身柱(59), 天宗(90), 陽陵泉(131), 三陰交(154) (代田)

膽囊炎

〔症 狀〕

膽管 或은 膽囊의 粘膜에 炎症을 일으킨 것이며 細菌과 여러 가지의 毒素에 依하여 일어난다. 무언가의 原因에 依하여 十二指腸에 繁殖한 細菌과 毒素가 總膽管의 十二指腸의 開口部를 通하여 侵入하기도 하고 또는 身體의 어디인가에 번식하고 있던 細菌이 血液에 依하여 肝臟에 옮겨져서 膽管과 膽囊에 侵入하여 炎症을 일으킨다.

膽囊炎을 일으킨즉 胃部의 壓重感, 膨滿感, 右季肋部의 自發痛, 壓痛이 일어나고 굳게 緊張하여 온다. 輕度의 發熱을 수반하고 惡心, 嘔吐, 食欲不振, 便秘, 鼓腸 等을 일으키며 黃疸을 일으키는 일도 있다. 重할 때는 膽囊部에 激烈한 疼痛이 일어나서 右肩甲部에 放散하며 惡寒・戰慄을 수반하여 高熱을 發하고 脈搏도 頻數해지며 자주 嘔吐를 하고 衰弱이 눈에 뜨이게 된다.

膽囊炎이 있으면 膽石이 되기 쉽고, 膽石이 있으면 膽囊炎을 일으키기 쉽다. 가장 惡性인 것은 心內膜炎과 敗血症들을 일으켜 온다. (矢數)

〔治 療〕

本論에 나타나는 症狀은 漢方에서는 柴胡를 主劑로 한 藥方이 많이 쓰인다.

〔小柴胡湯(76)〕 微熱이 있기도 하고 惡寒, 發熱을 되풀이 하기도 하며, 가슴이 막히어 답답하고 心下部가 굳게 긴장하며 입이 쓰고 목이 마르며 食欲不振, 惡心, 嘔吐 等이 있으면 먼저 이 方을 쓴다.

〔柴胡桂枝湯(52)〕 大體로 小柴胡湯과 같은 症狀이지마는 腹筋이 緊張하여 敏感하며 疼痛을 수반할 때에는 이 方이 좋다.

〔柴胡桂枝乾薑湯(53)〕 症狀이 오래 가서 體力이 弱하고 脈도 배도 그렇게 緊張이 없어지고 頭汗, 盜汗 等이 있으며 大便도 軟하고 舌苔도 없으며, 乾燥할 때에는 이 方을 쓰는 일이 있다.

〔大柴胡湯(103)〕 體質이 完全한 사람에 일어났을 경우 脈도 배도 充分히 힘이 있고 季肋下가 굳게 긴장하며 便秘하기 쉬운 者에는 이 方을 쓴다. 가슴이 답답하고 惡心, 嘔吐, 혀는 乾燥하여 黃苔가 붙어 있을 때에 좋다.

〔解勞散(14)〕 熱이 오래 가고 疲勞가 보이며 或은 黃疸을 일으키고 心下部의 痞가 좀처럼 除去되지 않는 者에는 이 方이 좋을 때가 있다. (矢數)

〔針 灸〕

膽囊炎은 膽囊中에 膽石이 있을 때에 일으키기 쉬운 것이나 膽石이 없어도 細菌의 感染에 依하여 일어나는 수도 있다. 針灸에 依하는 治療法은 大體에 있어서 膽石症인 경우에 準하면 좋다. 다만 注意할 것은 針할 경우 膽囊이 있는 部에 깊이 찌르지 않도록 할 것이다. 膽囊中에 針을 刺入하면 때에 따라서는 穿孔性 腹膜炎을 일으켜서 生命을 危篤하게 만드는 일이 있는 까닭이다. 이 注意는 膽石症의 경우에도 지키지 않으면 아니된다. (代田)

膽石症

〔症 狀〕

本病은 膽囊과 肝管, 膽囊管, 總膽管 等의 膽汁이 울체하여 돌을 形成함에 대라서 일어난다. 原因으로서 膽汁의 停滯와 膽汁의 性質이 굳어지기 쉽게 되는 것이 條件이 되어 있다. 膽汁의 排出이 障害되는 것은 體質과 遺傳에 依하는 것이라고 하고 있다. 또 膽囊의 出口에 경련이 일어나든지 上腹部가 强하게 조이듯하든지 運動不足 等도 그 原因이 된다. 膽汁의 性

質이 군어지기 쉽게 되는 것은 食物의 影響과 膽道의 炎症 等에 依하여 일어난다. 女子에 많고 男子의 3—5倍가 된다고 한다. 膽石의 主된 症狀으로서는 右季肋部 即 肝臟部의 甚한 疼痛과 發熱과 黃疸이다. 疼痛은 特有한 症狀이며 膽石이 膽道에 나타나서 膽汁의 流通을 妨害했을 때에 發作的으로 일어난다. 이것을 膽石發作이라고 부르고 不快感, 嘔氣, 惡寒 等에 이어서 突然히 甚한 疼痛을 일으키며 졸라매는 것 같은 아픔이며 甚하게 되면 心窩部 全面에 미치고 다시 脊柱, 背部의 右側에서 右肩, 右上肢에 까지 미친다 甚할 때 疼痛 때문에 矢神, 헛소리 경련을 일으키는 일이 있다. 同時에 嘔吐를 되풀이 하고 黃疸이 나타나며 寒氣, 멀리어지며 高熱을 낸다. 肝臟은 間或 크게 되고 膽囊이 肥大하여 疼痛은 數十分, 數時間 오래 갈 때는 數日間이나 계속한다.

膽道에 나온 膽石이 膽囊에 되돌아 가고 或은 腸에 排出되든가 또는 膽石은 그대로도 膽道의 炎症이 그치고 膽汁이 自由롭게 흐르게 되면 疼痛 發作은 그쳐지고 數日 後에는 黃疸도 消失한다. 이들의 發作은 짧은 때는 數時間 또는 數日間에서 數個月의 間隔을 두고 되풀이 되어 때로는 數個年이나 일어나지 않을 때도 있다. 膽石 때문에 膽汁의 排出이 妨害되어 자주 不規則인 疼痛과 微熱을 되풀이 하고 있으면 肝硬變症, 膽道癌, 膽道潰瘍 등을 일으키는 일도 있다. (矢數)

〔治 療〕

膽汁이 정체하지 않도록 適當한 運動을 行하고 上腹部가 조이지 않도록 暴飮暴食을 삼가하며 脂肪食을 避하고 便通을 調整한다. 이 意味로서 漢方藥을 常用하고 있으면 後發을 防止하는 것이 어느 程度 可能하며 體質의 改善에도 必要하다.

〔大柴胡湯(103)〕 膽石症의 患者에 가장 많이 쓰이는 藥方이다. 이 處方은 膽石症일 때에 나타나는 여러가지 症狀이 잘 符合한다. 即 肝臟部의 鬱塞感이 있고 疼痛, 嘔心, 嘔吐, 發熱, 黃疸 等은 이 藥으로서 잘 好轉한다. 그러나 慢性症이 되어서 體力이 衰弱한 者에는 쓰이지 않는다. 心下部가 굳게 긴장하고 充分한 體力이 있는 者에 適當한 것이다.

〔柴胡桂枝湯(52)〕　大柴胡湯은 強壯한 사람에 좋으나 이 藥方은 그것보다도 약간 體力이 衰한 경우에 쓰인다. 發作할 때도 좋고 疼痛이 사라진 後에도 계속하여 服用하면 再發을 막을 수가 있다.

〔芍藥甘草湯(70)〕　이 藥方은 膽道의 경련을 緩和시키고 心下部의 긴장을 완해하는 作用이 있으므로 疝痛發作이 있을 때에 鎭痛의 目的으로 쓴다.

〔解勞散(14)〕　病狀이 오래 持續되어 약간 疲勞하고 있는 者에 쓴다. 心下部와 腹直筋이 緊張하고 있다. (矢數)

〔針　灸〕

膽石症에는 針灸療法이 著効를 奏하는 것이며 그 膽石症痛發作에 對한 應急處置로서의 疼痛緩解에도 著効가 있으며 그 根治療法으로서도 極히 有効하다. 特히 日本人의 膽石症의 경우에는 그 食物의 關係로서 形成하는 膽石이 膽砂膽泥일 때가 많고 膽石이라도 그돌이 軟할 때가 많으므로 따라서 針灸療法으로서 治癒하기 쉬운 것이 아닌가고 생각한다. 結石이 대단히 커서 그 때문에 手術을 할 必要가 있을 경우도 相當히 있다고 생각되나 大部分은 針灸療法으로서 處置할 수가 있는 것이다. 勿論 脂肪이 强한 食物을 避하고 便通을 좋게 하는 等의 注意는 꼭 해야 한다.

1. 膽石疝痛發作을 일으켰을 境遇

먼저 洞刺를 行한다. 右側만으로서 좋다. 이래서 疝痛을 頓挫시킬 수 있는 경우가 많다. 또 右期門(50), 上期門(51), 右梁門(46), 右胃倉(84), 脾兪(74), 陽陵泉(131), 隱白(141) 等의 針이 疝痛 鎭靜에 듣는다. 疝痛發作에 際하여 發熱을 가져 오는 사람이 있으나 그러한 境遇에는 天柱(15), 大杼(66) 等에 針한다.

2. 一般的 療法

即 疝痛發作의 경우가 아닐 때의 治療法은 針과 灸를 倂用한다. 灸만으로서도 좋다. 針은 上記의 急性症의 경우와 같아도 좋다. 灸는 下記와 같이 行한다.

中脘(35), 巨闕(34), 上期門(50), 右梁門(46), 右大巨(49), 脾兪(74), 膽兪(73), 右胃倉(85), 身柱(59), 右天宗(90), 孔最(103), 陽陵泉(131), 右쎄

泣(136).

이 以外에 膈兪(71), 右膏肓(83) 等이 必要하다.

本症은 膽汁鬱積, 結石, 新陣代謝機能의 減退, 脂肪의 過食 等의 原因으로 일어나는 것이므로 根治療法에는 體質改造가 必要하다. 따라서 灸는 根氣있게 오래 계속하지 않으면 아니된다. 또 本症을 일으키는 사람은 튀김, 肉類 같은 脂肪이 많은 것을 좋아하는 경향이 있으므로 脂肪을 過食하지 않도록 늘 注意하는 것이 必要하다. 症狀이 일어났을 떼는 脂肪食을 禁하지 않으면 안된다. 僅少한 魚類나 튀김을 먹었을 뿐인데도 發作을 유발하는 일이 적지 않다. (代田)

腹膜炎

〔症 狀〕

腹膜炎을 急性과 慢性으로 나눌 수가 있다. 急性腹膜炎을 일으키는 原因 가운데에서 가장 많은 것은 虫垂炎의 穿孔으로 凶한 것이다. 其他 胃, 十二指腸의 潰瘍, 腸티부스, 赤利, 腸結核 等이 穿孔하여 病原菌이 腹腔內에 퍼져서 일어나는 일이 있다. 또 여러 가지의 胃腸疾患, 生殖器疾患(特히 婦人의 경우)과 肝臟 等 腹腔內 臟器의 化膿性 疾患에 잇다라서 發生하는 일이 종종있다. 인푸렌자와 敗血症의 全身症狀의 一部로서 倂發할 경우, 또 外傷으로 부터 일어나는 수도 있다. 病原菌은 連鎖球菌, 葡萄球菌, 大腸菌等이 主가 되고 또 肺炎菌, 淋菌 等에 依하여 일어나는 일도 있다.

急性腹膜炎의 症狀으로서는 穿孔에 依하여 突然히 甚한 疼痛이 일어나고 쇼크의 症狀을 나타낸다. 一般的으로 發熱을 隨伴하고 脈搏은 軟弱하고 頻數이 되는 일이 많다. 腹部는 緊張하고 腹部 全般에 걸쳐서 疼痛이 있으며 嘔吐 吃逆이 나타난다. 혀는 乾燥하여 舌苔가 두터우며 腸은 痲痺狀態가 되어 腸閉塞症狀을 일으키고 便通도 放尼도 없으며 배가 불러서 鼓脹을 일으킨다

病狀이 進行되면 苦悶狀의 顏貌는 漸漸 著明해지고 四肢는 차우며 冷汗을 흘리고 呼吸과 脈搏의 狀態가 極히 나빠진다. 마침내 糞汁모양의 物質을 吐하고 눈은 들어가며 코는 뾰쪽해져서 心臟衰弱으로 死亡한다. 多幸히 經

過가 良好할 경우에는 炎症은 一部에 局限되고 차츰 吸取되이서 回復되는 수도 있다.

慢性腹膜炎은 急性으로 부터 移行하는 수도 있으나 대개는 처음부터 慢性의 經過를 取하여 發病하고 그 大部分은 結核性의 것이며 그外에 癌性의 것도 보인다.

全身倦怠感, 食欲不振, 微熱이 있고 차츰 腹部가 팽만하여 온다. 그리고 腹腔內에 물이 차기도 하고 癒着을 일으키기도 한다. 便秘하는 일이 많으나, 때로는 下痢하는 일도 있다·오래 下痢를 하는 者는 腸結核을 合併했을 때에 많다. 疼痛은 그처럼 著明하지는 않으나 腸狹窄을 일으켰을 때는 腸內容이 그 場所를 通過할 때에 疼痛을 호소한다. (矢數)

〔治 療〕

急性일 때는 診斷이 決定되는 대로 빨리 外科手術을 必要로 한다. 時間이 經過할수록 豫後는 나쁘다. 淋菌과 肺炎菌에 依한 것은 局限되어 手術을 必要로 하지 않는 일이 있다. 漢方의 治療는 이 手術의 必要가 없는 것과 慢性腹膜炎의 경우에 잘 適應한다.

〔小建中湯(75)〕 慢性腹膜으로서 滲出液이 없을 때, 있어도 極히 적을 때에 쓴다. 腹壁은 긴장하고 或은 팽만하며 硬結이 만지어지고 腹痛이 때때로 일어난다. 下痢를 하고 있는 者에는 좋지 않을 때가 있으며 便秘氣味가 있는 者에 쓴 즉 快하게 通한다. 貧血이 强한 者에는 當歸를 加하고 盜汗이 있는 者에는 黃耆를 加한다.

〔桂枝加芍藥湯(35)〕 腹筋이 굳게 拘攣하여 있고, 腹滿感이 있으며, 下腹에 硬結이 있는 慢性腹膜炎에는 一般的으로 이 方이 잘 쓰인다. 물이 차있지 않는 者에 좋다.

〔眞武湯(86)〕 體力이 衰하고 胃腸이 弛緩하여 腹部는 軟弱 無力하며, 또 自覺的으로는 腹滿感이 있으며 硬結, 癒着이 있고 壓痛, 腹痛, 下痢의 경향이 있는 者에 쓴다.

〔柴胡桂枝乾姜湯(53)〕 體力이 衰하고 疲勞하기 쉬우며 腹力도 弱하고 脈도 軟하여 그다지 緊張하고 있지·않으나 微熱이 있고 軟便의 경향이 있으며

입은 마르나 그다지 물은 마시지 않는다. 癒着이 있고 局部的으로 硬하게 觸하는 것이 있다고 하는 者에 좋다. 一般的으로 芍藥과 別甲을 3.0쯤 加하여 쓴다.

〔柴胡桂枝湯(52)〕 앞의 方보다도 힘이 있고 壓痛을 호소하는 者에 좋다.

〔補中益氣湯(136)〕 慢性症으로서 모든 症狀이 가볍고 體力이 弱하며 疲勞倦怠를 호소하고 貧血, 食欲不振, 腹水도 조금 있고 元氣가 나지 않는 者에 좋다.

〔分消湯(131)〕 滲出液의 貯溜가 相當히 있고 腹部가 팽만하며 脈에 힘이 있고 便秘氣味가 있는 者에 쓴다. 대개의 경우에 이 方과 小柴胡湯과 合方한 方이 效果가 있다.

〔淨府湯(82)〕 腹部가 굳게 팽만하고 滲出液이 있으며 硬結이 觸해지고 高熱이 났다가 식었다가 하는 者로서, 아직 그처럼 衰弱이 甚하지 않는者에 써서 좋을 때가 있다. 特히 小兒의 腸間膜勞라고 하고 있다. 옛날 脾疳이라고 하던 것에 奏效하는 일이 많다. (矢數)

〔針 灸〕

腹膜炎에는 急性인 것 慢性인 것, 穿孔性인 것, 骨盤部에 局限된 것等 여러 가지가 있으나 穿孔性인 것은 針灸에 適應하지 않는다.

1. 急性腹膜炎 대개는 結核性인 것이며 重篤한 症狀을 呈하므로 刺戟은 極히 가볍게 行한다. 그리고 37°5′ 以上의 경우는 針灸 모두 行하지 않는 것이 安全하다. 37°5 以下이면 中脘(35), 水分(36), 章門(55), 曲泉(151)에 胡麻粒大의 灸 三壯을 뜬다. 이래서 腹水가 著明하게 減少해질 경우가 있다. 發熱이 없어지고 症狀이 輕해지면 全體的으로 治療를 行한다. (慢性症의 경우와 같다)

2. 慢性症의 境遇 結核性인 것이라도 針灸療法이 著效를 奏한다. 다만, 熱이 37° 以下의 경우에만 全體的인 治療를 할 수가 있다.

針療는 主로 脾兪(74), 腎兪(77), 大腸兪(78), 肝兪(72) 等에 行한다. 灸는 半米粒大로 하여 三壯씩 뜬다.

腹 部＝中脘(35), 水分(36), 氣海(37), 大巨(49), 中極(39), 章門(55)

背腰部＝肝兪(72)，脾兪(74)，腎兪(77)，大腸兪(78)，陽關(64)，身柱(59)

上肢 및 下肢部＝曲池(99)，陽陵泉(131)，澤田流太谿(155)

3. 肋腹膜炎의 合併症의 境遇 期門(50)，梁門(46)，滑肉門(47) 等이 必要한 경우가 많다. 그리고 下腹部 等의 腹藥內에 頑固한 시코리가 있는 者에 있어서는 그 시코리 위에 灸한즉 그것이 漸次 軟해져서 治癒된다. 慢性의 腹膜炎에는 腹膜의 肥厚가 容易하게 治癒하지 않으므로 根氣있게 오래 繼續 할 必要가 있다.

4. 骨盤腹膜炎 婦人科疾患에 倂發하는 일이 많으나 이에도 灸療가 적용한다.

中脘(35)，大巨(49)，中極(39)，大赫(42)，腎兪(77)，大腸兪(78)，

陽關(144)，次節(81)，陽陵泉(131)，三陰交(154) 等에 灸한다. 上記의 穴에 鍼하는 것도 좋다. (代田)

膵   炎

〔症 狀〕

急性의 膵炎은 細菌과 毒素가 膵管을 올라가서 또는 血液에 依하여 옮겨져서 일어난다. 慢性인 것은 急性의 炎症이나 或은 膵臟壞死로부터 또 周圍의 炎症, 例컨대 胃, 十二指腸潰瘍 等으로 부터 或은 血管의 硬化等이 原因이 되어 일어난다. 膽道의 疾患에 따라서 일어나는 일이 많고 또 急性傳染病으로 부터 일어난다.

膵炎에는 特有한 膵臟疼痛과 皮膚의 知覺過敏帶가 나타난다. 即 心部의 中央에서 左로 向하여 脾臟과 왼쪽의 腎臟에 放散하는 것이 特徵이며 또 左胸部에서 左肩에 동통이 傳해져서 狹心症, 肋間神經痛, 橫膈膜胸膜腹 等으로 誤認하기 쉽다. 또 左腹部全面과 坐骨神經에 沿하여 疼痛이 傳해지므로 腰痛, 坐骨神經痛으로 混同된다. 食後에 激甚해지므로 胃, 十二指腸潰瘍으로 잘못 보는 일도 있다. 膵炎일 때의 皮膚知覺過敏帶는 膽石症인 때와 反對로 左側의 心窩部에서 背部에 걸쳐서 나타난다. (矢數)

〔治 療〕

膵炎일 때에는 膽石症과 비슷하므로 또는 膽囊炎의 後에 일어나는 일이 많으므로 症法도 비슷하다.

〔大柴胡湯(103)〕 心窩部가 硬하게 緊張하고 體力이 充實하며 便秘하기 쉬운 者에 쓴다.

〔柴胡桂枝湯(52)〕 大柴胡湯보다 약간 體力이 衰한 者에 쓴다.

〔桃核承氣湯(111)〕 左側의 臍傍에서 下腹部에 걸쳐서 抵抗壓痛이 著明하고 便秘하기 쉬운 者에 써서 좋을 때가 있다. (矢數)

〔針 灸〕

膵炎은 急性症과 慢性症이 있으나 急性症에는 針灸療法은 不適應하다. 다만 慢性症에만 治療를 行할 수가 있다.

다만, 診斷이 大端히 困難하므로 바른 診斷이 붙은 데만 行할 수 있음에 不過하다.

治療穴은 下記와 같다. (針灸 共히)

中脘(35), 左梁門(46), 脾兪(74), 三焦兪(76), 左胃倉(85), 足三里(129), 身柱(59), 膈兪(71) (代田)

寄生虫症

〔症 狀〕

여기서는 寄生虫症 中에서 가장 많은 蛔虫, 條虫, 蟯虫, 十二指腸虫의 넷에 對하여 記述하기로 한다.

蛔虫症으로서 일어나는 症狀은 寄生하여도 아무런 自覺症이 없는 일도 있고 消化器障害로서 食欲不振, 嘔氣, 嘔吐를 호소하든지 異食症이 되어서 壁土, 庭土, 白墨, 炭 等을 먹든지하여 甚한 腹痛을 일으켜서 膽石, 腎石, 虫垂炎으로 誤認되는 일이 있다.

또 虫이 集團이 되어 氣管에 들어가서 窒息하는 일과 腸閉塞을 일으키든지 하는 일이 있다. 或은 高熱을 發見하며 腦膜炎樣症狀을 呈하고 頭痛, 경련을 일으키는 일이나 肺胞에 모이어 肺炎과 같은 症狀을 呈하는 일도 있다

條虫症 옛 書籍에는 寸白虫이라고 記述되어 있다. 有鈎條虫, 無鈎條虫,

廣節製頭條虫 等 여러 가지가 있다. 俗으로 「眞田虫」이라고 불리어져서 眞田紐과 같이 길고 數千個의 體節로서 되어 있으며 그 길이가 數미터에서 10 數미터나 되는 것이다.

條虫이 寄生하여도 아무런 障害를 일으키지 않는 일이 있으나, 대개는 食欲이 亢進하기도 하고 減退하기도 하고 食物에 좋아하는 것과 싫어하는 것이 생기며 噯氣, 惡心, 呑酸, 胸燒, 腹部의 重壓感, 手足의 疼痛, 甚한 疝痛 等을 호소하고 便秘도 하며 下痢를 하기도 한다. 全身症狀으로서는 頭痛眩暈, 失神, 癲癎樣痙攣發作, 譫語, 知覺異常 또 자주 瞳孔의 左右不同, 瞳孔縮小, 視力障害 等을 일으킨다.

魚類, 牛肉, 豚肉 等의 生食, 調理不完全한 것을 먹지 않도록 하는 것이 豫防이 된다.

蟯 虫 雄虫은 3~5mm, 雌虫은 10mm 쯤 되며, 白色을 呈하고 盲腸, 虫垂, 小腸의 下部에 寄生한다. 夜間에 肛門의 周圍, 會陰, 膣을 기어 다니어 그 때문에 不快한 瘙痒感을 가져 와서 龜頭尖, 陰莖勃起, 女子는 間或 白帶下 또 手淫을 誘發시킨다. 瘙痒때문에 睡眠障害를 일으키고 榮養이 衰退하여 神經質이 되는 일이 많다.

十二指腸虫症 徐徐히 症狀을 나타내고 그 主되는 것은 貧血과 消化器 障害이다. 貧血은 虫이 腸壁에 咬着할 때에 出血하는 까닭과 消化器障害 때문에 二次的으로 일어나는 것과 虫體로부터 나오는 中毒物質에 依하여 일어난다. 消化器障害로서는 食欲不振, 異食症, 嘔氣, 鈍痛等이며, 其他 耳鳴, 動悸, 呼吸困難, 水腫 等을 일으키고 爪甲은 엷고 脆弱하여 破裂하여진다. 엣날 책에 黃胖, 「坂下」라고 부른 것은 本病이며, 貧血이 進行된 것을 가르키고 있다. (矢數)

〔治 療〕

蛔虫症, 條虫症, 蟯虫症, 十二指腸虫症의 順으로 漢方에서 쓰이고 있던 藥方을 들어보자.

〔三味鷓鴣漢湯(55)〕 蛔虫症(蟯虫症에도 쓴다)의 경우 一般的으로 쓰이는 것이다. 蛔虫이 胃에 올라올 때에는 듣지 않는다. 腸이 있을 때에 쓴즉 좋

다. 산토닝 等을 자주 써서 듣지 않을 때에 이 方을 쓰면 잘 奏効한다.

〔甘草粉蜜湯(23)〕 蛔虫症으로서 涎唾를 吐하고 가슴과 배의 疼痛이 甚한 者에 쓴다.

〔榧의 質〕 條虫症에 特効가 있는 것으로서 殼皮를 벗긴 榧의 열매를 한 줌(100~150g)을 하루밤 물에 담가 翌朝 가늘게 부수어서 이것을 잘 섞어서 먹는다. 8~9時間으로서 보기 좋게 머리도 함께 나오는 일이 있다.

〔雄黃 20.0·藻草 20.0〕 蟯虫症에 쓰였던 것이며 二品을 잘 섞어서 종이에 싸고 七條로 만들어 米糊로서 封하여 線香과 같이 하여 一日에 一條씩 화로에 세워서 肛門을 그 煙氣로서 蒸하면 虫이 나온다.

〔綠礬丸(150)〕 十二指膓虫症에 効果가 있다. (矢數)

〔針 灸〕

寄生虫症은 어느 것이라도 針灸療法은 不適應이다. (代田)

〔民間藥〕

山椒의 樹皮를 벗기고 剉하여 醬油(된장)로서 煮하고 佃煮로 한다. 이것을 每日 아침에 少量 香物代身으로 먹는다. 感染을 未然에 防止한다.

蟯虫에는 마늘의 絞汁을 물에 흘려 떨어뜨려서 肛門周圍를 洗滌한다. 或은 海人草…石榴皮…浦黃, 唐大黃楝皮 各 等量을 混和하여 粉末로 한 것이 좋다. 用量은 小兒로서 0.5g, 1回量. (栗原)

泌 尿 器 病

腎炎과 노이로―재

〔症 狀〕

普通 腎臟病이라고 하는 데에는 네후로―재와 腎炎의 두 가지가 있다.

노이로―재란 것은 腎臟上皮(細尿管)에 病變이 始作하는 경우이며 腎炎은 腎臟中의 糸球體라고 하는 데에 시작하는 경우를 말한다.

扁桃炎과 猩紅熱 其他의 急性, 慢性의 傳染病의 뒤에 일어나는 경우도 있다.

노이로—제의 徵候는 蛋白尿(尿에 蛋白이 나온다)와 浮腫으로서 尿量도 적어지고 顔面이 蒼白해져서 浮腫狀이 되고 全身의 倦怠感을 呼訴하게 된다

腎炎에서는 浮腫, 蛋白尿 外에 血尿도 隨伴하고 重症에서는 腎臟部의 疼痛, 發熱, 呼吸困難, 心臟部의 壓迫感 特히 血壓의 亢進을 認定하게 된다. 尿量도 減少하나 浮腫은 顔面에서 시작하여 全身에 미치는 일도 있으며 또 그 中에는 全혀 없는 것도 있다.

急性症에서 慢性症으로 移行하는 것이 많으나 徐徐히 發病하여 慢性症狀을 發하게 되는 일도 많다.

慢性症에서는 亦是 浮腫과 蛋白尿, 高血壓 等의 徵候가 認定된다. 其他 頭痛, 眩暈, 呼吸困難, 食欲不振, 便秘(때로는 下痢) 等의 症狀을 수반하게 된다. 一般的으로 낫기 어려운 위에 尿毒症과 心臟衰弱, 腦出血 等을 일으킬 危險도 있다. (長濱)

〔治　療〕

急性의 境遇

〔五苓散(48)〕 목이 마르고 小便이 나오는 것이 나쁘며 浮腫을 수반하는 경우에 쓴다. 頭痛과 吐氣가 있을 경우에도 써서 좋다.

〔越婢加尤湯(6)〕 浮腫만이 强하고 其他의 症狀이 아직 그렇게 나타나지 않는 初期의 사람에 쓴다.

〔茵陳蒿湯(2)〕 五苓散을 쓸 때와 같은 症狀으로서 便秘가 있고 가슴밑의 부근이 띵띵하며 가슴이 답답한 것 같은 病狀의 사람에 쓴다.

〔四君子湯(66)〕 食欲이 없어지고 약간 弱해지는 氣味가 있는 사람은 이 方에 半夏 4.0, 陣皮 2.0을 加하여(六君子湯이라는 處方이 된다) 쓴다.

〔小靑龍湯(78)〕 浮腫이 强하고 血壓도 높으며 熱도 있는 경우 時間 氣管支炎을 수반하여 기침과 痰이 있는 경우는 이 處方을 쓴다. 但 體力이 衰하기 시작한 時期와 虛弱者에는 適當하지 않다.

〔小柴胡湯(76)〕 浮腫이 없고 發熱, 吐氣, 食欲不振이 있는 者에 쓴다. 五苓散과 合方(兩方의 藥味를 합친 處方)으로 하여 써도 좋다.

〔柴胡桂枝湯(52)〕 小柴胡湯과 비슷한 目標이지마는 약간 虛弱한 사람으

로서 땀이 난다든지 頭痛을 수반한다든지 하는 사람에는 이것을 쓰는 便이 좋다.

〔八味地黃丸(122)〕 浮腫이 없고 蛋白尿와 高血壓이 著明한 경우에 쓴다 慢性化하여 浮腫을 수반하는 者에 써도 좋다. 老人에 쓸 機會가 많다. 湯藥으로 하여 쓰는 것이 더 잘 듣는다. 附子가 들어있으므로 注意하여 쓸 必要가 있다.

慢性의 境遇

急性의 경우에 들었던 處方이라도 慢性의 경우에 써서 좋을 때가 많다. 그래서 앞에서 들지 않았던 것으로서 特히 慢性症에 쓰이는 경우가 많은 것을 다음에 든다.

〔分消湯(131)〕 全身의 浮腫에 比하여 腹水가 著明한 者에 쓴다.

〔木防己湯(142)〕 浮腫이 있고 숨이 가쁘며 쌕쌕하면서 心臟에도 異常이 있을 경우에 쓴다.

上腹部가 굳게 긴장하여 있는 것을 目標로 한다.

〔防己黃耆湯(134)〕 땀이 많고 下肢에 浮腫같은 것이 있는 者에 쓴다.

〔柴胡加龍骨牡蠣湯(50)〕 浮腫이 거의 없고 血壓이 높으며, 尿量이 적고 動悸하기 쉬우며 胸部가 답답하고 便秘하기 쉬운 사람에 쓴다. 慢性症에는 比較的 쓰는 機會가 많은 藥方이다.

〔苓甘草味辛夏仁湯(146)〕 貧血, 浮腫, 動悸 等이 있으며 쌕쌕하면서 心臟도 衰弱하고 있는 者에 쓴다.

〔茯苓杏仁甘草湯(130)〕 浮腫, 動悸, 息切 等으로서 苦痛하고 있을 경우에 이 方을 쓴즉 便해지는 일이 있다.

〔桃核承氣湯(111)〕 浮腫은 적으나 足腰가 무겁고 便秘, 頭痛, 眩暈, 血壓亢進 等이 있는 사람에 써서 좋을 때가 있다. 婦人에 쓰는 경우가 많다. 瘀血의 徵候가 있는 者에 쓰는 藥方이지마는 慢性化한 者에는 이런 徵候가 보이는 일이 많으므로 이 藥方을 加味하여 丸藥으로 한 것과 다음에 든 處方을 兼用하는 便이 經過가 좋다.

〔桂枝茯苓丸(4)·當歸芍藥散(114)〕 便秘가 著明하지 않는 者에는 一般的

으로 桂枝茯苓丸, 또 下痢, 軟便의 傾向이 있고 貧血, 冷症의 사람에는 當
歸芍藥散을 飛用하면 좋다.

이들의 處方은 湯으로 하여 써도 좋으며 다른 處方과 合方하여 써도 좋다
두 處方을 合한 丸藥도 製劑化되어 있으므로 便利하다. (長濱)

〔針 灸〕

腎炎과 네후로―재는 針灸의 治療方法에 區別을 하지 않는다. 兩者 모두
原因이 된 疾患의 治療를 行하지 않으면 안된다는 것을 말할 것도 없다.

急性腎炎, 急性 네후로재―는 쉽게 治癒로 向하는 者가 많으나 慢性으로
移行하면 오랜 年月을 要하는 것이다.

浮腫이 많고 尿中에 蛋白이 著明한 경우에는 다음의 經穴을 쓴다.

胸腹部　中脘(35), 水分(36), 氣海(37) 또는 關元(38)

腰　部　腎兪(77), 京門(86), 次䯏(81)

肩背部　身柱(59), 風門(67)

上肢部　曲池(99), 孔最(103)

下肢部　足三里(129), 曲泉(151), 湧泉(167)

血壓이 높은 者에는 百會(1)를 加하고 血壓의 높이에 應하여 高血壓症의
治療法을 參照하여 適宜 加除하지 않으면 아니된다. 그 경우에도 特히 腎炎
네후로―재에 關係가 깊은 下記의 經穴을 加하는 것이 좋다.

氣海(37), 曲泉(151), 湧泉(167), 俠谿(138)

灸痕이 化膿하면 蛋白이 增加하는 경우가 적지않으므로 艾(쑥)은 작게 뜷
어서 水疱 또는 痂皮를 傷하지 않도록 注意하지 않으면 아니된다.

또 腎炎, 네후로―재는 모두 飮食物의 攝取에 關係가 깊으므로 各各 專門
醫의 具體的인 指示를 받는 것이 必要하다. (倉島)

〔民間藥〕

感氣뒤나 濕氣와 비에 젖어서 갑자기 腎臟炎을 일으킨 데는 蘆根 15g, 接
骨木 8g, 300～400cc의 물에 넣어 잘 煎하여 100cc 쯤으로 煮한 汁을 1回에
服用한다.

만약 浮腫이 있고 熱도 있으며 小便이 濃한 葉茶와 같으면 沼澤池에 가서

蘆根을 파서 그것을 날것 그대로 20~30g 의 물에 넣어서 煎하여 半分으로 하여 1回에 服用한다.

蛋白尿로서 浮腫도 있고 腎臟部에 壓痛이 있을 경우에는 茅根, 木通 各 8g을 600cc의 물에 넣어서 半分으로 煎하여 이것을 1日 3回로 分服한다. 허리에서 아래 발쪽에 浮腫이 있는 사람에는 漢防己와 茯苓과 地膚子를 約 各 各 8g을 물 600cc에 넣어 煎하여 半分으로 煮하고 그 汁을 1日 4~5回 分服한다.

小便中에 血液이 섞여 나오는 데는 亂髮霜과 蒲黃 各各 3g을 混和, 2包로 하여 이것을 朝夕 2回에 服用한다.

箭幹…矢柄魚…箭幹魚라고도 한다. 몸둥이가 대단히 가늘고 긴 고기(길이 60cm 쯤)이며 비늘이 없고 頭部가 길며 마치 箭幹의 꼴을 하고 있으므로 이름이 붙은 것이다. 乾燥하여 干物로 한 것이 漢藥店에 있다. 그것을 1日分剉한 것 10g, 물을 適當히 하여 煎해서 그 汁을 마신다. 尿中에 蛋白이 나오는 것은 좋아진다.

慢性臟腎炎으로서 아무런 탈도 없이 元氣가 없고 勞動力이 衰退한 사람에는 大麥과 小麥을 若干, 거기에 地膚子를 炒한 것, 以上 各各 3匁(1匁g)쯤 섞어서 600cc의 물을 넣고 煎하여 半分으로 煮하고 그것을 1日 數回에 걸쳐 服用한다.

네후로―제로서 時時로 浮腫이 나고 蛋白이 尿中에 나오며 全身이 疲勞하다고 하는데는 1回에 紅자라사를 3~5g, 물 100cc 에 넣어 煎하여 半分으로 해서 服用한다. 紅자라사는 荳科의 植物이며 사하린에 많은 草本. 北海道에도 조금 있다. 이것은 近來 糖尿病에 듣는다고 하고 있으나 나의 경험으로서는 腎臟病, 네후로―제에 좋다.

頑固한 浮腫으로서 아무래도 除去되지 않을 때는 各瓜를 1個 剉하여 조금 乾燥시켜서 이것을 단지에 넣고 泥土로서 굳게 칠한다. 그리고 400°의 熱을 加하여 黑燒하면 大略 10g쯤 된다. 그리고 鯉(잉어) 한마리(눈밑이 7,8寸 되는것) 이것도 위와 같은 方式으로 黑燒한다. 그 結果는 20g쯤 된다. 上二品을 섞은 것을 1回에 2~3g 白湯으로서 마신다. 1日間 2~3回 7日間 계속하면

奏効한다. 잉어 한마리의 비늘을 벗기고 다음에 臟物을 除去하여 2배에 昆布와夏枯草를 채워서 물 1*l*(5合 5勺)로서 煮한다. 充分히 煎한 後에 昆布와夏枯草를 除去하고 그 鯉肉을 먹는다. 또 그 물을 마신다. 조금 생비린내가 나므로 生姜汁을 넣어서 마신다. (栗原)

萎縮腎

腎臟의 組織이 파괴되어 腎全體가 萎縮하는 病인데 高血壓과 慢性腎炎의 後에 續發하는 일이 많다.

頭痛, 片頭痛, 肩臂痛, 耳鳴, 眩暈, 不眠等을 호소하게 되고 運動時에 숨이 가쁘며 心臟部에 壓迫感을 느끼고 胸內 苦悶을 일으키기도 한다. 또 鼻血이 계속하기도 하고 眼底에 出血을 일으키기도 한다.

발이 무지근하고 浮腫, 목이 마르며 허리가 아프다고 하는 呼訴도 있기쉽고 夜間에는 오줌이 많이 나오게 된다. 一般的으로 比重이 낮은 薄尿가 多量으로 나온다. 그리고 血壓도 大抵 높다. (長濱)

〔治 療〕

〔大柴胡湯(103)〕 比較的 體格이 좋은 사람으로서 가슴에서 그 밑에 걸쳐서 답답하고 어깨가 쑤시며 頭痛이 잦은 사람, 便秘하기 쉬운 사람에 써서 좋다.

〔三黃瀉心湯(54)〕 便秘氣味로서 眩暈, 不眠이 있고 氣分이 나쁘며 鼻血과 眼底出血을 일으키기 쉬운 사람에 쓴다.

〔柴胡加龍骨牡蠣湯(50)〕 여러 가지 症狀이 있으나, 特히 胸內苦悶과 숨이 차서 苦惱하는 사람에는 一般的으로 이 藥方이 좋다.

〔八味地黃丸(122)〕 夜間에 尿가 많고 腰痛, 下肢의 浮腫과 倦怠感이 있는 사람에 쓴다. 湯으로 하여 쓰는 것이 좋다. 以上의 二方은 비교적 널리 쓰인다.

〔炙甘草湯(69)〕 脈이 빨라지기도 하고 結滯하기도 하며 浮腫이 나서 숨이 답답한 症狀이 있는 경우에 쓴다.

〔桃核承氣湯(111)〕 婦人患者 等으로서 頭痛, 肩臂痛 등의 症狀이 계속하

고 便秘하기 쉬운 者에는 이 藥方이 좋을 때가 있다. 鼻血과 眼底出血이 있는 者에도 좋다. 오래 계속할 경우는 丸藥으로 된 것을 써도 좋다.

〔滋陰通耳湯(59)〕 耳鳴, 眩暈 등이 著明한 사람이 써서 좋을 때도 있다 (長濱)

〔針 灸〕

原發生의 것과 續發性의 것이 있는데 針灸의 治療는 同一하다. 兩者 모두 初期의 것은 輕快 治癒하는 者가 많으나 어느 程度 陣舊한 것은 對應療法으로서 症狀을 얼마만큼 輕快시키는데 有益할 뿐이다.

針灸治療의 使用經穴은 左記와 같다.

中脘(35), 水分(36)

腎兪(77), 京門(86), 次髎(81)

身柱(59)

曲池(99)

足三里(129), 曲泉(151), 地機(153), 湧泉(167)

高血壓이 認定되면 高血壓症의 治療에 準하여 經穴의 加除를 行하는 것이 좋다.

夜間의 多尿에는

中極(39), 中髎(82), 曲泉(151), 地機(153), 湧泉(167) 等을 加하고

不眠에는 風池(14), 天柱(15), 完骨(12) 等에 2cm 內外 針을 刺하고 天柱에 三陵針을 가볍게 쳐서 手指로써 强하게 按壓하여 若干의 피를 내면 輕快하는 경우가 많다. (倉島)

腎盂炎

〔症 狀〕

腎臟內의 腎盂(나온 尿가 一時 溜滯되는 곳)에 炎症이 생긴 病을 말한다.

體力이 衰했을 때나 産前産後와 같이 尿가 鬱滯하기 쉬운 狀態에 있으면 일어나기 쉽다. 體內의 다른 部分의 病이 原因이 되어 일어나는 일이 많다 急性病은 尿量이 적어지고 粘液, 膿汁, 細菌, 血液 등이 尿에 混和되어 濁

해진다. 그리고 尿意가 頻繁하게 일어난다.

　慢性症은 尿量은 不定하며 疼痛을 느끼기도 하는 일이 있으나 尿가 잘 나오게 되면 解消한다.

　全身症狀으로서는 먼저 發熱(高熱이 난다)이 있고, 頭痛, 全身倦怠感, 食欲不振 等도 일어나며 熱은 올랐다 내렸다 한다. 목이 마르고 便秘하는 경우가 많다. (長濱)

〔治　療〕

　〔猪苓湯(110)〕　尿意가 頻繁하며 排尿時에 疼痛이 있을 때에 쓴다. 熱이 높지 않을 때에 좋다.

　〔五苓散(48)〕　尿가 적으며 濁하고 목이 마르며 頭痛 等을 수반하는 경우에 쓴다.

　〔柴胡桂枝湯(52)〕　腎臟部가 아프고 熱이 올랐다 내렸다 하는 時期, 腹部가 비교적 긴장하고 있으며 嘔吐하기 쉬운 者에 좋다.

　〔小柴胡湯(76)〕　熱이 올랐다 내렸다 하고 食欲이 없을 때에 一般的으로 써서 좋다.

　〔大柴胡湯(103)〕　위와 같은 症狀으로서 혀가 누른 색을 띠고 乾燥氣味이며 便秘의 傾向이 있을 경우에 쓴다.

　〔滋陰降火湯(57)〕　熱이 계속하고 尿가 濁하며 목이 마르고 땀이 나기 쉬운 者에 써서 좋을 경우가 있다.

　〔八味地黃丸(122)〕　慢性症으로서 排尿時에 不快感이 있고 尿意가 頻繁히 일어나는 者에 좋다. 微熱이 있어도 좋다. 湯으로 하여 쓰는 便이 잘 듣는다.

　〔大黃附子湯(100)〕　腹痛과 腰痛이 甚하고 寒氣가 있으며 발이 冷하고 또 便秘가 있는 사람에 쓴다.

　〔大黃牡丹皮湯(101)〕　腎臟部가 부어서 눌러면 아프고 便秘가 계속하는 사람에 쓴다. 이 藥方과 桃核承氣湯(111), 桂枝茯苓丸(41)을 合한 處方의 丸藥을 써서 便通을 좋게 하도록 加減하여도 좋다. (長濱)

〔針　灸〕

原病의 治療를 第一로 삼는 것은 勿論이지마는 針灸는 化膿性의 것을 除外한 急性 및 慢性腎盂炎에 잘 듣는다. 特히 腰部 및 背部의 針은 腰痛과 嘔吐를 輕快시키고 食欲을 振起시키며 發熱, 頭痛 等을 緩化하는데 有益하다.

經穴의 基準은 다음과 같다.

胸腹部　中脘(35)，水分(36)，中極(39)，大赤(42)

腰　部　腎兪(77)，脾兪(74)，京門(86)，次窌(81)

肩背部　身柱(59)，肝兪(72)

上肢部　曲池(99)，三里(116) 또는 孔最(103)

下肢部　足三里(129)，寒府(145)，三陰交(154) 또는 地機(153)，然谷(156)
　　　　또는 湧泉(167)

頭痛, 嘔吐, 全身倦怠, 睡眠不良 등에는 百會(1)，天柱(15) 또는 上天柱(16)를 加하는 것이 좋다.

尿量이 顯著하게 減少한 者에는

上窌(80)，下窌(82)，箕門(149)

等을 使用하여 著效를 認定하는 일이 있다. (倉島)

〔民間藥〕

腎盂炎의 慢性症이 되어 小便은 잘 나오나 그 色이 蒼白色이며 약간 酸性이 있고 比重이 높다고 하는 경우 或은 萎縮腎…血壓이 높다. 視力이 쇠퇴하였다. 呼吸困難, 夜間에 빈번히 小便이 나오는 等에는 決明子, 石榴葉, 山扁豆, 各 三匁(12g)를 取하여 물 1,000cc를 넣고 잘 煎하여 그 汁을 1日 3回로 2日分으로 한다. (栗原)

腎・膀胱結核

〔症　狀〕

腎臟에 結核의 病變이 일어나면 대개는 膀胱炎도 수반하게 된다. 腎臟部가 아프고 膀胱部에도 疼痛이 放散한다. 血尿가 나오고 尿意가 頻繁해지며 또 排尿時에 疼痛을 느끼게 된다.

尿는 無色 透明할 때도 있으나 대개는 膽汁, 粘液 또는 血液이 섞여서 濁

해져 있다. 尿中에 結核菌이 나오고 있으나 初期에는 檢出못하는 일이 있다 一般的으로 微熱을 수반하나 때로는 高熱을 發한다. 貧血, 食欲不振을 가져오고 衰痩해져 온다. (長濱)

〔治　療〕

〔猪苓湯(110)〕　膀胱의 症狀이 著明한 者, 血尿가 있는 者에 一般的으로 쓴다. 四物湯(67)과 合한 處方으로 하여 쓰는 편이 좋을 경우가 많다.

〔八味地黄丸(122)〕　尿意가 빈번하고 排尿時에 不快感이 남을 경우, 腎臟部의 疼痛, 膀胱部에서 大腿에 걸쳐서 아플 경우에도 좋다.

〔桃核承氣湯(111)〕·大黄牡丹皮湯(101)〕　下腹部에서 尿道에 걸쳐서 동통(疼痛)이 있고 尿가 나오지 않게 되었을 경우에 頓用하여 좋을 때가 있다. 이와 같은 症狀이 頻發하는 者에는 丸藥으로 된 것을 八味地黄과 交代로 쓰도록 하면 좋다.

〔芎歸膠艾湯(28)〕　血尿가 계속되는 者에 試驗하여 보아서 좋은 藥方이다

〔溫淸飮(4)〕　血尿가 甚한 者에 써서 좋다.

〔淸心蓮子飮(91)〕　胃腸障害가 있고 다른 藥을 마시지 못할 경우에 시험해 보면 좋다. 목이 마르고 食欲도 없으며 排尿障害가 있고 不眠의 傾向이 있는 사람에 알맞다.

〔十全大補湯(71)〕　貧血이 著明하고 비교적 쇠약이 인정되는 者에 쓴다. (長濱)

〔針　灸〕

腎臟結核이 片側인 경우는 早期에 剔出하는 것이 最良이다.　病腎의 剔出 手術은 最近에서는 死亡率이 거의 零이라고 한다.

兩側의 腎臟이 侵犯되었을 경우는 다른 藥物療法과 함께 對應療法으로서 針灸가 奏効하는 것이다.

針灸의 治療는 腎結核도 膀胱結核도 共通이다. 經穴은 다음과 같다.

胸腹部　中脘(35), 水分(36), 中極(39), 大赤(42)

腰　部　腎兪(77), 胂兪(74), 京門(86), 次節(81)

肩背部　身柱(59), 膈兪(71)

上肢部　曲池(99)，天澤(100) 또는 孔最(103) 또는 手三里(116)

下肢部　足三里(129)，曲泉(151)，地機(153)또는 三陰交(154)，照海(155)

　　　　또는 湧泉(167)

尿意頻數，排尿困難 等에 對하여는 小腸兪(79)，上節(80)，次節(81)，下節(82)，秩邊(74)，中極(39)，曲骨(40)，大赤(42) 等의 針이 잘 듣는다.

또 腰部에 血絡이 보일 때는 가볍게 三稜針을 쳐서 吸角을 붙이는 것이 좋다. (倉島)

腎・膀胱結石

〔症　狀〕

一般的으로 男子에 많으나 어느 쪽인가 하면 腎石은 年長者, 膀胱結石은 年少者에 많다.

腎石이 있어도 症狀이 없는 일도 있다.　작은 돌은 그대로 排出되지마는 尿管에 걸려서 閉鎖된즉 甚한 疼痛의 發作이 일어난다. 過勞한 後같은 때에 잘 일어난다. 疼痛은 尿管에 沿하여 일어나고 膀胱에서 陰部, 肛門 또는 등 中 쪽에도 放散한다. 發熱, 尿意의 頻數(尿量은 減少한다) 嘔吐, 便秘 等을 수반하고 甚할 때에는 虛脫狀態가 된다.

尿管의 閉鎖가 不完全할 때에는 血尿가 나오게 된다.

結石이 膀胱에 이루어지면 膀胱炎의 症狀을 일으킨다 尿道의 구멍이 막히면 尿가 나오기 어려우며 또 血尿를 일으키는 일도 있다. (長濱)

〔治　療〕

〔八味地黃丸(222)〕 腰痛이 있고 등도 무지근하다고 하는 症狀이 있으며 때로는 發作을 일으키는 사람에 쓰면 좋다.

〔大黃牡丹皮湯(101)〕・〔桃核承氣湯(111)〕 下腹部가 멍멍하고 便秘가 强한 사람에 쓰면 結石이 나오는 일이 있다. 湯으로서 쓸 경우는 薏苡仁 10.0 을 加하면 좋다.　또 이들의 藥方과 桂枝茯苓丸을 합친 處方에 依한 丸藥을 八味地黃丸과 交代로 써 보는 것도 한가지 方法이다.

〔大柴胡湯(103)〕 腹部에 팽만감이 있고 가슴까지 답답하며 便秘하기 쉽

고 體力이 있는 사람에 써서 좋을 때가 있다.

〔防風通聖散(135)〕 肥滿한 사람에 써서 좋을 경우가 있다.

〔大建中湯(102)〕 腹痛이 甚하고 다른 藥은 吐해 버리는 경우에 시험해 보면 좋다.

〔芍藥甘草湯(70)〕 疼痛이 甚하고 腹筋이 당기어져 있을 경우에 頓服시키면 좋다.

〔大黃附子湯(100)〕 腰部, 腹部가 甚히 아프고 下半身이 冷하며, 또 便秘가 있는 경우에 쓴다.

〔猪苓湯(110)〕 尿가 적고 또 排尿가 困難한 者, 血尿가 나오는 者에 쓴즉 尿가 잘 나오게 되어 돌이 나오는 일이 있다. (長濱)

〔針　灸〕

모두 對症療法으로서 다른 醫療와 併用하는 것이 좋다.

經穴은 腎·膀胱結核에 準한다.

特히 下肢의 內側의 모든 經穴을 按壓하여 特別히 强한 疼痛을 느끼는 者와 발의 母指끝의 隱白(141) 및 허리의 仙骨部의 諸經穴을 쓴즉 疝痛의 緩解에 有益하다. (倉島)

膀胱炎

〔症　狀〕

急性과 慢性이 있으나 모두 다 細菌感染에 依한 膀胱結石의 炎症이다. 尿가 너무 溜滯하여 刺戟이 되고 膀胱結石과 異物, 腫瘍 等에 依하어 細菌感染을 二次的으로 일으키는 일도 있다.

膀胱部의 壓迫感과 疼痛이 있고 排尿하고 싶은 느낌이 强하여 回數가 많으며 그래도 尿가 잘 나오지 않고 少量밖에 나오지 않으며 희게 濁하고 排尿時에 疼痛이 甚하다. 重症時는 熱이 난다. 慢性이 되면 症狀이 急性처럼 强하지 않다. (石原)

〔治　療〕

〔五苓散(48)〕 尿意가 자주 있으며 尿는 濁해 있고 입이 마르는 者에 쓴

다. 初期의 症狀이 그다지 重하지 않는 者에 좋다. 만약 急性의 炎症이 强하고 出血을 수반하며 疼痛이 甚한 者에는 猪苓湯(110)을 쓴다.

〔龍膽瀉肝湯(145)〕 炎症이 强하고 尿가 잘 나오지 않으며 疼痛도 强한 者로서 淋菌에 依한 炎症과 女子로서 바루토린腺炎 等을 併發했을 때에 잘 쓰인다.

〔大黃牡丹皮湯(101)〕 體力이 있고 便秘하기 쉬우며, 또 急性膀胱炎의 甚한 症狀이 强하고 胱筋括約筋이 경련성수축을 일으켜 그로 因하여 小便이 차서 苦痛스러운 者에 쓴다.

〔八味地黃丸(122)〕 産後의 膀胱炎과 老人의 慢性에 좋다. 排尿後의 不快感腰痛, 疲勞 等을 目標로 한다.

〔清心蓮子飲(91)〕 體力이 衰退하고 血色이 나쁘며 神經質로서 炎症 症狀이 그처럼 分明하지 않는 慢性인 者에 適當하다, 尿가 濁할 때 排尿困難이 있을 때에 特히 좋다. (石原)

〔針 灸〕

細菌性인 것은 그 處置를 必要로 하나 對症的으로 針灸를 併用한 즉 一層 有効하다.

急性症도 慢性症도 針灸의 治療는 거의 같다.

經穴은 腎・膀胱結核에 準한다.

尿意窘迫, 排尿時疼痛, 膀胱裏急後重 等의 諸症狀에는 下腹部의 中極(39) 曲骨(40), 大赤(42), 腰仙部의 諸穴, 曲泉(151), 三陰交(154) 等의 針이 좋다.

隱白(141)에 三稜針을 가볍게 쳐서 微量의 피를 짜서 내면 좋을 때가 있다.

急性의 甚한 症狀에 對하여는 次節(81), 中節(82), 陽關(64), 腰兪(65), 曲泉(151) 等의 諸經穴에 1個所 各各 數十壯의 灸를 뜨고 頓坐的으로 輕快하는 일이 있다.

慢性의 것은 오래 계속하여 灸治療를 하지 않으면 아니된다. (倉島)

前立腺肥大症

〔症　狀〕

前立腺의 特殊한 部分에 發生하는 良性腫瘍에 의하여 일어나는 여러 가지 장해를 총칭(總稱)한다. 老年의 男子에 많고 初期에는 尿意가 나면 견디지 못하며 尿道의 불쾌 압박감이 있고 輕한 排尿困難으로써 시작된다. 진행이 대단히 완만하나 排尿困難이 차츰 더해지고 膀胱에 오줌이 남게 되므로 腎의 기능장해와 자주 腎盂炎과 膀胱炎을 일으키는 일이 있다. 尿閉가 高度로 되면 쉴새 없이 오줌이 새어 나오고 尿毒症을 일으킨다. 그 결과 胃腸기능이 나빠지므로 胃潰瘍과 胃癌으로 잘 오인하는 수가 있다. 尿毒症에 의하여 全身의 쇠약과 中毒을 가져 와서 마침내 죽음에 이르게 된다. (石原)

〔治　療〕

〔八味地黃丸(122)〕 疲勞倦怠感이 있어도 胃腸에 고장이 없고 臍下가 無力하든지 또 抵抗이 있고 手足이 冷하며 입이 마르는 者에 좋다. 體力이 없는 者에는 다시 牛膝과 車前子 各 三을 加한다.

〔大黃牡丹皮湯(101)〕 膀胱炎을 병발하여 苦痛이 甚하고 배뇨곤란이 高度이며 便秘하기 쉬운 者에 쓴다.

症狀이 그다지 甚하지 않을 때는 薏苡仁 8.0, 尤 4.0, 甘草 1.0을 加하면 더욱 좋다. 그 外에 膀胱炎의 處方을 참조하여 적당하게 쓴다. (石原)

〔針　灸〕

針灸의 適應症은 아니다. (倉島)

尿道炎

〔症　狀〕

細菌感染에 依한 尿道의 炎症이며 그 代表的인 것은 淋菌性 尿道炎이지마는 이것은 性病이므로 別途로 取扱한다.

尿道는 淋菌 以外의 細菌에는 抵抗이 强하므로 자극 其他의 원인이 없어지면 症狀도 경쾌한다. 그러나 尿道壁을 지나서 周圍組織에 炎症이 미치는 일

도 있다. (石原)

〔治 療〕

단순한 尿道炎이라도 淋疾과 같은 處方을 쓰는 일이 많으므로 淋疾의 項을 참조할 것. 잘 쓰이는 處方의 一端을 들면

〔小柴胡湯加味(76)〕 尿道가 아파서 고름이 나고 尿道口가 가려운 者에 小柴胡湯에 山梔子, 澤瀉, 黃連, 木通, 龍膽, 茯苓 各 2.0을 加하여 쓴다.

〔猪苓湯(110)〕 排尿痛, 出血이 있는 者에 좋다. (石原)

〔針 灸〕

男女 모두 淋菌에 原因하는 것이 가장 많다.

針灸는 對症療法으로서 藥物 其他의 療法에 倂用하는 것이 좋다.

經穴은 腎·膀胱結核에 準하여 行한다.

尿意頻數 및 放尿時 灼熱感, 尿道搔痒感 等에 對하여 關元(38) 또는 中極(39)에 엇비슷하게 下方으로 向하게 하여 2cm 쯤 針을 찌르면 外尿道口까지 울림을 느끼고 輕快하는 者가 많다. (倉島)

遺精과 陰痿

〔症 狀〕

成年 男子가 色情的인 꿈을 꾸고 遺精하는 所謂 夢精은 生理的인 것이므로 別로 걱정은 없다. 잠을 자고 있지 않을 때에 快感도 勃起도 없고 精液을 漏出하는 것은 病的이며 過勞, 過度의 性交와 手淫 神經衰弱에 依하여 일어나는 것이 많고 尿道와 前立腺의 炎症으로서 일어나는 일이 있다.

陰痿는 性的 神經衰弱의 一種이며 早漏와 自己로서 不具와 短小하다고 걱정하여 性交不能이 되는 狀態이며 實際에는 神經症인 것이 많다. 早漏, 勃起不全, 性欲減退, 陰部의 異常感, 壓迫感 等의 性器症狀을 呼訴하는 同時에 不眠, 頭重, 記憶力減退, 思考力低下, 不安, 上氣, 動悸 等의 神經症狀과 食欲不振, 下痢, 便秘 等의 胃腸症狀도 수반하고 一般的으로 根氣가 없으며 能率이 低下하여 일이 손에 붙지 않는다. 生活樣式을 고치고 規則바른 日常生活로 돌아가는 同時에 다음과 같은 治療를 行한다. (石原)

〔治　療〕

〔桂枝加龍骨牡蠣湯(39)〕 性的過勞, 遺精, 陰痿로서 腹直筋이 당기고　배에 동기를 느끼는 者에 쓴다. 만약 가슴이 답답하여 잠을 이루지 못하고 神經症狀이 一層 强한 者라면　柴胡加龍骨牡蠣湯(50)이 適合하고　胃腸症狀이 顯著한 者이라면 平胃散(132)에 龍骨, 牡蠣 各 3.0을 加하여 濃煎해서 服用한즉 좋다. 以上의 三方은 모두 比較的 年齡이 젊은 者에 잘 應用된다.

〔桂枝湯(34)〕 조그만한 노이로―재 程度로서 上氣하는 者에는 이것이 듣는다. 初老의 者에도 좋다.

〔歸脾湯(26)〕 過度의 精神疲勞와 體力消耗에 있고 顔色蒼白, 不眠, 健忘 動悸 等의 症狀이 있는 者에 쓴다.

〔補中益氣湯(136)〕 前記의 柴胡加龍骨牡蠣湯(39) 보다 一層 衰하고 腸力이 없으며 배가 軟하고 倦怠感이 强하며 잠잘 때에 땀이 나고 食欲不振한 者에 쓴다. 만약 이것이 가슴에 痞하든지 가슴에 답답한 症이 없는 者에는 歸脾湯(26)의 方이 좋다.

〔八味地黃丸(122)〕 手足이 冷하고 疲勞倦怠가 甚하며, 또 胃腸의 健全한 口渴인 者에 좋다. 老年에 가까운 者에 잘 듣는다. (石原)

〔針　灸〕

다른 疾病에 수반하여 일어나는 것은 原病의 治療에 重點을 두지 않으면 아니되지마는 遺精, 陰痿 모두 主로 性的 神經衰弱의 症狀으로서 오는 것이다. 따라서 여기에는 性的 神經衰弱의 針灸治療를 述한다.

針灸는 局所의 强盛을 재는 同時에 全身의 强壯을 目標로 하여 治療한다. 經穴은 兩者 共通이다.

胸腹部　中脘(35), 中極(39), 大赤(42)

腰　部　腎兪(77), 京門(86), 次髎(81), 中髎(82)

肩背部　身柱(59)

上肢部　曲池(99)

下肢部　足三里(129), 箕門(149) 또는 地機(153)

頭頸部　百合(1), 天柱(15) 또는 上天柱(16)

特히 次節(81)와 中節(82)의 灸와 關元(38) 또는 中極(39)의 엇비슷 下方
으로 向한 針은 有效하다. 針은 1.5 乃至 1 cm 찔러서 陰莖의 尖端까지 울
림을 주는 것이 좋다.

또 仙骨部, 下腹部, 大腿內側部에 널리 無數히 皮膚針을 行하는 것이 有
効하다.

그리고 腰部의 大腸兪(78) 및 小腸兪(79)의 부근에 吸角을 2~3個 붙이고
數分間 放置하여 暗赤色의 皮下盜血을 만들어서 有效할 때가 있다.

또 沐浴할 때, 沐浴湯에서 性器에 冷水와 溫湯을 交代로 數回씩 灌注하는
것도 效果를 認定할 때가 있으므로 實施시키는 것이 좋다. (倉島)

〔民間藥〕

淫羊藿葉의 약간 두터운 鋸齒가 있는 鮮明한 푸른 것이 좋다. 莖葉 함께
便用하나 잎이 많은 것이 좋다. 작은 梅花로 淫羊藿은 못쓴다. 이것을 粉末
로 하여 1回 2g의 술로서 마신다

淫羊藿은 옛날에는 羊의 脂肪을 발라서 炒한 것을 싸리어 이것을 술에 담
가 그 술을 마셨다는 것이다. 多數의 經驗에 依하면 朝鮮人蔘을 조금 섞
어서 煎한 것이 좋다고 한다.

肉蓯蓉 이것도 良効가 있다. 最近 中國에서 輸入하게 되었다. 鹿茸도 좋
다.

白木茸——種의 菌이다—이것을 培養하고 있는 곳도 있다. 木品의 乾燥한
것을 2—3個 吸物 또는 장국의 實로 쓴다. (栗原)

新陳代謝病과 內分泌病

貧血症

貧血이라는 것은 血液의 總量이 적다는 意味가 아니고 血液 中의 赤血球
또는 赤血球中의 血色素(헤모구로빈)가 적다는 것이다.

元來, 健康한 사람의 赤血球의 數는 血液 1 mm³ 中에 450 萬乃至 500 萬

이 있는 것이 普通이며 300萬 以下가 되면 病的이다.

또 血液의 血色素의 量은 男子로서는 16%, 女子 14.4%인데 10% 以下는 病的이다.

貧血은 骨髓內에서 만들어지는 血量이 不足되는 경우 또는 赤血球의 부수어지는 量이 많을 경우 오래 出血이 계속될 경우 등에 보인다.

健康한 사람으로서는 一時에 大量의 出血이 있어도 自然히 回復한다. 그러나 不斷히 出血이 계속되는 경우, 例컨대 痔出血, 胃, 十二指腸潰瘍, 子宮出血, 十二指腸虫 等이 오래도록 낫지 않을 때는 赤血球가 萎縮하여 貧血을 일으킨다. 또 榮養失調로부터 貧血이 일어나는 것, 다른 重한 病이 있어서 그 때문에 貧血을 일으키는 것도 있다. (大塚)

〔症　狀〕

貧血이 일어나면 皮膚, 眼瞼結膜, 口脣 等의 粘膜이 蒼白해진다.

自覺症狀으로서는 몸이 나지근하다, 疲勞하다, 생각이 정돈되지 않는다. 잠이 온다, 또 眩暈, 動悸, 息切, 耳鳴, 頭痛, 肩臂痛 等을 呼訴하고 눈이 희미하며 視力이 衰해진다. 또 때때로 熱도 나고, 噯氣가 나며 嘔吐도 나고 吃逆이 나며 하품이 나기도 하는 일이 있다.

貧血이 强할 때는 失神하기도 하고 昏倒하기도 하는 일이 있다.

手足은 冷하고 尿量은 도리어 增加한다. 그런데 輕度의 浮腫이 나타나는 일도 있다.

갑자기 大量의 出血이 있을 때, 例컨대 吐血, 喀血, 子宮出血, 腸出血, 衄血, 外傷性의 出血 等에서는 皮膚는 蒼白色이 되고 冷汗이 흐르며 吐氣가 일어나고 手足은 차워지며 眩暈가 나고, 脈이 沈하여 작고 弱해지든지 反對로 폭이 넓은 맷힘이 없는 脈이 되는 일도 있다. 甚할 경우에는 人事不省에 빠진다.

十二指腸虫에 依한 貧血에서는 그 症狀은 一般의 경우와 같으나 輕度의 黃色을 띠고 動悸, 息切, 眩暈, 倦怠感을 呼訴한다.

萎黃病(本態的 低色素性貧血)에서는 一般의 貧血症狀 外에 消化器素의 障害가 있고 舌炎을 잘 일으키며 혀가 빨갛게 되어 아픈 일이 있다. 또 무엇을 먹을 때에 목에 차는 것같은 느낌이 있기도 하고 아프기도 한다.

惡性貧血에서는 貧血로 因한 一般的 症狀 外에 皮膚와 粘膜에서 出血하기 쉽게 되고 脾臟이 부어 胃腸障害를 일으키는 傾向이 있다. 또 胸骨을 치면 아픈 것이 이 病의 하나의 特徵이다.

再生不能性 貧血에서는 出血하기 쉽다는 點이 重要한 症狀이며 鼻, 齒齦, 子宮腸 等으로 부터 出血하고 皮下에도 出血한다. 豫後는 나쁘다. (大塚)

〔治 療〕

貧血의 治療에는 四物湯을 原方으로 하여 이에 數種의 藥物을 加味한 處方과 四君子湯을 原方으로 하여 이에 數種의 藥物을 加味한 處方이 主로 쓰인다.

그래서 四物湯과 四君子湯의 用法의 相違點을 먼저 述한다.

〔四物湯(67)〕 이 處方은 當歸, 川芎, 地黃, 芍藥의 四種으로 된 것이며 옛날부터 補血의 效가 있다고 하여 貧血을 治하고 또 止血의 效力도 있으므로 各種의 出血에도 쓰여졌다. 그러나 貧血이 强度이며 胃腸障害가 있어서 下痢하든지 吐하든지 하는 者에는 쓰지 않는다.

〔四君子湯(66)〕 이 處方은 人參, 茯苓, 白朮, 甘草로써 된 것이며 이에 大棗와 生姜을 加하여 쓴다. 이 四君子湯은 貧血이 强하고 患者의 氣分이 쇠진하며 胃腸의 活動도 나쁘고 食欲이 없으며, 下痢도 하고 吐하기도 하는 者에 좋다.

〔十全大補湯(71)〕 四物湯에 四君子湯을 合하여 이에 桂枝와 黃耆를 加한 것이며 그 이름과 같이 補血强壯의 效가 있으므로 全身的으로 衰弱하여 貧血하고 口內가 乾燥하며 조금 잠을 자도 입을 축이지 않으면 혀가 돌지않는 者에 쓴다. 便秘하고 있어도 써서 좋다.

〔炙甘草湯(69)〕 貧血 때문에 조금 움직이면 動悸와 息切이 있으며 脈이 빠르고 或은 結代하는 者에 쓴다.

〔四物湯合苓桂朮甘湯(149)〕 貧血하여 頭痛, 眩暈, 動悸를 呼訴하고 或은 浮腫 等이 있는 者에 좋다.

〔歸脾湯(26)〕 胃腸障害가 甚하고 貧血이 있어도 地黃이 들어있는 處方을

쓴 즉 도리어 食欲이 없어지고 嘔吐와 下痢가 甚하게 되는 者에 쓴다. 大塚은 十數年 前, 惡性貧血로서 某 病院에 入院中인 者에 그 病院의 院長의 諒解下에 이 處方을 썼다. 그 患者는 病이 進行하여 全身은 浮腫하고 食欲은 없으며 藥은 먹어도 吐하고 體溫은 38°를 前後하며, 餘命은 얼마 남지 않다고 하고 있던 것이 이 處方이 著效를 奏하여 全快하여 지금은 元氣있게 生活하고 있다.

이 處方은 萎黃病에도 잘 듣는다. 그러나 再生不能性 貧血에는 二例 썼으나 모두 無効였다.

〔綠礬丸(150)〕 十二指腸虫에서 오는 貧血에 잘 듣는다. 貧血이 좋아질 뿐 아니라 十二指腸虫의 驅除도 된다. 이 處方에 炙甘草湯, 四物湯合苓桂朮甘湯 等을 兼用하면 더욱 좋다.

〔三黃瀉心湯(54)〕·〔黃連解毒湯(11)〕·〔芎歸膠艾湯(28)〕·〔溫淸飮(4)〕 失血性의 貧血로서 더욱 出血의 傾向이 있을 때는 以上의 處方을 選用하여 止血을 꾀할 必要가 있다. 54, 11의 二方은 上氣症으로서 不安感, 興奮 等의 狀이 있고, 出血의 色이 鮮紅한 點을 目標로 하고, 28은 冷症으로서 暗黑의 血을 내는 者를 目標로 한다. 4는 兩方의 混合型을 使用한다.

〔小柴胡湯(76)〕·〔桂枝加龍骨牡蠣湯(37)〕 小兒期에 보이는 小兒期貧血의 비교적 初期에 써서 著效를 본 일이 있다. (大塚)

〔針 灸〕

貧血症의 原因을 除去하는 것은 勿論 必要하나 어떠한 原因에 依한 貧血症이라도 灸療가 적응한다.

灸療를 行하면 赤血球 및 血色素가 현저히 증가하는 것은 科學的으로 證明되고 있는 일이다. 普通 灸療를 시작해서 六週間 後부터 赤血球의 증가가 시작되어 20%의 증가율을 約 半年間 계속한다고 하고 있으나, 현저한 貧血의 경우에서는 灸療에 依한 赤血球의 增加는 2,3週째 쯤부터 시작하는 것이 아닌가고 생각된다. 何如튼 極히 有効하다. 灸는

中脘(35), 氣海(37), 脾兪(74), 腎兪(77)身柱(59), 風門(67), 曲池(99), 足三里(129) 等에 뜬다. 持續하여 灸함이 重要하다. (代田)

紫斑病

〔症　狀〕

紫斑病은 壞血病, 바루로―病, 血友病을 除하고 이것이라고 할 만한 原因도 없어 皮膚, 粘膜에 出血을 일으키는 것을 徵候로 하는 病이며 이 中에서 單純性 紫斑病에 있어서는 出血은 皮膚에만 限하고,　全身的인 症狀은 極히 輕하고 豫後는 佳良하다. 出血斑은 帽針頭 크기로서 四肢에 많이 나타난다. 간혹 食欲不振, 微熱, 疲勞倦怠를 호소하는 일이 있다.

류―마치스紫斑病에서는 四肢 特히 下肢의 關節과 筋肉이 腫痛하고 頭痛을 호소하며 同時에 皮膚에 出血斑이 나타난다. 熱을 수반하는 일이 있으나 一般的으로 豫後는 좋다. 또 同時에 多型滲出性紅斑을 倂發하는 일이 있다.

腹部性紫斑病에서는 皮膚의 出血과 同時에 胃腸障害를 일으켜서 腹痛, 下痢, 血便, 嘔吐 等이 나타난다. 이 型은 靑少年에 많고 症狀은 甚하나 豫後는 나쁘지 않다.

出血性紫斑病에서는 出血의 範圍가 넓고 皮膚, 鼻粘膜, 口腔粘膜, 胃腸粘膜, 其他의 內臟으로부터도 出血하게 되고 熱도 나며 脾臟도 부어서 重篤한 症狀을 呈하는 者도 있다. 이 病은 傳染性의 것이라고 하고 있다.

電擊性紫斑病은 四歲 以下의 幼兒에 보이는 것으로서 갑자기 넓은 部分의 皮膚에 出血을 일으키고 鼻腎臟 等으로부터 出血하여 높은 熱이 나고 譫語를 하며 경련을 일으켜서 2,3日로서 죽는 者가 많다. (大塚)

〔治　療〕

〔桂枝湯加附子(34)〕　單純性의 것이며 數 個月間 輕微한 出血이 계속되어 手足이 冷하고 倦怠感이 있는 者에 써서 著効를 얻은 일이 있다.

〔芎歸膠皮湯(28)〕‧〔溫淸飮(4)〕 止血의 目的으로서 쓰나 胃腸障害를 일으킨 者에는 溫淸飮이 좋다.

〔越婢加朮湯(6)〕‧〔柴胡桂枝湯(52)〕 류―마치스性의 者에 쓴다. 越婢加朮湯은 發病의 初期에 좋으나 病이 오래갈 때에는 柴胡桂枝湯을 써서 좋을 경우가 있다.

〔疏經活血湯(97)〕　류ー마치스性의 것으로서 症狀은 輕하나 오래도록 全快하지 않는 者에 쓴다. 特히 婦人에 잘 듣는다.

〔桂枝加芍藥湯(36)〕·〔小建中湯(75)〕·〔歸耆建中湯〕　腹部性紫斑病으로서 胃腸 장해가 있고 腹痛, 嘔吐, 下痢를 호소하는 者에는 桂枝加芍藥湯을 쓴다. 만약 出血 때문에 貧血하여 衰弱하고 疲勞가 甚할 때는 小建中湯 또는 歸耆建中湯을 쓴다. 歸耆建中湯은 小建中湯에 當歸와 黃耆 各 3.0을 加한것이며 補血强壯의 효가 小建中湯보다 顯著하다.

〔歸脾湯(26)〕　電擊性의 것으로서 出血이 그치지 않고 脾腫이 있는 者에 歸脾湯에 柴胡 5.0, 梔子 3.0을 加한 加味脾湯을 써서 잘 들은 일이 있다 (大塚)

〔針　灸〕

紫斑病에는 血小板減少性의 것, 單純性인 것, 류마치스性인 것 等 여러가지 있으나 筆者가 取扱한 例에서는 單純性인 것에는 거의 效果가 없었다. 류마지스性인 것에는 一般의 關節류마치스와 같은 治療를 施하여 極히 有效하다. (關節류마치스項 參照) 血小板減少性의 것은 取扱한 일이 없으므로 잘 모르나 灸에 依하여 血小板이 增加하므로 有效하다고 推測한다. 治療는 貧血症의 경우와 同一하다. (代田)

〔民間藥〕

結節性紅斑에는 患部에 黃連의 粉末과 阿仙藥의 粉末을 물로서 練하여 찐덕찐덕한 것을 塗布하면 消炎하여 부위도 줄어든다. 同時에 山歸來, 大黃의 煎劑를 內服한다. (栗原)

肥胖症(脂肪過多症)

肥胖症은 脂肪이 異常하게 많이 身體에 沈着하여 肥滿하는 病이다.

이 病에는 一種의 肥胖性의 體質이 있어서 同一家族에 잇달아서 나타난다 또 美食에 잠기어 運動이 不足한 사람에 많이 보인다.

또 生殖腺의 機能이 나쁠 때도 脂肪이 沈着한다. 例컨대 卵巢의 活動이 衰했을 때, 月經閉止期의 婦人, 卵巢를 摘出한 사람, 睾丸을 摘出한 사람들에 보인다.

〔症 狀〕

에프스타인이라는 사람은 이 病을 다음의 三段階로 區別하였다.

그 하나가 羨望期이며 皮下脂肪의 沈着이 좋고 堂堂한 體軀가 되어 强한 外觀을 나타내어 사람들에 羨望되는 時期이다.

그 二가 滑稽期이며 脂肪의 沈着은 漸漸 增加하여 二重頤이 되어 목은 굵고 짧으며 배는 異常하게 突出하고 허리의 둘레도 甚히 크게 된다. 또 心臟에도 脂肪沈着을 한다.

그 때문에 조금 運動을 하여도 숨이 차고 呼吸이 답답해지므로 될 수 있는 대로 움직이지 않게 된다. 그러므로 점점 脂肪은 沈着한다.

그 三이 同情期이며 脂肪의 沈着은 점점 더해져서 많아지고 呼吸困難과 動悸는 차츰 甚해지며 下肢에 浮腫이 나타나고 起居動作이 苦痛스럽게 된다 肥胖症에서는 疲勞하기 쉬우며 身體가 무겁고 動作이 活潑하지 않으며 또 發汗의 量이 많고, 口渴을 호소한다. 또 高血壓症, 動脈硬化症 特히 冠狀動脈의 硬化症이 보인다.

또 便秘하는 者가 많고 痔疾에도 걸리기 쉬우며 膽石症을 일으키기 쉽다. 男子에서는 性欲이 減退하고 女子에서는 月經이 減少 또는 閉止한다. 또 여러 가지의 皮膚病에 걸리기 쉽다. (大塚)

〔治 療〕

재빠르게 몸을 자주 움직이도록 할 것이다. 될 수 있으면 每日 規則的으로 體操를 하면 좋다.

또 쌀, 빵 等의 所謂 中食, 菓子, 脂肪이 많은 食餌를 減하고 野菜, 海藻를 많이 攝取하도록 한다. 處方은 다음 것을 쓴다.

〔大柴胡湯(103)〕 上腹部가 특히 팽만하고 肩臂痛, 眩暈 等이 있고 便秘하는 者에 좋다. 이것으로서 가슴 밑에 차는 느낌이 除去되고 呼吸도 便해지며 血壓도 내린다. 이 處方 中의 大黃은 便通이 氣分좋은 程度로 增減한다.

〔防風通聖散(135)〕 防風通聖散은 肥胖症에 一般的으로 쓰이는 處方이며

大柴胡湯의 경우와 같이 上腹部가 특히 팽만하고 抵抗이 强하다는 것은 없으며 全般的으로 腹部가 팽만하고 便秘의 傾向이 있는 者에 쓴다.

〔小承氣湯(77)〕 腹部의 팽만이 高度이고 抵抗과 彈力이 있으며 頑固한 便秘를 呼訴하는 者에는 이 處方에 芒硝 3.0을 加하여 大承氣湯으로서 쓴다

〔大柴胡湯(103)·合桂枝茯苓丸(41)〕 〔大柴胡湯合桃核承氣湯(111)〕 月經의 量이 적은 사람 또는 月經이 閉止하고 있는 사람에 쓴다. 桂枝茯苓丸도 桃核承氣湯도 血滯를 通하게 하고 血을 淸淨히 하는 效果가 있다.

〔防己黃耆湯(154)〕 肥胖症인 사람으로서 皮膚의 色이 회고 筋肉이 軟하며 땀이 많이 나고 疲勞가 甚한 사람에 쓴다. 有閑階級의 婦人에 잘 보이는 型이다. 皮膚가 糜爛하든지 浮腫이 나타나든지 하는 者에도 좋다.

以上의 處方은 一個年 以上 連續하여 服用하는 것이 좋다. 갑자기 여위는 藥은 아니므로 根氣있게 服用하지 않으면 아니된다. (大塚)

〔針 灸〕

肥胖症에는 針灸 모두 그다지 效果가 없다. 그러나 肥胖症에 수반하는 肩凝이라든지 心悸亢進이라든지 血壓亢進이라든지 身體倦怠感이라든지 하는 者에는 針灸療法은 極히 有效하다. 그리고 때로는 體重을 현저히 減少하여 身體가 輕快해지는 사람도 있다. 針은 對症的으로 行한다.

灸는 다음의 穴에 뜬다. 艾은 米粒大로서 좋다.

中脘(35), 身柱(59), 天節(88), 腎兪(77), 次節(81), 少海(102), 足三里(129), 然谷(156)   (代田)

　　脚　　氣

〔症 狀〕

最近의 脚氣는 潛在的인 것이 많고 2,30年 前에 보이던 定型的인 것은 거의 없어졌다.

脚氣라고 하면 손, 발, 입술 등의 마비감, 動悸, 息切, 浮腫, 步行困難이 主되는 症狀이지마는 다만 발의 痲痺感을 호소하고 動悸만을 호소하는 것도 있다.

또 무지근하든가 疲勞하기 쉽다든가 하는 것 뿐인 것도 있다.

그러나 姙娠·産後·授乳 中의 婦人은 아이에 榮養을 빼앗기는 까닭에 脚氣에 걸리기 쉽고 또 幼兒도 母乳의 비타민B_1이 不足하기 때문에 脚氣가 되기 쉽다. 또 腸中에 B_1를 分解하는 酵素를 내는 菌이 있으면 모처럼 攝取한 B_1를 파괴하여 B_1이 不足하여 脚氣가 되는 일이 있다.

近年의 脚氣는 갑자기 衝心을 일으켜서 죽는다는 것은 없고 慢性인 것이 많다. (大塚)

〔治 療〕

脚氣가 비타민 B_1의 不足에 의하여 일어난다는 것을 알고 부터 비타민 B_1이 唯一의 治療法으로 되어 있으나 이것을 多量으로 써도 듣지 않는 일이 있다. 漢方에서 다음의 處方을 써서 著効를 얻고 있다.

〔雞鳴散加茯苓(33)〕 脚氣에 쓰는 常套藥이며 대개의 경우 이것을 쓴다. 발의 마비감, 발의 권태감, 腓腸筋의 긴장과 이 部의 握痛, 動悸, 발의 부종 등이 있는 者에 쓴다. 이들의 症狀의 하나든지 둘이든지 있는 사람에도 좋다.

〔九味檳榔湯(31)〕 腹部가 팽만하고 胃에 무엇이 찬 것같은 感이 있으며 便秘하는 者에 쓴다. 만약 부종과 동기(動悸)가 있으면 吳茱萸 2.0과 茯苓 5.0을 加한다.

〔大柴胡湯(103)〕 上腹部가 팽만하고 이 部가 차인 것같으며 食欲이 不進하고 便秘하며 몸이 나지근하고 발의 마비(麻痺) 腓腸筋의 緊張握痛이 있는 者에 쓴다.

〔當歸芍藥散(114)〕 姙娠中의 脚氣와 産後의 脚氣에 쓴다.

〔八味地黄丸(122)〕 麻痺 때문에 步行不能의 者와 老人의 脚氣에 쓰는 일이 있다. 다리에 힘이 없고 或은 浮腫이 있는 者에 좋다. 産後에 步行不能이 된 者에 써서 著効를 얻은 일이 있다.

〔防風通聖散(135)〕 體格이 좋은 肥滿한 사람으로서 便秘가 있고 다리가 무지근하며 浮腫이 있는 者에 쓴다.

〔越婢加朮湯(6)〕 下肢의 부종을 主徵으로 하는 者에 좋다. 動悸와 食欲

不振이 없는 者에 쓴다. (大塚)

〔針　灸〕

脚氣는 針灸療法의 適應症이며 著效를 奏한다.

輕症인 것에는

足三里(129)，陽陵泉(131)，梁丘(146)，血海(150)，三陰交(154)，澤田流太谿(155) 等에 針하고 또는 灸하는것 만으로도 좋아진다.

重症인 것이 된즉

中脘(35)，巨闕(34)，脾兪(74)，大腸兪(78)，次節(81)，心兪(70)，身柱(59)，曲池(99)，郄門(104)

等을 加할 必要가 있다.

便秘하는 者에는 左腹結(51)에 針, 또는 灸를 할 必要가 있고 神門(113)의 灸가 必要하다,

含水炭素性의 食物을 過食하는 것을 경계하고 비타민 B를 많이 包含하는 食物을 攝取시킨다. (代田)

糖尿病

糖尿病은 膵臟의 란개루한스氏島에서 分泌되는 인슈린이 적은 까닭에 일어나는 病이지마는 이 인슈린의 分泌의 減少는 膵臟의 病일 때만이 아니고 腦下垂體等의 호루몬과의 不調和가 原因이 되어 있는 일도 있다.

肥胖症인 사람은 이 病에 걸리기 쉽고 또 美食을 하면서 安逸한 生活을 하고 있는 사람 精神的 勞苦가 끊이지 않는 사람 等에 잘 보인다. 一般的으로 이 病은 한창 일할만한 男性에 많다. 또 老人보다도 若年의 者가 이 病에 걸리면 重症이며 進行도 빠르다.

糖尿病이 되면 尿에 糖이 나온다. 그러므로 尿中에 糖을 證明하면 糖尿病이라고 定해 버릴 우려가 있다. 一般的으로 尿의 檢糖法에는 니―란데루氏 試藥이 쓰인다. 이 경우, 尿 5cc에 對하여 그 10分의 1쯤, 이 試藥을 加하여 2,3分間 煮沸하고 그 色이 黑褐色이 되면 糖이 陽性이라는 것이다. 그런데 糖尿病이 아니라도 이 方法으로서 糖이 陽性으로 나오는 경우가 있다.

例컨대 一時에 많이 糖分을 먹었을 때 또 甚한 精神感動의 直後, 腦의 腫瘍
腦梅毒, 腦震盪, 腦卒中 등일 때도 一過性으로 糖을 證明하는 일이 있다.
또 腎性糖尿라고 하여 血液中의 糖이 增加하고 있을 理는 없는데 腎臟에서
糖을 排出하는 量이 많아져서 尿에 糖이 나오는 일도 있다. 이것은 糖尿病
中에 들어가지 않는다.

〔病 狀〕

輕症의 것과 發病初期의 것은 거의 自覺症狀이 없으므로 生命保險의 診査
員이나 糞尿收去人夫에 注意되어서 비로서 糖尿病이란 것을 아는 경우가 있
다. 病이 조금 進行하면 목이 마구 마르고 단것을 먹고 싶으며 食欲이 나게
된다. 그리고 尿量이 많아져서 1日에 3,000 cc에서 5,000 cc 나 나오게 되고
尿의 比重도 높아진다. 尿中의 糖은 輕症인 경우에는 糖分을 많이 攝取한 後
2, 3時間 지나서 나온 尿에만 糖을 證明하고 早朝나 空腹時에는 糖이 나오지
않는 경우가 있다. 그러므로 檢尿는 食後 2, 3時間의 尿에 對하여 行하는 것
이 좋다. 또 尿보다도 血中의 糖을 調査하는 것이 重要하며 健康한 사람의
血糖量은 空腹時에서 0.07~0.11%이지마는 糖尿病 患者에서는 0.12%에서
0.20~0.4%에 達한다. 이 以上인 者는 比較的 重症이다.

糖尿病에 걸리면 以上의 症狀 外에 疲勞가 甚해지고 榮養이 나빠지며 皮
膚가 光澤을 잃어서 까칠까칠해진다. 이와 같이 되면 皮膚가 가려워지고 癤
이나 癰같은 腫物이 나기 쉽다. 또 神經痛이 일어나기 쉽고 특히 兩側의 다
리에 坐骨神經痛이 온다. 一般的으로 化膿性의 病에 걸리면 좀처럼 낫지 않
는 傾向이 強하다. 其他 白內障과 糖尿性網膜炎을 일으키고 齒槽膿漏에도
걸리기 쉽다.

性欲은 減退하고 女子에서는 外傷部에 가려움을 呼訴한다.

合併症으로서 많은 것은 肺結核이며, 이 경우는 病이 進行하기 쉽다. 糖
尿病이 重해지면 糖尿病性昏睡에 빠진다. (大塚)

〔治 療〕

먼저 日常의 食餌에 注意하고 適當한 運動을 規則的으로 行한다. 食餌는
體內에서 葡萄糖을 만드는 것 같은 것을 制限한다. 그래서 含水炭素와 蛋白

質을 어느 程度 取하면 좋은가가 問題된다. 이것은 病의 輕重에 따라서 달라지는 것이므로 各各의 醫師의 指導에 의하여 自己에 맞는 量을 取하도록 하지 않으면 아니된다.

또 인슈린을 自己마음대로 注射하는 사람을 보지마는 이것은 危險하므로 반드시 血糖을 조사한 후에 醫師로부터 適量을 定해 받아서 行하여야 된다.

漢方에서는 다음의 內服藥을 쓴다.

〔八味地黃丸(122)〕 一般的으로 糖尿病의 藥으로서 쓰이고 있으나 筆者는 이에 蘭草 10.0을 加하고 있다. 이 處方을 쓰는 목표는 목이 마르는 것, 尿量이 많은 것, 疲勞倦怠를 호소하는 것, 허리에서 다리에 걸쳐서 아픈 것, 性欲이 없는 것들이다.

〔大柴胡湯加地黃 6.0〕 肥滿하고 있으며 體力이 아직 衰하지 않고 上腹部 特히 가슴 밑에서 兩脇에 걸쳐서 팽만하고 抵抗이 있으며, 糖尿病으로서는 輕症인 者에 쓴다. 方中의 大黃은 便通이 每日 있으면 除去하여도 좋다.

〔白虎湯(128)〕 初期로서 血色도 좋고 體力도 있으며 口渴과 多尿를 主訴로 하는 者에 人蔘 3.0을 加하여 쓴다.

〔麥門冬湯(121)·加地黃 5.0·五味子 3.0·知母 2.0〕 肺結核을 併發하여 咳嗽가 나는 者에 쓴다.

〔四君子湯加蘭草 10.0〕 病이 進行하여 全身이 쇠약하고 여위었으며 食欲도 없고 下肢에는 부종이 보이며 脈도 微弱하게 된 者에 쓴다. 이 경우의 人蔘은 朝鮮人蔘 또는 御種人蔘을 쓴다. 竹節人蔘으로서는 效果가 없다.

糖尿病性의 昏睡에 빠졌을 경우는 인슈린의 注射를 써서 一時의 危急을 救하는 同時에 다음의 處方을 쓴다.

〔柴胡加龍骨牡蠣湯(50)〕 昏睡에 빠지기 前에 一時 興奮狀態가 되고 意識은 混濁하여 狂躁狀態가 된다. 이와 같은 경우에 쓴다.

〔溫淸飮(4)〕 服藥이 可能하면 昏睡에 빠진 者에 쓴다. (大塚)

〔針 灸〕

糖尿病에도 針灸療法은 適應하며 著効를 奏하는 경우가 적지 않다. 그러나 口渴, 多尿等의 症狀이 甚할 때는 인슈린의 注射가 必要하며, 糖分과 含

水炭素 食餌를 制限하고 蛋白食餌를 많이 攝取시킨다는 食餌療法이 必要한 것은 勿論이다. 慢性이 된 데는 針灸療法만으로서 인슈린注射의 必要도 없고 食餌療法도 그렇게 嚴하게 할 必要가 없다.

本病에 灸할 경우 특히 注意를 必要할 것은 큰 灸를 뜨지 않도록 할 것이다. 반드시 米粒크기 以下로 한다. 그것은 本病의 사람은 化膿하기 쉬운 경향이 있는 까닭이다. 또 頭部와 後頭部 등의 毛髮이 있는 곳에는 灸하지 않을 것. 化膿하여 癰疔을 생기게 할 우려가 있기 때문이다.

治療經穴은 針灸 모두 다음과 같이 한다.

中脘(35), 肓兪(41), 脾兪(74), 胃兪(75), 腎兪(77), 足三里(129)
地機(153), 身柱(59), 曲池(99)　(代田)

〔民間藥〕

蘭草는 糖代謝를 主掌하는 大腦神經에 作用하는 구마린含有 配當體를 含有한다.

그 잎을 乾燥하면 향기가 있다. 이 마른 잎을 約 1日量 5～8g, 물은 適宜 100～150 cc 煎하여 半量으로 하고 1日 3回로 分服, 淸流와 溪谷의 沿岸에 있으나 그렇게 많이 있지는 않다. 지금 부터 千餘年이나 옛날─糖尿病을 「消渴」이라고 했던 時代에 貴族大臣이 「蘭香飮子」라고 하며 이 풀을 藥用으로 한 것이다. 咽喉가 마르는데, 頭痛에 잘 듣는다.

連錢草는 山野, 路傍, 집둘레의 울타리 같은 데에 自生하는 多年草로서 덤불蔓性한다. 莖이 兩側에 對生하여 잎이 옛날의 十文錢을 펴 놓은 것 같으므로 이 이름이 있다.

이 全草를 採取하여 主로 잎을 사용한다. 乾葉을 約 5～8g을 물 200 cc 에 넣고 煎하여 半量으로 한 後 이것을 1日 數回에 分服, 前記 蘭草와 함께 마셔도 좋다. (栗原)

尿毒症

〔症　狀〕

이 病은 腎臟의 機能이 나빠졌기 때문에 일어나는 中毒症이며 慢性腎炎,

萎縮腎으로 續發하는 것이 많다.

尿毒症에서는 全身의 倦怠感, 頭痛, 眩暈, 惡心, 嘔吐, 食欲不振, 下痢가 있으며 또 呼吸困難, 嗜眠 等을 본다.

이와같은 症狀이 갑자기 增惡하여 尿毒症性 昏睡에 빠져서 筋肉의 경련 또는 强直을 가져 온다. 이와같은 症狀은 短時間이지마는 反復 되풀이하여 體溫은 40° 以上이 되고 心臟은 쇠약하여 그 때문에 죽음에 이르는 일이 있다. 尿毒症이라도 尿量은 반드시 減少하지는 않으며, 도리어 薄한 尿가 많이 나오는 일이 있다. 특히 夜間에 尿量이 增加한다. (大塚)

〔治　療〕

慢性胃炎, 萎縮腎일 때에 쓰는 處方을 選用한다.

〔八味地黃丸(122)〕 倦怠感, 頭痛, 眩暈 등이 있을 때에 쓰고 尿量이 減少하고 있을 때에도 많이 나올 때에도 어느 便이라도 쓴다. 浮腫의 有無에는 不拘한다.

〔茵蔯五苓散(3)〕 頭痛, 眩暈, 嘔吐, 惡心 或은 下痢가 있을 경우에 쓴다.

〔眞武湯(86)〕·〔四逆湯(65)〕 嘔吐, 下痢, 筋肉의 경련 等이 있고 脈은 微弱하며 手足은 冷하고 嗜眠狀이 된 者에 쓴다.

〔桃核承氣湯(111)〕 譫語를 하고 體溫은 上昇하며 便秘하는 者에 쓴다. 이래서 一時의 危急을 免하는 일이 있다.

〔木防己湯(142)〕·〔變製心氣飮(133)〕 呼吸이 促迫하여 喘鳴이 있고 心臟性 喘息의 徵候가 있는 者에 쓴다. (大塚)

〔針　灸〕

尿毒症에 對하여는 針灸療法은 適合하지 않으나 急性腎炎 등에서 오는 尿毒症의 경우에는 灸를 하여 著効를 奏하는 일이 있다. 使用穴은

百會(1), 湧泉(167), 大椎(58)

의 3穴이며 各 20壯 乃至 30壯을 뜨지마는 前에 尿毒症으로서 昏醉狀態에 빠지고 있는 사람에 百會에 20壯을 灸하였던바 覺醒하고 그와 同時에 多量의 小便을 排泄하여 經過가 良好로 向한 일이 있다. (代田)

마셋드病

〔症狀〕

바새도―라는 醫師가 1840年에 眼球의 突出과 甲狀腺의 肥大와 心悸亢進의 세가지 症狀이 있는 病으로 發見하고 이것을 記載하였다. 이것이 바새도病이다.

바새도―病은 甲狀腺의 機能이 普通以上으로 盛해지는 病이며 男子보다도 女子에 많고 20歲 前後에서 50歲쯤 까지의 사람에 많이 걸린다.

이 病에 걸리면 新陳代謝가 大端히 盛해져서 心臟의 鼓動이 많아지고 脈은 100에서 150까지 되며 結代하고 心臟部뿐이 아니라 臍上의 部分에서도 動悸를 强하게 느끼게 된다. 또 땀이 많이 나게 되고 언제든지 皮膚가 潤澤하며 尿도 많이 나오고 下痢하기 쉽게 된다.

眼球도 濕氣를 띄고 눈을 깜빡깜빡하는 것이 적어지며 上下瞼 사이가 넓어진다. 또 眼球가 突出하고 患者의 視線을 위에서 아래로 움직이면 眼瞼은 眼球와 함께 아래로 움직이지 않고 眼瞼과 角膜사이의 흰 部分이 넓어진다.

甲狀腺은 左右 모두 크게 되는 것이 普通이지마는 左右의 어느 것이든 한쪽이 특히 크게 되는 일이 있다.

患者는 神經過敏이 되어 흥분하기 쉽고 氣分이 무겁고 不安・不眠의 狀이 계속되며 疲勞하기 쉽게 된다.

女子에서는 月經不順 또는 無月經이 되며 男子에서는 性欲이 減退한다. 體溫은 往往히 上昇하고 微熱이 나는 일이 있다. 食欲이 亢進하여 잘 먹으나 漸漸 여위어진다.

바새도―病에는 合倂症으로서 高血壓症과 結核이 일어나기 쉽고 또 循環機能障害를 일으키든지 한다. (大塚)

〔治療〕

輕症인 것은 特別한 治療를 아니하여도 좋아지는 일이 있다.

食餌로서는 野菜, 海藻, 牛乳類를 많이 섭취하고 獸肉, 卵, 치즈 等은 적게 한다. 魚肉은 머리에서 꼬리까지 먹을 수 있는 것이 좋다.

〔炙甘草湯(67)〕　바새도―病에 잘 들으므로 먼저 이것을 쓴다. 大塚의 경험으로서는 60% 쯤은 이것으로서 輕快 또는 全治한다.　이것으로서 效果가 없을 때는 다음의 處方을 쓴다.

〔半夏厚朴湯(124)　加桂枝 4.0, 甘草, 龍骨, 牡蠣 各 2.0〕　動悸, 不安感 不眠 等을 目標로 하여 쓴다. 胃腸이 허약한 사람이 炙甘草湯을 복용하면 氣分이 나빠지기도 하고 下痢하든지 浮腫이 일어나든지 한다. 이와 같은 사람에는 이 方이 좋다.

〔柴胡加龍骨牡蠣湯(50)〕　비교적 初期로서 아직 體力이 있고 上腹部가 팽만하며 흥분하기 쉽고 疲勞하기 쉬우며 動悸・不眠을 호소하는 者에 쓴다.

〔酸棗仁湯(56)〕　不眠이 甚하고 疲勞感이 强한 者에 쓴다.

〔甘草瀉心湯(21)〕・〕蔘苓白朮散(87)〕　下痢가 계속할 때에 쓴다. 배가 꾸루룩하고 下痢할 때에는 甘草瀉心湯이 좋다. (大塚)

〔針　灸〕

바새도―病에도 針灸療法이 適應하여 著效를 奏하는 경우가 적지 않다. 그러나 너무 症狀이 强해서 眼球突出과 心悸亢進과 手指의 振顫이 甚할 경우에는 甲狀腺機能抑制 호루몬을 注射하든지 外科的으로 甲狀腺을 切除하든지 할 必要가 있다. 初期인 者나 輕症인 者에는 꼭 針灸療法을 勸하고 싶다 療法은 主로 灸療法에 依하고 針은 症狀을 緩解하기 위하여 對症的으로 行한다. 그리고 常食으로서는 少量의 海藻類를 攝取하도록 하는 것이 必要하다.

經穴은 主로

天突(30)，兪府(43)，身柱(59)，風門(67)，大杼(66)，郄門(104)，神門(113)，陽陵泉(131)，照海(155)

等을 쓴다. 神經衰弱症狀이 있는 경우에는 百會(1)，天柱(15) 等을 加한다.

以上의 經穴은 單純한 甲狀腺肥大로서 바새도―病의 徵候가 없을 때에도 有效하다. (代田)

粘液水腫

〔症 狀〕

甲狀腺의 기능이 衰하든지 消失하든지 하기 때문에 일어나는 病이 男子보다도 女子에 많고 30歲보다도 50歲쯤의 사람에 많다.

粘液水腫이 되면 動作이 활발하지 못하여 어정어정하고 무슨 일에도 서틀며 痴愚狀의 얼굴이 되며 物件에 感動하지 않게 된다. 精神의 活動도 鈍해지고 記憶力은 감퇴하며 태만한 者가 된다. 重要한 症狀은 皮膚의 變化로서 皮膚는 까칠까칠하게 乾燥하며 땀이 나는 것이 減少하고 얼굴과 手足은 浮腫한다. 이 部의 皮膚는 硬固하고 두텁게 되며 頸部는 더러운 色으로 變한다. 또 毛髮은 부옇게 되고 손톱은 터진다. 눈은 눈꼬리가 길고 가늘게 되며 코의 폭은 넓어지고 혀가 두터워진다.

粘液水腫은 바새도―病과는 反對로 脈은 느리고 體溫도 低下되며 血壓이 내리고 便秘하기 쉽게 된다.

性欲은 減退하고 女子는 月經이 停滯하기 쉽다. (大塚)

〔治 療〕

〔大柴胡湯(103)·合桂枝茯苓丸(41)〕 疲勞·倦怠 때문에 1個年 前에 肝臟이 나쁘다고 하던 患者로서 차츰 肥滿하고 손이 떨리며 手足이 冷한다고 하는 43歲의 婦人을 診察하였으나 그 症狀은 前記의 粘液水腫과 같으며 月經도 閉止하고 있었으므로 이 處方을 썼다.

이것을 마신즉 尿中의 우로비리노―갠의 反應도 正常으로 되고 浮腫도 덜하며 便通도 붙고 일을 할 수 있으나 이것을 1週日間이나 마시지 않으면 終日 잠을 자고 잠이 부족하고 얼마든지 잠을 자고 싶다고 한다. 거기에다가 一個年째에 月經이 있었다. 全治라고는 할 수 없으나 이것을 服用하면 自覺症狀은 輕快한다. 또 이 處方에 厚朴 5.0, 防己 5.0을 加하여 쓴 즉 前보다도 浮腫과 筋肉의 肥厚가 輕減하였다. (大塚)

〔針 灸〕

粘液水腫은 甲狀腺機能이 低下된 疾患이므로 거기에 對한 針灸療法은 甲

狀腺에 刺激을 줄 수 있는 經穴을 가리면 된다. 따라서 使用經穴은 바새도病의 경우와 같이 해서 좋다. 그러나 對症的으로는 症狀 輕快에 有益하나 그렇게 著効는 얻지 못한다. (代用)

반 치 병

〔症 狀〕
반치病은 脾臟의 肥大와 貧血을 主徵으로 하는 病이며 慢性의 經過를 取하고 後에는 肝硬變腹水를 일으키며 鬱血로 因하여 大量을 가져오는 일이 있다. (大塚)

〔治 療〕
難治이지마는 다음 處方을 써서 病症이 輕快하는 일이 있다.

〔歸脾湯(21)〕 脾腫과 貧血을 目的으로 하여 쓴다. 大塚은 이것을 10歲의 少年의 반치病에 써서 3個月로서 脾腫이 約 2分의 1로 縮小하고 貧血도 回復하였으며 6個月로서 脾臟의 肥大는 約 3分의 1로 되었다.

〔分消湯(131)〕 腹水가 있고 肝·脾 모두 부어서 不治라고 하는 者에 써서 腹水가 除去되고 一時 輕快한 일이 있다.

〔十全大補湯(71)〕 比較的 初期로서 腹水가 없는 者에 쓴다.

〔桂枝湯去芍藥加麻黃細辛附子〕 이 處方은 桂枝湯中의 芍藥을 去하고, 麻黃·甘草 各 3.0, 附子 1.0을 加한 것이며, 桂姜棗草黃辛附湯이라고 부르고 있다. 이 處方은 用法의 如何에 따라서 때로는 豫期하지 못할 程度의 奇効를 얻는 일이 있고, 德川末期의 仙台의 醫師 工藤球卿은 이 處方을 乳癌, 舌癌 其他의 惡性腫物에 써서 數十人을 고쳤다고 하며 故峯直治郎博士는 肺結核으로서 消耗熱을 呈하고 體溫의 高低가 甚한 者에 써서 著効를 奏하였다고 하고 있다.

大塚은 반치病에 걸려서 10年 가까이 되어 腹水關係로 스스로는 뒤로 돌아눕지도 못하고 腹痛과 呼吸困難을 호소하는 者에 이것을 써서 多量의 尿가 나오고 一時 輕快하여 혼자서 便所에 갈 수 있게 되었다는 例를 가지고 있다. (大塚)

〔針 灸〕

반지病에 있어서의 脾腫에 對하여는 對症療法으로서 鍼灸治療를 行하는데 不過하다. 使用經穴은

中脘(35), 左期門(50), 左章門(55), 脾兪(74), 胃兪(75), 足三里(129),

地機(153)

主로서 灸療를 行한다. (代田)

아지손病

〔症 狀〕

이지손氏가 1855年에 發見된 것이며 兩側의 副腎의 機能이 나쁘게 된 까닭으로 일어나는 病이다.

이 病에 걸리면 皮膚에 赤褐色의 色素가 沈着하여 皮膚가 赤褐色으로 된다. 特히 顏·頸·手足 外에 生理的으로 色素가 많은 部分 乳頭·肛門·腋下· 性器와 그 周圍에 著明하게 보인다. 또 粘膜에도 色素가 沈着하여 口內의 粘膜에도 보인다.

患者는 無力狀態가 되어 事物에 無關心하게 되며 疲勞하기 쉽고 食欲이 없어지며 몸은 여위어진다. 또 下痢를 하기도 하고 便秘하기도 하는 일이 있다. 血壓도 내리고 體溫도 내리는 일이 있다. 性欲도 감퇴한다.

이 病은 慢性으로 經過한다. (大塚)

〔治 療〕

〔八味地黃丸(122)〕 아지손病에 잘 듣는 수가 있다. 이것으로서 活氣가 나고 해서 일을 할 수 있게 된다.

〔灸甘草湯(69)〕 아지손病으로서 고치―존을 썼기 때문에 高血壓症이 되고 動悸息切을 호소하는 者에 써서 一般症狀이 輕快한 일이 있다. (大塚)

〔針 灸〕

아지손病은 副腎機能 低下로 因하여 일어나는 疾患으로서 皮膚와 粘膜의 色素沈着이 著明하며 疲勞하기 쉽다. 鍼灸療法은 對症的으로는 相當히 有效한 것같이 생각된다. 아지손病으로 判定하기까지에는 이르지 않아도 副

腎機能이 低下하여 皮膚에 色素가 沈着하였을 경우 등에는 針灸療法이 著効를 奏하여 그 色素沈着이 除去되고 元氣가 생겨난다.

使用하는 經穴은 다음과 같으며 主로 灸療를 오래 계속시키고 針療는 對症으로 그 苦痛을 緩解시킬 目的으로 使用한다.

中脘(35)，水分(36)，肓兪(41)，腎兪(77)，命門(63)，三焦兪(76)，

次節(81)，照海(155)

또 이에 身柱(59)，百會(1)，曲池(99)，足三里(129) 等을 加하여 全體的으로 患者의 徵候輕減을 꾀하는 것이 經過가 좋다. (代田)

運 動 器 病

關節炎

〔症 狀〕

關節炎에는 그 原因에 依하여 外傷性 關節炎, 류마치스關節炎, 淋毒性關節炎, 結核性關節炎, 非特異性關節炎 等이 있다.

外傷性의 것은 關節의 挫傷捻轉 等으로 因하여 關節의 血腫 或은 水腫을 일으키고 오래 갈 때는 關節囊이 肥厚한다.

류우마치스性의 것은 류우마치스條에서 述하기로 한다.

淋毒性의 것에 있어서는 突發的으로 關節에 甚한 疼痛이 일어나고 부어서 움직일 수가 없게 된다.

대개는 高熱이 나고 惡寒 戰慄을 일으키는 일도 있다. 男子에서는 膝關節 女子에서는 手腕關節이 침범된다. 작은 關節이 침범되는 일은 드물다.

侵害된 關節은 大概는 强直을 남겨둔 채로 治癒한다.

結核性의 것은 別途로 述한다.

非特異性關節炎은 外部로부터의 傳染, 他의 隣接한 器官의 炎症으로 부터의 波及, 遠隔部의 炎症으로부터 血行을 介하여 感染함에 따라서 일어난다. 이 關節炎은 葡萄狀菌, 連鎖球菌에 依함이 많고 高熱, 惡寒, 戰慄, 侵犯된 關節의 激痛 等을 일으켜서 重篤에 빠진다. 그러므로 豫後도 나쁘고 生命도

威脅되며 또 關節의 强直을 남길 危險이 있다.

關節炎으로 因하여 關節腔內에 醬液性의 **液體**가 溜滯하는 일이 있다. 이것을 關節水腫이라고 한다.

奇形性의 關節炎은 一名 老人性 關節疾患이라고도 하여 老人을 侵犯하는 일이 많다. 이 病은 膝關節에 오는 일이 많고 股關節, 手, 足, 肘, 肩甲, 脊椎關節 等도 侵犯된다.

症狀은 緩慢하며 처음은 關節의 運動 때에 아프고 特히 早朝 離床時가 甚하며 저녁 때에는 輕快한다.

奇形性關節炎은 關節軟骨이 損耗하고 다음에 뼈의 損傷을 일으키는 것이다. (大塚)

〔治 療〕

〔桂枝茯苓丸(41)〕 外傷性關節炎으로서 血腫을 일으키고 屈伸困難을 호소하는 者에 쓴다. 이에 薏苡仁 6.0을 加하고 或은 便秘하는 者에는 大黃을 加한다.

〔越婢加朮湯(6)〕·〔防己黃耆湯(134)〕 關節水腫을 일으킨 者에 쓴다. 越婢加朮湯을 쓰느냐 防己黃耆湯을 쓰느냐 하는 것은 患者의 虛實의 差에 依한다. 虛實에 對하여는 診察法의 條를 參照할 것.

〔甘草附子湯(22)〕 淋毒性의 것으로서 疼痛이 甚한 者에 쓴다.

〔小建中湯(75)〕·〔黃耆建中湯(7)〕 淋毒性의 것으로서 下熱後, 아직 疼痛이 甚한 者에 쓴다.

〔疏經活血湯(97)〕·〔桂枝芍藥知母湯(42)〕 慢性化한 者에 쓴다. 류우마치스의 條下를 參照할 것.

〔防風通聖散(135)〕·〔防己黃耆湯(134)〕 肥滿體質의 老人으로서 奇形性膝關節炎을 앓는 婦人은 많다. 만약 腹部가 充實한 感이 있고 便秘하는 者에는 防風通聖散을 쓰고 肥滿하고는 있으나 腹部에 힘이 없고 軟弱한 筋肉의 사람으로서 膝關節의 아픈 者에는 防己黃耆湯이 좋다.

또 류우마치스의 治療를 參照하여 류우마치스에서 쓴 處方을 응용한다. (大塚)

〔針　灸〕

關節炎은 慢性單純性, 漿液性, 急性化膿性, 淋毒性, 奇形性, 結核性 等 여러 가지가 있으며 그 어느 것이라도 針灸療法은 적응하나 病名이 다름에 따라서 그 적응의 程度도 달라지는 것이고 그 取扱 方法에도 相違가 있다.

共通해서 말할 수 있는 것은 關節部의 腫脹 및 發赤, 疼痛, 壓痛, 運動장해를 隨伴하는 것으로서 이들의 症狀에 對하여서는 針療도 灸療도 極히 有效하다,

그리고 그 療法은 罹患局所에 對한 局所的 療法과 그 關節의 所屬하는 斷區에의 中樞的인 療法과 兩者를 兼하여 쓰는 것이 必要하다. 上肢에 있는 者에는 肩背部의 下肢에 있는 者에는 腰臀部에 治療點을 選擇하는 것이 重要하다.

이들의 治療點의 代表的인 것을 記述하면 다음과 같다.

- 肩 背 部＝身柱(59)，天窌(88)，天宗(90) 等
- 腰 臀 部＝陽關(144)，大腸兪(78)，小腸兪(79)
  　　　　次窌(81)，小野寺臀點(92)
- 肩關節部＝肩髃(95)，前肩髃(96)，臑兪(114) 等
- 肘關節部＝曲池(99)，少海(102)，尺澤(100)
- 腕關節部＝陽地(124)，養老(125)，太陵(110)，神門(113)
  　　　　澤田流合谷(121)
- 膝關節部＝梁丘(146)，血海(150)，膝眼(143)，足三里(129)，
  　　　　陽陵泉(131)，委中(161)
- 足關節部＝照海(155)，然谷(156)，丘墟(135)，崑崙(165)

(1) 慢性單純性・漿液性・奇形性의 것

이에 對하여는 最初부터 針灸를 하여도 좋다. 灸는 3壯 떠서 좋다. 다만 關節部의 發赤腫脹이 强할 때는 灸는 될 수 있는 대로 작게 하여 三壯으로 한다. 針도 얕게 놓아서 刺激을 가볍게 한다.

(2) 急性・化膿性・淋毒性의 것

이에 對하여는 發病時의 腫脹・發赤・疼痛이 强度일 때는 그 罹患部에 直

疚 施術하는 깃을 避하고 遠隔部의 肩背 또는 腰臀의 治穴을 쓰고 약간 症狀이 緩解하여지고부터 局所의 治療를 한다.

發赤과 局所熱과 疼痛이 大略 輕減하여도 아직 運動障害를 남겼을 경우에는 根氣있게 治療를 계속하면 徐徐히 治効가 나타나는 것이며 이 경우의 治療에는 針灸療法은 特히 적응한다.

또 本症의 急性인 경우에는 化學療法이 極히 有効하므로 倂用할 必要가 있는 것은 말할 것도 없다.

(3) 結核性인 것 (이에 對하여는 關節結核의 部 參照할 것) (代田)

肩關節周圍炎(五十肩)

〔症 狀〕

老年의 男女에 보이는 것이며 俗으로 五十腕 또는 五十肩이라고 한다. 이病은 肩甲痛과 肩關節의 運動障害를 主徵으로 하는 것으로서 1個年 또는 1個年 半동안에 대개는 自然히 治癒한다.

肩關節의 주위에는 數個의 粘液嚢이 있으나 그 안의 三角筋下 粘液嚢과肩峰下粘液嚢, 肩甲下粘液嚢이 침해 당하기 쉽다. 이들의 부어있는 粘液嚢의部分에 壓痛이 있고 關節全體에 壓痛이 없으며 關節痛은 上肢를 一定한 方向으로 움직일 때만 나타난다. 例컨대 上肢를 위로 올리든지 뒤로 돌리든지할 때에 아프고 머리 털에 빗(櫛)을 대든지 띠를 멜 때에는 困難을 느낀다. (大塚)

〔治 療〕

〔葛根湯(17)〕 發病 後 아직 오래 되지 않은 동안에 이것을 쓴다. 단 體力이 衰하고 或은 貧血하고 或은 胃腸이 弱해져 있을 때에는 쓰지 않는 것이좋다. 경우에 따라서는 이 處方에 薏苡仁 10.0을 加하든지 朮 4.0을 加하든지 하여 使用한다.

〔柴胡加龍骨牡蠣湯(50)〕·〔防風通聖散(135)〕 肥滿한 사람으로서 安靜時에도 아프지 않고 上肢를 一定한 方向으로 움직일 때에 鈍痛을 呼訴하는 者에 좋다. 便秘하지 않는 者에는 大黄을 除去하고 쓴다.

〔桂枝加苓朮附湯(38)〕 虛弱한 體質의 冷症인 사람으로서 貧血의 경향이 있는 경우에 이 處方을 쓴다.

〔加味逍遙散(16)·加地黃 4.0〕 夜間 속이 무지근하게 아프고 或은 이불 속에 넣고 있은즉 煩熱하며 다시 이불에서 내면 冷하여 아프고 손을 둘곳이 없으며 安眠이 안되는 者에 쓴다. 婦人에 많이 보인다. (大塚)

〔針 灸〕

肩胛關節周圍炎은 俗으로 50肩이라고도 하여 40歲에서 50歲 前後에 많이 일어나는 것이며 그 主要한 徵候는 上肢의 擧上이라든가 뒤로 돌릴 때의 運動障害이지마는 自發痛도 수반하여 오는 者가 적지 않다. 注射나 藥物療法의 效果가 적고 針灸療法이 가장 적응하는 疾患의 하나이다.

輕症의 것이라면 1,2週間의 治療로서 나으나 中等症이 되면 1個月에서 1個月半이나 걸리고 重症이 되면 3個月 以上이나 걸리는 者가 있다.

治療에는 針灸를 倂用하는 便이 빨리 나으나 灸療法만으로서도 좋다. 經穴은 主로 다음과 같다.

身柱(59), 天節(88), 天宗(90), 臑兪(114), 肩髃(95), 前肩髃(96)

中府(53), 典池(99), 孔最(103), 俠白(98)

自發痛이 있는 者에는 患側의 天柱(15)와 膏肓(83)의 必要한 경우가 많다 또 中脘(35)와 陽陵泉(131)을 아울러 쓰는 것이 成績이 좋다.

自發痛을 빨리 없애고 運動障害를 빨리 고치기 위해서는 肩關節의 周圍에 阿是的으로 얕게 針을 놓고 또 皮下에 水平刺한즉 잘 듣는 것이다. (代田)

류우마치스

〔症 狀〕

류우마치스를 漢方에서는 風濕·痛風·歷節風·濕痺·中濕 等이라고 하며 류우마치스와 같이 疼痛이 이곳 저곳으로 移動하는 病의 이름에 風의 字를 썼다. 歷節이라는 것은 關節을 말한다. 또 濕이란 것은 물을 말하며 류우마치스는 濕氣와 關係가 깊고 물과 濕氣의 關係로 아픈 것이라고 생각되었다. 그러므로 濕의 字를 썼다.

西洋에서도 류우마치스는 나쁜 물이 몸의 이곳 저곳을 흐르기 때문에 일어난다고 생각되었다. 류우마치스라는 字의 뜻은 흐른다고 하는 것이라고 하는 것 같다.

류우마치스는 몸의 이곳저곳의 關節과 筋肉이 아픈 病이며 變節期와 雨天일 때에는 增惡한다.

筋肉 류우마치스에서는 류우마치스에 侵犯된 筋肉이 緊張 또는 攣縮하여 疼痛을 呼訴하고 때로는 이 部에 浮腫이 오는 일이 있다.

急性의 경우는 대개 數週間으로서 좋아지지마는 慢性의 경우는 頑固하여 낫기 어렵고 어깨와 목·등·허리등의 筋肉이 잘 침범된다.

筋肉 류우마치스에도 筋膜과 關節의 疼痛을 隨伴하는 일이 있다.

急性多發性關節류우마치스는 비이루스의 感染에 依한 一種의 傳染病이라고 생각되어 扁桃炎에 잇달아서 突然히 惡寒 또는 戰慄과 함께 熱이 나고 처음 동안은 그 熱은 稽留하고 뒤에는 차츰 弛張性의 熱이 되나, 새 關節이 침범될 때마다 熱이 오른다. 혀에는 灰白色의 舌苔가 붙고 食欲은 없어지며 목이 마르고 尿量은 減少하며 때로는 便秘를 한다. 또 땀이 흐르게 된다. 가장 침범되기 쉬운 것은 四肢의 關節이며 대개는 처음은 1, 2개의 關節이 腫痛하여 數日中에 그 症候가 輕해지고 他의 關節에 移行하는 일이 많다.

이들의 關節은 激痛을 呼訴하고 多量의 滲出液이 關節腔內에 차이므로 關節의 周圍는 腫脹하고 皮膚는 潮紅을 呈하며 이 部에 灼熱感이 있다. 또 炎症은 腱鞘와 筋膜에까지 미치는 일이 있다.

또 往往히 心內膜炎을 倂發한다.

急性關節류우마치스의 急性症狀이 消退한 後에 오래동안 關節의 腫脹·疼痛이 除去되지 않는 일이 있다.

대개는 無熱로서 경과하나 關節의 부위가 甚하고 이 部가 潮紅을 呈할 때는 體溫이 오르는 일이 있다. 雨天에는 關節의 疼痛이 甚해진다. 關節은 자주 强直해져서 運動이 制限된다. 잘 侵犯되는 部位는 四肢의 關節·指·趾 肩關節로서 脊椎·顎關節에 오는 일도 있다.

이와 같은 류우마치스를 續發怠慢性 關節류우마치스라고 한다.

原發性의 慢性關節류-우마치스는 最初부터 慢性症으로서 일어나고 대개는 左右對稱的으로 關節이 침범된다.

最初는 작은 關節이 침범되고 다음에 다른 關節로 進行한다. 침범된 關節 은 붓는 同時에 關節腔內에 滲出液이 滯溜한다. 때로는 滲出液이 적든지 또 는 없기 때문에 乾性關節炎의 型을 보일 경우도 있다.

關節의 疼痛은 아침 運動을 始作할 때에 甚하고 晝間은 輕해진다. (大塚)

〔治　療〕

〔葛根湯(17)〕 筋肉 류우마치스로서 項·背·肩 等의 筋肉이 硬해져서 아 플 때에 쓴다.

〔麻杏薏甘湯(140)〕 四肢의 筋肉류우마치스에 쓴다. 筋膜과 關節의 疼痛 을 수반하는 者에 좋다.

〔甘草附子湯(22)〕 急性多發性 關節류우마치스로서 激痛을 호소하는 者에 쓴다. 침범된 關節은 부어서 發赤하고 이 部에 熱感이 있으며 患部에 手指 와 衣服이 대여도 疼痛이 甚해지고 屈伸을 못할 程度이며 寒氣가 들든지 땀 이 나든지 熱이 나든지 하는 者에 좋다. 담배를 피우는 사람은 담배 맛이 變하지 않는다고 하는 것을 參考로 한다.

〔越婢加朮湯(6)〕 急性 關節류우마치스로서 口渴이 있고 담배가 맛이 없 으며 疼痛은 甘草附子湯을 쓰는 경우와 같이 甚하지 않을 때에 쓴다. 이 處 方을 써서 도리어 疼痛이 甚해질 때는 甘草附子湯이 좋다.

〔桂枝加苓朮附湯(38)〕 關節의 腫脹, 疼痛 共이 輕하고 患者의 體力은 弱 하며 手足은 冷하고 脈이 또 弱한 者에 쓴다.

〔桂芍知母湯(42)〕 慢性症으로서 患者는 여위었으며 榮養은 나빠지고 침 범된 關節은 부어서 그 주위의 살이 떨어지고 皮膚는 光澤을 잃어서 꺼칠꺼 칠한 者에 쓴다.

〔疎經活血湯(97)〕 慢性症에 쓴다. 특히 瘀血이 있는 者에 좋다. (瘀血에 對해서는 診察法의 條參照)

〔防己黃耆湯(134)〕 慢性症의 輕症에 쓴다. 肥滿한 婦人으로서 色이 희고 筋肉이 軟하며 所謂 물렁살인 사람으로서 關節이 조금 부어서 屈伸이 不自由

하며 疼痛이 輕微한 者에 좋다. (大塚)

〔針 灸〕

류우마치스를 筋肉 류우마치스, 류우마치스熱, 류우마치스樣 關節炎의 三 種類로 나누어서 記述하기로 한다. 筋肉 류우마치스는 筋·筋膜·腱等에 일 어나는 류우마치스性疼痛이며 筋中에 結節樣의 硬結과 萎縮을 가져오는 일 이 있다. 류우마치스熱은 從來, 急性關節 로이마치스라고 하였던 것인데 대 개는 急性多發性 關節炎의 形을 取하여 온다. 류우마치스 樣關節炎은 從來 慢性關節 로이마치스라고 하였던 것에 相當한다.

三者의 어느 것에도 針灸療法은 適應하여 極히 著効를 奏한다. 류우마치 스熱의 發熱이 39°에까지 미칠 경우에도 針灸 共히 하여도 何等 支障이 없 다. 이것은 류우마치스에 限하여 特別한 事實이며 다른 대개의 疾患의 경우 는 高熱이 있을 때는 灸는 禁忌이다.

(1) **筋肉류우마치스** 基本的인 治療穴로서는 中脘(35), 腎兪(77), 肝兪(7 2), 次髎(81), 身柱(59), 天髎(88) 等이 쓰이나 對症的으로는 침범 당하고 있는 筋의 部位에 있는 經穴를 쓰고 이에 針하고 灸한다.

그리고 針을 씀에 있어서는 그 침범당한 筋上에 있어서 壓痛이 있는 部 位에 經穴에 關係없이 阿是的인 針을 하는 것이다. 針은 垂直으로 또는 엇 비슷하게 或은 皮下를 바느질하듯이 찌른다. 이에 依하여 疼痛이 緩解하고 牽縮이 풀려온다.

(2) **류우마치스熱** 많은 關節에 疼痛·腫脹·運動障碍을 가져오고 全身的 인 發熱을 수반하며 重篤한 症狀을 呈하는 것 같은 初期의 경우에는 洞刺가 極히 効果的이다. 洞刺하면 卽時에 같은 쪽의 몸의 關節의 壓痛半減 또는 消滅하고 疼痛도 완해하여 놀랠정도의 効果를 奏한다. 다음에는 小腸兪(79) 또는 大腸兪(78)에 1寸5分 또는 2寸의 長針을 刺入한다. 이것이 極히 効果 的이다. 다음에 大杼(66), 翳風(13) 等에 5分 또는 7分針을 찌른다. 이것은 扁桃炎을 主目的으로 하는 것이지마는 류우마치스熱의 경우에는 扁桃炎을 併發하고 있는 일이 많고 이것이 病巢減染으로서 症狀을 惡化시키고 있는 경우가 적지 않는 까닭이다. 다음에는 침범되고 있는 關節의 周邊部에 있어

서 가장 壓痛이 있는 場所에 얕게 **3分** 乃至 **5分** 刺入한다. 基本的으로는

中腕(35)，巨關(34)，小腸兪(79)，次節(81)，身柱(59)，天節(88)，

心兪(70)，膈兪(114) 等을 쓰고 뒤에는 침범당하고 있는 關節周邊部에 있는 經穴에 灸한다. (關節炎의 部 參照) 灸는 半米粒大, 3壯으로 하여 症狀이 好轉하고 體溫이 37°5′ 以下로 된 後부터 5壯으로 한다.

高熱의 경우에 數日間 針만의 治療를 行하고 微熱程度가 되고부터 灸한다 는 方法이 가장 安全하나 適當한 針師가 없으면 灸만으로서 最初부터 取扱 할 수도 있다. 要는 灸를 작게 壯數를 적게 뜨는 데 있다.

急性에서 亞急性으로 移行하여도 治療를 계속하고 거의 症狀이 없어질 때 까지 徹底的으로 治療하는 것이 肝要하며 어중간한 治療를 하여 두면, 再發 하기 쉽다. 再發하면 難治의 慢性症으로 移行할 우려가 있다.

또 아스피린 服用이나 자루푸로의 注射와 針灸를 併用하여도 지장이 없다 (고오친療法은 症狀을 惡化시키므로 勸獎할 수 없다) 漢方의 湯液療法에 對 하여도 併用하여 지장이 없다.

(3) 류우마치스樣關節炎　全身的인 發熱은 없고 침범 당한 關節도 症狀은 그렇게 甚하지 않으나 좀처럼 낫기 어렵다. 그래서 根氣있게 오래 치료를 계속할 必要가 있다. 아무래도 完全한 治療를 할 수 없는 경우라도 症狀을 경감한다.

이것은 最初부터 針灸를 行하여도 좋다. 療法은 류우마치스熱과 關節炎에 準한다. 침범된 關節에 針할 경우 가는 針을 關節部에 깊이 刺入하는 것이 必要하며 또 皮下에 水平으로 얕게 찌르는 것도 必要하다.

류一마치스性 疾患에는 一般的으로 入浴과 溫泉治療가 좋다고 하고 있으 나 急性狀態의 경우는 入浴은 도리어 症狀을 惡化시키므로 禁忌이다. 症狀 이 비교적 好轉하고부터이면 入浴도 湯治도 좋으나 熱湯은 禁物이고 低溫 浴이 必要하다. (代田)

〔民間藥〕

마늘을 짧어서 그 汁을 患部에 발라 두고 溫補한즉(灸한다) 疼痛은 緩解

한다. (栗原)

筋　炎

〔症　狀〕

筋肉에 化膿菌이 侵入繁殖함에 따라서 일어나는 病이며 例컨대 癭(후문개루)과 같은 化膿巢에서 포도球菌, 連鎖球菌 等이 血行을 介하여 筋에 들어가서 炎症을 일으킨다.

이들의 筋炎은 단 1個의 筋을 侵害하는 일도 있으나 諸種의 筋肉이 잇달아서 侵害되는 일도 있다.

대개는 惡寒 또는 戰慄로서 發熱하고 侵害된 筋肉은 硬해져서 疼痛을 호소하며 壓에는 예민하고 運動 其他의 機能이 障害된다. 고름이 차면 波動을 증명한다.

筋炎은 어느 筋肉에도 오지마는 腸腰筋에 왔을 경우는 이 筋이 下腹部의 深部에 있으므로 診斷을 잘못할 때가 있다.

腸腰筋炎에서는 大腿를 뻗치지를 못하며 허리에서 굽힌 體位를 取하는 것이 特徵이다. (大塚)

〔治　療〕

外科的 處置를 必要로 하는 경우가 많으나 이와 같은 경우에도 다음의 處方을 써서 經過를 단축할 수가 있다. 또 初期에 쓰면 內服藥만으로서 治癒되는 일도 있다.

〔十味敗毒湯(72)〕 發病初期로서 惡寒・發熱이 있고 筋肉의 腫脹・疼痛을 호소하는 者에 쓴다.

〔大黃牡丹皮湯(101)〕・〔腸癰湯(109)〕 多發性으로 오는 者에는 瘀血에 依한 것이 많으므로 이들의 處方을 쓴다. 大黃牡丹皮湯은 便秘의 傾向이 있을 때에 좋다. 腸腰筋炎의 경우에도 이 處方을 써도 좋을 때가 있다. 筆者는 이들의 處方에 薏苡仁 10.0을 加해서 쓴다.

〔托裏消毒飮(104)〕 이미 化膿하여 手術을 必要로 하는 者에 쓰고 輕症일 때는 그대로 消散한다. 體力이 弱하고 病症도 輕할 경우에 適當하다.

〔內托散(115)〕·〔黃耆建中湯(7)〕　手術後의 肉芽의 發生을 잘하고 또 만약 自潰하여 排膿하고 있을 때에 쓴즉 빨리 고름을 排泄하여 살이 차여오르도록 하는 效果가 있다. 특히 體力이 衰하고 創口가 잘 막히지 않을 때에 좋다.

〔伯州散(120)〕　內托散과 黃耆建中湯에 兼用하여 創口의 癒合을 促進한다

〔紫根牡蠣湯(63)〕　托裏消毒飮을 쓸 境遇와 같을 때로서 가장 重症이지마는 體力이 있고 便秘하고 있는 者에 좋다.

〔紫雲膏(61)〕　肉芽의 新生을 잘하고 創口의 癒合을 促進시키는 目的으로서 患部에 貼用한다. (大塚)

〔針　灸〕

筋炎에는 針灸療法은 不適應하다.반드시 外科的 療法에 依持하지 않으면 아니된다. 但 스포츠 등으로 因한 筋肉의 過勞로부터 생긴 無菌性의 筋炎에는 適應한다. 그런 境遇는 동통이 있는 筋肉部의 經穴에 針하고 또는 灸한다. 針할 境遇에는 經穴에 拘碍됨이 없이 동통이 있는 곳에 刺하여 좋다. 極히 效果的이다. (代田)

神　經　系　病

腦溢血과 腦軟化症

〔症　狀〕

腦溢血은 腦의 작은 動脈의 一部分이 터져서 出血함으로 因하여 일어나는 病이며 腦의 어느 部分에 出血하였는가에 따라서 多少씩 症狀은 달라져 오는 것이지마는 主要한 症狀은 卒中發作과 몸의 왼쪽이나 바른 쪽이나 어느 한쪽에 麻痺가 오는 것이 特徵이다.

腦溢血이 되면 患者는 돌연히 意識을 잃고 卒倒한다. 이것이 卒中發作이다. 때로는 前驅症으로서 頭重·頭痛·眩暈·耳鳴·言語澁滯·精神의 興奮 或은 鈍麻·半身의 自覺과 運動障害 等이 있다,

出血이 輕할 때는 一時的인 失神 或은 輕한 言語障害・知覺 및 運動障害 頭痛・眩暈를 일으킬 뿐인 일도 있다. 重할 경우에는 卒倒하여 昏睡에 빠지고 코를 골며 큰 呼吸을 하고 불러도 깨지 않는다. 얼굴은 潮紅하며 瞳孔은 굵어졌다 작아졌다 하면서 左右가 大小不同으로 된다.

이때에 麻痺側의 上下肢는 弛緩하고 이것을 움직여도 抵抗感은 全無하다. 尿와 大便은 失禁하고 或은 便秘하든지 尿閉를 일으키든지 한다. 또 하품을 잘하고 嘔吐를 일으키는 일도 있다.

昏睡가 持續하면 呼吸이 不正되고 때때로 한숨을 쉬는 것처럼 큰 呼吸을 하며 목이 쌕쌕 울리고 그대로 죽음으로 移行하는 者도 있으며 또 조금씩 의식이 나서 回復되는 者도 있다.

卒中發作 後에는 흔히 半身不隨가 남는다. 麻痺한 筋肉은 처음은 弛緩性이지마는 數日이 되어 경련성이 되고 他動運動에 對하여 抵抗을 느끼게 된다.

出血의 部位에 따라서 말이 나오지 못하고 健忘이 甚해지며 事物에 感動하기 쉽게 되고 無氣力하게 된다.

腦軟化症은 腦의 動脈이 막혀버린 까닭에 그 血管에서 榮養을 받고 있던 部分이 貧血하여 거기에 있는 神經에 障害가 일어나는 것으로서 原因이 둘 있다. 例컨대 心臟弁膜症이 있을 때 壞死에 빠진 組織과 血塊等이 血과 한께 흘러서 腦動脈에 막히어 腦栓塞(엔포리ー)을 일으켰을 경우와 動脈硬化와 梅毒性의 動脈內膜炎 등으로서 血行이 나빠져서 일어나는 腦血栓症(토론포리ー)을 일으켰을 경우가 있으며 前者는 젊은 사람에 많고 後者는 大部分 高齡者에 보인다.

腦栓塞의 경우는 卒中發作과 같이 突然히 일어나는 일이 많으나 腦血栓의 경우는 徐徐히 發病하는 일이 많고 頭痛, 眩暈, 不眠 等이 계속하며 차츰 腦溢血의 때와 같은 症狀이 나타나는 일이 많다.

腦軟化症에서는 麻痺가 처음은 輕하고 數日 지나서는 움직이지 못하기도 하고 처음은 손만이 麻痺하며 後에는 다리까지에 미쳐서 점차 重하게 되는 일이 있다. 또 輕할 때는 一時的인 麻痺만이고 全治한다. (大塚)

〔治　療〕

腦溢血도 腦軟化症도 그 治療法은 別로 다르지 않으므로 여기에 같이 述한다.

〔三黃瀉心湯(54)〕·〔黃連解毒湯(11)〕 卒中發作의 直後, 服藥이 可能이라면 이것을 주어서 좋을 경우가 많다. 이 處方은 充血을 去하고 出血을 그치게 하며 精神의 흥분을 진정시키는 效果가 있다. 便秘를 하는 일이 많으므로 大黃이 들어 있는 三黃瀉心湯으로서 便通을 붙게 하도록 한다. 黃連解毒湯은 三黃瀉心湯의 代로 梔子와 黃柏을 加한 것이며 梔子에도 止血, 沈靜의 效果가 있다.

卒中의 直後가 아니라도 不眠·頭重·上氣·眩暈같은 것들이 있으면 이處方을 써서 좋다.

〔大柴胡湯(103)〕 단단한 좋은 體格者로서 가슴 밑에서 兩脇에 걸쳐서 腹筋이 緊張하고 便秘하기 쉬운 者로서 半身의 麻痺가 남아 있는 者에 좋다.

〔柴胡加龍骨牡蠣湯(50)〕 大柴胡湯 같은 것을 쓸 體格의 사람으로서 不眠神經의 亢奮, 動悸·眩暈 등이 있는 者에 쓴다.

〔抑肝散143)〕俗으로 癎이 亢進한다는 사람에 쓴다. 怒하기 쉽고 氣分이 흔들리며, 或은 手足이 조이고 痙攣을 일으키든지 하는 等의 症狀이 있는 者에 좋다.

〔防風通聖散(35)〕肥滿한 사람으로서 便秘하고 上氣하는 傾向이 있으며 半身不隨가 있는 者에 쓴다.

〔續命湯(99)〕卒中發作後 意識은 回復하고 그 外에 異常은 없으며 다만 半身不隨만이 남아 있는 患者로서 脈이 뜨고 큰 者에 쓴다.

〔八味地黃丸(122)〕下肢의 浮腫과 脫力感이 있으며 夜間에 자주 오줌이 나오고 또 오줌도 氣分좋게 나오지 않으며 남아 있는 듯한 感이 들기도 하고 腎炎을 일으키든지 하는 者에 쓴다.

〔釣藤散(108)〕頭痛이 있고 氣分이 무거우며 현기가 나고 어깨가 쑤시든지 하는 사람에 좋다. 특히 腦動脈의 硬化가 있고 早朝에 頭痛하는 者에 좋다.

〔當歸芍藥散)(114)〕瘦型으로서 冷症이고 血色이 나쁘며 眩暈, 頭重들이

있는 者에 쓴다. 慢性腎炎이 있는 경우에 좋다.

〔桂枝加苓朮附湯(38)〕 瘦型으로서 冷症이 있고 胃腸이 弱하며 不正의 傾向이 있는 者에 좋다.

〔大柴胡(103)〕 合桃核承氣湯(111)〕 腦溢血과 腦軟化症의 患者에 瘀血이 있는 者가 많다. 이와 같은 경우에는 이 處方을 쓰는 일이 많다. 瘀血에 對해서는 診察法의 條를 參照

또 高血壓症의 條를 參照. (大塚)

〔針灸〕

原因은 完全히 다르나. 片麻痺의 症狀은 兩者 共히 酷似하고 있다. 따라서 針穴의 治療도 共通한 것이 많다. 但 腦溢血은 血壓의 狀態에 따라서 再發할 우려가 항상 存在하는 것을 주의하지 않으면 아니된다.

腦溢血의 치료는 片麻痺의 정도에 따라서 經穴도 또 다르나, 基本方針은 再發의 防止에 둔다. 基準을 삼는 經穴은 高血壓症의 項을 참조하시기 바란다.

腦軟化症은 動脈硬化症을 原因으로 하는 血栓에서 일어나는 것은 動脈硬化症의 項에 準하고 心臟疾患으로부터 일어나는 栓塞의 경우는 心臟弁膜症의 項을 參照하기 바란다.

片麻痺의 治療에 當하여 특히 附加할 經穴을 들면 다음과 같다.

百會(1) 健側의 通天(6) 또는 承靈(9) 또는 角孫(11)

患側의 懸顱(10) 中府(53) 小野寺臀点(92) 또는 環跳(93) 같은 患側의 失宗(90) 肩貞(91) 또는 臑兪(114) 四瀆(117) 外關(123) 또는 陽地(124) 澤田流合谷(120) 勞宮(111) 또는 太陵(110) 그렇지 않으면 外丘(133)

丘墟(135) 또는 臨泣(136) 隱白(141) 等이다.

言語障害에는 瘂門(5) 또는 風府(4)를 加하여도 좋다.

여기에 든 經穴을 全部 使用하는 것은 아니고 片麻痺의 정도에 의하여 적당히 取捨하는 것이다. 經穴의 總數는 全身에서 30個所 內外에서 그치는 것이 좋다. 특히 腦溢血發作後도 아직 高血壓이 있는 경우는 高血壓의 項을 참조하여 經穴의 數는 小數에 그치도록 하지 않으면 아니된다.

針은 2 cm 內外의 깊이로서 行하면 全身 몇 10 個所에 刺하여도 조금도 支障이 없으므로 片痲痺가 있고 血壓이 높을 경우는 될 수 있는 대로 針의 處置를 많이 하고 灸의 經穴은 적게 하는 方針이 重要하다.

要는 항상 血壓의 狀態 또는 心臟의 樣桃와 겨누어 보고 治療를 進行시킨다. 그러나 한번 腦溢血 또는 腰軟化症을 일으킨 것은 極히 輕症인 것을 除外하고 大部分은 完全한 恢復을 期하기 어렵다. 특히 腰軟化症때문에 一部의 腦組織이 붕괴사멸한 것은 회복을 바라지는 못한다. (倉島)

〔民間藥〕

腦出血에 柿澁을 마시는 것이 一時 民間에서 行하여졌으나 이것은 좋은지 나쁜지 갑자기 判斷하지는 못한다. 생각하건대 腦出血로서 昏睡狀態로부터 覺醒하여 蘇生하였으나 반신불수가 되어 몸을 움직이지도 못한다. 그럴 경우에 이 柿澁療法이 行해졌을 것이다. 그 方法은 될 수 있는 대로 오래된 柿澁을 求하여 約 1 回에 50~100 cc, 周圍의 무우를 긁어 汁을 加해서 마신다. 1 日 2 回로 한다. 2 週間쯤 계속한다. 便秘를 일으키기 쉬우므로 灌腸의 必要가 있다. 이렇게 하면 再發을 막는다고 하고 있다. (栗原)

髓膜炎(腦膜炎)

〔症狀〕

髓膜炎의 가운데에서 日常 많이 보이는 것은 結核性의 髓膜炎이며, 이 外에 化膿性의 것, 漿液性의 것, 特發性無菌性의 것들이 있다.

髓膜炎의 共通한 症狀으로서는 頭痛, 嘔吐, 發熱, 項部의 硬直, 개루닛히 症狀이다. 개루닛히 症狀이라는 것은 발의 엄지가락의 部分을 股關節로서 굽힌 그대로 무릎에서 아래部分을 膝關節에서 뻐칠려고 하면 좀처럼 뻐치지 않고 無理하게 하면 아프다고 하는 症狀이며, 이 症狀은 髓膜炎外에 流行腦脊髓膜炎인 때에도 보이고 日本腦炎때에도 나타나는 일이 있다.

그러므로 頭痛, 嘔吐, 發熱, 項部의 硬直이 있으면 개루닛히 症狀을 조사하여 만약 이 症狀이 있으면 髓膜炎의 疑心이 농후하다. 그러나 이 髓膜炎이 어떠한 種類의 것인가를 定하기에는 腦脊髓液의 檢査가 必要하다.

結核性髓膜炎은 結核菌이 髓膜을 侵犯함에 依하여 일어나고 身體의 他部에 結核의 病巢가 있으며 次的으로 오는 일이 많고 幼兒에는 특히 많다.

結核性의 것에서는 急性으로 症狀이 激甚해지는 것은 大槪는 徐徐히 온다. 처음은 頭痛을 하든지 食欲이 없어지든지 吐하든지 몸이 아프든지 한다.

小兒에서는 不安狀態가 보이고 氣分이 좋지 못하다.

이와 같은 前驅期 뒤에 의식은 혼탁하고 譫語를 하며 몸에 대이는 것을 싫어하고 때때로 悲痛한 부르짓는 소리를 내게 된다. 이 時期를 刺戟期라고 한다. 이 무렵이 되면 瞳孔은 굵어졌다. 작아졌다하여 左右가 不同이 된다. 또 斜視와 眼瞼의 下垂가 나타나고 或은 視力이 없어진다. 手足에 麻痺가 오는 일도 있다.

刺戟期뒤에 麻痺期가 온다. 此期가 되면 病者는 고요해지고 깊은 昏睡狀態가 되며 瞳孔은 뜨이고 大小便은 失禁하며 衰弱이 더해지고 一時 高熱이 난다. 이와 같이 하여 死로 移行한다.

膿化膜性髓炎에서는 連鎖球菌, 포도球菌에 依하여 일어나는 것이 많고·大腸菌, 肺炎菌, 其他의 雙球菌, 인후루엔자菌等에 依하여 일어나는 일이 있다. 腦의 가까운 곳의 化膿性의 病巢에서 波及하여 오는 것과 遠隔部의 化膿性에서 옮겨져 오는 것도 있다.

化膿性의 것으로서는 惡塞 또는 戰慄과 함께 急激히 發病하여 高熱, 頭痛, 嘔吐를 呼訴하고 意識은 混濁하여 昏睡狀態에 빠진다. 그 外에 髓膜炎인 때에 보이던 症狀을 呈하는 것은 結核性의 것과 같다.

漿液性의 것은 인푸루에자, 腸티부스, 赤痢, 肺炎, 猩紅熱, 敗血症, 流行性耳下腺炎등때문에 髓膜이 刺激되어 일어나는 것이며, 前記의 것보다도 一般的으로 症狀은 輕한 경우가 많다. (大塚)

〔治療〕

結核性인 것에는 髓腔內에 스토레프트마이신의 注射를 行하고 化膿性것에는 抗生物質의 注射를 行하며 또 다음을 處方을 使用한다.

〔小柴胡湯(76)〕 發病의 初期로서 아직 體力도 있고 頭痛, 嘔吐, 食欲不振

등이 있을 때에 쓴다.

〔吳茱萸湯(49)〕頭痛이 甚하고 嘔吐도 있으며 顏色蒼白, 脈은 沈하고 느리며 手足이 冷하는데에 쓴다.

〔葛根黃連芩湯(18)〕項部의 硬直, 頭痛, 譫語가 있는 者에 쓴다. 漿液性인 것에도 쓰는 기회가 있다.

〔桃核承氣湯(111)〕意識混濁, 興奮, 便秘, 項部의 硬直등이 있는 자에 쓴다. 結核性의 것에는 쓰는 기회가 없으나 化膿性의 것. 漿液性의 것에 써서 좋을 때가 있다.

〔四逆湯(65)〕昏睡, 瞳孔散大, 大小便失禁등이 있는 者에 쓴다. 四逆湯에 人參 3,0 茯苓 5.0을 加하여 茯苓四逆湯으로서 쓰는 편이 좋다. (大塚)

〔針灸〕

腦膜炎은 어떠한 原因에 依한 것이라도 針灸는 적당하다고 생각되지 않는다. 겨우 甚한 頭痛에 對하여 百會(1), 前頂(2) 顖會(3) 通天(6) 正營(7) 目窓(8) 天柱(15) 風池(14)등에 針灸를 시험해 보고 多小의 一時的 輕減을 볼 따름이다. (倉島)

神經症(노이로―제)

〔症　狀〕

神經症은 이에 걸리기 쉬운 一種의 경향이 있으며 이 경향은 多分히 遺傳的인 素因에 依하는 것으로서 이와 같은 사람이 感情을 强하게 동요시키는 事件에 직면함에 따라서 일어난다.

神經症은 突發的으로 일어나는 것같이 보여도 잘 생각해 보면 그 前에 準備狀態가 보인다. 例컨대 甚히 疲困하다. 잠을 자지 못한다. 胃腸이 좋지 못하다. 神經過敏이 되어 物件에 느끼기 쉽다. 이같은 호소가 先行되어 있는 일이 많다.

神經症에서는 器管的으로 그다지 큰 변화가 없는데 自己로서 病感을 특히 强하게 느끼는 것이 特徵이지만은 또 器質的인 慢性病의 基盤위에 神經症이 나타나는 일이 있다. 例컨데 胃아토니―症, 胃下垂症, 肺結核등이 있고 그에 神經症이 합병하는 일도 있다.

神經症의 患者는 특별히 苦勞性으로서 病에 대한 苦情이 많고 氣가 약하며 自己의 몸에 自信을 잃고 쓸데없는 苦生이 많다.

症狀으로서 잘 보이는 것은 發作性으로 오는 心悸亢進(甚한 動悸), 不安感, 胸內苦悶感, 목이 막히는 느낌, 眩暈, 몸이 흔들리는 느낌, 頭重, 手足의 떨리는 느낌, 肩臂痛, 不眠등으로서 死의 공포에 쫓겨서 外出은 不能, 自宅에서 혼자 집을 볼 수도 없게 된다. 外出에는 同伴者를 必要로 하고 甚하게 되면 醫師를 끊임없이 부르게 되며 간호부를 머리맡에서 떠나지 못하게 하는 경우도 있다.

이와 같은 神經症은 神經質의 性格者에 많고 一旦 경쾌하고 있어도 再發의 경향이 있고 病에 消長이 있다. (大塚)

〔治 療〕

〔半夏厚朴湯(124)〕氣鬱을 治하고 氣分을 밝게, 하는 效果가 있으며, 發作性의 심기앙진, 현기, 목에 무엇이 막힌 感등이 있는 자에 쓴다. 특히 가슴밑이 病하고 이 部에 振水音이 있는 자에 쓴다. 神經症에 가장 많이 쓰이는 處方이지마는 衰弱이 甚한 者腹部가 冷하는 者, 배가 연약무력하고 脈이 약한 자등에는 좋지 못하다.

〔半夏厚朴湯(124)〕加桂枝 3.0 甘草 2.0 龍骨, 牡蠣各 3.0〕半夏厚朴湯같은 것을 쓸 경우로서 동기가 甚한 경우에 쓴다.

〔半夏白尤天麻湯(126)〕胃아토니─症과 胃下垂症이 있는 환자로서 발이 冷하고 食欲이 없으며 頭痛, 현기, 견비통등을 호소하고 氣分이 무거우며 밝지 않는 자에 좋다.

〔人參湯(118) 加附子〕冷症으로서 血色이 나쁘고 배에 힘이 없으며 脈도 沈하고 弱하며 全體的으로 活氣가 없고 不安, 현기등이 있는 자에 쓴다. 附子는 0.3에서 0.5를 쓴다.

〔柴胡加龍骨牡蠣湯(50)〕一見해서 病者같이 보이지 않는 榮養, 血色 共히 좋은 사람으로서 腹部 특히 上腹部가 팽만하고 抵抗이 있으며 便秘하고 胸內苦悶, 頭重, 현기, 견비통, 不眠, 動悸, 不安感등이 있는 자에 쓴다.

〔加味逍遙散(16)〕上氣, 頭痛, 견비통, 현기, 動悸, 月經不順등이 있는 婦人에 좋다. (大塚)

〔針灸〕

心因性의 神經症은 針灸의 적응症이지마는 充分히 時間을 걸어서 根氣있게 說得하도록 하는 것이 중요하다.

神經衰弱, 不安神經症, 强迫神經症등은 모두 充分한 時日이 경과하지 않으면 경쾌로 이끌 수는 없다. 性急한 治癒로 焦躁한 마음을 가지면 도리어 失敗하는 것이다.

針灸는 어느 神經症에 대하여도 全身의 調整에 主眼을 두고 다음의 經穴을 기준으로 한다.

胸腹部 中脘(35) 膻中(33) 大巨(49) 氣海(37) 또는 中樞(39)

腰部 腎兪(77) 京門(86) 次髎(81)

肩背部 身柱(59) 天髎(88) 또는 肩井(89) 至陽(61) 또는 靈台(60) 育肓 (83)을 써서 좋을 때가 있다.

上肢部 曲池(99) 神門(113)

下肢部 足三里(129) 照海(155)

頭頸部 百會(1) 또는 前頂(2) 天柱(15) 또는 上天柱(16)

其他에 大椎(58) 肝兪(72)등을 써서 經快하는 경우가 있다.

手의 合谷(121) 또는 二間(122)도 神經症에 좋은 經穴이다.

婦人의 神經症에는 三陰交(154)의 壓痛이 많은 것이며 이 經穴을 除할 수는 없다.

睡眠不安定의 경우는 項頸部의 諸穴, 即 天柱(15) 上天柱(16) 瘂門(5) 風府(4) 風池(14) 完骨(12) 翳風(13)等에 1乃至 2cm의 針을 行한즉 卓効가 있다.

또는 左記의 部位에 넓게 무수히 皮膚針을 行한즉 中樞神經의 安定에 有効하다.

左右腹直筋全域

脊柱를 끼는 左右의 僧帽筋全域에서 仙骨部까지 手의 曲池(99) 周邊에서

三里(116)의 부근

足三里(129)에서 足着에 이르르는 前脛骨筋部全域, 項部에서 頭頸部.

神經症(노이로―재)과 精神病의 감별은 容易하지 않고 또 移行하는 경우와 엄밀히 區別할 수 없는 경우가 있으므로 조금 重한 神經症은 한번 專門醫의 진단을 받는 것이 좋다. (倉島)

〔民間藥〕

天麻는 山野, 대나무숲등에 自生한다. 一種의 奇生顯花植物이므로 잎이 보이지 않고 莖이 黃赤色이다. 그 梢部에 꽃망울을 붙인 穗狀花가 되고 있다. 이 뿌리는 굵고 塊狀으로서 옆으로 뻗쳐져있다. 이것을 건조하여 1回에 4g쯤 다려서 마신다. 神經衰弱, 頭痛, 현기에 잘 듣는다. 川芎을 同量으로 혼합하여 前劑로서 마시면 더욱 좋다.

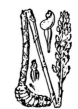

健忘症이 있는 사람은 茯苓과 遠志各 5g을 甘草를 다린 물(甘草 5g 물 20⁰ cc) 가운데에 넣어서 熱을 加해서 끓인다. 다음에 石菖根을 5g 넣고 다시 물 100cc를 加하여 다려서 半量으로 煮하고 이것을 1日 數回에 分服한다. 約 1, 2個月 계속하여 복용한즉 極히 暗記力이 强해진다고 한다.

히스테리

〔症狀〕

히스테리는 이것을 일으키기 쉬운 一種의 性格이 있으며 이와 같은 사람이 自己의 希望이 充足되지 않을 때에 히스테리의 症狀을 나타낸다.

히스테리性의 性格인 사람은 虛榮心이 强하고 利己的이며 感情은 變하기 쉽고 暗示에 걸리기 쉬우며 想像力이 亢進하고 空想的이며 말을 만들어서 하고 과장한 表現을 하는 경향이 强하다.

히스테리환자의 精神狀態는 刺戟에 敏感하며 喜怒哀樂의 情이 甚히 移變하고 好惡愛憎이 極童하며 느릿하고 執拗하며 陰險하다.

身體症狀으로서는 知覺장해와 運動장해를 일으켜 皮膚에 麻痺感을 呼訴하고 손과 발이 안움직이게 되며 또 甚한 疼痛을 일으키기도 하고 경련을 일

으키기도 하며 或은 갑자기 呼吸困難과 動悸를 호소하기도 하고 食欲과 性
欲에 異常을 보이는 수도 있다. 其他 上氣, 睡眠의 장해, 手足의 厥冷等 實
로 各種多樣의 症狀을 呈하나 이들의 症狀은 統一을 缺하고 解剖學的, 生理
學的으로 모순에 차있는 것이 특징이다.

또 히스테리 환자는 他人이 보고 있는데와, 보고 있지 않는 데와는 다른
症狀을 呈하는 경향이 있어서 他人이 보고 있는 곳에서는 病을 重하게 表現
하나 이것은 決코 거짓 病이 아니고 이것이 히스테리의 특징이다.

히스테리患者는 普通사람이 느끼지 않는 香氣도 느끼기도 하고 普通 사
람으로서 못먹는 것을 먹기도 하며 感覺이 過敏해져서 羞明을 호소하기도
하고 音響을 싫어하기도 한다. 또 運動障害로서는 히스테리性경련·振顫
·히스테리 性麻痺·히스테리 性拘攣등이 있고 1,2의 筋肉에 强直 또는
痙攣을 일으키며 或은 食道에 경련을 일으켜서 嚥下困難을 호소하고 或은
손 또는 발 或은 半身에 或은 全身에 麻痺를 일으킨다. 그런데 이들은 過
性이며 갑자기 나타나고 갑자기 사라진다.

히스테리 性發作에 大發作과 小發作이 있다. 大發作時에는 癲癇樣경련을
일으켜서 넘어지지마는 全혀 人事不省이 되는 일은 없으며 決코 危險한 곳
에는 넘어지지 않는다. 小發作에서는 경련후에 의식이 혼탁하고 後에 覺醒
한다.

히스테리 患者는 夢遊病과 같이 여러가지 精神異常을 呈하는 일이 있다.
(大塚)

〔治療〕

〔甘麥大棗湯(25)〕 히스테리 發作이 있는 者에 잘 듣는다. 경련발작을 일
으키기도, 하고 여러가지 表情의 姿勢를 取하기도 하는 데에 쓴다.

〔半夏厚朴湯(124)〕 食道경련을 일으키든지 목에 球狀의 무엇이 막힌 것같
이 느끼든지 하는데에 좋다.

〔苓桂甘棗湯(148)〕 子宮경련에 依한 甚한 腹痛發作에 쓴다. 또 下腹部에
서 가슴에 向하여 무엇이 찔려올려 오는 것같이 느껴지고 失神狀態가 되기
도 하는 者에 좋다.

〔三黃瀉心湯(54)〕〔黃連解毒湯(11)〕 上氣하는 경향이 있고 氣分이 혼들리어 不安하며 沈着이되지 않는 者에 쓴다. 便秘의 경향이 없으면 黃連解毒湯이 좋다.

〔抑肝散(143)〕 氣分이 우울하고 怒하기 쉬우며 手足이 당기든지 떨리든지 하는 者에 쓴다.

〔柴胡加龍骨牡蠣湯(50)〕 肥滯한 體質의 사람으로서 神經過敏이며 흥분하기 쉽고 胸內苦悶, 動悸등을 호소하고 便秘의 傾向이 있는 者에 쓴다.

〔桃核承氣湯(111)〕 月經時에 當하여 精神異常을 呈하는 者에 좋다. 腹診의 條下 參照. (大塚)

〔針 灸〕

神經症과 判別곤란한 것이 많은 疾病이지마는 히스테리의 편이 針灸가 듣기 쉬운 病이다. 特有한 大發作 또는 小發作이 나타나는 點이 神經病과 다르다. 女性에 많고 男性에는 적다.

히스테리—는 症狀이 極烈하고 사치스러운 者일수록 도리어 깨끗하게 치유되는 症例가 많다.

極히 多種多樣의 症狀을 일으키는 것이지만 針灸의 치료는 神經症(노이로재)에 準하면 좋다. 所謂 히스테리 球(子宮 또는 卵巢部 或은 胃部에서 鷄卵大의 球塊가 올라와서 心臟에 치받혀 오르기도 하고 氣管, 食道등을 絞約하여 喉頭, 咽頭등 迫到해서 絕息하는듯이 느낀다)는 女性特有한 것이지마는 간혹 男性에 인정될 때가 있다.

히스테리 球에는 膻中(33)의 灸와 人迎(31), 天鼎(30), 澤田流天突(29)의 針이 有效하다.

遺傳的인 素因에 依하는 것이 많으나 環境도 또 誘因이 되므로 그 改善을 도모할 必要가 있다.

神經症보다도 一層 暗示性에 풍부한 것이 많으므로 針灸의 치료에 加하여 說得하는 것이 좋다. (倉島)

神 經 痛

〔症 狀〕

疼痛이 神經의 走行에 一致하고 있는 點과 그 疼痛이 發作的으로 消長하는 것이 神經痛의 특징이다.

神經痛中에서 가장 자주 보이는 것은 坐骨神經痛이며, 다음에 三叉神經痛, 肋間神經痛이 있다.

坐骨神經痛에서는 坐骨神經의 經路에 沿하여 ￢部, 臀部, 大腿의 後部에서 下腿, 足底部로 放散하는 疼痛이 있으며 他部의 神經痛보다도 疼痛에 激易의 發作이 적고 持續性의 疼痛을 호소한다. 坐骨神經痛은 大部分은 偏側에 오나, 糖尿病에 續發하는 것은 간혹 兩側에 온다. 또 脊椎가리에스와 股關節續核으로부터 오는 疼痛을 坐骨神經痛으로 誤認하는 수가 있다.

三叉神經痛은 顏面의 바른쪽 또는 왼쪽의 半面에 疼痛이 오는 것이 특징이며 疼痛은 發作性이다.

三叉神經痛은 그 第一枝의 侵害된 경우와 第二枝의 侵害된 경우와 第三枝의 侵害된 경우에 따라서 各各 疼痛에 上・中・下의 區別이 있으나 各各의 神經의 經路에 沿하여 아프나 第二枝와 第三枝의 神經痛에서는 齒痛으로 誤認하는 수가 있다.

肋間神經痛은 肋間神經의 경로에 따라서 아프고 眞正의 神經痛에서는 三個의 特異한 壓痛點을 證明할 수 있으나, 이 壓痛點이 없는 것이라도 他에 認定할만한 原因이 없으며 肋骨에 沿하여 疼痛을 호소하는 것을 一般的으로 肋間神經이라고 부르고 있다.

이 外에 腕神經痛, 乳房神經痛등이 있다. (大塚)

〔治 療〕

〔芍藥甘草湯(70)・合大黃附子湯(160)〕 이 두 處方의 合方을 芍甘黃辛附湯이라고 이름붙여 坐骨神經痛으로서 下肢가 冷하고 牽引性의 당기는 것같이 疼痛을 호소하고 便秘의 경향이 있는 者에 쓴다.

〔桂枝茯苓丸(41)・桃核承氣湯(111)〕 外傷後의 神經痛에 잘 쓰인다. 또

月經不順, 其他의 婦人科的疾患에 續發하는 坐骨神經痛에 좋다. 腹診의 條 參照.

〔八味地黃丸(122)〕 糖尿病에 倂發하는 坐骨神經痛에 쓰인다. 그 外에 老人같은 이에서 허리아래로 힘이 없고 活氣가 缺乏한데에 좋다.

〔當氣四逆湯(113)·加吳茱萸 2.0·生姜 3.0〕 坐骨神經痛으로서 患足의 冷함이 甚하고 貧血의 경향이 있는 자에 좋다.

〔葛根湯(13)〕 三叉神經痛의 急性期의 初期에 쓴다. 但 虛弱한 體質者에는 다음의 것이 좋다.

〔桂枝力苓朮附湯(38)〕 平素부터 胃腸이 弱하고 脈에도 힘이 없으며 元氣가 적은 사람의 三叉神經痛, 腕神經痛에 쓰인다.

〔五苓散(48)〕 三叉神經痛으로서 口渴이 있고 湯茶를 잘 마시며 또 尿量이 적을때 이處方을 쓴 즉 잘 듣는다.

〔淸濕化痰湯(89)〕 胃아토니症, 胃下垂症等이 있는 사람의 肋間經神痛에 잘 듣는다. 이와 같은 경우에는 등의 어느 한곳이 찹다고 호소하는 자가 많다.

〔人蔘湯(118)·加附子〕 胃腸이 약하고 배에 振水音을 증명하며 手足은 冷하고 脈은 弱하며 疼痛이 손에 오다가, 발에 오다가, 가슴에 오다가, 허리에 오다가 하면서 移動하여 一定하지 않는 者에 쓴다.

〔五積散(46)〕 疼痛이 足, 腹, 背等에 있고 그리고 轉하며 慢性에 경과를 밟고 오래도록 낫지 않는 者에 쓴다. 이 경우에는 冷症으로서 脈도 沈하고 弱하며 배에 힘이 없는 것을 目標로 한다.

〔防風通聖散(125)〕 體力이 充實하고 腹部가 팽만하며 便秘가 있는 者로서 慢性의 神經痛이 있는 者에 좋다. (大塚)

〔針 灸〕

神經痛은 他에 原因이 되는 疾患이 있고 그 症候의 하나로서 나타나는 것이다. 原因이 明瞭하지 않는것도 드물게 있으나 대부분의 神經痛은 明確한 原因이 있는 것이다.

따라서 原病에 對한 根本的 치료가 第一인 것은 말할 것도 없다.

그러나 原因의 如何를 不問하고 大部分의 神經痛은 針灸의 치료에 依하여 疼痛이 겅쾌하므로 모든 神經痛은 針灸의 適應症이라고 생각하여도 관계없다.

神經痛은 神經炎에 依하여 일어나는 수가 있다. 또 神經炎을 수반하고 있는 경우가 있으나 臨床上 兩者를 엄밀히 鑑別하는 것은 容易하지 않을 경우가 많다.

神經炎을 수반하는 神經痛은 針灸의 치료를 加하여도 短時日에 治癒를 바라는 것은 어려운 일이다. 또 神經炎은 甚하건 輕하건 얼마만큼 神經痲痺를 남기는 것이다. 어느 部分의 筋肉이 여위거나 頑固하게 절리는 것을 남기거나 하는 것은 神經炎의 特徵이다.

神經痛은 아픈 場所에 따라서 몇 개 있으나, 다음에 가장 빈발하는 代表的인 것 數種에 對하여 針灸의 治療를 述한다. 또 神經炎을 수반하는 것도 治療의 方針은 同一하므로 區別하지 않는다.

1. 三叉神經痛　三叉神經痛은 一枝에만 오는 경우가 있으나 二枝 또는 三枝에 同時에 나타나는 경우도 적지 않다. 어느 것이라도 이 神經痛은 頑强한 것이 많고 輕症은 2,3回의 治療로서 輕快治癒한다 重症은 얼마만큼 輕快할 程度이고 終生 不治하는 것도 있다. 神經痛 中에서 가장 낫기 어려운 나쁜 것이다.

針灸의 治療는 全身調整의 目的에서 中脘(35), 腎兪(77), 身柱(59), 天窌(88), 曲池(99), 足三里(129) 等을 共通으로 使用하고 第一枝, 眼神經에는 患側의 目窓(8), 角孫(11), 懸顱(10), 和窌(27), 完骨(11) 또는 翳風(13), 澤田流合谷(120)에 灸하고 同所 및 攢竹(20), 陽白(21), 糸竹空(22), 上關(25) 等에 눈이 가는 針(三番以下)으로서 5mm 乃至 1.5cm쯤의 깊이로 單刺 또는 輕한 雀啄을 行한다. 또 針은 健側에도 輕하게 行합이 좋다. 또 右의 經穴中 按壓하여 特別이 壓痛을 나타내는 穴에 一 乃至 數分間, 水平刺 置針을 行하여 有效한 일이 있다.

第二枝. 上顎神經에는 患側의 風池(14), 完骨(12), 和窌(27), 懸顱(10),

澤田流合谷(120) 等에 灸를 行하고 同所 및 上關(25)，下關(26)，顴窌(23)，
迎香(18) 等에 前者와 같은 針을 行함이 좋다.

또 頰에 血液을 認定하거던 三番針의 針尖으로서 가볍게 질러서 放血하면
이내 輕快하는 者가 있다.

第三枝, 下顎神經에 對하여는 患側의 風池(14)，完骨(12) 또는 翳風(13)，
治宮(28)，澤田流合谷(120) 等에 灸를하고 同所 및 下關(26)，大迎(24)，地倉
(19)，下齒槽神經의 外部에 나오는 頤孔等에 前者와 같은 가는 針으로써
5mm 乃至 1.5cm센지의 깊이로 單刺 또는 輕한 雀啄을 行한다.

針은 健側에도 行함이 좋다 健側의 針은 患側보다 强刺戟을 주어서 좋은
결과를 얻는 경우가 있으므로 시험해보는 것이 좋다.

2. 後頭神經痛 頭의 後部가 아프다. 목이 髮際에서 後頭部, 귀의 뒤같은
데가 아프다. 머리카락에 대여도 아플 程度로 激甚한 것이 있으나 針灸의
聽療를 加한즉 쉽게 短時日로서 낫는 일이 많다.
全柱倉調整의 目的에는 三叉神經痛과 같은 經穴을 使用하고 局所에 對하여는
天柱(15) 또는 上天柱(16)，風池(14) 등에 針을 5mm 乃至 2cm쯤 엇비슷
하게 찌르고 조금 雀啄을 주어 大後頭神經 및 小後頭神經에 울림을 傳함이
좋다. 또 同所에 灸를 行한다.

다시 天柱(15) 및 上天柱(16)의 附近에 三稜針을 가볍게 數回 치고 微量
의 血液을 짜듯이하여 내면 이내 경쾌하는 것이 있다.

3, 腕神神經痛 익숙하지 않는 일을 한 後에 强한 寒冷에 부딪쳤을 때
또는 重勞動從의 疲勞의 蓄積에서 일어나는 수가 많다. 後述하는 四十肩,
五十手와 달라서 運動은 自由스러우나, 安靜히 있어도 激痛을 하는 자가 많
다.

全身調整의 目的에는 前者同樣의 經穴을 使用하고 局所에는 患側의 天宗
(90)，肩貞(91)，臑兪(114)，俠白(98) 等의 針灸를 行하고 橈側(拇指側)이
아픈 者에는 四瀆(117)，肘〇(115)，溫留(118)．陽地(124)，養老(125)，澤
田流合谷(120) 等을 使用하며，天側(小指側)이 아픈 者에는 少海(102)，曲
澤(101)，陰郄(112) 等에 針灸를 行함이 좋다.

針은 모두 1cm에서 2.5cm쯤의 깊이로 斜刺하고 가볍게 雀啄을 行한다. 刺戟은 過溫하지 않도록 적은 것이 좋다.

또 少商(108) 또는 少澤(127)에 가볍게 三稜針을 치고 微量의 瀉血을 行하여 著効를 인정할 경우가 있다.

4. **肋間神經痛**　胸部가 甚히 아프다. 主로 左側의 등에서 乳首下의 부근에 걸쳐서 아픈 者가 많다.

肋骨에 沿하여 아픈 것이 특징이지마는 俠心症, 肋膜炎등과 鑑別에 困難할 적이 자주 있다.

針灸의 치료를 加한즉 一回 乃至 數回로서 大部分 治癒된다.

全身調整의 目的에는 前者에 準하여 局所의 疼痛에 對하여는 患側의 心兪(70) 또는 膈兪(71) 또는 肝兪(72), 天宗(90), 膏肓(83), 大包(54), 上期門(51) 또는 章門(55), 膻中(33) 等에 針灸를 行한다.

다시 患側의 郄門(104), 神門(113) 및 患側의 肋間神經外側皮枝의 出現하는 部位에 針灸를 加함이 좋다.

肋間神經痛의 特殊型으로서 나타나는 乳房痛에 對하여는 中府(53)와 膻中(33)의 灸가 잘 듣는다.

肋間神經痛의 針治療에 當하여 特히 注意를 要할 것은 針의 深刺를 避할 點이다. 胸部의 諸筋은 軟하므로 잘못하면 無抵抗으로서 針이 깊이 들어가서 肋膜을 다치어 特發性氣胸을 일으키고 患者에 甚한 苦痛을 줄 危險이 있으므로 十分 愼重히 注意하지 않으면 不測의 事故를 가져올 우려가 있다.

特히 心臟이 있는 左側의 特發性氣胸은 속크死를 일으키는 일까지 있다. 針의 깊이는 標準體格으로서 1.5cm 以內로 그치게하는 것이 좋다.

5. **.神經痛 및 精系神經痛**　腰神經痛의 原因이 되는 것은 여러가지 있으나 가장 많고 또 甚히 아픈 것은 所謂 킷그리히리라고 하는 椎間板헤르니아에 由來하는 것이다. 이에 對하여는 症候別의 腰痛의 項을 參照하여 치료함이 좋다.

精系神經痛은 허리에서 下腹部 다리의 붙은 곳, 陰部에 긍하여 아픈 것으로서 俗으로 「疝氣」라고 稱하는 것이 이것이다. 특히 陰部에 甚한 疼痛을

發하는 것이지마는 그렇게 흔한 神經痛은 아니다.

全身調整의 目的에는 前者에 準하여 局所에는 患側의 帶脈(56), 大巨(49), 維道(57), 大赫(42), 脾兪(74), 意舍(84), 胃倉(85), 京門(86), 志室(87), 上節(80), 次節(81), 秩邊(94) 等을 强하게 按壓하여 특별히 著明한 壓痛을 인정하는 經穴을 가려서 針灸의 치료를 加함이 좋다.

針은 胸部와 달라서 깊이 刺하여도 危險은 생기지 않으므로 5cm, 7cm쯤 으로 深刺하여도 關係가 없다. 但 너무 가는 針으로서 未經驗者에 深刺한 즉 折針의 過誤를 일으키기 쉬우므로 四番針을 綿密히 吟味하여 쓰는 것이 좋 다.

6. 坐骨神經痛 各種의 神經痛中에서 가장 頻度가 높은 것이다. 허리에서 臍部를 지내서 大腿後側, 下腿後側 및 外側에서 足尖까지 아프다. 甚히 아 픈즉 晝夜를 가리지 않고 安靜하고 있어도 움직여도, 號泣할 程度인 者가 적 지 않다. 起居도 步行도 하지 못하고 특히 夜間의 疼痛이 甚하며 終夜 잠을 자지 못하는 者가 적지 않다.

疼痛이 發生하는 部位는 臀部에 가장 强한 者, 大腿部에 가장 强한 者 下 腿에 가장 强한 者 坐骨神經全域에 亘하여 同樣으로 아픈 者等 各種의 型이 있다. 또 아픈 部位는 移動한다.

아픈 性質도 타는 것같이 아픈 者, 베어내는 것같이 아픈者, 당기어지는 것같이 아픈 者, 절리는 것같이 아픈 者等 各種의 型이 있어서 一定하지않다.

原因은 椎間板헤루니아가 가장 많고 다음에 黃勒帶肥厚, 脊椎가리에스, 脊椎奇形, 子宮位置異常, 動脈硬化症, 打撲, 壓迫, 過勞, 寒冷, 惡性腫瘍, 其他 各種의 傳染性疾患이 있는 後에 發生하는 일이 있다.

一般的으로 針灸의 치료가 잘 奏効하는 病의 하나이며, 大部分의 坐骨神 經痛은 針灸에 치료를 加한즉 빨리 輕快治療하는 것이 많다. 그러나 原因에 따라서는 數個月 以上의 治療를 要하는 것이 있다. 특히 神經炎에 起因하는 것 또는 神經炎을 수반하는 것은 長期의 治療를 必要로 하는 것이 많다.

또 惡性腫瘍에 依하는 것, 脊椎奇形에 依하는 것 等은 一時 症狀의 輕快 를 보는 일이 있어도 治癒를 바라는 것은 困難하다.

針灸治療는 全身調整의 目的에는 前者에 準하고 腰部에서 臀部에 아픈 者에는 大巨(49), 京門(86) 또는 志室(87), 小野寺臀點(92), 次髎(81), 環跳(93) 또는 秩邊(94) 等을 쓰고 大腿後側까지 아픈 者에는 다시 殷門(159) 또는 承扶(158), 大郄(160), 風市(148) 또는 寒府(146) 等을 加하며, 大腿後側에서 下腿後 外側, 足背까지 아픈 者에 對하여는 다시 委中(161) 또는 委陽(162), 承山(163), 陽關(144) 또는 寒府(146), 陽陵泉(131), 外丘(133), 懸鐘(134) 또는 跗陽(164), 崑崙(164) 또는 臨泣(165) 等의 諸經穴을 가볍게 按壓하여 특히 壓痛이 많을 것을 加함이 좋다.

其他 陽交(136), 上巨虛(132), 丘墟(130) 等도 按壓하여 특별히 壓痛이 强한 것을 附加하는 것이 좋다.

坐骨神經痛은 針의 치료를 加하지 않고는 빨리 경쾌치유를 期하지는 못한다.

腰部臀部 以下의 下肢에는 三 乃至 五番針쯤의 가는 毫針을 刺하여 重大한 損傷을 일으키는 것같은 貴要器管은 存在하지 않으므로 針으로 因한 過誤는 그렇게 認定되지 않는다.

針療上의 注意로서는 刺戟이 너무 强大하면 도리어 疼痛을 增惡시키는 일이 있으므로 모두 적게하는 것이 좋다.

또 針療의 局所가 數時間 乃至 一日間쯤 도리어 疼痛을 增加시키는 경우도 간혹 있으나 이것은 一種의 瞑眩現象인 일이 많으므로 翌日의 經過를 보고 계속하여 加療하는 것이 좋다.

7. 四十手 五十肩　이것은 腕神經痛에 酷似하여 鑑別에 곤란한 것이 있으나 腕神經痛에는 運動障害를 나타내지 않는 것이 많고 多少 運動障害에 있어도 특유한 上擧不能 廻後不能의 제한症狀이 없는 것이다.

이에 反하여 四十手 五十肩은 運動障害가 必發症狀이다.

四十手 五十肩은 神經痛에 비슷하나 普通의 神經痛은 아니다. 이에 對하여는 病名別運動器疾患의 肩關節炎의 項을 참조하시기 바란다. (倉島)

〔民間藥〕

石塚式芋藥—里芋(토란)의 外皮를 벗기고 깎아서 이에 같은 量의 국수가

루와 一割쯤의 古生姜을 잘 이기어서(練)合한다. 이것을 종이든가 베(布) 조각에 펴서 貼한다. 齒痛, 肩臂痛, 腰痛, 關節炎, 瘰癧, 耳下腺炎, 扁桃腺炎의 부위, 癰疔, 모든 腫物과 原因不明의 疼痛에 좋아. 특히 류우마치스와 關節炎때에는 무우의 말린 잎(干葉)과 古生姜을 剉하여 煎汁으로써 찌듯이 하여 局所를 따뜻하게 하고 그 뒤에 胡麻油를 비벼 바르고 그 위에 이 芋藥 (토란약)을 塗布한다.

漢防己——落葉藤本이라고 하여 넝쿨로 되어 다른 나무에 감기어 커가는 木本이며, 그 뿌리는 굵고 옆으로 뻗어나가는 것이다. 九州方面을 위시하여 暖地에 많아 이 뿌리를 使用한다. 뿌리의 橫切面에는 菊花紋樣의 車軸이 있다. 市販品은 엷게 輪切로 되어 있다. 이것을 1日量 5~8g쯤, 물 200cc에 넣고 다려서 半分으로 煮하여 그 汁을 服用한다. 甘草, 忍多같은 것을 조금 섞어서 마신즉 腰痛, 神經痛, 류우마치스 등에 좋다.

弟切草——乙切草라고도 쓴다. 原野, 路傍에 自生하는 多年草. 가을의 중간쯤 누른 색깔의 꽃이 피고 나뭇대(莖)가 赤褐色으로 되어 조금 可憐한 꽃이다.

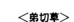
<弟切草>

이 全草를 採取하여 乾燥한다. 잎이 제일 良效가 있으므로 잎이 많은 것이 좋다. 따라서 마시는 것이지마는 나의 경험으로서는 이 乙切草에 地骨皮와 忍多(山氣榮) 防風, 甚草等 約 3~5g 거기에 大黃 1g을 넣고 다린 것을 1日量으로 마신즉 關節류우마치스에 잘 듣는다. (栗原)

顏面神經麻痺

〔症狀〕

感氣뒤에 또는 顏面이 寒冷에 쐬일 때에 일어난다. 또 귀病, 外傷등이 原因이 되는일도 있다.

이 病은 大槪는 左·右 어느 한쪽에 온다 麻痺한 쪽의 前額部는 주름살이 없어지고 또 表情筋이 침범되므로 이 患者가 가지는 특유한 顏貌가 된다.

눈은 完全히 감을 수가 없고 입은 口角이 健康한 쪽에 당기는 까닭에 틀어지며 食事할 때, 입에서 먹는 것이 흘러지는 일이 있다. 때로는 말을 더듬게 되고 아무런 맛도 모르게 되기도 하며 귀가 잘 들리지 않을 때도 있다.

本病의 患者는 눈을 감지 못하게 되므로 結膜炎과 角膜炎에 걸리기 쉽다. (大塚)

〔治療〕

本病이 豫後는 原因에 따라서 다르고 電氣變性反應은 豫後判定의 參考가 된다.

藥方으로서는 다음의 것을 쓴다.

〔葛根湯(17)·桂枝加苓朮附湯(38)〕 發病의 初期에 좋다. 특히 感氣로 因한 것에 듣는다. 이 두方의 使用法은 患者의 虛實에 依하여 區別한다. 桂枝加苓朮附湯은 葛根湯보다는 虛하고 寒性의 症狀이 있다. 診察法의 寒·熱·虛·實의 条를 參照할 것.

〔續命湯(99)〕 急性期를 지내고 病이 오래가는 것으로서 痲痺外에 현저한 症狀이 없는 者에 좋다.

〔香川解毒劑(15)〕 梅毒에서 오는 顏面神經痲痺에 쓴다. 이에 桂枝加苓朮附湯을 合하여 쓰는 일도 있다.

〔桂枝茯苓丸(41)·當歸芍藥散(114)〕 慢性의 것에는 瘀血(診察法의 氣·血·水의 条를 參照)에 依하는 것이 있다. 以上의 두法을 쓴다. 貧血性으로서 冷症이 있으면 當歸芍藥散이 좋다. (大塚)

〔針灸〕

針灸의 治療가 잘 效果를 나타내는 病의 하나이다. 發病後 빠를수록 經過는 良好하다. 痲痺를 일으켜서 數個月 지낸 것은 完全한 治療를 바라기는 어렵다.

全身調整의 目的에는 中脘(35), 腎兪(77), 身柱(59), 天節(88), 曲池(99), 足三里(129) 등을 쓰고 局所에는 患側의 風池(14), 完骨(12) 또는 翳風(13), 和節(27) 또는 肩井(89), 手三里(116) 또는 合谷(121) 또는 澤田流合谷(120), 陽陵泉(131) 等에 針 및 灸를 行하되 顏面에는 灸痕이 남는 것을 고려하여

灸를 피하고 針만으로서 攢竹(20), 糸竹空(22), 上關(25), 下關(26), 顴窌(23), 大迎(24), 迎香(18), 地倉(19) 等의 諸穴에 治療한다.

針은 三路以下의 가는 針을 사용하고 너무 깊게 찌르지 말고. 1cm 內外로서 足하다.

또 患側全域에 긍하여 皮膚針을 行하는 것이 좋다. 頰의 血絡에 對하여 針尖을 1mm 內外로 찌르고 약간의 放血을 行하여 著明한 輕快를 보는 일이 있다.

또 健側의 風池(14), 和窌(27) 등에도 針灸를 加하여 두면 麻痺가 나은 後에 나타나기 쉬운 患側顔面이 攣縮을 防止할 수가 있다.

顔面神經痙攣 顔面神經麻痺가 原因이 되어 생기는 일도 있으나 其他 各種의 疾病이 原因이 된다.

大部分은 顔面半側의 全域이 間歇的으로 痙攣을 하나 眼瞼部 또는 口唇部에만 나타나는 것도 있다. 어느 것이고 모두 極히 頑强한 疾患이며 쉽게 낫기 어렵다.

發病早期에 針灸의 치료를 加한즉 輕快 또는 治癒하는 것이 많다. 陳舊한 것이라도 症狀의 경감을 보는 일이 많다.

針灸의 治療는 顔面神經麻痺와 같은 方法으로서 좋다. (倉島)

칫 크

〔症 狀〕

대개는 顔面의 일정한 筋肉에 不隨意의 律動이 나타나고 自己의 意志로서 그것을 억제할 수가 없다. 눈을 자주 깜짝깜짝하든지 코를 흘리든지 입을 픽꽉하든지 하면서 同一한 運動을 되풀이 한다. 頸部, 手足의 筋肉에 오는 일도 있다.

이들의 症狀은 精神의 흥분시에는 增惡한다.

이 病은 神經質의 小兒에 흔히 보인다. 대개는 慢性으로 경과하나 自然히 낫는 일도 있다. (大塚)

〔治 療〕

〔抑肝散(143)〕 칫크는 낫기 어려운 것이라고 하고 있으나 筆者는 2,3의 患者를 이 處方으로서 治療하는데 成功하였다. 眠藥期間은 2乃至 3三個月. 이에 黃連 1.0 芍藥 3.0을 加하여 쓰는 편이 좋다. (大塚)

〔針 灸〕

年少者에 일어나는 칫크는 針灸의 치료에 의하여 빨리 낫는 者가 많다. 心因性에 由來하는 것이 많으므로 說得療法을 아울러 行하는 것이 좋다.

經穴은 中脘(35) 또는 氣海(37), 身柱(59), 百會(1) 또는 前頂(2) 患側의 曲池(99)에 針灸을 行하고 肩背部 腰部등에 脊柱를 끼고 넓게 皮膚針을 行함이 좋다. (倉島)

小舞踏病

〔症 狀〕

5歲부터 10歲쯤의 少女에 많은 病이며 갑자기 오는 일이 많다.

이 病에 걸린즉 手足등에 自己로서 中止시키려고 생각하여도 中止시킬 수 없고 目的이 없는 不隨意의 運動이 일어나며 이 運動은 흥분한즉 甚해진다. 그 狀態가 舞踏하는 것같으므로 小舞踏病이라고 이름붙였다. 大舞踏病이라고 하는 것은 히스테리의 大發作이 있을 때의 이름이다.

칫크에서는 같은 筋肉을 反復하여 움직이지마는 小舞踏病에서는 이곳저곳의 筋肉을 놀리고 있는 것같이 움직이는 것이 특징이다.

잠을 자고 있는 동안은 이 運動은 일어나지 않는다.

이 病의 原因은 아직 잘 알려져 있지 않으나 急性류우마치스를 앓은 뒤에 일어나는 일이 있고 心臟弁膜症을 수반하는 일도 있다. (大塚)

〔治 療〕

〔甘麥大棗湯(25)〕 히스테리의 大發作 即 大舞踏病에 쓰는 方劑이지마는 小舞踏病에 써도 좋다.

〔抑肝散(143)〕 칫크에 쓰는 것을 말하였으나 이것을 小舞踏病에 써서 좋을 때가 있다. (大塚)

〔針 灸〕

254

高齡者에 일어나는 것은 治療困難하나 若年期에 일어나는 것은 針灸의 치료에 依하여 빨리 낫는 者가 많다. 여기에는 젊은 時期에 나타나는 所謂, 小舞踏病에 대하여 述한다.

全身調整의 目的으로서 中脘(59), 命門(63), 身柱(59), 百會(1), 足三里(129) 등에 針을 行하고 다음에 顔面部에 나타나는 者에 對하여는 患側의 天柱(15) 또는 風池(14), 懸顱(10)에 針灸를 行하고 上肢에 나타나는 것은 患側의 尺澤(100) 또는 孔最(103)를 加하며 下肢에 나타나는 것에는 患側의 陽陵泉(131), 跗陽(164) 또는 丘墟(135)를 加하는 것이 좋다.

또 칫크와 같은 要領으로서 背部, 腰部에 넓게 皮膚針을 行하는 것이 **有効**하다. (倉島)

震顫麻痺(파—킨손病)

〔症 狀〕

大槪는 五十歲 以上의 사람에 오는 것이지마는 간혹 二十歲代의 사람에 보이는 일도 있다. 原因은 아직 확실하지 않다.

이 病은 震顫과 筋肉이 强剛과 運動의 減少가 主要한 症狀이며 初期는 片側 때로는 兩側의 팔과 다리에 무지근한 感이 있기도 하고 굳어지는 感도 있으며 가벼운 멸림이 온다. 그것이 점점 全身의 筋肉에 미치는 同時에 筋肉이 굳어진 것같이 硬해져서 運動이 적어진다. 手足의 진전(震顫)도 점점 甚해져서 箸를 쥘 수도 없고 구두끈을 멜 수도 없으며 步行도 곤란해진다. 言語도 낮고 느리며 눈깜빡거리는 것도 적고 表情에 欠乏있는 얼굴이 된다. 또 項部의 筋肉이 硬해져서 머리를 앞으로 조금 굽히고 一種 特有한 前屈의 姿勢가 된다.

이와 같은 身體的인 症狀外에 精神의 活動도 鈍해진다.

經過는 오래가고 조금씩 病狀이 進行하는 傾向이 있다.

〔治 療〕

〔小承氣湯(77)〕 이 處方의 厚朴의 量을 三倍에서 四倍로 增量하여 쓴다. 大黃의 量은 大便이 通하는 형편에 따라서 增減한다. 이래서 멸림이 그치고

筋肉의 强剛이 완해(緩解)하는 일이 있다.

筆者는 이 處方에 芍藥甘草湯을 合하여 써서 全治시킨 一例를 가지고 있다.

〔芍藥甘草湯(70) 加厚朴〕 芍藥甘草湯의 量을 2倍에서 3倍로 增量하고 厚朴을 10.0에서 20.0을 加하여 使用한다. 이것으로서 筋의 强剛과 떨림이 그치고 경쾌하는 일이 있다. 厚朴만으로서도 效果가 오르는 일이 있다고 한다. (大塚)

〔針　灸〕

治癒를 바라는 것은 곤란하다. 針灸의 治療는 겨우 進行의 程度를 緩和시키는데에 그친다.

進行이 極히 緩徐한 疾患이므로 針灸의 치료를 加할 때에는 天壽를 다하는 者가 많다.

使用 經穴은 다음의 것이 좋다.

中脘(35)，氣海(37)，大巨(49)，腎兪(77)，次髎(81)，身柱(59)，天髎(88)，肝兪(72)，膈兪(114)，曲池(99)，澤田流合谷(120)，足三里(129)，然谷(156)，百會(1)，天柱(15) (倉島)

精　神　病

精神分裂症(早發性痴呆)

〔症　狀〕

確實한 原因은 不明하나 이病에 걸리기 쉬운 遺傳的인 要因이 있다고 생각되고 있다.

이 病은 比較的 젊은 사람에 많이 侵犯되는 것이므로 早發性痴呆라고 불려지는 일도 있다. 그리고 이 病에 걸려도 꼭 痴呆가 된다는 것은 아니고, 무엇을 생각하는 方法이 이리저리로 흩어지고 감정과 의지가 통일을 欠하는 데서 精神分裂症이라고 부르게 되었다.

이 病은 徐徐히 일어나는 일도 있다 또 急激히 오는 일도 있다 .

徐徐히 올 때는 神經衰弱으로 誤認할 것같은 症狀으로서 始作하여 처음동 안은 感情이 鈍하고 無氣力해지며 나태 해지고 머리가 무겁다, 피로하다, 잠을 자지 못한다 等의 症狀이 있으며 漸漸 그 病이 進行해지면 혼자말을 하기도 하고 혼자서 웃기도 하며 무언가 지껄이기도 하고, 또 一日中 房에 들어박혀 꼼작도 아니하고 있는 者도 있다.

急激히 올 때는 不眠과 頭痛이 있은 뒤에 突然히 흥분상태가 되어 무엇인 지 모르는 말을 지껄이고 亂暴해지든지 한다. 또 反對로 가만히 있고 食事 도 아니하며 꼼작도 않으면서 멍둥하게 있는 者도 있다.

또 이 病에 걸린즉 흔히 幻覺과 妄想이 보인다. 例컨데 저 사람이 自己의 욕을 하고 있다든가 刑事에 쫓겨 다니고 있다든가 저 男子가 自己를 죽이려 고 왔다든가 하는 等의 事實이 없는 일이 있는 것 같이 보이기도 하고 들리 기도하고 생각되기도 하게 된다.

이 病은 數個月로서 全治되는 者도 있고 1年, 2年 계속하는 일도 있으며 或은 몇번이고 再發하여 慢性으로 경과해서 痴呆가 되는 者도 있다. (大塚)

〔治 療〕

〔三黃瀉心湯(54)·黃連解毒湯(11)〕 幻覺과 被害妄想같은 것이 있고 沈着 을 잃으며 不眠, 不安의 狀이 있는 자에 쓴다.

便秘의 경향이 있으며 三黃瀉心湯이 좋다.

〔柴胡加龍骨牡蠣湯(50)〕 興奮狀態가 되며 不眠, 頭痛, 肩臂痛, 便秘等이 있는 者에 좋다. 이 方에 黃連 2.0, 芍藥 3.0을 加해서 좋을 경우가 있다.

〔小承氣湯(77)〕 體力이 완강한 사람으로서 狂暴性을 발휘하는 者에 쓴 다. 이에 芒硝 3.0을 加하여 大承氣湯으로 하여 쓰는 것이 좋다. 1日에 數 回 下痢를 하도록 하기 위하여 大黃을 加減한다.

〔桃核承氣湯(111)〕 精神이 錯亂狀으로 되고 月經閉止의 상태에 있는 자 에 쓴다. (診察法의 腹診의 条를 參照) 被害妄想등이 있는 자에도 좋다.

〔桂枝加龍骨牡蠣湯(37)〕 每日 들어박혀서 一室에 폐칩하여 혼자말을 한 다든지 가만히 있든지 하여 푸른 얼굴을 하고 있는 者에 쓴다. (大塚)

〔針 灸〕

精神分裂症에는 針灸 共히 不適應하지마는 患者가 治療를 받는 것을 納得할 경우에는 治療를 해서 좋은 成果를 얻는 일도 있다. 그 精神의 興奮狀態를 鎭靜시키고 不眠의 경우에 睡眠으로 이끄는 일도 可能한 까닭이다.

治療穴은 百會(1), 天柱(15), 身柱(59), 風門(67), 肝兪(72), 神門(113), 陽陵泉(131), 隱白(141) 等 針灸共히 쓰인다. (代田)

躁 鬱 病

〔症 狀〕

躁는 분다는 것, 鬱은 沈鬱의 鬱이며, 고요한 것, 이 두가지의 異常한 精神狀態가 같은 한 사람의 病者에 交代로 나타나는 것이므로 躁鬱病이라고 불려지고 있으나 꼭 이 反對의 狀態가 同一人에 交代로 나타난다고는 할수 없으며 躁狀態만의 사람도 있기도 하고 鬱狀態만의 사람도 있다.

躁病에서는 氣分이 밝고 잘 지껄이며 분주하게 움직이고 沈着이 없으며 염치가 없게 되고 他人의 방해가 되는 것도 모르며 말은 脫線하고 쓸데없이 물건을 사기도 하며 高價의 물건을 他人에 주기도 하고 一日中 가만히 있지를 못하며 아무런 일없이 움직이어 돌아 다닌다. 또 怒하기 쉽고 때때로 폭행도 하는 일이 있다.

이에 反하여 鬱病은 氣分이 어둡고 무슨 일이든지 悲觀的이며 말도 잘 안하고 소리도 낮으며 厭世的, 絕望的이 되고 自己는 이미 쓸모없는 자라고 생각하여 自殺을 꾀하기도 하고 自殺을 하기도 하게 된다. 40歲에서 50歲의 사람으로서 지금까지 활발하게 活動하고 있던 사람이 元氣를 잃고 自殺하기도 하는 사람은 大部分이 이 鬱病이다. 躁病에 걸린 사람은 2, 3個月로서 回復하고 鬱病은 全快하기까지 數個月이나 걸리는 것이 普通이다. (大塚)

〔治 療〕

〔三黃瀉心湯(54) · 黃連解毒湯(11)〕 躁狀態로서 분주하고 웃기도 하며 怒하기도 하고 感情의 動搖가 甚한 者에 쓴다. 便秘의 경향이 있으면 三黃瀉

心湯을 쓴다.

〔小承氣湯(77)〕 躁狀態로서 狂暴性을 띠고 亂暴한 者로서 體力이 强하고 食欲이 不進하며 便秘의 경향이 있는 者에 좋다. 이에 芒硝 3.0을 加하여 大承氣湯으로서 써서 좋을 때도 있다.

〔桃核承氣湯(111)〕 躁狀態에 있는 者로서 月經閉止, 便秘의 경향이 있는 者에 쓴다.

〔反鼻交感丹料(127)〕 鬱狀態로서 氣가 빠진 것같이 되어 있는 者에 쓴다.

〔半夏厚朴湯(124)〕 氣鬱의 狀態로서 厭世的이며 마음이 不安하고 氣分이 밝지 않은 者에 쓴다. (大塚)

〔針 灸〕

躁鬱病中에서 躁病의 경우에는 針灸를 못하는 일이 많으나 鬱病의 경우에는 奏効하는 일이 많다. 躁病에도 患者가 治療를 받는 것을 拒絕하지 않으면 治療를 해서 効果를 얻는다.

治療穴은 中脘(35), 氣海(37), 腎兪(77), 脾兪(74), 身柱(59), 風門(67), 筋縮(62), 天柱(15), 百會(1), 曲池(99), 神門(113), 足三里(129) 等이다.

잠을 이루지 못하는 者에는 밤에 잠을 자기 前에 百會에 十壯 灸하는 것도 좋다. 이래서 잠이 오는 일이 많다.

針은 특히 肩背部와 後頸部의 엉키어 굳어지는 곳에 刺한즉 좋다. (代田)

癲癎(전간)

〔症 狀〕

一般的으로 전간이라고 불려지고 있는 病은 遺傳性의 眞性전간을 말하는 것이지마는 이 眞性전간과 같이 全身의 경련을 일으켜서 意識이 없어지는 症候性의 전간이 있다. 이 症候性의 전간은 머리의 흠과 腦腫瘍, 腦梅毒, 中毒等이 있을 때에 보인다.

癲癎의 發作은 突然히 全身의 경련을 일으키고 입에서 거품을 내며 意識이 完全히 消失하는 者와 다만 순간적으로 의식이 없어지는 者와 朦朧狀態가 되어 이리저리 걸어다니며 사람을 傷하게 하기도 하여 뒤에 그것을 全然

記憶하지 못하는 者, 다만 怒氣를 띨 뿐인 者等 여러가지가 있다.

痙攣發作은 2, 3分으로써 그치지마는 此際에 개울에 떨어지든지 화로에 넘어 지든지 하여 다치는 일이 있으므로 注意하지 않으면 아니된다.

이 發作은 一年에 몇번이라는 者, 한달에 몇번 或은 每日 몇번이나 되풀이하는 者等 여러가지이다.

전간에는 一種의 性格이 있어서 大端히 면밀하고 차근차근하며 剛情하고 自己中心的이며 怒하기 쉽고 固執이 있는 者가 많다. 전간에는 天才的인 者도 있으나 또 一方 現解力이 衰하는 경향이 있다. (大塚)

〔治　療〕

〔柴胡加龍骨牡蠣湯(50)〕 전간에 가장 많이 쓰이는 方劑이며 大塚은 이에 釣藤 3.0, 芍藥 4.0, 黃連 2.0, 甘草 3.0을 加해서 쓰고 있다. 大黃은 便秘하고 있지 않으면 去해도 좋다. 便秘하고 있을 때는 每日 大便이 快通할 程度로서 大黃을 加減한다.

또 大食을 하지 않도록 하고 野菜와 海藻를 될수 있는 대로 먹고 香辛料, 調味料는 可及的이면 적게 하며 牛肉, 豚肉, 砂糖, 脂肪이 많은 것을 먹지 않도록 注意한다.

〔黃連解毒湯(11)〕 氣分이 시원하지 않고 흔들리며 沈着하지 못하고 顔面紅潮하여 上氣하는 경향이 있는 者에 좋다.

〔吳茱萸湯(49)〕 小發作으로서 순간적으로 失神狀態가 되는 者에 듣는 일이 있다.

〔小承氣湯(77)〕 便秘와 腹部膨滿의 患者로서 大發作을 일으킨 者에 듣는 일이 있다. 或은 이에 芒硝 3.0을 加하여 大承氣湯으로서 쓴다. (大塚)

〔針　灸〕

전간에는 針灸療法이 極히 奏効하는 것과 거의 効果가 없는 것이 있다. 그러므로 한번은 해 볼 必要가 있다. 小兒의 전간의 경우에는 完全히 治療하는 者가 相當히 있다. 아레비야침을 倂用하는 것이 좋다.

小兒의 경우는 百會(1), 身柱(59), 肝兪(72) 等만으로서 좋을 때가 많다.

어른의 경우에는 天柱(15), 心兪(70), 曲池(89), 陽陵泉(131), 公孫(157), 懸顱(10) 등을 이에 加한다. (代田)

小兒科疾患

麻疹

〔症狀〕

麻疹은 비—루스, 即 濾過性病原體에 依하여 일어난다고 하며, 患者의 唾液과 鼻汁이 재치기를 할 때에 飛散하는 것을 빨아 들여서 感染한다. 感染하여 1日째 무렵에 發熱하고 14日째에 發疹한다. 처음은 感氣와 같이 盛하게 재치기가 나고 콧물이 나기도 하여 곧 39° 以上의 熱이 나며 기침과 재치기가 甚해지고 때로는 鼻血이 나기도 한다.

이 때에 口中의 頰의 粘膜과 眼瞼의 裏面을 조사한즉 흰 斑點이 나타난다 이것을 「고비릿크氏斑」이라고 부르고 있다. 그 동안에 一旦 熱은 내리고 中間에 1日을 두고 再次 高熱이 난다. 이것은 發疹에서 나는 熱이고, 이 熱과 同時에 먼저 귀의 부근에서 大粒의 모래쯤 되는 붉은 보플보플한 것이 發疹하여 이내 목에서 가슴, 배로 번지고 1晝夜에서 2晝夜 동안에 手足까지 全身에 퍼진다.

이 發疹의 특징은 皮膚 全體가 빨갛게 되는 일은 없고 붉은 發疹의 사이에 普通 건상한 皮膚의 색깔이 남아 있다. 發疹과 同時에 結膜炎을 일으켜서 눈꼽이 많이 끼이게 되고 기침도 더해지며 食欲이 없어진다. 이 狀態가 3~5日 계속하여 차츰 熱이 내리기 시작하고 發疹의 색깔도 달라지며 겨(糠)와 같이 껍질이 벗겨져서 사라진다.

麻疹은 2~6歲 사이에 한번은 꼭 걸리는 病이며 한번 걸리면 一平生 免疫이 된다. 麻疹 그 自體는 順調롭게 經過하면 걱정은 없으나 가장 많이 일어나는 合倂症은 氣管支炎, 脚炎, 中耳炎 等으로서 이것은 往往히 髓膜炎(옛날에는 腦膜炎이라고 하였다)을 일으켜서 重症이 된다. 또 危篤의 症狀을 일으킨 것에 「麻疹의 內攻」이라고 하는 것이 있다. 이것은 發疹의 中途에서

身體를 차게 했을 경우, 體質에 따라서 갑자기 發疹이 사라지고 心臟衰弱을 일으키며 치아노一제의 症狀을 呈한다. 이것은 痲疹肺炎을 일으킨 것이다.

또 痲疹後에 潛在하고 있던 結核이 發病하는 일이 많으므로 愼重히 할 것이다. (矢數)

〔治 療〕

一般的으로 차운 바람, 冷却을 삼가하고 다음과 같은 藥方을 選用한다.

〔升痲葛根湯(83)〕 痲疹의 疑心이 있으며 또는 診斷이 確定되었을 때에는 빨리 이 藥을 投與하여 發疹을 促進시킨다.

〔葛根湯(17)〕·〔桂枝加葛根湯(34)〕 前方은 苦味가 强하므로 服藥을 싫어하는 일이 있다. 그때는 葛根湯이 좋다. 만약 처음부터 自汗이 있고 體力이 허약한 者에는 桂枝加葛根湯이 좋다.

〔葛根黃連黃芩湯(18)〕 高熱이 있고 呼吸이 답답하며 咳嗽가 있고 下痢氣味가 있을 때에 쓴다. 또 이 方은 痲疹內攻 때에도 쓰인다.

〔竹葉石膏湯(106)〕 十分 發疹하여도 아직 高熱이 계속되고 口渴이 甚하며 不安, 譫語를 發하고 悶躁하는 者에는 이 方이 좋다.

〔小靑龍湯加杏仁, 石膏(78)〕 氣管支炎, 肺炎을 倂發하고 咳嗽, 呼吸困難을 呈하는 者에 쓴다.

〔二仙湯(116)〕 發疹이 갑자기 消退하고 肺炎, 或은 腦症狀을 發하며, 呼吸困難, 치아노一제를 呈하고 悶躁하며 危篤한 狀을 나타냈을 때는 빨리 이 方을 投與한다. 內攻時의 諸危急의 症狀에 對하여 쓰인다. (矢數)

〔針 灸〕 不適當하다. (倉島)

〔民間藥〕

漢藥의 犀角을 小兒 5~6歲쯤에 그 粉末 0.5g~1日量으로 하여 2回에 걸쳐서 먹이면 곧 發疹하여 經過가 빠르다. 近間에는 당린을 넣어서 주고 있는 듯하다. 犀角은 高價이므로 속임이 많다. 水犀角쯤이라도 좋다. 水牛角 같은 것은 不可하다. (栗原)

百 日 咳

〔症　狀〕

보루데ー・쟝子氏菌 또는 百日咳菌이라고 하고 있는 매균에 依하여 일어나고 환자의 痰과 唾液, 鼻汁에 섞여서 기침을 할 때에 飛散한 것을 빨아들여서 感染한다.

1歲부터 15歲쯤까지의 小兒에 가장 많고 1回 經過하면 免疫이 된다. 寒冷期에 많고 潛伏期는 約 1週間쯤으로서 流行性으로 나타난다.

그 經過에 따라서 다음의 3期로 나누어진다.

(1) 카다루期ー1.2週間에 亘하며 鼻카다루, 結膜充血, 쉰 목소리, 咳嗽 등으로써 시작한다.

(2) 痙咳期ー이 期間이 가장 길어서 數週間에 亘하며 甚한 것은 百日까지도 미치는 일이 있으므로 百日咳의 이름이 있을 程度이다. 反復하는 경협성의 咳嗽가 發作的으로 일어나고 嘔吐로써 그친다. 특히 夜間에 빈발하는 일이 많다. 1日에 數回에서 數百回까지 미치며 그 結果, 顔面腫脹, 結膜不出血 등을 일으킨다. 發作이 甚할 때는 口脣 및 혀는 高度의 치아노ー제를 呈하고 窒息할 程度이다.

(3) 回復期ー咳嗽는 점차 경감하고 喀痰은 약간 膿性으로 변하며, 2〜4週間中에 治癒로 向한다. 全經過를 通하여 無熱이지마는 合倂症이 있으면 發熱한다.

合倂症으로서는 毛細氣管支炎, 카다루性肺炎, 肺氣腫, 氣管支擴張 등으로서 간혹 腦出血을 일으키는 일이 있다. 腺病質者는 자주 結核을 續發한다. (矢數)

〔治　療〕

〔小靑龍湯(78)〕 카다루期, 痙咳期를 通하여 一般的으로 써서 좋다. 기침이 나고 嘔吐를 하든지 結膜이 充血하든지 顔面이 부어 있는데도 쓰인다. 또 氣管支炎을 倂發했을 경우에도 좋다.

〔麻杏甘石湯(139)〕 카다루期와 痙咳期에 前方보다 약간 輕症인 경우에

쓴다. 大槪는 이 方에 二陳湯을 合方한 즉 痰도 잘 떨어지고 마시기 좋은 藥이 된다. 또 小靑龍湯과 合方하여 全經過를 通하여 쓰인다.

〔麥門冬湯(121)〕 痰이 잘 안 떨어지고 목소리가 嗄하며 咽喉가 건조하고 경련성의 咳嗽가 強하게 나며 얼굴이 붉을 程度로 極烈하고 마침내 嘔吐를 하며 皮膚가 건조하고 있는 者에는 이 方이 좋다.

〔甘麥大棗湯(25)〕 痙攣性咳嗽가 連續하여 그 勢의 猛烈한 것; 다른 藥이 듣지 않는 경우에 이 단 藥으로서 急迫症狀을 緩解시킨다.

〔小柴胡湯(76)〕〔合半夏厚朴湯(124)〕 咳嗽가 그다지 猛烈하지 않고 自覺症도 그렇게 甚하지 않는 者에는 이 二方을 合쳐서 連用한즉 結核의 續發 等을 防止하여 經過가 좋다. (矢數)

〔針 灸〕

針灸는 百日咳 特有의 咳嗽發作을 輕減하고 全經過를 短縮하는데 有効하다. 幼年期에 많은 病이므로 經穴은 少數로서 足하다. 灸는

身柱(59), 風門(67) 또는 肺兪(68), 靈台(69), 尺擇(100) 또는 孔最(103)에 綿糸의 굵기 만한 것을 三壯식으로 한다.

兪府(43), 或中(44)에서 不容(45), 中府(53)에 亘하는 胸部와 大杼(68)에서 腎兪(77)에 이르는 脊柱兩側 및 項頸部, 頭頂部 等에 잘게 皮膚針을 하는 것이 좋다. (倉島)

〔民間藥〕

〔白南天〕 或은 赤南天이라도 좋다. 잘 건조된 것, 3g, 치무스草(이것은 타이무라고 하는 소ー스原料草, 없으면 麝香草라도 좋다) 1g, 車前子 1g 以上을 混和. 물은 100~150cc 넣고 煎해서 半量으로 하여 그 汁을 1日 數回로 分服. (小兒, 5.6歲의 分量). (栗原)

流行性耳下腺炎

〔症 狀〕

1種의 비ー루스의 感染에 依하여 6~15歲 사이에 流行性으로 일어나는 傳染病이다. 2.3주간의 잠복기가 지난 後에 熱이 나고 頭痛, 嘔吐 等을 일으

키고 2.3日 後에 귀밑에 있는 耳下腺이 한쪽 또는 兩쪽이 부어 온다. 壓痛
이 있고 무엇을 씹으면 疼痛을 느낀다. 때로는 熱이 없는 일도 있다. 化膿
하는 일은 극히 적고 1주간에서 10日로서 낫는다. 安靜을 지키지 않은 즉
男兒는 睾丸炎, 女兒는 卵巢炎을 일으키는 일이 있다. 한번 걸리면 免疫을
얻는다. (矢數)

〔治　療〕

〔葛根湯(17)〕 發病의 初期, 頭痛, 寒氣, 發熱이 있을 때에는 이 方을 쓴
다.

〔小柴胡湯加桔梗, 石膏(76)〕 耳下腺이 부어서 38° 內外의 熱이 나고 혀
에 白苔가 있으며 食欲이 衰했을 때에는 이 方을 주고, 安靜을 지킨즉 大部
分은 治癒한다. (矢數)

〔針　灸〕

治療法은 百日咳에 準하고 다시 翳風(13)부터 人迎(31), 缺盆(32)에 걸쳐
서 皮膚針을 行한즉 좋다. (倉島)

水　痘

〔症　狀〕

一種의 비－루스(濾過性病原體)에 依하여 傳染하는 깃으로서 四季를 通하
여 流行한다. 天然痘와 麻疹의 다음으로 傳染力이 强하고 한번 걸리면 免疫
을 얻어서 再感染은 아니된다.

2～10歲쯤의 小兒에 많고 潛伏期는 2週間 쯤이며 發疹이 나기 전에 熱이
나고 氣分이 不快하다. 發疹은 처음에 얼굴과 머리의 毛中에 작은 斑點이
나타나고 皮膚面에서 조금 높게 부어서 丘疹이 되며 다음에 그 안에 물이
차이어 水疱가 된다. 內容은 最初 물과 같이 透明하고 뒤에는 조금 濁해
져 온다. 크기는 쌀날 쯤에서 豌豆大로서 全身에 퍼지고 口中粘膜에도 보인
다. 水疱는 2.3日 中에 乾燥되어서 黑褐色의 斑點이 되어 1週間 정도로서
消失한다.

痕跡을 잠시동안 남기나 天然痘와 같이 一生 남지는 않는다. 水痘와 天然

痘는 混同된 일이 있었으나 水痘는 前驅症狀이 輕하고 水疱가 새로운 것과 오래된 것과 混入되어 있다. 天然痘는 前驅症狀이 强하고 같은 時期의 것이 一面에 發生한다. (矢數)

〔治 療〕

輕한 病으로서 自然히 낫는다. 不潔한 손가락으로 긁으면 化膿菌이 들어가서 腎臟炎 등이 일어나는 일이 있다.

〔桂枝湯黃耆(54)〕 水痘가 나기 시작하였을 때 桂枝湯에 黃耆를 加한 藥方을 服用한즉 가볍게 빨리 낫는다. (矢數)

〔針 灸〕

針灸는 不適當하다. (仓島)

口 內 炎

〔症 狀〕

口腔粘膜과 혀가 細菌의 感染에 依하여 輕한 것으로서는 카다루性炎症(카다루性 口腔炎)을 일으키고 나아가서는 潰瘍을 만들며(潰瘍性 口腔炎) 다시 惡性이 되면 壞疽가 되고(壞疽性 口腔炎) 또 特殊한 型으로서는 아후타一性 口腔炎이라고 부르는 것 等이 있다.

尖突한 이(齒), 適合하지 않는 義齒, 熱, 食物 等의 機械的인 作用과 水銀, 砒素, 鉛, 요오드, 알카리, 酸, 술, 담배 等의 刺戟과 化學의作用은 細菌의 感染을 助長하여 口腔炎을 일으킨다.

또 急性傳染病 특히 長期間 重한 病狀이 계속한 後, 惡性貧血, 胃腸疾患 등에 依하여 일어나는 일이 있다. 哺乳兒에 있어서는 口中에서 乳汁의 남은 것이 分解하여 口腔粘膜을 刺戟하므로 口腔炎을 일으키기 쉽다. (矢數)

〔治 療〕

初期로서 熱이 있고 便秘하며 口內熱氣가 盛하고 苔가 있으며 口臭가 强한 경우와 苔가 없어지고 熱도 없으며 急性症이 除去된 後 體力이 衰했을 경우와는 藥方이 다르다.

〔三黃瀉心湯(54)〕 口熱이 甚하고 初期에 便秘氣味가 있는 者에 쓴다. 또

黃連一味를 細末로 하여 蜂蜜로서 練하여 服用시켜도 좋다.

〔甘一瀉心湯(21)〕 急性慢性 胃腸카다루에 合併한 口內炎으로서 약간 虛狀을 띠고 胃部가 차이는 느낌. 精神不安感을 隨伴하는 者에 써서 效果가 있다.

〔清熱補氣湯(92)〕 日數를 經過하여 약간 衰弱의 경향이 있으며 舌乳頭가 消失하여 一皮 벗거진 것같이 된 者에 쓴즉 좋다.

〔清熱補血湯(93)〕 潰瘍性의 것으로서 體力이 衰하고 또 熱이 사라진 後부터 潰瘍이 나타나고 疼痛이 甚하며 飮食이 不可能할 때에 써서 著效를 奏하는 일이 있다. 오랜 年日에 있어 口內潰瘍이 出沒하여 苦生하는 者에는 시험해 보는 것이 좋다. (矢數)

〔針　灸〕

小兒科領域에 있어서의 口內炎은 비교적 치유하기 쉽다.

身柱(59)，腦兪(71)，兪門(63)，曲池(99)에 木棉糸大의 小灸를 行하고 局所 및 臍部周邊에서 中脘에 걸친 部分과 脊柱兩側 全域에 亘하여 皮膚針을 行하는 것이 좋다. (倉島)

消化不良症

〔症　狀〕

天然榮養兒의 消化不良症은 먼저 젖을 吐하고 下痢를 일으켜 온다. 排便은 靑綠色의 粘液便 또 흰 낱낱이 섞인 것과 물 모양의 便(변)일 때도 있다 모두 回數가 많아지고 乳兒는 不安하여 安眠하지 못하며 여위어진다. 때때로 熱이 나기도 하고 배가 팽만하여 오는 일도 있다.

人工榮養兒의 消化不良症으로 因한 死亡率은 大端히 높다. 그 症狀도 甚하고 乳兒의 衰弱이 甚하다. 高熱이 날 때도 있고 熱이 없을 때도 있으나 下痢는 回數가 많고 흰 낱낱이 섞이며 靑綠色의 粘液便, 水樣便 等이 나온다. 젖을 잘 吐하고 배가 꼴꼴하며 까스가 나온다. 下痢할 때에 腹痛을 呼訴하든가 乳兒는 우는 일이 많다.

天然榮養의 경우의 原因은 대개는 乳汁을 많이 過飮시키는데서 온다. 또

感氣, 肺炎, 中耳炎 등의 病으로 衰弱한 데서 일어나는 일도 있으며 母體가 傳染病에 걸렸을 때나 妊娠의 初期, 月經時 等 母體의 變化가 乳汁에 영향 하여 乳兒가 消化不良症을 일으키는 일도 있다.

人工榮養의 경우는 榮養物의 過多 또 過少에서도 일어난다. 砂糖을 너무 加하는 데서도 일어나는 수가 있다. 其他 牛乳의 消毒不完全, 어떤 病을 앓 아서 胃腸이 弱해졌을 때도 일어난다. 夏期는 이들의 條件이 없어도 일어 나는 일이 많다. 雪糖 代身 蜂蜜을 쓴즉 좋다. (矢數)

〔治 療〕

原因을 是正하는데 힘쓰고 다음과 같은 藥을 選用한다. 칼슘의 不足에서 온다고 하고 있으므로 注意해야 될 것이다.

〔五苓散 또는 湯(48)〕 입이 마르고 微熱이 있으며 水瀉性의 下痢이며 물 을 마시면 곧 吐하고, 尿量이 減少하고 있는 者에 좋다. 비교적 初期에 많 다.

〔人參湯(118)〕 疲務衰弱하고 筋肉이 弛緩하여 주름살이 나타나고 顔色도 푸르며 貧血性이 되고, 몸이 冷하며 물 모양 또는 진흙 모양의 便이 있을 때에 쓴다. (矢數)

〔針 灸〕

1 乃至 3歲 幼兒에 대해서는

身柱(59), 命門(63)에 木綿糸大의 灸를 行하고, 臍部周邊, 荞柱兩側 全域 曲池(99), 孔最(103), 二間(122), 足三里(123), 梁丘(146) 等에 對하여 가 벼운 皮膚針을 行한다.

4乃至 7.8歲의 幼兒에는 다시 水分(36), 膈兪(71)의 灸를 加하고 위와 같 은 皮膚針을 行하는 것이 좋다.

위 年齡 以上인 者에는 中脘(35), 肓兪(41)를 加하고 皮膚針을 前者와 같 이 行하는 것이 좋다. (倉島)

구루병(佝僂病)

〔症 狀〕

本病은 비타민 D의 欠乏症이라고도 하고 있다. 佝僂病이 일어나는 것은

脂肪中의 비타민 D의 欠乏에 依하는 것이며 또 日光의 紫外線과 밀접한 관계가 있다. 體內와 自然界의 動植物 中에는 에루고스테린이 있어서 그것이 紫外線 作用을 받은즉 비타민 D가 된다. 그러므로 日光浴같은 것으로서 紫外線의 作用을 充分히 받으면 비타민 D 欠乏症은 일어나지 않는다.

年中 안개가 많고 日光의 直射가 없는 英國에서는 이 佝僂病이 많고 日本에서도 曇天이 많은 裏日本의 石川, 富山, 新潟, 山陰地方에 이 病이 많다.

本病은 生後 2個月에서 2年쯤의 乳幼兒에 많고 人工榮養의 아이에만 걸린다. 徐徐히 發病하여 頭蓋骨이 엷어져서 두터운 종이로 되어 있는 것같이 弱한 感을 보이고 또 肋骨과 軟骨의 接한 데가 부어서 가슴의 양쪽에 珠數와 같이 세로로 혹이 나고 背骨이 굽어서 鳩胸이 되어 앉은뱅이가 된다.

手足의 뼈도 軟해지고 일어선즉 兩脚이 合쳐지지 않고 O字型으로도 되든지 X字型으로 되든지 外反足, 內反足을 일으켜서 좀처럼 걷지를 못한다. 齒質도 軟해지고 齒列도 不整이 된다. 貧血, 肝脾의 腫大, 筋肉弛緩, 便秘, 鼓脹을 呈하여 온다. (矢數)

〔治　療〕

비타민D를 含有하는 肝油, 바타, 牛乳, 雜卵 등을 섭취하고 紫外腺을 含有한 日光에 쪼이는 것이 중요하다. 一旦 奇型을 呈한 者는 完全治癒는 困難하다.

〔小柴胡湯加瓜呂仁, 黃連 各 1.5(76)〕 비교적 영양도 좋고 쇠약하지 않는 者로서 鳩胸이며 心下部가 굳게 된 자에 오래 服用시킨다.

〔四君子湯加半夏, 陳皮(68)〕 胃腸이 弱하고 衰弱疲務의 狀이 있으며 貧血, 食慾不振인 者에 長期間 服用시킨다.

〔小建中湯(75)〕 榮養이 衰하고 疲勞하기 쉬우며, 盜汗 頻尿 등이 있고 腹直筋이 팽팽하게 당기어 있는 者에 쓴다.

〔抑肝散(143)〕 怒하기 쉽고 흥분하며 氣分이 不快하고 夜啼等이 있는 자에 오래 服用시킨다. (矢數)

〔針　灸〕

對症療法으로서 病勢의 阻止에 有益한 경우가 있으므로 비타민 D의 療法

270

과 倂用하는 것이 좋다.

前項 小兒消化不良症의 要領으로서 皮膚針을 行하고 身柱(59), 命門(63) 또는 腎兪(77)에 木綿糸大의 小灸를 뜬다.

또 前項에 準하여 廣範圍하게 皮膚針을 根氣있게 行하는 것이 좋다(介島)

自家中毒症

〔症 狀〕

이 病은 3歲에서 7. 8歲의 小兒에 가장 많고 10歲 以上이 되면 거의 없다 활발하게 놀고 있던 것이 突然히 發病하여 중독한 容態가 되고 嘔滓와 같은 색깔을 한 피를 吐하게 되는 것이 특징이다. 下痢는 一般的으로 그렇게 없는 것이며 도리어 변비하는 경향이 있다. 本症을 다음의 세가지 型으로 나눌 수가 있다.

1. 急性胃腸카다루型 이것은 主로 食傷으로 부터 일어나는 것이며, 突然 높은 熱을 내고 嘔吐가 甚하며 코-피 모양의 피를 吐하고 大便에도 피가 섞이며 갑자기 脈이 弱해지고 頻數이 되며 顏色은 푸르고 입술과 손톱의 색깔은 紫色으로 변하며 卽 치아노-재를 일으킨다. 腦를 침범하면 손이 늦어진다. 대단히 症狀이 激하며 危險이 臨迫하는 모습은 마치 疫痢와 같은 것이다.

2. 潛行型 이것은 徐徐히 病勢가 進行하여 2.3日 쯤은 熱도 없고 下痢도 하지 않으며 그다지 대단한 것도 없고 다만 食欲이 없어지며 便秘가 계속하여 이상하게 생각하고 있은 즉 갑자기 脈이 나빠지고 顏色이 變하여 嘔吐가 甚하게 일어나며 마침내 검은 피를 吐하게 된다.

3. 週期性嘔吐型 이 型은 前述의 急性胃腸 카다루型과 潛行型이 一時 治癒하고 再次 일어나기를 되풀이 하며(간격은 月에 1.2번 때로는 1年에 한번 이라든지 여러 가지다) 또는 潛行型이 되풀이 하여 일어나는 일이 많다.

本症의 原因에 對하여는 여러 가지의 說이 있으나 一種의 過敏症이며 조그만한 刺戟이라도 강하게 反應을 일으키는 體質에 依하는 것으로 생각되고 있다.

本病은 兄弟가 같이 걸리는 경향이 있으며 특히 母親이 神經質이면 그 아이에 일어나기 쉽다. (矢數)

〔治 療〕

漢方治療에서는 發病時의 藥과 週期性으로 되풀이 하는 者의 體質을 改善하는 藥이 생각된다.

〔紫圓(62)〕 食傷으로 因한 것에 初期에 이 藥으로서 腸內容物을 吐下시키고 中毒症을 일으키지 않도록 한다.

〔葛根黃連黃芩湯(18)〕 中毒症을 일으켜서 脈이 나빠지고 嘔吐가 그렇게 甚하지 않는 初期에 빨리 이 藥을 주면 解毒作用이 있어서 輕快해진다.

〔五苓散(48)〕 嘔吐가 頻繁하게 일어날 때에는 이 方을 投與한다.

〔四逆湯(64)〕 嘔吐가 계속하고 脈이 弱해지며 手足이 冷하고 치아노제를 呈한 者에는 이 方을 준다. (矢數)

〔針 灸〕

幼少時에 있어서의 自家中毒症은 간혹 生命의 危險을 수반한다. 長成함에 따라서 症狀이 甚한데 比하여 生命의 危險은 적어진다.

一般的으로 抵抗力을 强盛하게 하는 方針을 가지고 治療를 加하지마는 針灸의 經穴은 小兒消化不良症에 準한다.

嘔吐, 頭痛에 對하여는 百會(1)를 使用하여 著効를 인정할 때가 있다. 또 命門에 작은 灸를 數十壯 連續的으로 行하여 有効할 때가 있다.

其他 臍部를 中心으로 하여 腹直筋全域, 脊柱兩側全域에 亘하여 皮膚針을 行하는 것이 좋다. (倉島)

虛弱體質(腺病質)

〔症 狀〕

滲出性體質이라든지 炎症性體質이라고도 하고 있는 것도 包含시켜서 述하여 본다. 이 體質의 아이에는 一見하여 肥滿하고 튼튼한 것 같이 보이는 假性肥滿型인 者와 過瘦型이 있다. 假性肥滿의 者는 물렁살이고 皮膚筋肉이 軟弱하다.

어느 型이나 모두 皮膚粘膜의 抵抗力이 弱하고 炎症을 일으키기 쉬우며 皮膚에는 濕疹과 糜爛, 痒疹 等이 생기고 粘膜에서는 口中에 「地圖舌」이라고 하여 赤味의 진한 곳과 얕은 곳이 생겨서 地圖와 같이 보인다. 눈에는 다래기가 나고 扁桃肥大, 氣管支카다루, 肺炎, 腸炎 등을 일으키기 쉽다. 그러나 大部分은 生後 5年쯤 까지이며, 7.8歲 以上으로 되면 적어지는 것이다. 結核에 感染하면 頸部顎下의 淋巴腺이 腫脹하고 或은 化膿穿孔하여 瘻孔을 일으키며 腸間膜에 腫腸을 가져오면 腸間膜癆가 되고 食欲亢進하나 衰하고 腹部만이 현저하게 팽만한다. 俗으로 이것을 脾疳이라고 부르고 있다. (矢數)

〔治 療〕

漢方에서는 虛弱體質의 改善强壯을 꾀하는 藥方으로서 다음의 處方을 選用한다.

〔小柴胡湯(76)〕 神經過敏한 小兒로서 扁桃, 임파腺이 부으며 微熱이 계속되는 者에 長期에 亘하여 服用시킨다.

〔柴胡桂枝乾姜湯(53)〕 若干 體質이 쇠한 者로서 疲勞하기 쉽고 活潑치 않으며 顔色도 나쁘고, 微熱, 盜汗, 口渴, 輕한 기침 등이 있는 者에 좋다.

〔小建中湯(57)〕 筋肉이 軟하며 疲務하기 쉽고 元氣가 없으며 腹直筋은 엷어서 힘줄이 당기고 緊張하고 있는 者에 쓴다. 또 腺病質者의 夜尿에도 좋다.

〔四君子湯加陳皮, 半夏(66)〕 특히 胃腸이 약하고 顔色이 蒼白하며 貧血性脈도 배도 軟하고 食欲이 없어서 困難한 者에는 이 方이 좋다.

〔淨腑湯(82)〕 이 方은 所謂 脾疳이라고 부르는 腸間膜癆로서 發熱, 腹部膨滿, 食欲亢進하나 手足이 衰瘦해지는 者에 써서 좋다. (矢數)

〔針 灸〕

虛弱兒童의 强壯療法으로서 針灸는 適當하다.

學齡期前의 幼兒에 對해서는

身柱(59), 命門(63) 또는 腎兪(77)에 小灸를 行하고 때때로 消化不良症에 準하여 皮膚針을 行한다.

學齡期를 넘은 幼兒에 對하여는 다시 孔最(103)를 加하고 감기에 들리기 쉬운 아이에는 風門(67)을 加하며 胃腸이 弱하고 食欲不振인 아이에는 中脘(35), 膈兪(71) 等을 加해서 前者와 같은 皮膚針을 行하는 것이 좋다.

灸는 오래 동안 계속하여 行하지 않으면 아니된다. 계속하여 2個月 以上 灸하면 食欲, 一般抵抗力 等의 增進을 著明하게 인정하게 된다. (倉島)

〔民間藥〕

淋巴腺體質의 아이와 肺門淋巴腺의 아이에는 우리들이 후라이를 하여 먹는 牡蠣의 살을 건조하여 粉末로 하고 1回 1g, 많이 마셔도 關係없다. 體質이 改善된다.

孫太郎虫은 뱀남자리의 幼虫이며 小川淸流의 岩石 사이에 살고 있는 昆虫인데 古來로 小兒疳虫의 妙藥으로서 有名하다. 最近 콘도로이칭이라든가 其他의 化合體를 含有한 것은 아닌가 하고 目下 檢討中.

山椒魚도 民間藥으로서 有名한 것이다. 一般 分析의 報告는 있으나 아직 확실한 有效成分은 알려져 있지 않다. (栗原)

小兒麻痺

〔症　狀〕

病原體는 비-루스이며 顯微鏡으로서도 볼 수가 없는 것이고 코와 목 또는 消化管을 通하여 들어가서 脊髓의 灰白質의 前角자리에 侵入하여 일어나는 것으로 생각되고 있다.

2.3歲의 小兒를 침범하는 일이 많고 發生은 夏期에 많으며 散在性으로 또는 流行性으로 나타나는 神經中樞의 傳染病이다.

4～10日쯤의 潛伏期를 지난 後에 突然히 39°에서 40°의 高熱을 發하고 一般症狀이 나쁘며 脈은 頻數하고 意識이 明瞭하지 않으며 嗜眠, 때로는 扁桃炎, 氣管支炎, 消化不良症, 全身痙攣 等을 수반하는 일이 있다. 이 時期에 皮膚의 知覺過敏과 特發性의 疼痛 및 甚한 發汗이 注意를 이끌고 患兒는 衣服의 交換에 際하여 울어대며 背部 或은 脊柱에 特發性의 疼痛을 호소한다

이 初期症狀은 2～3日로서 消散하고 잇달아서 上肢下肢의 片側 또는 兩側

에 弛緩性의 麻痺를 가져오고 힘이 없어서 홀렁홀렁 해진다. 熱은 1∼2日로 서 常溫이 되고 麻痺도 數日로서 현저히 減退하여 때에 따라서는 全혀 障害 를 남기지 않는 일도 있으나 대개는 一部의 筋肉에 오래도록 麻痺를 남기는 것이며 筋肉은 完全히 弛緩하여 이것을 擧上하여 놓으면, 死物과 같이 落下 하고 만다. 점차 筋肉은 위축하여 현저히 羸瘦한다. 가장 많은 것은 한 쪽의 下肢의 麻痺이며, 때로는 한쪽의 上肢, 內側의 上肢 또는 下肢, 交叉性으로 上下肢의 麻痺가 남는다. 麻痺肢의 發育은 障害되어 變形, 奇形, 拘攣 등을 나타낸다. (矢數)

〔治 療〕

〔小柴胡湯(76)〕 初發時의 發熱, 扁桃炎, 氣管支炎 등을 수반할 때는 이 方을 쓴다.

〔桂枝湯加附子 0.5 (34)〕 下熱한 後, 弛緩性 麻痺를 認定하고 萎縮을 나 타낸 者에 좋다.

〔十全大補湯(71)〕 經過가 永續되고 貧血, 羸瘦, 麻痺肢이 厥冷을 가져온 자에는 이 方이 좋다. 或은 附子를 0.5 加한다. (矢數)

〔針 灸〕

輕度의 小兒麻痺는 何等의 症狀을 남기는 일이 없이 治癒하는 者도 있으 나 대개는 永久麻痺의 形을 남긴다. 다른 療法과 함께 根氣있게 針灸를 倂 行하는 것이 좋다. 단 延髓 乃至 腦에 미친 者에 對하여는 效果를 期待할 수 없다.

基本的인 經穴은 다음 것에 따르고 四肢의 麻痺局所에 對하여는 隨時 諸 經穴을 加除한다.

胸腹部 中脘(35), 患側의 大巨(49), 같은 中府(53)

腰 部 命門(63), 陽關(64), 腎兪(77), 患側小野寺腎點(92)

肩背部 身柱(59), 肝兪(72), 筋縮(62)

上肢部 曲池(99), 三里(116), 郄門(104), 少海(102), 外關(123), 內關(1 06), 魚際(107) 其他의 諸穴中에서 數穴을 선택한다.

下肢部 足三里(129), 陽陵泉(131), 外丘(133), 丘墟(135), 臨泣(136),

隱白(141), 至陰(142)

等의 諸經穴 中에서 數穴을 가린다. (倉島)

夜啼症과 夜驚症

〔症　狀〕

夜啼症은 저녁에 우는 症이며 난지 얼마안되는 哺乳兒가 夜間에 發作的으로 울어대고 좀처럼 그치지 않아서 식구들의 安眠을 妨害하는 것을 말한다.

夜驚症은 4歲에서 8歲쯤의 아이에 많고 밤중에 갑자기 定眠에서 깨어 驚怖의 狀態를 나타내고 「무섭다」든지 「저쪽으로 가라」든지 夢中에서 房안을 뛰어 돌아다니며 兩親에 달라붙어서 울기도 하다가 잠시 고요해져서 安眠한다. 翌朝는 아이는 아무 것도 기억하지 않고 있는 것이 普通이다.

夜驚症의 小兒는 대개 神經質, 貧血性, 虛弱者에 보이는 것이며, 妖怪談과 異常한 그림, 영화를 보든지 싸움을 하든지 꾸지람을 들었을 때에 小兒의 精神을 感動시키고 恐怖의 꿈을 일으키는 動機가 된다. 또 消化障害, 便秘, 腸內寄生虫, 膀胱이 充滿하든지 慢性鼻카다루, 扁桃肥大等도 本症의 誘因이 되는 것이다. (矢數)

〔治　療〕

本病의 原因이 되는 것을 治療하고 神經을 자극하든지 恐怖시키지 않도록 하고 飽食과 膀胱에 尿를 充滿시키지 않도록 注意한다. 一般으로 다음과 같은 藥方을 쓴다.

〔甘麥大棗湯(25)〕　夜啼症에도 夜驚症에도 가장 자주 쓰인다. 神經質로서 조그만 자극에도 過敏하며 흥분하든가 놀래기 쉬운 者에 좋다.

〔桂枝加龍骨牡蠣湯(37)〕　神經質의 虛弱體質의 사람에 써서 잘 神經을 鎭定시킨다.

〔小建中湯(75)〕　腹痛으로서 밤에 우는 경우가 있으므로 그와 같은 者에는 本方이 效果가 있다.

〔紫圓(62)〕　便秘하고 배가 떵떵하여 밤에 울든지 夜驚症을 일으키는 者에는 이 丸藥으로서 적당히 便通을 붙이면 좋다.

〔柴胡加龍骨牡蠣湯(50)〕 비교적 튼튼한 小兒가 夜驚症을 일으킬 경우 心下部가 굳게 차고 腹部에 動悸를 觸하며 조그만 일에도 놀라기 쉽다는 者에는 이 方을 장기간 준다. (矢數)

〔針 灸〕

모두 小兒의 神經症(노이로―제)의 一種이다. 俗으로「疳虫」이라고 하는 것도 같은 것이다.

灸는 大槪의 경우 身柱(59) 또는 命門(63)만으로서 足하다.

또 손의 示指의 二間(122)은 古來로「疳虫」의 灸點으로서 傳해지고 있다

다시 臍部周邊, 腹直筋 全域, 脊柱兩側全域, 頭頂部, 項部, 曲池(99), 合谷(120), 二間(122), 足三里(129)에서 前脛骨筋全域에 걸쳐서 皮膚針을 加하는 것이 좋다. (倉島)

外 科 疾 患

打 撲 傷

〔症 狀〕

鈍力에 依하여 皮膚에는 損傷이 없고 皮下의 軟部組織만이 損傷된 것이며 때로는 挫創과 擦過傷을 隨伴한다.

皮下出血, 皮膚着色, 腫脹, 疼痛의 局所症狀外에 發熱, 쇼크 등의 全身症狀을 일으킨다. 熱은 皮下出血의 吸收에 依한 反應으로서 數日되어 없어지는 것이 普通이다. (石原)

〔三治療黃瀉心湯(54)〕 不意의 受傷으로서 精神不安이 强하고 쇼크, 眩暈 등이 있는 者에 써서 止血, 鎭靜의 效果가 있다.

〔桂枝茯苓丸(41)〕 打撲의 常用藥으로서 皮下出血 特히 紫班을 治하고 疼痛을 완화시킨다.

〔桃核承氣湯(111)〕 局所의 腫脹, 疼痛이 强하고 便秘하고 있는 者에 좋다. 特히 會陰部의 打撲으로서 排尿困難한 者에 奇效를 奏한다. (石原)

〔針 灸〕

打撲傷에는 그것이 어느 部位라도 針灸 共히 適應하고 著效를 奏한다. 打撲傷이 아니고 捻挫의 경우에도 또 著效를 奏한다.

打撲傷의 경우는 그 打撲한 場所에 刺針한다. 一針 또는 數針한다. 打撲했을 경우 밑에 치이었던 뼈의 骨膜痛이 있는 것이 普通이지마는 그러한 경우는 針灸이 骨膜에 觸할 때까지 찌를 必要가 있다. 內出血이 있는 경우는 그 部에 1個所든지 2個所에 3稜針으로서 얕게 자락(刺絡)하고 피를 짜듯이 하여 내면 疼痛이 빨리 낫는다. 灸는 가장 아픈 곳을 발견하여 그 위에 1乃至 2개所에 灸를 한다. 또 타박에 의하여 그와 멀어진 部位(例컨대 胸部를 쳤을 때는 背部에)에 동통이 나는 일이 있다. 그 때는 그 아픈 部에 針하고 또 灸한다.

捻挫의 경우는 그 捻挫를 일으킨 關節의 部에 針하고 灸한다. 針은 關節의 사이에 들어가도록 치면 잘 듣는다. 內出血이 있을 경우는 三稜針을 刺針하여 피를 짜듯이 내면 좋다.

또 捻挫한 關節의 곳에서 멀어진 上部 또는 下部를 壓迫하여 보고 아픈 곳이 있으면 거기에 針하고 또는 灸한 즉 1層 效果的이다.

打撲과 捻挫의 針 및 灸는 그 效果가 即效的으로 나타나므로 꼭 시험해 볼 것이다. (代田)

〔民間藥〕

〔接骨散〕 타박, 염좌(捻挫)에는 黃栢의 黑燒와 同黃栢의 粉末, 合歡木의 黑燒, 大山椒의 粉末, 楊梅皮의 粉末 등 同量으로 섞은 것이 좋다. 이에 少量의 우동가루와 초(酢)를 넣고 진흙 모양으로 하여 환부에 바르고 그 위에 종이조각을 작게 끊은 것을 놓고 마치 물고기의 비늘처럼 貼付하여 간다. 이렇게 한즉 벗길 때는 容易하다. 마르면 다시 바꾸어 붙인다.

慢性의 打撲에는 商陸의 뿌리를 다려서 그 液을 걸레에 적시어서 溫混布를 한다. 그리고 前記의 接骨散을 바른다. (票原)

熱　傷

〔症　狀〕

火焰, 熱湯, 灼熱한 金屬, 蒸氣 등의 熱에 依하여 損傷을 받은 것이며 程度에 따라서 3種으로 나눈다.

第1度 熱傷은 가장 輕한 것이며 局所의 發赤을 主로 하고 灼熱痛은 强하나 腫脹은 輕하고 發赤은 周圍와의 경계가 分明하며 數日로서 사라지고 褐色으로 변하며 表皮가 벗겨져서 차츰 퇴색한다.

第2度 熱傷에서는 發赤部에 水疱를 수반한다. 內容은 漿液性의 透明液이며 노랗게 濁해지기도 하고 재리— 모양으로 굳어져서 있을 때도 있다. 甚히 아프고 水疱가 부수어져서 化膿한 즉 넓은 皮膚의 化膿炎을 일으키는 일이 있으나 부수어지지 않고 경과하면 차츰 內容이 吸收되어 딱지가 되어 흔적을 남기지 않고 낫는다.

第3度 熱傷은 組織의 壞死를 보는 것이며 甚할 때에는 검게 탄화(炭化)한다.

壞死部分은 化膿하기 쉬우나 感染이 없을 때는 內芽組織의 發生에 依하여 離脫하고 보기 싫은 瘢痕을 남긴다. 四肢에서는 기능장해를 남기는 일도 있다. 熱湯은 全身의 3分의 1 以上에 미칠 때는 全身性熱傷의 症狀이 되어 生命의 위독을 가져온다. 小兒에서는 3分의 1 以下라도 주의하지 않으면 아니된다. 全身症狀은 熱傷에 依한 自家中毒과 體液消耗에 依한 쇼크 모양의 것이며 第2度 以上의 넓은 범위의 熱傷으로 일어난다.

受傷直後에는 激痛이 甚하고 口渴을 호소하며 흥분 상태이지마는 얼마 아니 있어서 皮膚蒼白, 體溫도 血壓도 下降하고 呼吸이 切迫한다. 다음에 意識이 혼탁하고 헛소리를 하게 되며 경련, 嘔吐, 下痢 등이 일어나고 尿量은 감소 또는 비뇨가 없고 血尿를 보는 일도 있다.

그리고 혼수상태가 계속하여 虛脫이 되어 死亡한다. (石原)

〔治 療〕

〔三黃瀉心湯(54)·黃連解毒湯(11)〕 輕度의 熱傷으로서 上氣하고 氣分이 흔들리어 沈着이 아니되고 輕한 發熱이 있는 者에 쓴다.

〔桂枝救逆湯(39)〕 앞의 症狀이 1層 强하고 頭痛, 嘔吐 等이 있는 全身性熱傷의 初期에 適合하다.

〔四逆湯加人參(65)〕 全身性熱傷으로서 疲勞가 甚하고 體液欠乏이 著明한 者에 좋다. 口渴이 强한 者에는 白虎湯(128)에 人參을 加한 方이 잘 듣는다

〔紫雲膏(61)〕 모든 熱傷의 局部에 塗布하여 좋다. 水泡가 부수어져서 化膿의 兆가 있을 때에는 伯州散(120)을 3分의 1量, 加하고 잘 混和하여 塗布한다. (石原)

〔針 灸〕

熱傷에 對하여는 針灸療法은 不適應하다. (代田)

凍 傷

〔症 狀〕

寒冷에 의하여 일어나는 것이며 熱傷과 같이 局所性凍傷(이것을 3種으로 나눈다)과 全身性凍傷으로 大別한다.

局所性凍傷은 體質과 疾患에 의하여 걸리기 쉽고 四肢의 末端과 耳殼, 코 끝들의 露出部에 일어나기 쉽다.

第1度凍傷에서는 患部의 發赤, 腫脹이 있고 感覺은 鈍해진다. 數日하여 充血紅潮하고 灼熱感과 疼痛을 느끼며 대단히 가렵고 輕한 부종을 묻한다. 原因이 없어지면 自然히 消失한다.

第2度凍傷에서는 第1度의 部分에 水泡가 생겨지지만 熱傷과 같이 크지는 않다. 드물게 화농(化膿)하여 동통을 더하는 일이 있으며, 치유후(治癒後)에 경도의 반혼(瘢痕)을 남긴다.

第3度凍傷은 組織의 壞疽를 가져오는 것이며, 患部는 受傷直後는 蒼白, 寒冷해지고 감각이 全혀 없어진다. 時日이 경과하면 紫藍色에 黑色으로 變하고 健康部와의 境界에 疼痛을 生하며 壞死部는 차츰 軟하여져 脫落하여 潰瘍이 되고 2次的으로 瘢痕治癒하나 經過는 極히 길다. 第2度凍傷은 皮膚만이 아니고 皮下와 뼈에까지 達하고 손가락같은 것이 탈락하는 일도 있다

全身性凍傷은 熱傷의 그것이 罹患部의 넓이에 比例하여 中毒樣症狀을 묻하는 것과 全혀 다르다. 全身의 冷却에 依하여 障害가 일어나는 것이며, 疲勞, 飢餓, 酒醉 등이 그 障害를 助長한다.

症狀으로서는 돌연히 寒氣와 떨림을 發하고 疲勞倦怠感이 甚하며 步行은 醉한 것같고 意識이 몽롱해지며 幻覺을 發하고 마침내는 失神卒倒하고 心臟痲痺를 일으켜서 死亡한다.

皮膚가 트는 것은 輕度의 凍傷의 一種이며 慢性의 경과를 取하는 것이다.

凍傷은 體質的으로 걸리기 쉽다. 虛弱體質, 冷症, 古血이 있는 者등은 健康하여도 凍傷이 되기 쉽다. 漢方에서는 이들을 확실히 區別하여 體質改善의 對策을 생각한다. (石原)

〔治　療〕

〔當歸逆湯局(113)〕　所性凍傷의 各期를 通하여 常用된다. 吳茱萸湯(49)과 合한즉 第3期의 回復이 늦은 者에 適當하다.

〔桂枝湯加人參(34)〕　全身性凍傷의 輕한 者로서 疲勞하고 頭痛이 있을 때에 桂枝湯에 人參 3을 加하여 頓服한 즉 따뜻해져서 氣分이 좋아진다.

〔桂枝茯苓丸(41)〕　凍傷에 걸리기 쉬운 體質로서 瘀血이 있는 者에 連用한즉 豫防이 된다.　體力이 있고 便秘하기 쉬운 者에는 桃核承氣湯(111)이 좋다.

〔當歸芍藥散(114)〕　體力이 弱하고 冷症으로서 凍傷에 걸리기 쉬운 體質을 가진 者에 豫防的으로 쓴다.

〔紫雲膏(61)〕　第2度, 第3度의 凍傷의 患部에 貼用한다.

〔伯州散(120)〕　潰瘍의 治癒가 늦고 內芽의 發生이 나쁜 자에 內服한다. 紫雲膏와 混和하여 患部에 貼用하여도 좋다.

〔石　原〕

〔針　灸〕

凍傷에 대하여는 針灸療法은 적응한다. 그 凍傷을 일으키고 있는 部의 中心點에 2番 또는 3番의 針을 얕게 刺한즉 出血한다. 3番針으로서 얕게 刺하여도 좋다. 灸할 경우는 極히 작은 灸를 患部의 中心에 2,3壯을 뜬다. 아직 初期로서 붉어지고 가려워서 곤란하다고 하는 경우라면 곧 가려움이 없어지고 좋아진다.

또 손에서는 手三里(116), 陽地(124), 養老(125) 발에서는 足三里(129), 陽陵泉(131), 照海(155), 丘墟(135) 等에 灸하여 두면 豫防的으로도 有効하다. (代田)

〔民間藥〕

吳茱萸 한줌을 세수대야에 물을 가득 넣은 데에 넣고 熱한다. 沸騰하며는 吳茱萸를 除去하고 그 湯에 患部를 담구었다가 暫時後에 그 患部를 수건으로서 잘 닦고 摩擦한다. 이것을 學校兒童같이 여러 사람이 할 때는 큰 넓은 桶에 하면 좋다. (栗原)

癤과 癰

〔症 狀〕

化膿性의 細菌이 毛囊과 皮脂腺에 侵入하여 皮下에 限局性의 急性化膿炎
을 일으킨 것이 癤이며, 局所에 이것이 群生하여 一塊가 되어 큰 硬結이 된
것이 癰이다.

糖尿病, 惡液質, 慢性의 消耗性疾患, 消化障害, 偏食(過度의 肉食을 連續
等)인 者는 好發하기 쉬우므로 注意를 要한다.

症狀은 처음 毛囊과 皮脂腺에 一致한 작은 結節이 생기고 壓痛, 硬結, 發
赤이 있다. 다음에는 차츰 크게 되어 圓錐形을 呈하고 中央에 黃白色의 膿
栓을 인정한다. 約 1,2週間 後에 中心에서 軟化하여 自潰하고 排膿하여 治
癒한다.

癰는 腫脹과 發毒이 著明하며 그 가운데에 많은 膿疱를 가지고 있으며 차
츰 壞疽로 빠져서 疼痛激甚, 高熱을 發한다.

順調롭게 경과하면 自潰하여 큰 潰瘍이 되어 二次的으로 瘢痕을 남기고
낫는다.

癤이나 癰나 모두 皮下의 軟部組織에 化膿炎이 퍼지면 후로구모―네를 일
으키고 또 菌血症과 敗血症이 되어 全身에 菌과 毒素가 波及하는 結果 여러
가지 疾病을 併發하여 죽음의 轉歸를 取하는 일도 있다.

發生의 部位에 따라서 全身症狀(例컨대 頭痛, 發熱, 運動障害)도 다르다.

老年者나 前記의 疾患이 있는 好發體質인 者는 細心의 注意가 必要하며
食事도 조심하지 않으면 아니된다. (石原)

〔治 療〕

요즘은 化學療法, 抗生物質의 使用에 依하여 비교적 치유율(治癒率)도 높
아졌으나 그 反面, 耐性菌에 依한 것 體質的인 것이 많아지고 經過가 오래
가든지 잇달아서 續發하는 것 등이 많아졌다. 漢方의 本領은 이와같은 者의
治療에 있다.

〔葛根湯(17)〕 初期의 것으로서 惡寒, 發熱이 있을 때, 發散시키는 効果

가 있다.

더 한층 發散을 빠르게 하는 데는 升麻葛根湯(83)을 使用한다.

〔十味敗毒湯(72)〕　앞의 方으로서 發散한 後 解毒의 目的으로서 쓴다. 輕한 것은 이것으로서 消失해 버리는 일도 적지 않다.

〔內托散(115)〕　前方보다도 더 時期가 進行되어 化膿하기 始作했을 때에 順調롭게 化膿을 促進시키고 疼痛을 除去하는데 쓴다.

〔托裏消毒飮(104)〕　후래구모—네를 일으키기도 하고 敗血症의 의심이 있을 때에 좋다.

〔伯州散(120)〕　化膿을 限局시키고 膿瘍形成을 促求하며 敗血症을 막기 위하여 앞의 두 方같은 데에 兼用한다. 이 藥은 化膿의 兆가 없는 初期에는 써서는 아니된다.

〔黃耆建中湯加當歸(7)〕　體力이 衰한 者에 內托散과 같은 目的으로서 쓴다. 治癒後의 衰弱에도 좋다.

〔排膿散(79)〕　限局性인 것은 이것으로서 消失한다. 癰에서는 自潰排膿을 빨리하는 效果가 있다.

〔紫雲膏(61)〕　自潰한 後에 貼用한즉 肉芽의 新生을 빠르게 한다.

〔苦蔘湯(29)〕　初期에 發赤腫脹이 强하고 疼痛이 甚한 者는 이것으로써 洗滌한 위에 濕布한즉 좋다.

〔防風通聖散(135)〕　胞滿하고 있으며 體力이 있고 잇달아 속발하는 者에 이것을 運用한즉 體質改善에 依하여 治癒한다.

〔大柴胡湯(103)〕　前方과 같은 者로서 上半身에 發生하고 가슴 밑이 緊張하여 가슴이 답답한 感이 있는 者에 쓴다. 體力이 허약한 者이면 小柴胡湯(76)이 適合한 경우도 있다.

〔大黃壯丹皮湯(101)〕　體力이 있고 잘 便秘하며 腰背部에 發한 者에 適當하다. 續發하는 者에는 薏苡仁 八을 加하면 좋다.

〔淸上防風湯(90)〕　靑少年으로서 元氣가 있고 特히 顔面部에 癤의 發生을 되풀이 하는 者나 여드름이 완고한 者에 쓴다. (石原)

〔針　灸〕

癤이나 癰나 모두 針灸의 적응증이지마는 거기에는 한계가 있다. 癰의 큰 것이라면 베니시링 등의 化學療法의 병용이 必要하고 또는 外科的인 療法이 必要하다.

口邊과 顔面에 생긴 癤과 疔을 普通 面疔이라고 하고 있다. 이 경우는 手三里(116), 合谷(121)에 灸를 뜬다. 灸는 米粒大로서 壯數는 三十壯 以上 처음 뜨겁지 않을 경우에는 뜨거울 때까지 처음부터 뜨거울 경우에는 뜨거움을 느끼지 않게 될 때까지 계속해서 뜬다. 하루에 朝晝夜로 3回 뜨는 것이 좋다. 極히 初期라면 化膿하지 않고 낫는다. 그렇지 않더라도 덜 아프고 빨리 化膿하여 速히 낫는다.

面疔 以外의 場所, 例를 들면 頸部와 背部에 癤과 疔이 생겼을 때라도 上記의 灸法으로서 좋으나 身柱와 心兪를 加하는 便이 一層 效果的이다.

臀部와 下肢에 그것이 생겼을 경우에는 足三里(59)와 三陰交(70)에 灸를 加한다. (代田)

〔民間藥〕

癰, 腫, 惡瘡의 疼痛에 마늘을 찌어(搗)서 胡麻油를 넣고 잘 주물이서 섞어 가지고 두텁게 부은 곳에 바른다(塗한다). 마르면 또다시 바른다.〔票原〕

淋巴腺炎

〔症 狀〕

末梢에 있어서 化膿한 創傷과 化膿炎이 있을 때에 所屬 임파腺이 腫脹하고 다음에 炎症을 일으키는 것이 急性임파腺炎이며, 濕疹이나 虫齒, 慢性의 粘膜의 카다루性 疾患이 있을 때에 일어나는 것은 慢性單純性 임파腺炎이라고 한다. 이 外에 特殊한 것으로서 結核과 性病에 起因하는 것이 있으나 이것은 別途로 述하였으므로 여기서는 前記한 것에 限하기로 한다.

化膿炎으로 續發한즉 急激히 임파腺의 腫脹을 가져와서 發赤壓痛에 이어 激痛과 高熱을 發하고 全身狀態도 侵犯된다. 單純性인 것은 化膿까지는 안 가나 周圍炎을 일으킨즉 차츰 腺이 化膿고 波動을 인정하며 膿瘍이 되어 自潰하여 排膿治癒하게 되나 간혹 瘻管을 남기고 經過가 오래 가는 것도 있

다. (石原)

〔治 療〕

漢方에서는 皮下의 化膿炎이므로 癤이나 癰와 같이 생각하고 같은 處方을 症狀에 依하여 선택하여 쓴다. 經過가 오래가는 者에는 다음 것을 連用하는 일도 있다.

〔十味敗毒湯(72)〕 初期에 發散의 目的으로 쓰는 것은 癤의 때와 같으나 體質改善을 위하여 連用하는 일도 있다.

〔小柴胡湯加石膏(76)〕 小柴胡湯이 適合한 體質者에 石膏 八을 加하여 쓴다. (石原)

〔針 灸〕

임파腺炎에는 그 初期에서 化膿하지 않는 동안이라면 針灸가 適應한다. 普通, 耳下, 腕部, 鼠蹊部 等의 임파腺이 腫脹하여 壓痛이 있는 경우에는 그 部에 極히 가는 1~2番針을 얕게 찌른다. 灸는 깻낟만한 크기의 것을 3~5壯 뜬다. 그래서 炎症이 除去되고 疼痛이 없어지는 일이 많다. 그 경우 임파腺炎을 일으키게 된 原因으로서의 外傷 또는 皮膚病에 適當한 치료를 할 必要가 있는 것은 勿論이다. (代田)

頸腺結核(루력)

〔症 狀〕

대개는 肺結核에 依하여 結核菌이 原發巢에서 血行을 介하여 2次的으로 頸部, 顎下部, 腋下部, 腹腔內의 임파腺에 轉移하여 일어난다.

潛行性으로 1個 乃至 數個의 硬한 無痛性의 임파腺腫脹이 生기고 처음은 可動性이지마는 차츰 周圍에 癒着하여 凹凸이 있는 덩어리를 만든다. 다음에 軟化하여 寒性膿瘍이 되어 自潰해서 潰瘍 또는 瘻孔을 만들며, 오래도록 낫지 않는다.

全身症狀은 著明하지 않으나 原發巢의 病勢가 進行하는 것은 發熱, 衰弱, 貧血 等을 보게 된다. 軟化의 時期는 體質과 病勢에 依하여 다르고 乾酪樣 變性을 가져오는 것은 빨리 寒性膿瘍이 된다.

또 流注, 自潰도 여러가지로서 때에 따라서는 意外의 部位에 까지 波及하는 일도 있다. (石原)

〔治 療〕

〔小柴胡湯加石膏(76)〕 初期의 腫脹과 微熱이 있을 때에 쓴다. 順調롭게 가면 腫腸도 除去되고 自然히 낮는 일도 있다.

〔黃耆建中湯加當歸(7)〕 허약한 體質로서 瘻孔을 만들어 낫기 어려운者에 黃耆建中湯(7)에 當歸 四를 加하여 쓴다.

〔加味逍遙散加減(16)〕 女子로서 특히 衰弱이 현저한 者에는 本方의 牡丹皮, 山梔子를 除去하고 夏枯草, 貝母, 牡蠣, 括樓根 各 一를 加한다.

〔歸脾湯(26)・十全大補湯(71)〕 經過가 오래 가고 貧血과 쇠약이 더해진 者에 써서 좋다.

〔伯州散(120)〕 瘻孔이 생겨서 오래도록 낮지 않는 者에 內服시켜서 局所에도 貼用하여 肉芽의 新生을 促進시키는 效果가 있다. 一般으로는 前記의 前劑와 兼用하는 일이 많다. (石原)

〔針 灸〕

頸腺結核에는 針灸療法이 適應한다. 主로 灸療에 依하고 針은 對應的으로 肩臂痛이 있는 部에 찌를 程度로서 좋다. 結核性인 것이므로 炎症을 일으키고 있는 頸腺을 직접 찌르는 것은 避하는 것이 安全하다. 設使 乾酪變性하고 고름을 배출하게 되었다고 하여도 灸를 계속하고 있는 동안에 자연히 치유한다. 使用 經穴은

中脘(35), 脾兪(74), 身柱(59), 風門(67), 膏肓(83), 手三里(116), 少海(102), 足三里(129), 翳風(13)

또 부어 있는 淋巴腺 위에 직접 灸하여도 좋다. (代田)

〔民間藥〕

夏枯草一들, 밭고랑 等에 自生하는 多年草로서 첫여름쯤 紫色의 唇形花가 穗狀으로 되어 피고 그 꽃이 말라서 褐色이 되어 마치 보리 이삭과 같은 모양을 하고 있다. 알맹이가 없는 이삭이므로 空穗草라고도 하고 있다. 이 이삭을 採取하여 約 100g에 물 1,000cc를 넣고, 重湯煎 위에서 熱하여 徐徐히

蒸發시켜서 진덕진덕한 엑기스로 한다. 거기에 와새링을 조금 넣어서 軟膏로 한 것을 「루력」의 患部에 塗布한다.

夏枯草 3g과 大黃, 甘草 0.3g 以上 다린 것을 1日量으로 하여 適宜 服用한다.

쑤세미를 黑燒한 것을 1回에 2g 溫酒로서 服用한다.

松羅―深山森林中의 松杉類의 가지 측다리에 달리어 있는 실모양의 地衣로서 帶黃綠色을 呈하고 길이 30cm 쯤, 이것을 日本 明治時代에는 「金線草」라고 하여 「루력」에 쓰는 藥이라고 해서 賣出되었던 일이 있다. 當時 이 알콜 浸出液, 即 金線草칭기가 쓰여졌다. 最近 本品의 1種의 香氣가 무언가 性欲亢進에 關係가 있지 않나고 學者가 究研하고 있다. (栗原)

骨結核(가리에스)

〔症 狀〕

結核의 原發巢에서 血液과 淋包를 介하여 2次的으로 骨膜・骨隨를 侵犯하는 疾患으로서 脊椎와 手足의 뼈에 好發한다. 年少者에 많이 나타난다.

症狀은 極히 완만하고 時日이 지나서 뼈의 胞厚와 腫瘤를 生하고 腫脹, 疼痛, 壓痛, 機能障害 外에 全身 症狀으로서 微熱・衰弱・食欲不振 등을 呈하고 病巢의 破潰에 依하여 冷膿瘍・瘻管形成을 일으키며 膿瘍의 流注에 依하여 神經障害가 생기고 下部에 寒性流注膿瘍을 나타내는 일이 있다. 특히 脊椎에 오는 脊椎가리에스가 가장 많고, 脊椎强直 背筋緊張을 가져오고 後에는 脊椎彎曲도 인정하게 된다. 만약 化膿菌의 混合感染이 있을 때는 高熱을 發하고 진한 膿汁을 分泌하나 混合感染이 없은 때는 膿汁은 稀薄하다. (石原)

〔治 療〕

〔大黃牡丹皮湯加減(101)〕 瘻管을 形成하여 끊임없이 排膿이 있는 경과가 긴 者로서 體力이 衰하지 않는 경우에 大黃牡丹皮湯(101) 中의 大黃과 芒硝를 去하고 代身 薏苡仁 八, 枯梗 三을 加하여 쓴다.

〔伯州散(120)〕 排膿을 促進하는 것과 同時에 强壯의 作用이 있으므로 다

른 煎劑와 겸용한다.

〔黃耆建中湯加當歸(7)〕 虛弱體質로서 筋骨의 發達이 나쁘고 腹筋이 굳어
지며 腹力이 없는 者에 連用한다. 體質改善과 强壯의 效果가 있다.

〔十全大補湯(71)〕 앞의 것보다 한층 쇠약이 甚하고 貧血도 强하면 元氣
가 없는 者에 좋다. 만약 骨腸症狀같은 것이 있고 가슴이 痞하여 마시기 곤
란할 경우에는 歸脾湯(26) 편이 좋다.

〔四物湯加味(67)〕 脊椎와 骨盤등 下半身의 가리에스로서 步行을 하지 못
하고 麻痺가 있는 者에 좋다. 四物湯(67)에 別甲鹿角, 牡蠣各 5를 加한다.
《石原》

〔針 灸〕

骨結核 中에서 우리들이 많이 부딛치는 것은 肋骨가리에스, 脊椎가리에스
骨盤가리에스이다. 그리고 그 어느 것이라도 針灸療法은 적용한다.

(1) 肋骨가리에스 輕症인 것으로서 肋骨에 腫脹壓痛이 있고 아직 고름을
배출하기에 이르지 못했을 경우에는 그 腫脹이 있는 部에 刺針하고, 또 그 部
에 1~2点 灸한다. 뒤는 全體療法으로서 中脘(35), 脾兪(74), 身柱(59), 風
門(67), 曲池(99), 足三里(129) 등에 灸한다. 또 患部의 어느 肋骨의 附着
部의 背部에 壓痛 또는 自發痛이 나는 일이 많으므로 그 部에 針하고 또 灸
한다.

(2) 脊柱가리에스 胸椎·腰椎의 어느 것을 侵犯當했을 경우라도 療法은
同一하다. 기브스벧드 또는 콜셋트에 依한 安靜庇護療法과 食餌療法을 第1
로 하고 針灸療法은 補助的 療法으로서 苦痛의 輕感과 體力의 增進과를 圖
謀하여 自然治療로 이끈다. 灸療는 1年 또는 1年 半 계속할 必要가 있다.

如何한 療法에 依하던지 (脊椎가리에스가 完全히 治癒할 때까지는 1個年半
또는 2個年 걸린다) 食餌에는 칼슘이 많은 小魚類 벼메뚜기 같은 것을 많
이 섭취시킬 必要가 있다. 針은 患部 부근에 刺하고 또 가리에스에 依하여
일어나는 神經痛과 筋痛에 對하여 對症的으로 쓴다. 灸는 羅患脊椎의 中央
部와 그 上下의 左右 5分쯤의 곳에 壓痛을 찾아서 뜨는 外에 全體的인 治療
를 한다. 全體的 治療의 代表的인 要穴은

中脘(35)，腎兪(77)，次節(81)，脾兪(74)，身柱(59)，曲池(99)，足三里(129)，照海(155)이다.

(3) 骨盤가리에스 療法은 脊椎가리에스와 같이 해서 좋다.

脊椎와 骨盤의 가리에스에 際하여는 流注膿瘍이라고 하여 寒性의 흰 고름이 腸骨窩와 臀部에 滯溜할 때가 있다. 이것은 外科醫에 굵은 注射針으로서 除去할 必要가 있다. 또 이 膿瘍이 파괴되어 自然히 고름을 배출하는 일도 있다. 이 고름의 自然排出이 있는 것이라도 고름의 處置를 하면서 灸를 계속하고 있는 동안에 自然히 나오지 않게 되어 치유하므로 失望하는 일이 없이 灸를 계속하여 體力을 增進하는 것이 重要하다. (代田)

〔民間藥〕

珊瑚의 粉末0.5를 1回量으로 하고 1日 1回 乃至 2回, 連續服用하는 것이 民間療法으로서 行하여지고 있다. (栗原)

關節結核

〔症　狀〕

血液 또는 임파에 의하여 結核菌이 직접으로 關節의 滑液膜을 침범하는 것과 骨結核이 關節에 破해져서 일어나는 것과 原因이 둘이 있다. 가장 침범되는 것은 膝關節과 股關節이며 年少者에 많다.

一般으로 疼痛이 없는 慣性의 關節腫脹, 運動할 때의 疼痛, 機能障害, 罹患한 쪽의 手足의 위축 등의 局所症狀 外에 여위어서 몸이 가늘게 피고, 倦怠, 食欲不振, 微熱 등의 全身狀態를 나타낸다.

그 出現의 모습과 경과는 여러 가지 있으나 大別한즉 5種으로 나누어진다 結核性關節水腫은 어른의 膝關節에 많고 初期에 보인다. 關節腔內에 滲出液이 차이므로 破動과 腫脹을 인정한다.

肉芽性關節 結核은 가장 많은 型이며 水腫에서 移行하는 것이 많다. 小兒에 잘 보인다. 腫脹이 강하고 그 部分의 피부는 긴장하고 光擇이 있는 蒼白으로 된다. 運動障害가 高度이며 壓痛과 疼痛이 있으므로 가장 便한 位置를 取하고 근육은 여의었으며 특수한 모양을 呈한다. 때로는 不完全한 脫臼를

일으키는 일도 있다.

　結核性化膿性關節炎은 末期의　狀態이며 前記의　二型과　함께 結核의 조작이 파괴되어 피부를 破하여　瘻管을 만들거나 아래로 고름이 흘러서 下垂膿瘍을 일으킨다. 骨의　破壞가　高度이며 病的脫臼를 볼 때가 있다.

　乾性가리에스型에 오는 것은 股, 肩에　많은 膿汁을 만들지 아니하지마는 關節의　破損은 顯著하다.

　結核性關節류—마치스의　型을　取하는 것은 간혹 普通의 류—마치스와 混同되어 多發性으로 關節을 침범한다. (石原)

〔治　療〕

　〔麻杏薏甘湯加味(140)〕　關節水腫의　形을　取한 初期의　者에 尤 三을　加한다. 또 普通의　關節炎의　項을　參照할 것.

　〔大黄牧丹皮湯加減(101)〕　化膿이　있을 때에　이것을 阻止시킬　目的으로서 大黄牧丹皮湯(101)의　大黄과 芒硝를　去하고 薏苡仁 八과 桔梗 3.0을　加하여 쓴다.

　〔黄耆建中湯加味(7)〕　結核의　虛弱한 體質者에　當歸 4.0을　加하고 連用시킨즉 體力이 붓고 關節도　自然히　輕快한다.

　〔十全大補湯(71)〕　瘻管을 만들고 排膿이 그치지 않으며, 쇠약한 者에 伯州散(120)과 겸용한다. 肉芽性인 者로서　熱이　없고 쇠약하고 있는 者에는 本方의　桂枝와 茯苓을　去하고 防風3.0 羌活,　牛膝,　甘草,　生姜,　大棗各1.5 附子0.7을　加하여 쓴다. (石原)

〔針　灸〕

　關節結核에　對한　針灸療法은 그 極히　輕症인 경우에 적용할 뿐이고 조금 症狀이　重하게 된 者에는 적용하지 않는다. 關節結核의　重症의　경우는 기부스 繃帶에　依하는　固定療法, 또는 할 수 없는 경우에는 外科的인 切斷療法이　있을 뿐이다. 切斷을 할 수 없이 했을 경우는 膝關節과 足關節의　結核의 경우에 많다. 肘關節과 腕關節의　경우라면 기부스에　依한　固定療法을 하든지 또는 針灸療法에　依하여 症狀을 경쾌시킬 수 있다.

　그리고 切斷할 必要는 없다. 이러한 경우와 輕症의　경우에 있어서의 針灸

療法은 關節炎의 치료에 準하여 좋으나 局所的인 치료外에 身體를 全體的으로 건강히 하고 치유력을 왕성하게 하기 위하여 中脘(35), 脾兪(74), 腎兪(77), 身柱(59), 等의 灸를 加할 必要가 있다. 이들 全體的인 意味에 있어서의 灸療는 기부스의 固定療法를 行할 경우에도 병용하는 것이 치유(治癒)를 촉진한다. (代田)

骨膜骨髓炎

〔症　狀〕

化膿菌에 依하는 것 外에 梅毒이 뼈에 와서 本症을 일으키는 일이 있으므로, 原因을 分明히 할 必要가 있다. 急性化膿性의 것은 他部의 化膿炎에 依하여 血液中에 들어간 化膿菌이 뼈를 침범할 경우와 打撲, 骨切等의 外傷에 依하여 菌이 들어가는 경우 및 附近의 化膿炎이 波及하는 경우가 있다. 이 病은 年少者에 많고 특히 男子에 많다. 骨膜에 처음 炎症이 일어나고 다음에 뼈와 骨髓에 미치는 形과 骨髓에 처음 일어나서 뼈와 骨膜에 波及하는 形이 있으며 一般的으로 手足의 긴 뼈에 많다.

症狀으로 서는 대개 寒氣와 떨림을 수반한 高熱을 發하고 患部에 激痛이 있다. 壓痛도 현저하고 날이 지남에 따라서 腫脹이 더하며 發赤과 熱感을 隨伴한다. 機能障害도 저조하다.

이와 같은 急性症狀은 二週間쯤으로서, 鎭靜되고 化膿과 腐骨形成이 行하여진다. 皮膚가 터져서 排膿하면 症狀은 一旦 輕해지지마는 瘻管과 腐骨을 남기고 慢性骨膜骨髓炎으로 移行한다. 惡性의 것은 高熱과 同時에 全身症狀이 漸漸 惡化하여 化膿하지 않는 동안에 敗血症과 膿毒症이 되어 數日로서 죽는 경우도 있다.

慢性化膿性의 것은 急性에서 移行하는 것이 大部分이지마는 毒力이 弱한 化膿菌의 경우 처음부터 慢性形을 取하는 일도 있다.

慢性이 되면 疼痛과 熱은 없고 排膿도 中止되며 瘻管도 閉鎖한 것같이 보이는 일도 있으나 過勞와 輕한 外傷으로서 急性症狀이 再發하기도 하고 或은 排膿이 그치지 않고 衰弱을 가져오는 경우도 있다. 腐骨이 除去되기 前

에는 낫지 않고 骨膜이 肥厚하여 뼈가 파괴되므로 病的骨折를 일으키기 쉽
다. 뼈 모양도 異常하게 되며, 隣接한 關節의 奇形을 呈하는 일도 있다.

梅毒에 依한 것은 化膿性과 같이 急性症狀을 나타내지 않고 고무腫의 모
양으로서 뼈를 侵害하고 骨膜을 肥厚한다. 梅毒의 치료를 行하지 않으면 根
治되지 않는다. (石原)

〔治 療〕

漢方에서 치료의 對象이 되는 것은 慢性의 것이며 初期것은 癤의 治方을
適宜 參照하여 쓴다.

〔甘草附子湯(22)〕 寒氣가 들고 小便이 저으며 疼痛이 强할 때에 쓴다.

〔內托散加味(115)〕 初期急性症狀이 일단 落着되고 化膿이 시작할 무렵에
內托散(115)에 反鼻2.0을 加 한다.

〔伯州散(120)〕 瘻管이 생기고 排膿이 그치지 않는 者에 다른 處方과 겸
용하면 좋다.

〔十全大補湯(71)〕 衰弱이 甚한 慢性의 者에 쓴즉 體力을 回復하고 치유
를 빠르게 한다.

〔四物湯加味(67)〕 貧血하며 便秘하기 쉽고 體力이 衰한 者 特히 下肢의
뼈가 나쁜 경우에 四物湯(67)에 別甲, 反鼻, 牡蠣, 鹿角各1.0을 加하여 쓴
다. (石原)

〔針 灸〕

骨膜骨髓炎에도 針灸療法은 適應한다. 治療는 全體的으로 行한다. 局所的
으로는 罹患骨의 部에 直接 針을 하든지 灸할 따름이다. 全體的으로는 다음
과 같은 穴을 쓴다.

中脘(35), 腎兪(77), 次窌(81), 身柱(59), 曲池(99), 足三里(129), 照海
(155),

上肢에 骨髓炎이 있을 경우에는 風門(67), 臑兪(114), 等을 加한다.

外科的으로 切開를 加했을 경우에도 再發했을 경우에도 針灸療法은 有效
하다. (代田)

脫　腸(헤루니아)

〔症　狀〕

헤루니아라는 것은 組織의 隙間(격간)에서 內臟이 體腔의 被膜에 쌓이여서 脫出한 狀態를 말하는 것이지마는 外腹部에 보이는 腸의 脫出이 가장 많으므로 一般이 脫腸이라고 稱하고 俗으로 헤루니아라고 하면 이것을 가르키게 되어 있다. 그 部位에 따라서 여러가지로 區別되고 成因에 對하여도 先天性과 後天性으로 나누어진다.

先天性 헤루니아는 所謂 헤루니아 素質이 있는 者로서 날 때부터 組織에 欠陷이 있어서 일어난다. 後天性의 原因으로서는 不斷히 反復하여 腹壓이 걸릴 경우나, 極度의 榮養不良에 依한 組織의 萎縮, 高度의 腹壁의 瘢痕, 老人等의 筋의 弛緩이 생각된다.

一般症狀으로서는 헤루니아의 腫瘤를 觸하고 壓迫한 즉 氣體雜音을 發하고 彈力性은 軟하며 腹壓과 몸의 位置에 따라서 크기가 變한다. 壓迫하든가 橫臥함에 依하여 소리를 내고 消失(還納이라고 한다)하며, 서든지 腹壓을 加하면 또 나타난다. 還納한 後에 잘 觸한즉 나오는 穴(헤루니아門)을 觸하게 된다. 나온 그대로이면 牽引痛, 便秘, 不快感을 呼訴하고 脂肪이 많을 때, 癒着이 있을 때, 腸이 二重으로 말려 들어갔을 때, 等에도 還納하지 못하고 때로는 그대로서 잡아메어지고 嵌頓을 일으킨즉 견디지 못하는 不快感과 激痛을 發한다. 嵌頓의 경우는 곧 外科手術을 하지 않으면 生命의 危險을 招來하는 일이 있다. (石原)

〔治　療〕

外科的 根治手術이 가장 確實하나 漢方에서는 體質을 强健히 하여 헤루니아를 나오기 어렵게 하는 方針을 取하여 다음과 같은 內服藥을 쓴다.

〔小建中湯(75)〕 헤루니아 素質의 小兒로서 體質이 弱하고 疲勞하기 쉬운 者에 連用하여 體質을 改善한즉 낫는 일이있다. 만약 神經質로서 腹筋이 緊張하고 가슴밑이 硬하며 가슴이 답답한 者에는 小柴胡(76)의 連用이 좋다.

〔桂枝加芍藥湯(35)〕 여윈 老人과 小兒의 還納性헤루니아로서 때때로 나

와서는 배가 부르고 疼痛과 不快感을 呼訴하는 者에 좋다. 便秘가 계속될 때에는 膠飴20을 加한다.

〔大建中湯(102)〕 嵌頓의 初期로서 腹部의 激痛, 구토가 있으며 배와 手足이 冷한 者에 緩解의 目的으로서 頓服시킨다. (石原)

〔針 灸〕

脫腸에는 針灸療法은 그렇게 效果的이 아니다. 다만 小兒期의 者에는 有效하다. 脫腸이 있는 쪽의 腎兪(77), 謙道(57), 照海(155)等의 灸가 듣는다. 身柱(59)의 灸도 떠 놓는 것이 좋다. (代田)

肛圍膿瘍

〔症 狀〕

直腸壁의 損傷과 炎症에 續發하는 일이 많다. 惡寒, 發熱, 口渴等의 症狀을 呼訴한다. 表在性의 것은 처음부터 肛門部의 腫脹, 發赤, 疼痛을 呼訴하나 潛在性의 것에서는 局所症狀이 없고 熱性傳染病(치부스等)으로 誤認하는 일도 있다. 數日이 되면 局所의 浮腫과 腫腸, 激痛이 나타나고 때에 따라서는 排尿困難을 가져 온다. 切開하든지 皮膚 또는 肛門內에 터져서 排膿한즉 輕快하나 간혹 痔瘻가 되어 慢性化하는 일도 있다. 깊은 곳에 된 것일 수록 惡性이며 治癒도 오래 걸린다. (石原)

〔治 療〕

〔大黃牡丹皮湯(101)〕 初期의 急性症狀이 强하고 便秘, 排尿困難이 있는 者에 좋다. 만약 症狀이 완만하고 慢性化의 경향이 있는 경우에는 이에 薏苡仁8.0, 朮4.0, 甘草1.0을 加한다.

〔托裏消毒飲(104)〕 體質이 약하고 앞의 方이 適合하지 않는 者, 結核에 依한 者, 痔瘻가 되어서 멀건 膿汁이 그치지 않는 者에 쓴다.

〔十全大補湯(71)〕 痔瘻가 되어 排膿이 계속하고 쇠약한 者에 좋다. 局所에는 紫雲膏(61)를 貼用하여 傷口의 治癒를 꾀한다. (石原)

〔針 灸〕

肛圍膿炎에 對하여는 針灸療法은 그렇게 有效하지 않다. 다만 다음과 같은 經穴에 灸하여 有效할 경우도 있다.

大腸兪(78), 次窌(8), 中窌(82), 手三里(116), 足三里(129), (代田)

痔　瘻

〔症　狀〕

肛圍膿瘍의 自潰 또는 不完全한 切開後에 或은 結核性膿瘍에 續發한다. 梅毒性일 때도 있다.

肛門의 주위에 瘻孔이 있어서 膿汁을 내는 것을 外痔瘻라고 하며 오래된 것에는 開口部에 맹아리같은 肉芽를 만든다. 普通 自覺症狀은 없으나 瘻孔이 막혀서 고름이 차면 發熱과 동통을 나타낸다. 大便가 까스가 나오는 것은 完全痔瘻이며 直腸에 直通하고 있다.

內痔瘻는 肛門內에 開口하여 있는 痔瘻로서 膿, 粘液, 血液을 排池하고 便通時에 疼痛이 있다.

結核性의 것으로서는 潰瘍이 생기는 경우가 있으며 疼痛이 甚하다.

便通을 잘하고 患部의 청결을 注意하는 것이 重要하다. (石原)

〔治　癒〕

〔托裏消毒(104)〕 瘻管이 낫지 않고 排膿이 계속하여 쇠약한 者에 좋다.

〔歸脾湯(26)〕 앞의 方보다 쇠약이 甚하고 貧血하여 胃腸도 弱해진 者에 쓴다.

〔防風通聖散(135)〕 結核性이 아닌 痔瘻로서 體力이 있고 肥厚하며 便通이 좋지 아니한 者에 쓴다.

〔麻杏甘石湯(139)〕 結核性으로서 氣管支炎을 倂發한 者에 이것을 쓴즉 痔瘻도 좋아진다.

〔伯州散(120)〕, 〔紫雲膏(61)〕, 다른 處方에 兼用한다. 紫雲膏는 患部에 貼用하여 瘻管의 治癒를 促進한다. (石原)

〔針　灸〕

痔瘻에 對하여는 그것이 結核性이든 아니든간에 不拘하고 針灸療法은 有效하다. 다만 그 症狀이 甚할 경우에는 外科的療法이 必要하다. 먼저

中脘(35), 大巨(49), 大腸兪(78), 中髎(82), 孔最(103), 承山(163), 崑崙(165),

等에 灸하고 針은 中髎(82), 次髎(81)에 行한다. 中髎와 次髎의 針은 肛門部에 울리어 그 疼痛을 緩解하는데 有益하다. (代田)

痔　核

〔症　狀〕

肛門 부근에 分布하고 있는 竹根과 같이 들어가 짜인 靜脈이 鬱血에 依하여 靜脈瘤와 같이 擴張한 것이며, 習慣性便秘와 姙娠, 子宮卵巢의 腫瘍에 依한 壓迫, 항상 앉든가 서서 일하는 사람등 鬱血하기 쉬운 者, 및 술과 담배의 連用, 乘馬등으로서 充血하기 쉬운 者에 往往히 보인다. 肉食과 强한 자극성의 食物, 飮酒등으로서 惡化한다.

大別하여 內痔核과 外痔核이 있으며, 部位에 따라서 나누나 一般症狀은 直腸內의 팽만감, 압박감, 이물감(異物感) 작렬감(灼熱感) 가려움등이 공통적인 呼訴이며, 普通의 경우는 아픈 것은 적으나, 潰瘍과 炎症을 수반 한즉 激痛이 있다. 外痔核에서는 出血은 적으나 痔核이 자극을 받아서 炎症을 일으킨즉 出血, 疼痛이 있으며, 걷지도 못한다. 內痔核은 出血하기 쉬우며 腹壓이 걸린즉 肛門下部에 탈출(脫出)하고 때에 따라서는 嵌頓을 일으킨다. (石原)

〔治　療〕

早急히 根治하려면 外科手術이 좋으나 사람에 따라서 再發하든지, 手術後에 肛門의 狀態가 좋아지지 않는 일이 적지 않다. 漢方에서는 體質改善을 目標로 치료하므로 速効는 적으나 結局은 根治할 수가 있는 點이 우수하다. 局所의 청결과 食物에 注意할 必要가 있다.

〔乙字湯(12)〕 痔에 가장 잘 쓰이는 處方이며, 痔核의 出血, 疼痛을 治할 뿐이 아니고 輕한 脫肛에도 좋다. 便通이 나쁘지 않을 경우는 大黃을 除去하는 것이 좋다. 强하게 아플 때에는 甘草를 倍量으로 增加한다.

〔桃核承氣湯(111)〕 瘀血에 强하고 症狀이 甚하며 體力이 있는 者에 쓴

다. 얼마만큼 體力이 없고 充血이 甚한 者에는 肛圍膿瘍의 項에 보인 大黄
牡丹皮湯(101)의 加味가 적합하여, 더욱 弱한 者에는 桂枝茯苓丸(41)을 連
用한다.

〔芍藥膠艾湯(28)〕 出血이 그치지 않고 貧血을 가져와서 쇠약한 者에 쓴
다.

〔甘草湯(20)〕 疼痛이 强할 때 이것으로서 患部를 溫濕布한다. 脫肛의 疼
痛에도 좋다. (石原)

〔針 灸〕

痔核에 對하여서는 針灸療法은 極히 有効하다.

疼痛이 甚하지 않는 者에는 孔最에 20壯灸할 뿐으로서 疼痛이 없어지는
일이 있다. 中節에 灸하면 더욱 좋다. 中節의 針이 잘 치였을 때는 痔가 있
는 곳이 울려서 疼疼이 이내 便하게 된다. 一般的으로

中脘(35), 在腹結(52), 中節(82), 次節(81), 大腸兪(78), 身柱(59), 孔最
(103), 眥嵍(166),

等이 痔核의 灸穴로서 便用된다. (代田)

脫 肛

〔症 狀〕

無力體質인 者에 걸리기 쉽고 慢性便秘, 腸카다루, 痔核, 尿道狹窄이 있
는 者나, 分娩의 反復으로 因한 內臟의 弛緩, 恒常 腹壓이 걸리는 疾病과
聯業을 가진 者에 보인다.

처음은 硬한 大便을 排泄할 때에 脫出하고 곧 還納되나 차츰 걸음을 걸어
도 기침을 하여도 나오게 되며 漸漸 整腹이 곤란해 진다.

一般으로는 아픈 데는 없으나 자극에 依하여 炎症을 일으키면 激痛을 發
하고 結過가 오래되면 粘膜은 肥厚하고 潰瘍이 생긴다. (石原)

〔治 療〕

〔補中益氣湯(136)〕 虛弱한 體質로서 皮膚가 처지고 內臟下垂등이 있는
者에 連用한다. 赤石脂1.5를 加한즉 더욱 좋다.

〔當氣芍藥散(114)〕 冷症으로서 血色이 좋지 못하고 때때로 脫肛하여 아픈 者, 特히 分娩의 反復에 依한 脫肛에 連用 시킨다.

〔乙字湯(12)〕 輕症의 者에 쓴다. 前項參照,

〔小建中湯加味(75)〕 脫肛하여 整腹하지 못하고 强하게 아플 때는 當氣40을 加한다.

〔甘草湯(20)〕 脫肛하여 아무리 하여도 들어가지 않고 疼痛이 있는 者에 이것을 따뜻하게 하여 患部를 씻고 溫濕布를 잠시 하면 便해지고 들어가기 쉽다. (石原)

〔針 灸〕

脫肛에도 針灸療法은 有效할 경우가 많다. 小兒의 脫肛에서는 百會(1)의 灸로서 좋아지는 者가 많다. 身柱(59)를 加하면 더욱 좋다. 半米粒大의 灸 三壯을 뜬다.

어른의 脫肛에도 相當히 有效하다. 灸는 百會(1) 身柱(59), 大腸兪(78), 中節(82), 崑崙(165), 孔最(103), 中脘(35), 等에 뜬다 針은 大腸兪(78), 次節(81), 中節(82)에 行한다. (代田)

瘭 疽

〔症 狀〕

손가락과 손의 急性化膿性의 炎症의 總稱이며 侵犯된 程度에 따라서 여러 가지로 分類되나 大槪는 작은 손가락의 外傷에서 化膿菌이 感染하여 大事에 미친다. 輕한 것은 皮內에 膿疱를 만들어 淋巴管炎을 수반하는 쯤이고 排膿하면 나으나 皮下, 손톱밑에 炎症이 퍼지며 重症은 骨과 關節에 波及하여 壞死를 일으키고 나아가서는 上部의 淋巴腺炎을 일으키든지 널리 후래구모 ―비의 形을 取하여 손 全體가 化膿하고 손가락과 손의 切斷을 하지 않으면 아니되는 일도 드물지는 않다. 腱과 骨에 미친 것은 經過가 길고 骨髓炎을 일으켜서 慢性化하는 것도 있다.

처음의 症狀은 夜間에 搏動痛을 느끼고 다음에 壓痛이 있으며 손가락의 腫脹, 發赤, 激痛을 호소하고 不眠이 되는 일도 있다. 손을 달아서 安靜 하면 얼마만큼 便해지지 마는 일을 하든지 아래로 드리우면 大端히 고통스럽다.
(石原)

〔治　療〕

漢方의 內服治療는 可及的 初期에 行할수록 좋다.　骨의 壞死에까지 미치는 者는 그렇게 效果를 期待할수 없는 일이 많다.

〔五物大黃湯(47)〕 初期에 이것을 多量으로 쓴즉 化膿하지 않고 낫는다.

〔排膿散(119)〕 앞의 方으로서 그렇게 效果가 없을 때에 쓴다.

〔內托散113)〕 時日이 경과하고 또 腱과 뼈에까지 炎症이 미치지 않는 者에 多量으로 쓴다.

〔苦參湯(29)〕 初期中에 이것으로서 患部를 담그면 苦痛이 輕快한다. 앞의 內服藥과 兼하여 行한다.

〔紫雲膏(61)〕 慢性化하여 創口의 낫기 어려운 경우에 貼用한다. (石原)

〔針　灸〕

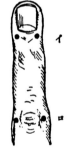

瘭疽에도 針灸療法은 有效하며 때로는 著效를 奏한다. 早期에 行하면 外科的 治療를 받지 않아도 좋으므로 시험해 볼 것이다. 瘭疽에 걸려 있는 손가락 또는 발가락의 爪甲의 角을 約一分 떨어진 곳, 그림의 (가)와 (나)의 곳에. 20 壯 乃至 30 壯을 뜬다. 이것으로서 대강 동통이 없어진다　또 손의 경우는 曲池(99), 手三里(116), 合谷(121), 발의 경우는 足三里(129), 陽陵泉(131), 公孫(157)에 七壯씩 灸하는 편이 낫기가 빠르다. (代田)

針灸第十五圖

〔民間藥〕

미꾸라지의 살을 보드랍게 부수어서 黑砂糖과 麥飯으로써 이기어 患部에 塗布한,즉 아프지 않게 된다.

반디불을 부수어서 앞과 같이 黑砂糖을 섞어 이기고 이것은 患部에 塗布한다. 여름철에 잡아둔다.

梅干과 油煉炭과 黑砂糖을 섞어서 이기고 이것을 患部에 바른다. (栗原)

脫　疽

〔症　狀〕

四肢의 大動脈에 협작이 일어나서 末梢部의 壞死를 초래하는 疾病이며, 特發性脫疽라고 하여 原因은 確定하지 않다. 動脈硬化症이 關係가있는 듯하다.

손보다도 다리에 많고 中年의 肉體勞動者에 오는 일이 많다.

症狀은 最初 나쁜 편의 다리의 피로감과 冷感이 있으며, 輕한 동통이 있는 일도 있으나 全혀 自覺症狀을 缺한 者도 있다. 조금 걷고는 잠간 서서 쉬지 않으면 걸어다닐 수 없고 차츰 다리가 여위어서 皮膚가 꺼칠꺼칠하게 되며 龜裂과 潰瘍이 생기고 손톱이 變化한다. 발의 動脈의 搏動을 觸하지 못하며 先端 쪽에서 紫色이 되고 激痛을 수반하여 발가락이 壞死로 빠지고 褐黑色의 乾物과 같이 된다. 壞死를 일으키면 그 部分은 切斷하는 수밖에 方法은 없다. 乾性脫疽라는 것이 以上의 症狀이다.

別途로 濕性脫疽라고 하는 것이 있으나, 이것은 糖尿病에 依하여 血管壁의 變化를 일으키고 乾性과 같이 미이라 化하지 않고 濕한 壞死로 되며 또 局限하지 않고 넓은 범위로 온다.

兩側 특히 손에 오는 것은 梅毒性의 경우가 많다. (石原)

〔治　療〕

〔大柴胡湯(153), 桃核承氣湯(111), 大黃牡丹皮湯(101)의 合方〕 上腹部가 긴장하고 抵抗이 있으며, 下腹部에도 抵抗과 壓痛을 呈하는 體力이 强하고 便秘가 잦은 者에 三方을 合한 것을 쓴즉 잘 듣는 일이 있다.

〔十全大補湯(71)〕 全身의 衰弱이 著明한 者에 쓴다.

〔當歸四逆湯(113)〕 手足이 冷하고 배에 힘이 없으며, 腹直筋이 굳어져 있는 者에 좋다.

〔桂枝湯加味(34)〕 寒氣가 나며 尿量이 적고 疼痛이 强한 者에 鎭痛의 目的으로서 쓰인다.

〔紫雲膏(01)〕 潰瘍을 일으켰을 경우에 그 場所에 貼用한다. 또 伯州散

(120)을 兼用한다. (石原)

〔針　灸〕

脫疽는 針灸療法으로서 完全히 治癒시킨다고 하는 것은 不可能한 일일지.
모르나, 적어도 고통을 경감 시킬 수는 있다. 또 그 進行을 막을 수 있다고.
생각한다.

針은 먼저 洞刺가 有效하다 다음에 小腸兪(79), 次節(81), 等에 깊이 針
한다. 다음에 足三里(129), 照梅(155), 公孫(157), 俠谿(138), 等에 針한다

灸는 中脘(35), 大巨(49), 大腸兪(78), 次節(81), 足三番(129), 陽陵泉
(131), 照梅(155), 公孫(157), 俠谿(138)에 뜬다. 患指의 爪甲의 角에 뜨는
것도 좋다. (代田)

産·婦人科疾患

產　　科

惡　阻

〔症　狀〕

姙娠의 前半期에 일어나는 一種의 中毒症狀이며 早朝 空腹時에 가슴이 물 플거리고 吐氣를 내고 嘔吐하거나 生唾가 나올 程度로서 아무런 榮養障害가 일어나지 않는 것은 生理的이고 姙娠 月數가 進行하면 自然히 消失한다. 輕重의 差는 있으나 大概의 姙婦가 經驗하는 것이다.

病的인 것은 3種으로 나누어지고 가장 重症으로서는 死亡하는 일도 있다. 輕症인 者는 吐氣와 嘔吐가 빈발하고 食欲이 없어져서 조금도 먹지를 못하고 疲勞와 衰弱이 加해져서 여위어진다. 입이 대단히 마르고 피부도 건조하며 嘔吐를 할 때에 苦痛이 수반되어 眩暈 등에 고민한다.

中程度인 者가 되면 口渴은 더 加해지고 舌苔가 두터우며 口內가 건조하고 惡臭를 發한다. 發熱과 胸痛, 黃疸, 發疹 등을 나타내는 일도 있고 頭痛 眩暈, 耳鳴, 不眠 等의 神經症狀을 수반한다. 嘔吐는 점점 甚하고 血液과 膽汁을 吐하게 되며 衰弱은 甚하고, 배는 움퍽 꺼져서 舟底의 感을 呈하며 尿量은 줄고 蛋白은 늘어 난다. (增)

重症에서는 오히려 嘔吐는 그만해지나 衰弱이 점점 加해져서 腦症狀을 發하고 人事不省이 되어 昏睡에 빠지고 手足에 경련이 일어나는 일도 있으며 死亡하게 된다. (石原)

〔治　療〕

〔小半夏加茯苓湯(79)〕 輕症인 者로서 가슴 밑 주변의 불쾌감, 현기, 動悸가 있으며, 吐氣와 嘔吐가 자주 일어나나 아직 쇠약하지 않은 者에 항상 쓰인다.

〔二陳湯加味(117)〕 前記와 같은 症狀이며 微熱이 있고 粘液을 吐하는 者에 二陳湯(117)에 黃連, 縮砂, 連翹 各 1.0을 加하여 쓴다.

〔半夏厚朴湯(124)〕 神經症狀이 强하고 咽喉에 異物感, 發汗, 기침, 부종이 있으며 尿意가 빈번히 일어나는 者에 適合하다.

〔五苓散桂枝(48)〕 오줌이 적고 입이 대단히 마르는 者에 五苓散(48)의 桂枝를 除去하고 쓴다.

〔人參湯(118)〕 體質이 약하고 冷性이며 生唾가 많이 차이고 下痢하기 쉬우며 腹痛이 있는 者에 좋다. 또 惡阻로서 쇠약을 가져 오고 吐氣, 嘔吐가 오래 계속하여 飮食도 못먹는 경우에는 本方의 朮과 甘草를 除去하고 半夏 6.0을 加하면 좋다.

〔施覆花代赭石湯(96)〕 胃痛과 팽만감이 있으며 曖氣, 胸燒, 嘔吐를 수반하는 便秘를 자주하는 虛弱한 者에 좋을 경우가 있다.

〔吳茱萸湯(49)〕 가장 重症이며 腦症狀을 일으키게 되고 手足이 冷하며 가슴 밑이 痞하고 배가 軟한 者에 쓴다. (石原)

〔針 灸〕

다른 藥物療法과 倂用하여 잘 듣는다.

灸는 다음 諸經穴를 쓴다.

胸腹部 中脘(35), 巨闕(34), 梁門(46) 또는 期門(50)

腰 部 胃兪(75) 또는 三焦兪(76), 次窌(81)

肩背部 身柱(59), 膈兪(71)

上肢部 曲池(99)

下肢部 足三里(129), 梁丘(146)

頸動脈洞의 所在를 指頭로서 잘 확인하고 이에 對하여 잘 消毒한 銀針을 1 乃至 1.5cm 찔러서 5~10秒間 멈추어 두는 療法이 卓効를 거두는 일이 있다. (倉島)

〔民間藥〕

부엌의 흙이 좋다고 하나 現在 都市에는 부엌이 없다. 그래서 炮烙을 求하여 부수어 粉末로 하고 이에 半夏와 生姜을 조금 넣어서 따린 그 汁을 마

신다. 最初 술잔에 가득히 一杯를 만신다. 嘔氣가 없으면 다시 마신다. 그
리고 食事를 取할 때는 그 처음에 鰹節 또는 調味料 (味元둥)를 加한 된장
의 스프가 좋다. (栗原)

流産과 早産

〔症 狀〕

受胎後 28週(7個月) 以內에 分娩하는 것을 流産이라고 하며, 29週에서 38
週(8,9個月)까지의 分娩을 早産이라고 한다. 正常 分娩은 平均 40週이므로
早産兒의 경우는 保育에 細心한 注意를 하지 않으면 키우지 못한다. 流産의
경우는 胎兒가 죽어 있는 일이 많고 살아 있어도 키울 可能性은 없다. 4個
月 以前이라면 胎盤이 未完成이므로 流産의 症狀으로서는 少量의 出血이 있
는 後에 下腹部의 重壓感이 잠시동안 계속하고 疼痛 發作에 수반하여 出血과
肉塊狀의 排泄物을 내게 된다. 子宮內容이 完全히 排泄된다면 나중은 正常
分娩과 같이 차츰 因復하나 卵膜과 胎盤의 一部가 남으면 出血은 그치지 않
고 全身의 쇠약과 貧血을 가져올 뿐이 아니며 化膿性의 急性炎症을 惹起하
는 原因이 되므로 注意할 必要가 있다.

5個月 以後의 流産과 早産에서는 正常 分娩과 거의 같은 경과를 取한다.

流産과 早産을 일으키는 原因은 첫째에 胎兒의 死亡이다. 梅毒과 榮養失
調, 消耗性 疾患 等의 母體의 영향으로서 胎兒가 죽지 않으면 반드시 流産한
다. 胎兒가 奇形일 때에도 일어나기 쉽고, 또 姙娠中의 不攝生腹部에의 外
部로부터의 刺激, 腫瘍과 性器의 炎症 등도 誘因이 된다. (石原)

〔治 療〕

出血이 계속하여 쇠약했을 때는 弛緩出血의 項에 記述한 處方을 適宜 選用
한다. 胎盤과 卵膜이 殘留하여 出血이 그치지 않을 경우에는 다음의 諸方을
使用한다.

〔桂枝茯苓(41)〕 下腹部에 抵抗이 있고 出血이 계속하는 者에 좋다.

〔平胃散加味(132)〕 正常 分娩의 胎盤 殘留에도 좋다. 胃部가 팽만하는 자
에 適合하다. 芒硝 4.0을 加한다.

〔桃核承氣湯(111)〕 一般 症狀이 急迫하고 不腹部의 壓痛이 强하며 腹全體가 緊張하고 炎症의 徵兆가 있으며 充血, 便秘하는 者에 쓴다.

〔當歸芍藥散(114)〕 習慣性 流產이 있는 者에는 姙娠中 常用시키면 좋다.

〔四物湯變方(67)〕 流產과 早產을 豫防하는 目的으로서 連用할 경우에는 四物湯 (67)中의 芍藥과 地黃을 除去하고 쓴다. (石原)

〔針 灸〕

體質에 따라서 習慣性으로 流產 또는 早產이 되기 쉬운 경향이 있는 者에 針灸의 治療는 잘 듣는다.

단 이미 出血이 始作된 者에 對하여는 손이 늦었으므로 習慣性이 있는 者는 受胎하거던 2, 3個月째부터 곧 針灸의 治療를 加하는 것이 좋다. 너무 빠르다는 일은 없으므로 受胎하여 姙娠한 것을 아는 대로 針灸를 加하는 것이 좋다.

使用 經穴은 普通 下記를 使用한다.

中脘(35), 氣梅(37), 大巨(49)

腎兪(77) 또는 小腸兪(79), 次節(81)

身柱(59)

足三里(129), 陽陵泉(131)

姙 娠 腎

〔症 狀〕

姙娠의 後期에 보이는 姙娠中毒症의 一種이다. 浮腫과 血壓亢進 및 尿中의 蛋白이 증가하는 것이 著明한 症狀이며 浮腫이 高度일수록 重症이다.

尿量이 감소하고 精神症狀을 나타낼 程度의 重症이 되면 視力도 衰하고 (蛋白尿性網膜炎) 胎兒의 死亡, 子癎의 誘發, 胎盤의 早期剝離等 重大한 症狀을 續發한다. (石原)

〔治 療〕

漢方에서는 姙娠腎도 普通의 腎炎, 네후로—제에 쓰는 것과 같은 處方을 適宜 써서 비교적 효과를 거두고 있다. 그러므로 腎炎과 네후로—제의 項을

參照하여 환자에 적당한 處方을 쓰는 것이 좋다. 또 當歸芍藥散(114)의 兼用과 姙娠 初期부터의 連用은 發生을 防止함과 同時에 安産을 위해서 最良의 길이다. (石原)

〔針　灸〕

重症인 것은 治癒가 곤란하나 輕症인 것은 通常의 腎炎에 準하여 針灸를 行한다. (倉島)

微弱陣痛

〔症　狀〕

分娩에 際해서는 陣痛發作이 短時間이며 弱하고 發作까지의 時間이 길고 不規則하거 分娩이 대단히 遲延하는 것을 微弱陣痛이라고 한다.

分娩의 처음부터 收縮이 약하고 陣痛의 微弱한 原發性과 分娩의 途中에서 子宮筋의 疲勞와 衰弱에 依하여 陣痛이 약해지는 續發性과 二種으로 區別한다.

原發性 微弱陣痛은 初産婦에 많고 子宮의 發育 異常, 炎症, 腫瘍, 過度의 擴張, 出血, 胎兒의 異常 등이 原因으로서 생각된다.

續發性 微弱陣痛은 狹骨盤, 早期破水 産道의 伸展不良, 胎兒의 異常 等이 原因이 되어 産道에서 胎兒는 壓迫되어서 假死狀態가 되고 特別한 경우는 子宮破裂을 일으키는 일도 있다.

모두 破水前의 微弱陣痛은 그렇게 걱정은 아니나 破水 後에 나타날 때에는 應急處置를 必要로 한다. 精神을 安定시키고 元氣를 붙여 주는 것이 무엇보다도 중요하다. (石原)

〔治　療〕

〔麻黃湯加味(138)〕 早期 破水에 依하여 陣痛이 약해지고 허리가 아파서 고민하는 者에 附子 0.5를 加한 麻黃湯(138)을 준즉 分娩이 進行한다.

〔五積散(46)〕 體力이 쇠하지 않고 陣痛이 약하며 가슴 밑의 痞가 甚하고 分娩이 進行하지 않는 者에 濃煎한 五積散에 酢를 술잔으로 一杯 加하여 준다.

〔人蔘湯(118)〕 破水後에 續發性 微弱陣痛이 일어나고 兒頭가 露出하여도 分娩이 進行하지 않으며 産婦의 體力이 衰하고 疲勞가 있을 때에 쓴다.

〔當歸芍藥散(114)〕 微弱陣痛의 旣往歷이 있는 者와 原發性의 原因을 確認한 者, 體力이 弱한 者에 産前에 連用시킨 즉 豫防의 效果가 있다. 四物湯(67) 中의 芍藥, 地黃을 除去한 煎劑도 같은 目的으로서 써도 좋다(石原).

〔針 灸〕

腫瘍, 奇形, 産道의 異狀이 없을 경우에 다음의 經穴에 針灸을 시험해 보는 것이 좋다.

箕門(149) 또는 血海(150), 隱陵泉(152), 三陰交(154), 澤田流合谷(120)

또 발의 小指의 至陰(142)은 古來로 安産의 灸로서 分娩促進에 쓰이고 있다. (倉島)

弛緩出血

〔症 狀〕

分娩의 直後에 子宮壁의 收縮이 弱하기 때문에 胎盤의 剝離面으로부터 흐르는 出血이 그치지 않고 重篤한 出血症狀을 일으키는 것이며 續發性, 微弱陣痛에 依하는 것이 많다. 出血은 多量이며 外部에 流出하는 일도 있으나 子宮腔內에 차서 急激히 貧血狀態를 일으키며 顔色, 蒼白, 冷汗, 衰弱한 後에 死亡하는 일도 적지 아니하므로 火急의 處置를 必要로 한다. (石原)

〔治 療〕

子宮의 收縮을 促進하는 處置를 빨리 講究하지 않으면 아니된다. 子宮底에 氷囊을 대고 맛사지를 하여 子宮의 收縮을 促進하는 同時에 다음과 같은 處方을 쓴즉 補助的으로 奏效한다.

〔四逆湯去附子(65)〕 口渴이 있고 手足이 冷하며 冷汗, 不安이 있을 경우에 四逆湯(65)의 附子를 除去하고 大量으로 頓服시킨다.

〔四逆湯加味(65)〕 貧血이 强하고 衰弱이 현저한 者에 四逆湯에 人蔘 2, 茯苓 4를 加하고 大量으로 頓服시킨다. 前方보다 重症인 者에 좋다. 또 人蔘湯(118)도 쓰인다.

〔芎歸膠艾湯(28)〕　出血이 적을 때에 止血의 口的으로서 使用된다.

〔歸脾湯(26)〕　重篤症狀이 대강 落着되고 衰弱이 甚하며 貧血高度로서 體力이 回復되지 않는 者에 連用한다.

〔當歸芍藥散(114)〕　豫防하기 위하여 姙娠中부터 連用한다. 詳細한 것은 前項參照. (石原)

〔針　灸〕

針灸의 適應症은 아니나 이의 豫防法으로서 姙娠末期에

中脘(35), 腎兪(77), 小腸兪(79), 身柱(59), 曲池(99), 足三里(129) 等에 灸하는 것이 좋다. (倉島)

後　陣　痛

〔症　狀〕

分娩後에도 아직 數日間 陣痛과 비슷한 동통이 계속된다. 이것은 子宮을 收縮시키기 때문의 生理的 現象이며 日數가 경과함에 따라서 輕微해지고 數日로서 消失한다. 그러나 胎盤과 凝血의 殘留, 經産婦, 過敏한 神經質이 있는 者들에는 大端히 強하고 食欲과 睡眠을 害하는 일도 있다. (石原)

〔治　療〕

漢方에서는 後陣痛이 強한 것을 二重으로 나누어 치료한다.

「實證」이라고 하여 배가 팽만하고 出血이 적으며 腹部를 輕하게 맛사지를 한즉 不快感이 있는 者와 「虛證」이라고 하여 배가 軟하고 出血이 많으며 貧血이 強하고 衰弱이 있으며 腹部 맛사지를 行하면 快感이 있는 者의 둘이다. 이에 따라서 다음과 같은 處方을 選擇한다.

〔桃核承氣湯(111)〕　實證으로서 體力이 있고 변비하는 者에 쓴다.

〔桂枝茯苓丸(41)〕　實證으로서 體力이 약간 약하고 便秘가 없는 者에 煎劑로서 쓴다.

〔當歸芍藥散(114)〕　實證과 虛證의 中間으로서 배는 긴장하고 있으나 貧血이 있고 腹部맛사지를 좋아하며 下劑를 使用못하는 者에 좋다.

〔小建中湯(75)〕　虛證인 者에 쓴다. 만약 冷性이면가 冷한즉 동통이 強합

경우에는 이에 當歸 四를 加한다. (石原)

〔針 灸〕

産婦를 橫臥位로 하고

腎兪(77), 大腸兪(78), 小腸兪(79), 上䯒(80), 次䯒(81), 中䯒(82)

等의 諸穴에 針灸하는 것이 좋다. 또 陽陵泉(131), 三陰交(154), 地機(153)

等을 加하는 것이 좋다. (倉島)

乳汁缺乏症

〔症 狀〕

乳汁은 分娩後 2,3日間에 授乳함에 足한 量이 나는 것이 普通이지마는 乳腺의 發育이 나쁘든지 乳房의 疾患이 있든지 또는 全身的으로 貧血과 쇠약이 甚할 경우 强한 精神的 刺戟 等의 영향으로서 乳汁의 分泌가 적든지 전혀 나지 않고 母乳로서 新生兒를 哺育하지 못하는 일이 있다. (石原)

〔治 療〕

날 때부터 乳腺의 發育이 나쁘고 작은 者와 乳腺炎 등으로서 乳腺이 파괴된 者에는 對策을 講究할 길이 없으며 人工榮養에 의지하지 않으면 아니되나 그렇지 않을 때에는 榮養을 높이고 精神을 安靜시켜서 마음의 處方을 쓴다.

〔蒲公英湯(137)〕 乳房의 發育이 그렇게 좋지 않는 者에는 分娩 直後부터 이것을 쓴다. 但 蒲公英(根)은 새것으로서 큰 것이 아니면 效果가 없다.

〔葛根湯(17)〕 乳腺의 發育은 좋으나 잘 낫지 않고 寒氣와 肩臂痛이 있는 者에 잘 듣는다.

〔十全大補湯(71)〕 貧血이 많고 쇠약하여 있는 者에 써서 乳汁이 나는 일이 있다. (石原)

〔針 灸〕

體質的으로 乳腺의 發育이 현저히 不良한 者는 乳汁分泌를 促進시키는 것이 곤란하다. 乳房 및 肩背部의 按摩와 함께 針灸를 시험해 보아서 良好한 結果를 볼 때가 있다.

胸腹部　中脘(35)，膻中(33)，中府(53)

腰　部　없다

肩背部　身柱(59)，天宗(88)，膈兪(90)

上肢部　曲池(71) 또는 尺澤(99)

下肢部　足三里(129) (倉島)

〔民間藥〕

茴香을 1日 5～10g, 물을 적당히 하여 煎한 것을 복용한다. 蒲公英의 根을 加하여 煎하여도 좋다. 服用時 甘酒를 마시면 더욱 좋다. (栗原)

乳 腺 炎

〔症 狀〕 分娩後 特히 初產婦에 보이는 鬱滯性인 것은 비교적 高度라도 걱정은 없으나 乳頭의 汚染과 全身的 疾患으로서 부터 血行性으로 오는 化膿性 乳腺炎은 注意하지 않으면 乳腺의 파괴를 가져 오고 乳汁의 分泌가 장해되는 위에 乳兒에 악영향을 미치게 하므로 注意하지 않으면 아니된다. 鬱滯性의 것은 細菌의 感染을 助長하기 쉬우므로 빨리 치료하는 것이 좋다.

症狀은 울체性의 것은 發熱, 乳腺의 腫脹, 疼疼, 發赤, 硬한 腫瘤를 인정한다.

대개는 生理的이지마는 初期에 맛사지를 하고 搾乳器로서 짜 내면 便해진다. 化膿性의 것은 高熱을 發하고 寒氣와 떨림이 온다. 乳腺은 울체성의 것보다 症狀이 강하고 時日을 경과한즉 膿瘍을 만들어서 波動을 認定하며 또 腋下와 頸部의 淋巴腺이 붓는다. (腫) 末期에는 自潰하여 排膿하나 放置하면 乳汁分泌가 不能하게 될 우려가 있다. (石原)

〔治 療〕

〔四物湯加味(67)〕 鬱滯性으로서 동통이 강하고 腫脹이 硬한 者에는 麥芽八을 炒하여 부순 것을 加한즉 구멍이 열리어 硬해진다.

〔葛根湯(17)〕 發熱, 寒氣, 肩臂痛, 乳腺의 腫脹, 疼痛이 있을 때는 울체성이던 化膿性이던간에 써서 좋다. 石膏五를 하면 더욱 좋다.

〔小柴胡湯加味(76)〕 앞의 方에서 熱이 내리면 小柴胡湯(76)에 桔梗三 石

育五를 加하여 쓴다. 輕한 것은 이것으로 낫는다.

〔十味敗毒湯加味(72)〕 高熱이 있고 化膿性의 의심이 있는 初期의 者에 連翹 三을 加하여 쓴다.

〔托裏消毒飮(104)〕 乳腺의 腫脹이 점점 强하고 膿瘍을 만들기 시작할 무렵에 쓴즉 消失하는 일이 있다.

〔內托散(115)〕 化膿하여도 排膿이 없을 때 或은 自潰하여 創口가 잘낫지 않을 때, 쇠약했을 경우에 좋다.

〔排膿散(79)〕 膿瘍이 되어 아무래도 排膿하지 않을 때에 이것을 쓴즉 開口하여 배농(排膿)한다. (石原)

〔針 灸〕

細菌性, 鬱滯性, 兩者 共히 針灸는 잘 듣는다. 특히 피부 針이 著効를 보일 경우가 많고 또 患側肩背部에 나타나는 血絡에 對하여 輕하게 三稜針을 쳐서 吸角을 붙이면 한층 有効하다.

經穴은 乳汁缺乏症에 準하고 患側 手三里(116) 및 澤田流合谷(120)을 加하고 이 兩穴에는 一個所 數十壯 灸한즉 좋다. (倉島)

〔民間藥〕

乳腺의 부위에는 水仙의 球根을 갈아서 그것을 患部에 塗布한다. 조금의 酢와 우동가루를 섞은 것이 좋다. (栗原)

産後脚氣

〔症 狀〕

平素부터 脚氣의 氣味가 있고 産後 特히 著明하게 된 者, 産後의 쇠약에 依하여 脚氣症狀을 나타내는 者를 함께 産後脚氣 또는 血脚氣라고 한다.

症狀은 普通의 脚氣와 같으며 麻痺感, 動悸, 浮腫, 運動障害 等이지만 (脚氣의 項을 參照) 産後脚氣에서는 乳兒에 對한 영향이 크므로 注意할 必要가 있다. (石原)

〔治 療〕

〔四物湯加味(67)〕 貧血이 세고 下痢하고 있는 者에는 適合하지 않다.

四物湯(67)에 薏苡仁 六, 木瓜, 朮 各 三을 加하여 쓴다. 가장 많이 쓰이는 處方이다. 만약 쇠약이 甚하고 발이 떨리어 걷지 못할 경우에는 四物湯(67)에 別甲, 牡蠣 各 三을 加한다.

〔十全大補湯(71)〕 쇠약이 甚하여 貧血도 있고 떨림도 强한 者에 좋다.

〔當氣芍藥散(114)〕 輕한 것으로서 血色이 나쁘고 배가 연약한 者에 쓴다

〔八味地黃丸(122)〕 입술, 下腹, 手足에 마비감이 있고 발 안쪽이 달며 입이 마르는 者에 適合하다. (石原)

〔針 灸〕

藥物療法과 倂用하여 針灸는 症狀을 빨리 輕快시킨다.

經穴은 脚氣의 項에 準하여 行한다. (倉島)

婦 人 科

無 月 經

〔症 狀〕

思春期부터 閉經期에 이르는 동안에 月經이 없는 것을 無月經이라고 한다 또 一時的으로 月經이 閉止하는 일도 있다. 그러나 姙娠 때 및 授乳期의 無月經은 生理的 現象이며 이것은 病的은 아니다. 無月經의 原因을 다음의 三種으도 나눈다.

1. 局所的 原因 이것은 生殖器의 發育不全이 主가 되고, 其他 生殖器의 閉鎖症 兩卵巢를 剔出했을 경우, 或은 卵巢疾患, 子宮粘膜의 萎縮等으로 因하여 일어나는 것이다.

2. 一般的 原因 이에 屬하는 것은 榮養障害 특히 貧血, 萎黃病, 急性傳染病 및 그 恢復期, 重症結核, 慢性腎臟炎, 糖尿病, 其他 여러 가지의 體質病 精神病, 脂肪過多症, 알콜 및 모루히네의 慢性中毒 등에 依하는 것이다.

3. 機能的 原因 精神激動 即 驚愕, 恐怖, 甚한 悲哀 等으로 因한 것, 또 大端히 姙娠을 希望하는 婦人에는 所謂 想像姙娠이라고 하는 것이 일어나서 月經이 閉止하고 만다.

其他 原因 不明의 無月經은 卵巢의 內分泌障害에 依하여 오는 것이라고 하고 있다.

月經이 와야 할 時期에 鼻, 胃, 腸, 肺 등에서 周期的으로 出血하여 衄血이 되고 또 吐血, 下血, 咯血 등으로 되는 일이 있다. 이것은 代償月經이라고 하고 있다. (矢數)

〔治 療〕

原因, 體質과 여러가지의 다른 自覺症, 他覺症을 總合하여 藥을 定한다.

〔四物湯(67)〕 이것은 生殖器의 發育不全, 卵巢機能障害, 子宮粘膜의 萎縮 등에 依하여 일어난 月經閉止로서 貧血의 경향이 있는 者에 좋다.

〔加味逍遙散(16)〕 一般的 原因이라고 하고 있는 體質이 虛弱한 者, 貧血性인 者, 結核性 體質인 者에 地黃 3.0과 香附子 3.0을 加하여 쓴다.

〔十全大補湯(71)〕 〔歸脾湯(26)〕 이들은 全身 高度의 疲勞와 長期의 哺乳, 分娩에 依한 多量의 出血 등으로 因하여 일어난 者에 쓴다.

〔桂枝茯苓丸科(41)〕 〔桃核承氣湯(111)〕 이들의 藥方은 子宮炎 後, 혹은 子宮에 瘀着이 있어서 血行障害, 鬱血이 일어난 것이며, 上氣 頭痛 등이 있는 者에 쓴다. 症狀이 甚한 것은 桃核承氣湯이 좋다.

〔半夏厚朴湯(124)〕 〔香蘇散(45)〕 精神感動, 驚愕, 恐怖, 悲哀등으로 因한 一時的인 無月經으로서 氣鬱하여 일어난 者에 쓴다. 想像姙娠의 경우에도 이 方을 주어서 說得한다 ·(矢數)

〔針 灸〕

原因에 따라서 無効한 것도 있으나 榮養障害, 萎黃病, 心因性原因에 依한 것 等에는 빨리 月經을 보는 일이 많다.

胸腹部 中脘(35), 關元(38) 또는 中極(39), 大赫(42)

腰 部 小腸兪(79), 次節(81), 中節(82)

下肢部 血海(150), 三陰交(154)

肩背部 上肢部는 除外해도 좋으나 全身 調整의 目的으로서 身柱(59), 曲池(99) 등을 加하는 것이 좋다.

또 頭痛, 頭重이 있으면 百會(1)를 加하고 肩臂痛을 强하게 호소하는 者

에는 天卵(88)을 加한다. (倉島)

月經異常

〔症 狀〕

月經異常으로서 들 수 있는 것은 앞에 述한 無月經, 代償月經 外에 早發
月經, 稀發月經, 過少月經, 頻發月經, 過多月經, 月經困難症 등이 있다.

早發月經은 10歲 以前에 規則的으로 月經을 보고 性成熟이 早期에 일어나
는 것이다. 이것은 卵巢가 빨리 發育하여 機能을 開始하는가 닭이며 卵巢의
腫瘍과 松果腺, 腦下垂體, 副腎 等 內分泌臟器에 腫瘍이 된 경우에 일어나
기 쉽다. 이 原因이 되어 있는 腫瘍을 除去하면 正常으로 돌아오는 것이다.

稀發月經은 2個月, 3個月 或은 그 以上의 間隔으로서 月經을 보는 것을
말하고 月經의 量이 적으며 1日이던가 2日쯤 밖에 없는 것을 過少月經이라
고 한다. 어느 것이라도 모두 卵巢의 作用이 不充分하였던지 子宮의 發育이
나쁠 경우에 일어난다.

頻發月經은 月經과 月經의 間隔이 짧고 1個月에 2,3回나 普通의 月經을
보는 것을 말하고 月經이 오래가며 月經量도 많은 것을 過多月經이라고 한
다. 모두 卵巢의 作用이 不充分한 까닭에 일어난다. 過多月經은 그 外에 子
宮發育不全과 子宮의 炎症, 或은 子宮筋腫 때문에 子宮의 收縮이 나쁜 경우
에 일어난다. 또 內分泌腺의 障害, 特히 바세도—病과 같은 甲狀腺의 病 或
은 心臟病 등으로서 血行障害를 일으켰을 때에도 일어난다. 月經困難症은
月經時에 下腹部와 腰部에 强한 疼痛을 일으키는 것이며, 甚할 때는 下肢에
까지 미치고 때로는 嘔吐가 나기도 하고 心臟의 動悸가 높아져서 일어서지
못하는 일이 있다.

月經困難症은 왜 일어나는가? 그 原因은 여러 가지 있으나 大體로 다음
의 세가지로 나누어진다.

(1) 器械的인 것 이것은 外子宮口狹窄, 子宮發育不全, 過度前屈, 子宮筋
腫 등에 依하여 일어나는 것이다.

(2) 炎症性인 것 이것은 子宮內膜炎, 骨盤腹膜炎, 附屬器炎等에 依한 것

이다.

(3) **神經性인 것** 神經質인 婦人, 精神過勞, 히스테리ー神經衰弱, 萎黄病
等에 依하여 일어나는 것이다. (矢數)

〔治 療〕

여기서는 가장 많은 月經困難症, 月經過多, 代償月經 等에 對하여 記述하
기로 한다.

〔桂枝茯苓丸 및 料(41)〕 〔當歸芍藥散 또는 料(114)〕 器械的 月經困難症
은 出血이 增加하는 것과 同時에 疼痛이 甚해지고 出血이 적어지면 疼痛이
減少한다. 下腹部에 硬하게 腫脹하고 抵抗을 觸하며 壓痛이 있는 者에는 桂
枝茯苓丸을 쓰고 만약 便秘할 때는 大黄을 加한다. 이 藥은 月經過多症에도
좋다. 만약 貧血氣味로서 冷症, 虛弱體質의 경우에는 當歸芍藥散을 쓴다.
疼痛이 激甚한 者에 桂枝加芍藥湯에 當歸를 加하여 좋을 경우가 있다.

〔香蘇散(41)〕 神經性의 月經困難症이라고 하는 神經質, 히스테리ー, 氣
鬱症의 者에는 이 方에 乾姜 1.0을 加하여 쓴다.

〔桃核承氣湯(111)〕 炎症性의 月經困難症은 月經의 直前에 견디지 못할
疼痛이 있고 出血開始와 同時에 疼痛이 감소한다. 下腹部에 抵抗, 壓痛이
있고 炎症, 充血, 上衝 등이 있는 者에는 이 方을 쓴다. 또 代償月經에도
쓰여진다.

〔芎歸膠艾湯(28)〕 慢性貧血로서 虛弱體質, 出血性素質의 者, 萎黄病等으
로서 因한 月經이 오래가서 곤란한 者는 이 方이 좋다.

〔溫淸飲(4)〕 體力은 相當히 있고 貧血도 著明하지 않으며 다만 出血이
오래가서 좀처럼 그치지 않는다고 하는 者에 이 方으로서 그치는 것이 있
다. (矢數)

〔針 灸〕

原因을 探究하여 이의 治療를 行하는 것은 勿論이지마는 原因의 如何에
不拘하고 針灸는 잘 듣는 경우가 많다.

月經이 困難한 者에는 無月經의 治療에 準하여 針灸를 行한다.

특히 月經豫定日前 一週間쯤부터 下腹部 및 腰仙部에 操心하여 灸을 行한

즉 著効를 보는 것이다.

月經過多症 또는 月經頻發症에 對하여서는 無月經의 치료에 準하여 行하고 下肢의 血海(150), 三陰交(154)를 除外하고 陽陵泉(131)을 加하는 것이 좋다.

月經周期의 不定한 것에 對하여서도 같은 치료를 行하는 것이 좋다. **(倉島)**

外 陰 炎

〔症 狀〕

外陰部의 炎症을 一般的으로 外陰炎이라고 하고 있다. 그 原因과 경과에 따라서 症狀도 치료법도 같지는 않다. 外陰部에 外傷을 받든지 內股가 쏠치든지 或은 白帶下로 因하여 일어나는 경우 등을 單純性 外陰炎이라고 하고 梅毒, 淋疾, 軟性下疳 或은 結核 等 特殊한 病原菌에 依하여 일어나는 경우를 特殊性 外陰炎이라고 한다.

單純性 外陰炎은 急性의 時期에는 外陰部의 피부와 粘膜이 붉게 부어오르고 觸하면 동통을 느끼며 皮膚가 糜爛하고 排尿時에 찌르는 것같이 아프며 步行도 困難해지고 分泌物 때문에 陰毛가 附着하여 당기어진다.

慢性症이 되면 疼痛은 적고 가려움을 느끼며 外陰部에 濕疹과 膿疱 等을 일으키고 外陰瘙痒痛이 되기 쉽다.

特殊性 外陰炎은 淋菌, 梅毒菌, 軟性下疳, 結核菌 등에 依하여 局所의 不潔, 分泌物의 刺戟, 搔傷 等에 依하여 感染을 容易하게 한다. 各各 甚한 症狀이 일어나고 原因의 치료가 必要하다.

〔治 療〕

어느 것이라도 原因에 向하여 치료하지 않으면 아니되지마는 漢方에서 一般的으로. 外陰部에 쓰이는 것은 다음과 같은 것이다.

〔龍膽瀉肝湯(145)〕 原因의 如何에 不拘하고 一般的으로 外陰部에 쓰인다 疼痛이 甚할 경우는 甘草煎으로서 溫濕布한즉 좋다. 만약 搔痒이 甚할 때는 苦參煎汁으로서 濕布한다.

〔大黃牡丹皮湯(101)〕 炎症이 激烈하고 便秘氣味로서 體質强壯인 者 下腹이 멍멍하고 抵抗壓痛이 있는 者에는 이 方으로서 便通을 붙이면 炎症이 緩解한다. (矢數)

〔針 灸〕

모두가 細菌에 依하여 일어나는 것이므로 藥物療法에 重點을 두고 針灸는 對症療法으로서 症狀의 輕減을 도모한다. 治療法은 無月經에 準하여 行한다 放尿時의 동통과 작렬감(灼熱感)은 완화되고 分泌物을 적게 하는 效果가 있다. (倉島)

子宮發育不全

〔病 狀〕

思春期가 되면 卵巢의 기능이 盛해지고 그 호루몬의 영향을 받아서 子宮 其他의 生殖器가 發育增大하여 온다. 만약 卵巢에 장해가 있어서 그 作用이 完全히 行하여지지 못하면 子宮이 發育하지 않고 아이와 같은 狀態로서 그친다. 이것을 一般이 子宮發育不全이라고 하고 있다.

發育不全이라고 하여도 여러가지 程度가 있다. 普通 成人된 婦人의 子宮腔은 7~8cm이다. 發育不全한 것은 3cm쯤 된다. 또 陰部의 發毛도 적고 少女와 같은 것도 있다. 또 子宮發育不全과 全身發育不全을 수반하고 있을 경우는 精神도 肉體도 小兒와 같다. 體質이 軟弱하며 性徵도 나타나지 않고 乳房도 發育하지 않으며 骨盤도 작고 몸의 脂肪도 적으며 아주 弱해서 호리호리하게 보인다.

輕度의 發育不全에서는 發育狀態는 普通이고 다만 月經不順, 經血量이 적고 月經痛이 있으며 冷症이 있을 程度이다.

外見上 튼튼하게 보이고 肥厚한 사람에 意外로 發育不全이 있다. 發育不全은 자주 不姙症의 原因이 되어 不姙症의 2割 쯤은 그 까닭이라고 하고 있다. 또 姙娠하여도 流産이나 早產을 하기 쉽다. (矢數)

〔治 療〕

未婚者가 結婚하고부터 잘 發育하여 機能도 回復하는 일이 있다. 現在

卵巢호루몬과　腦下垂體　호루몬의　注射가　쓰이고　있으나　漢方에서는　다음과
같은　藥方으로서　그와　같은　効果가　있고　全體的으로　體質이　好轉하여　오는
일이　있다.

〔小建中湯加當歸(75)〕　虛弱體質로서　一般的으로　發育이　늦어서　疲勞가
쉽고　貧血氣味,　冷症으로서　腹直筋이　緊張하여　있는　者에　잘　쓰인다.

〔當歸芍藥散(114)〕　이　藥方도　疲勞하기　쉽고　피부색이　희며　冷症으로　月
經痛이　있거나　頭重,　眩暈　등을　호소하고　弛緩性의　體質인　경우에　오래도록
쓴다　體質이　改善된다.

〔加味逍遙散(16)〕　體質은　그렇게　허약하지　않으나　貧血의　傾向이　있고
앞의　二方보다는　肥厚하면서　發育不全,　卵巢機能의　障害가　있는　者에　地黃
4.0,　香附子　3.0을　加하여　쓴다.　(矢數)

〔針　灸〕

發育不全의　程度에도　따르지마는　全身을　强壯히　하고　諸分泌器官의　활동
을　促進시키기　위하여　針灸의　치료를　加하는　것이　좋다.

經穴은　無月經에　準하여　치료한다.　(倉島)

子宮位置異常

〔症　狀〕

子宮位置異常이라고　하고　있는　中에서　代表的인　것은　子宮前屈症,　子宮後
屈症,　子宮下垂　等이며　그　中에서　비교적　많은　子宮後屈과　子宮下垂의　둘에
對하여　記述하기로　한다.

子宮後屈症이라고　하는　것은　子宮體部가　內子宮口에서　子宮頸部에　對하여
後方으로　屈曲하여　即子宮縱軸이　後方으로　屈曲하여　있는　것을　말한다.　後
屈의　原因은　先天的인　것도　있으나　産褥中에　子宮諸靭帶가　弛緩하여　子宮의
復舊가　不能하게　됨에　따라서　일어나는　것이　많다.　全然　症狀이　없는　것도
있으나　대개는　月經異常,　即　月經不順,　月經過多,　月經痛을　호소하고　膀胱,
直腸,　其他　隣接器에　미치는　壓迫症狀,　下腹의　疼痛,　腰痛등이　일어나고　간
혹　不姙症이　된다.　또　子宮內膜炎,　附屬器炎　特히　卵巢의　下垂를　併發하는

일이 많다.

子宮下垂 或은 子宮脫出症은 子宮膣部가 膣入口까지 下垂하고 或은 다시 子宮의 頸部 或은 體部까지도 膣의 入口外에 脫出하는 것이다. 이 原因으로 서는 자주 姙娠한 까닭에 骨盤 가운데서 子宮을 安定시키는 圓靱帶가 이완 되고 腹壓 때문에 子宮이 脫出하여 온다. 또 産後 充分히 回復되지 않는 中 에 房을 떠나서 무거운 것을 운반하든지 膀胱에 小水를 너무 차게 하든지 센기침을 하든지 하는 것이 原因이 되는 일이 있다. 또 分娩時에 會陰破裂 한 것을 그대로 둔데에도 原因이 있다. 其他 腹水와 子宮 或은 卵巢의 腫瘍 가 原因이 되는 일도 있다.

子宮下垂와 脫出에 依하여 일어나는 自覺症은 子宮이 下垂하는 感, 腹膜 이 당기기 때문에 下腹에 疼痛이 일어나고 膀胱도 당기어서 小水가 짧게 되 며 또 充分히 排尿하지 못하고 甚해지면 失禁하여 그치지 않게 된다. 또 便 秘를 일으키기 쉬우며 起居動作이 귀찮게 되며 疼痛 때문에 步行과 일을 하 지 못하게 된다. 脫出한 部分은 乾燥하여 크게 硬해지고 刺戟에 依하여 炎 症과 潰瘍을 일으키며 出血하기도 하고 白帶下를 수반하기도 한다. (矢數)

〔治 療〕

대개는 小骨盤內의 血液循環이 障害되어 鬱虛이 생기고 이에 冷과 水分의 溜滯가 加해져서 組織이 이완하므로 다음과 같은 藥方이 쓰여진다.

〔桂枝茯苓丸(41)〕 〔桃核承氣湯(111)〕 〔大黃牡丹皮湯(101)〕 이들은 內膜 炎과 附屬器炎 等에 依하여 後屈과 下垂를 일으킨 것이며 下腹部에 抵抗 壓痛이 있고 充實한 體質인 者로서 便秘의 경향이 있으며 炎症을 수반하고 있는 것이다.

〔當氣芍藥散(114)〕 虛弱弛緩性 體質인 者로서 약간 貧血氣味, 冷症으로서 疲勞하기 쉽고 下腹部의 동통과 腰痛이 있는 後屈症에 쓰인다. 또 같은 體 質의 子宮脫出로서 輕한 者에 좋다.

〔補中益氣湯(136)〕 前方보다 더 進行하여 子宮下垂와 脫出이 오래 가고 疲勞感이 强한 者에 쓴다.

〔當歸四逆湯(113)〕 冷이 甚하고 冷한즉 下腹이 당기고 아프다고 하는 後

屈과 下垂에 쓰인다. (矢數)

〔針　灸〕

癒着性 子宮後屈症, 高度의 子宮下垂 및 脫出症은 針灸의 치료로서 治癒를
바랄 수는 없으나 對應療法으로서 허리의 寒冷感, 頭重, 上氣 等의 諸症을
除去하는데 有效하다.

普通 가장 많은 輕度의 子宮後屈症은 針灸가 잘 듣는다.

但, 10日이나 20日이 아니고 적어도 數個月 以上 계속하지 않으면 아니된
다.

經穴은 無月經에 準하여 치료하는 것이 좋다. 頑固한 腰痛에는 針이 잘 듣
는다.

頭痛, 頭重, 上氣 等의 症狀을 수반하는 者에 對하여는 各各 症狀別의 項
目을 參照하여 針灸를 加하면 빨리 症狀이 사라지는 것이 많다. (倉島)

子宮內膜炎

〔症　狀〕

子宮의 炎症은 內膜炎과 實質炎과 周圍炎의 세 가지로 나눌 수가 있다.
內膜과 實質炎은 別個의 것은 아니고 서로 移行하는 것이며 內膜實質炎이라
고 하는 것이 옳다고 하고 있다. 그 原因이 되는 것은 淋菌, 大腸菌, 葡萄
球菌, 連鎖球菌 等이 腟의 쪽에서 傳染하여 內膜에 炎症을 일으키는 것이며
子宮搔爬, 消息子揷入, 子宮단폰揷入 等의 경우의 不注意가 이들의 細菌의
感染을 도운다.

細菌에 依하지 않는 內膜炎은 全身의 血行障害, 不攝生, 子宮位置異常,
胎盤殘留, 子宮筋腫, 鉛中毒 等이 있을 때도 發生하는 일이 있다. 內膜에
炎症이 생기면 下腹部에 不快感이 있고 氣分이 나빠지며 分泌物이 많아져서
黃白色膿樣 또는 血液을 섞은 白帶下가 있으며 때로는 惡臭를 낸다. 따라서
外陰部가 濕潤하여 가려움을 느끼고 慢性이 되면 月經痛과 月經過多等 性交
時 出血 等이 일어난다. 또 分泌物 關係로 子宮腟部는 充血하고 上皮가 剝
離하여 붉게 糜爛하게 되며 나붓토氏 小體라고 하여 작은 낱낱의 疣와 같은

것이 생기는 일도 있다. 結核性일 때는 月經이 그치고 不姙의 原因이 된다

子宮內膜炎은 骨盤腹膜炎, 子宮周圍炎, 卵巢炎, 子宮結合織炎, 膣炎 等을 合倂하는 일이 있다. (矢數)

〔治 療〕

〔龍膽瀉肝湯(145)〕 이 方은 一般的으로 諸內膜炎의 急性期에도 慢性期에도 쓰인다. 帶下, 尿道炎, 膀胱炎을 合倂했을 때에도 좋다. 腹直筋이 緊張하여 있고 下腹部에 輕한 抵抗과 壓痛이 있으며, 體力은 그다지 衰하고 있지 않는 者에 좋다.

〔桂枝茯苓丸(41)〕, 桃核承氣湯(111)〕 帶下, 腹痛, 下腹重感을 呼訴하고 月經過多와 月經痛이 있는 者로서 下腹에 특히 抵抗壓痛이 있는 者에 쓴다. 胎盤殘留와 筋腫에 依한 內膜炎에도 쓰인다. 諸症狀이 激甚하고 炎症, 充血이 著明하며 便秘하기 쉬운 者는 桃核承氣湯이 좋다.

〔大黃牡丹皮湯(101) 惡臭가 있는 膿樣帶下가 많고 下腹의 疼痛, 팽만, 腫瘤를 觸하며 또 尿道膀胱炎을 倂發하여 排尿時의 疼痛이 있고 炎症이 著明한 者에 쓴다.

〔當歸芍藥散(114)〕 허약한 體質의 사람으로서 炎症充血症狀은 輕하고 白帶下, 尿意頻數, 時時로 腹痛과 腰痛을 호소하며 手足이 冷하기 쉽고 약간 빈혈하고 있는 者에 좋다.

〔芎歸膠艾湯(28)〕 慢性症이 되어 帶下가 있고 때때로 子宮出血이 오래가서 四肢에 熱感이 있고 下腹部에 知覺鈍痲感이 있는 者에 쓰인다. (矢數)

〔針 灸〕

急性 慢性 모두 對症療法으로서 針灸를 倂用하는 것이 좋다. 針灸의 치료를 加하면 分泌物을 감소시키고 下腹痛, 腰痛, 全身不快感 等을 가볍게 하는 效果가 있다.

經穴은 無月經에 準하여 치료하는 것이 좋다. (倉島)

子宮筋腫

〔症　狀〕

子宮筋腫은 子宮筋層內에 있는 部分이 中心이 되어서 腫物이 發生하고 이것이 內膜의 쪽에 或은 筋層內와 腹膜의 쪽에 어떤 때는 廣靱帶의 內部에 向하여 發育하여 가는 筋肉性의 良性腫瘍이다. 婦人病의 10〜20%는 이 病이라고 하고 있다.

腫物의 크기는 拇指頭大에서 小兒頭大에 미치는 일이 있으며 一個에서 數個나 생겨서 모양도 各種 雜多하다.

筋腫이 생기면 普通은 月經이 오래가고 또는 出血過多, 月經痛을 가져오며 漸次 貧血에 빠진다. 子宮壁의 發生部位에 따라서 症狀에 輕重이 있다. 子宮底部의 漿膜下에 發生한 것은 얼마만한 크기에 達하지 않으면 현저한 症狀은 나타나지 않는다. 이에 反하여 粘膜下에 發生한 것은 일찍부터 內膜炎을 일으켜서 月經異常을 가져 온다. 子宮頸에 發生한 것은 膀胱, 直腸에 壓迫症狀을 일으킨다.

粘膜下에 發生한 筋腫이 차차 子宮腔으로 向하여 突出하고 마침내는 莖에 依하여 子宮壁과 連絡하는 일이 있다. 이것을 筋腫息肉 或은 茸狀筋腫이라고 하고 있다. 이것이 子宮壁의 收縮에 依하여 腟外에 娩出되어 根莖의 自然離斷에 依하여 腟外에 排出되는 일이 있다. 이것을 筋腫分娩이라고 부르고 있다.

筋腫子宮에 있어서는 普通 月經終止期가 遲延되고 50餘歲에 達하여도 아직 經血多量이며 또 强한 月經痛을 수반하는 일이 있다. 多幸히 月經이 閉止하면 대개는 縮少하여 諸症狀이 消失한다.

그러나 드물게 石灰質變性 또는 惡性腫瘍으로 變化하며 或은 軟壞하고 腐收하는 일이 있다. (矢數)

〔治　療〕

子宮筋腫에 對한 漢方內服藥에 依한 效果는 限度가 있어서 婦人科에서 筋腫의 診斷을 받은 鷄卵大의 것은 驅瘀血劑에 依하여 消散하는 일이 있으며 또 筋腫分娩을 促進하여 낫는 일도 있다. 그러나 腫瘍이 相當히 크게 된 것은 手術에 依하여 치료시키는 것이 좋다.

〔桂枝茯苓丸料加別甲, 大黃(41)〕〔桃核承氣湯(111)〕 桂枝茯苓湯加味는 子宮筋腫에 一般的으로 쓰이고 腫塊의 작은 것은 이 藥方으로서 낫는 者가 있다. 便秘가 있고 下腹의 鬱血이 甚한 者는 桃核承氣湯을 쓴다. (矢數)

〔針 灸〕

出血, 壓迫症狀等이 甚하지 않으면 針灸를 시험해 보는 것이 좋아. 手拳大의 筋腫이 數個月의 針灸治療로서 消失하는 경우도 있다. 또 消失하지 않는 것이라도 筋腫이 發育이 抑止되고 同一狀態 그대로 停止하여 아무런 症狀을 느끼지 않으며 日常生活에 支障을 느끼지 않게 되는 者가 있다.

經穴은 無月經에 準해 治療한다. (倉島)

子 宮 癌

〔症 狀〕

惡性腫瘍으로서의 癌腫도 子宮에 잘 發生한다. 發生하는 場所에 따라서 子宮頸部癌과 子宮體部癌으로 나누어진다. 癌組織은 물이 地中에 스며 들어가듯이 周圍로 擴大하여 여러가지의 臟器를 침범해 가는 한편 血管과 淋巴管을 通하여 肺臟과 腦, 肝臟 等의 멀리 떨어진 臟器로 轉移한다.

子宮癌의 原因도 아직까지 判然하지 않으나, 遺傳的 關係가 있다는 것이 認定되고 있다. 分娩時에 頸管의 裂傷, 腟部의 糜爛 或은 瘢痕 등으로 부터 癌이 發生하는 것은 往往히 보이며 未産婦보다 經産部에 많으며 40~50歲 사이가 가장 걸리기 쉽다. 젊은 사람에는 頸部癌이 많고 高齡者에는 體部癌이 많다.

癌이 發生했을 그 처음은 아무런 苦痛은 없으나 進行하여 그 一部가 崩壞하여 潰瘍을 만들고 出血, 白帶下가 내려 와서 비로소 알게 된다. 出血은 排便時나 특히 夫婦關係가 있은 後에 일어나는 것이 특징이며, 만약 지금까지 出血이 없었던 사람이 夫婦關係가 있은 後에 出血하게 되면 子宮癌이 아닌가고 한번은 생각해 볼 必要가 있다. 이 時機에 手術을 行하면 豫後가 善

다고 한다. 更年期를 지낸 婦人에서 子宮出血이 일어났을 때도 대개는 癌이라고 생각하고 專門의 診察을 받을 必要가 있다. 出血이 漸次 多量으로 되어 오면 貧血을 일으켜 온다.

出血에 이어서 오는 症狀은 白帶下이며 水樣性일 때도 肉汁樣일 때도 있고 病狀이 進行되어 가면 腐敗菌이 붙어서 膿樣으로 되고 一種 特有한 惡臭를 放出하게 된다. 또 白帶下로 因하여 外陰部搔痒症을 일으키는 일도 있다

疼痛은 最初中에는 없는 것이 普通이며 疼痛이 일어 나게 되면 이미 周圍의 臟器까지 퍼졌는 것이라고 보지 않으면 아니된다. 膀胱과 直腸에까지 퍼졌을 때에는 小水가 잦든지 排尿와 排便時에 疼痛을 느끼게 되든지 腹膜과 骨盤內의 筋肉과 神經에까지 미치는 激烈한 疼痛이 下肢까지 放散하게 된다 그리고 體部의 癌일 때는 陣痛과 같은 疼痛이 일어나서 血液과 分泌物이 때를 두고 排泄된다.

이와 같이 子宮癌이 퍼져 오면 癌의 中毒作用으로 因하여 惡液質이 되어 顔色은 蒼白 或은 黃色으로 變하며 부은 것 같이 되어서 眼光을 잃고, 食欲은 衰退하며 嘔氣, 嘔吐가 일어나서 현저히 衰弱하여져 온다. (矢數)

〔治 療〕

手術療法과 放射腺療法이 行하여지고 있으나 漢方의 內服은 이들의 療法을 倂用하면서 行하던지 그들의 療法의 效果가 없을 경우에 써서 病狀을 好轉시키는 일이 있다. 자주 쓰이는 藥方으로서는 다음과 같은 것이 있다. 民間藥中에도 간혹 效果가 있는 것이 있으므로 한법은 시험해 볼 것이다.

〔十全大補湯(71)〕 手術도 못하게 되었고 貧血이 甚하여 體力이 衰한 者 惡液質을 일으키기 시작한 者 等에 쓴다.

〔桂枝茯苓丸(41)〕 初期로서 아직 體力이 衰하지 않았을 때 光線治療같은 것과 倂用한다. (矢數)

〔針 灸〕

適應症은 아니다. 다만, 剔出手術도 不可能, 照射療法도 無効하였을 경우에 對症療法으로서 針灸를 시험해 보는 것이 좋다. 治癒를 바라기 위한 것이 아니고 患者의 苦痛을 얼마만큼이라도 輕減시킬 目的뿐이다.

經穴은 無月經에 準하고 특히 針의 强刺戟은 下腹痛을 輕減시키는 效果가 있다. (倉島)

〔民間藥〕

桑寄生一뽕나무의 새 순을 灸해서 粉末로 한 것과 蒲黃, 海金砂 以上을 同量으로서 混和하여 1日 3~5g을 白湯 또는 阿膠를 녹인 뜨거운 물로서 服川한다. (栗原)

子宮附屬器炎(卵巢·卵管炎)

〔症 狀〕

附屬器炎으로서 卵巢炎과 卵管炎을 아울러서 記述하기로 한다. 이들은 單獨으로 일어나는 일은 적고 卵管炎, 卵巢炎, 骨盤腹膜炎, 卵巢周圍炎 等이 合並하여 일어나는 일이 많다.

이들의 病은 淋菌, 葡萄球菌, 連鎖球菌, 結核菌 等에 依하여 일어나고 또 心臟病과 腎臟病 같은 全身疾患, 急性傳染病 或은 房事過度, 自瀆 等 性器에 充血을 일으킨 것이 卵巢에 刺戟을 주어서 下地를 만드는 일이 있다. 또 月經中의 感氣와 精神的, 肉體的 過勞 等이 誘因이 되는 일도 있고, 虫垂炎과 卵管溜膿腫으로부터 接觸感染을 일으키는 일도 있다.

急性卵巢炎을 일으킨즉 下腹部의 甚한 疼痛과 發熱이 일어난다. 만약 排卵과 同時에 앓으면 黃體膿瘍을 일으키고 頑固한 熱이 계속하며, 그러한 까닭에 無月經이 되는 일이 있다.

慢性卵巢炎이 된즉 卵巢의 腫大와 壓痛이 남고 간혹 下垂를 가져오며 持續性의 下腹部 疼痛, 腰痛을 호소하고 排便時와 交接時에 疼痛이 증가한다. 大槪는 月經에 앞서서 下腹部, 腰痛을 호소하고 出血과 同時에 완해한다. 或은 中間期에 아픈 者도 있다. 卵巢가 化膿하면 卵巢膿瘍을 配成한다. 慢性症으로서는 神經衰弱, 히스테리一와 같은 症狀을 倂發하는 일이 많고, 또 不姙症이 된다. 急性卵管炎이 일어난즉 急激히 下腹痛을 일으키고 발을 끌게 되어 걷지 못하게 된다. 頭重, 頭痛, 食欲不振, 排便痛, 貧血, 神經興奮 等의 全身症狀이 일어나며 腟에서 膿狀의 腫溜가 내리게 된다.

炎症은 한쪽에 일어나는 일도 있고 양쪽에 同時에 일어나면 下腹 全體가 甚히 ·아프고 치료가 좋아서 順調롭게 경과하면 1~2 주간으로서 熱도 내리고 疼痛도 없어진다. 不幸히 化膿한즉 卵管內에 膿汁이 차이고 熱은 내리지 않고 배가 불러서 답답해지며 疼痛이 持續한다. 이 膿汁이 腹腔에 흐르면 腹膜炎을 일으키고 重症症狀이 된다. 腹膜炎을 일으키지 않아도 兩端이 막히고 卵管膿腫을 만들고 後에까지 남는다.

化膿性卵管炎을 일으키면 子宮周圍炎과 骨盤腹膜炎을 倂發하고 子宮의 後方의 돗그라스窩에 膿汁이 차이는 일이 있다. 慢性卵管炎이 되면 急性症狀은 輕해지나 感氣에 걸리면 高熱을 내기도 하고 胃腸가다—루를 일으키기도 하며 長途의 步行, 過激한 運動, 不規則한 性生活, 冷했을 때 等에 再發하여 急性 때와 같은 症狀을 呈한다.

結核性의 卵管炎은 처음부터 慢性의 型을 取하여 나타나고 徐徐히 化膿하여 卵巢溜膿腫을 만드는 일이 많다. 肺浸潤, 肋膜炎, 腹膜炎 等을 앓은 後에 일어나는 것이다. (矢數)

〔治　療〕

附屬器炎은 大體에 있어서 漢方에서는 같은 藥方이 쓰인다. 婦人科의 治療와 合하여 行하는 것도 좋다. 慢性이 되어 좀처럼 症狀이 除去되지 않는 者에 잘 奏效하는 것이다. 반드시 安靜은 지키지 않으면 아니된다.

〔大黃牡丹皮湯(101)〕 急性症으로서 下腹部의 疼痛, 抵抗, 壓痛이 著明하고 炎症症狀이 激甚한 者에 이 方이 좋다.

〔桂枝茯苓丸(41)〕 〔桃核承氣湯(111)〕 亞急性期에 들어가서 또는 慢性症이 되어서 下腹部에 抵抗壓痛이 있고 때때로 腹痛을 일으키며, 帶下 등이 있고 神經症을 일으키고 있는 者에 쓴다. 症狀이 무겁고 便秘하고 있을 때는 桃核承氣湯을 쓴다.

〔龍膽瀉肝湯(145)〕 그렇게 甚한 症狀은 아니나 慢性症이 되고 帶下 등이 오래가는 者에 쓰인다. (矢數)

〔針　灸〕

亞急性 또는 慢性으로 移行했을 때에 針灸는 對症療法으로서 有效하다.

經穴은 無月經에 準하여 치료한다. 下腹痛에는 患側의 腹結(52), 手三里
(116)을 加함이 좋다. (倉島)

不 姙 症

〔症 狀〕

結婚하여 滿三年이 되어도 姙娠하지 않으면 이것은 不姙症으로 간주한다.
全혀 한번도 姙娠한 경험이 없는 者를 原發性 或은 先天性 不姙症이라고 하
고 一旦 姙娠한 後 오래도록 受胎하지 않는 者를 結發性 或은 後天性不姙症
이라고 한다.

男子의 陰萎, 奇型에 依한 交接不能과 精子欠乏에 依한 生殖不能을 男子
側의 原因으로 하고, 女子의 交接不能과 受胎不能을 女子側의 原因으로 한
다. 女子側의 不姙症의 原因으로 하고 있는 것을 列擧하여 보면 先天性 或
은 後天性의 膣閉鎖, 陰門閉鎖, 膣痓, 子宮口 및 頸管狹小, 子宮筋腫 特히
頸部筋腫, 大會陰裂傷에 依하여 陰門이 널리 哆開한 것, 膣카다루 및 膀胱
膣瘻, 子宮內膜炎, 子宮位置異常, 子宮腫瘍, 卵管水腫, 慢性卵巢炎, 卵巢腫
瘍, 骨盤腹膜炎, 脂肪過多症, 萎黃病, 모루히네中毒, 히스테리ー, 不感症,
子宮發育不全, 惡液質 等은 모두 不姙症의 原因이 된다. (矢數)

〔治 療〕

本方의 치료는 原因에 따라서 여러가지 方針이 取해진다. 또 男女의 어느
쪽에 그 原因이 있는가 確認하지 않으면 아니된다. 陰門과 膣閉鎖, 腫瘍에
依한 것 等은 外科의 治療에 의지할 必備가 있다.

漢方의 內服治療의 對照가 되는 것은 위에 든 原因 中에서 慢性의 經過를
取하고 있는 子宮內膜炎, 位置異常, 骨盤腹膜炎, 發育不全, 冷症, 性感欠乏
等이며, 病症에 따라서 適當한 藥을 數個月에 궁하여 복용한즉 自覺症의 好
轉, 體質의 改善과 함께 姙娠可能의 狀態로 이끌 수가 있다.

〔桂枝茯苓丸(41)〕 그렇게 여위지 않고 或은 肥滿하고 얼굴색도 좋으며,
下腹部에 鬱血이 있고 抵抗과 壓痛을 認定하는 者의 不姙症에 쓰인다. 이것
은 子宮內膜炎, 卵巢炎, 骨盤腹膜炎, 子宮位置異常 等에 原因하는 것이

많다.

〔桃核承氣湯(111)〕　앞의 方을 쓸 경우로서 炎症, 充血이 甚하고　便秘의 경향이 있는 者에 쓴다.

〔大黃牡丹皮湯(101)〕　이것은 앞의 方을 쓸 경우와 비슷하고 骨盤腹膜炎; 膀胱腔瘻, 癒着 等이 있고 下腹部의 抵抗, 壓痛, 炎症充血이 著明하며 惡臭 있는 帶下를 보는 者에는 이 方을 쓴다.

〔龍膽瀉肝湯(145)〕　內膜炎, 腫카다루, 帶下, 排尿時에 疼痛이 있는 慢性 淋疾에 依한 不姙症에 쓰는 일이 있다.

〔當歸芍藥散(114)〕　이 方은 發育不全, 冷症, 貧血 等으로 因한 虛弱體質 者의 不姙症에 잘 쓰인다.

〔小建中湯(75)〕　瘦型의 虛弱體質의 婦人으로서 疲勞하기 쉽고 胃腸이 弱 하며 때때로 腹痛을 호소하고　腹直筋이 당기어 있는 者에 當歸 3.0을 加하 여 쓴즉 좋다.

〔十全大補湯(71)〕　子宮發育不全, 卵巢機能障害, 萎黃病等에 依한 不姙娠 으로서 體質虛弱하며 貧血이 甚하고 疲勞하기 쉬운 者에 쓴다. (矢數)

〔針　灸〕

原因을 探求하여 이것을 除去하지 아니하면 아니 되는 것은 勿論이지마는 無害한 療法이므로 針灸의 治療를 시험해 보는 것이 좋다.

男性에 原因이 있는 경우는 極히 드물다.　따라서 針灸의 療法은　女性에 行하는 경우만을 記述한다.

經穴은 無月經의 경우에 準하고 特히 仙骨部에 對하여 綿密히　皮膚針을 行하는 것이 좋다. (倉島)

更年期障害와 血의 道

〔症　狀〕

卵巢의 機能이 衰해서 萎縮하고 他의 內分泌臟器와의 協調가 깨뜨려져 특 히 卵巢와　密接한 關係에 있는　甲狀腺과 腦下垂體 또는　副腎 등에 영향을 미치게 하여 血管神經性의 變化와 精神的 變化가 일어나고 全身에 여러가지

苦痛이 생긴다. 大體도 40—42歲의 사이에 일어나는 것이 많고 이것을 一般的으로 更年期障害라고 부르고 있다. 옛적부터 俗間에서 「血의 道」라고 하고 있는 것이 大體로 이에 해당하고 있다.

卵巢의 활동이 나빠지므로 月經이 不順하고 대개는 늦어지기 쉽다. 姙娠하기도 어렵고 설사 姙娠한다고 하여도 流産과 早産을 일으키기 쉽다.

局所의 變化로서 大陰唇은 脂肪이 減少하므로 弛緩하고 陰毛는 적고 分泌物은 도리어 증가한다. 全身의 皮膚는 弛緩하고 股間의 周圍는 도리어 脂肪이 蓄積하는 傾向이 있으므로 보기 싫은 모양을 呈하여 온다.

全身症狀으로서 일어나는 것은 肩臂痛과 頭痛이며 兩쪽의 어깨가 돌같이 硬堅해지고 머리는 무엇을 덮어 쓴 것 같으며 每日, 頭痛, 頭重이 있게 된다. 또 眩暈를 하기도 하고 때때로 上氣하여 逆上感이 있으며 그렇다고 생각하면 이내 冷感이 일어나고 땀이 나든지 한다. 心悸亢進이 일어나서 動悸를 느끼고 心臟部의 壓迫感이 일어나며 往往히 血壓이 높아진다.

이와 같이 氣分이 개운치 않는 狀態가 계속하여 精神的으로 우울해지고 悲觀的이 되어 히스테리—를 일으키고 때로는 精神에 異常을 가져오는 일도 있다. (矢數)

〔治 療〕

更年期 障害에 가장 많이 나타나는 症狀은 漢方의 보는 데서 말하면 下腹部에 있어서의 鬱血症狀, 骨盤充血에 依한 神經症狀이며 漢方의 所謂 瘀血의 治療에 依해서 好轉하는 경우와 氣의 鬱滯를 循環시키는 藥方에 의하여 快癒하는 경우가 있다. 主로 쓰여지는 藥方은 다음과 같은 것이다.

〔桂枝茯苓丸(41)〕 骨盤鬱血이 있고 下腹部에도 抵抗과 壓痛이 인정되며 頭痛, 上氣, 足冷, 月經異常 같은 것이 있는 者에 좋다. 便秘하는 者에는 大黃을 加한다.

〔桃核承氣湯(111)〕 前方의 症狀이 다시 著明한 者에는 이 方이 좋을 때가 있다.

〔柴胡加龍骨牡蠣湯(50)〕 下腹部의 鬱血症狀은 적고 臍傍에 腹部大動脈亢進에 依한 動悸가 인정되면 頭重, 不眠, 놀래기 쉽고, 上氣, 肩臂痛 等의

神經症狀이 있는 者에는 이 方이 좋다. (矢數)

〔針 灸〕

兩者 共히 針灸의 適應症이다.

更年期障害는 1 內至 3 年 持續하고 各種의 雜多한 症狀을 나타내나 모두 月經閉止를 수반하는 女性生殖機能消失의 時期, 特有한 것이다.

身體的 苦惱만을 호소하는 者는 比較的 빨리 輕快하나 忘想, 其他의 精神的 變調를 호소하는 者는 長期間의 治療를 要하는 경우가 많다.

經穴은 無月經에 準하여 治療하고 心悸亢進이 있으면 左天宗(90), 郄門(104) 또는 神門(113)을 加하고 眩暈에는 天柱(15) 또는 上天柱(16)를 加하며 耳鳴에는 翳風(13)을 加한다.

足冷에는 然谷(186)을 加하고 발의 熱感에는 照海(155)를 使用하는 것이 좋다.

血의 道는 月經閉止期와는 關係가 없고 20歲代부터 보인다. 百鬼夜行하는 것같고 奇想天外한 症狀을 호소하나 모두 性器管의 機能에 무언가의 關係를 가지고 發하는 것이 많다. 普通의 神經症과 區別되는 것은 이 點 뿐이다.

經穴은 更年期障害에 準하여 치료하나 巧妙한 說得과 長期의 治療를 必要로 하는 것이 많다. (倉島)

皮膚·性病科疾患

皮膚病

皮膚炎

〔症 狀〕

外部로부터 直接 皮膚에 刺激이 加해졌을 때에 皮膚에 濕疹과 같은 病變이 일어난다.

사리치루酸, 요도칭기등의 外用藥과 白毛染, 化粧品, 漆, 니스 등으로 因하여도 일어난다. 皮膚에 潮紅을 이루고 小水疱를 만들며, 甚한 가려움, 疼痛, 熱感등을 수반한다.

嚴格히 濕疹과 區別하기 어렵다. (長濱)

〔治 療〕

原因을 알고 있으면 原因을 除去함으로써 比較的 낫기 쉬우나 皮膚炎을 일으키기 쉬운 內因도 생각되므로 그 意味에서 漢方治療에 依하여 治癒를 빠르게 할 수 있다.

다음의 濕疹의 治療에 準하여 行한다.

〔針 灸〕

皮膚炎과 漆의 毒으로 皮膚에 炎症이 생겼는 데는 肩髃(95) 曲池(99) 神門(113) 身柱(59) 風門(67)등에 灸한즉 좋다. 充分한 奏効를 얻지 못하더라도 症狀은 輕減한다. (代田)

〔民間藥〕

옻(漆)이 올랐는 데는 澤蟹(가재)를 부수어 그것을 붙인다. 青紫蘇의 汁을 발라도 좋다. 全身이 가려운 데는 벗나무의 껍질과 忍冬을 各各 4그램을 섞어서 300cc의 물에 넣어 煎하여 半量으로 해서 그것을 2回에 分服한다. (栗原)

濕　疹

〔症　狀〕

皮膚病中에서 가장 많이 보이는 疾患이다. 原因으로서는 걸리기 쉬운 體質에다가 器械的인 마찰, 땀, 고름 또는 藥品등의 刺激이 加해지든지 細菌이 附着하든지 하는 것을 들 수 있다.

걸리기 쉬운 部位는 頭部, 顏面, 陰部手足의 屈側등이지만 全身全面에 생기는 경우도 있다.

急性濕疹은 처음 輕度의 紅斑을 發하고 다음에 작은 丘疹을 生하며 水疱를 만들게 되고 一般的으로 局所는 濕潤하여진다. 水疱는 膿疱로 變하기 쉽다. 그리고 가려움이 甚하다.

얼마 아니되어 痂皮가 생겨서 벼겨(糠)와 같은 皮片이 벗겨지고 나어진다

慢性濕疹은 經過가 여러가지이며 再發하기 쉽고 皮膚가 두텁게 되며 多少暗褐色을 呈하게 된다. 그리고 항상 가려움이 수반한다. (長濱)

〔治　療〕

〔葛根湯(17)〕 急性濕疹의 初期로서 發赤이 있고, 가려움증, 熱感등을 수반하고 있는 者에 쓴다. 慢性인 것에 써도 좋을 때가 있다. 便秘의 경향이 있는 사람에는 大黃 1.0을 加하는 것이 좋다.

〔越婢加朮湯(6)〕 分秘物이 있고 局所가 濕潤하여 있는 者, 浮腫을 수반하여 낫기 어려운 者, 목이 마르기 쉬운 者等에 쓴다.

〔十味敗毒湯(72)〕 이 方은 널리 濕疹과 皮膚炎에 쓰인다. 慢性化한 者에 좋다. 亦是 便秘의 경향이 있으면 大黃(1.0 以上)을 加하는 것이 좋다.

〔調胃承氣湯(107)〕 宿便이 있고 腹部가 팽만하고 있는 사람에는 이 方으로서 내리면 좋아지는 일이 있다.

〔大柴胡湯(103)〕 强壯한 體質者로서 胃部가 불러 있는 사람에 써서 좋을 경우가 있다.

〔白虎湯(128)〕 가려움이 甚할 경우, 熱感이 있고 목이 마르는 者에 쓴즉 效果가 있다.

〔防風通聖散(135)〕 强壯體質者, 肥滿型의 사람으로서 便秘하기 쉽고 오줌이 나오는데 異常이 있는 경우에 쓴다. 慢性인 者에 써서 效果가 있는 일이 많다.

〔桃核承氣湯(111) 大黃牡丹皮湯(101)〕 若干 慢性化하고 局所에 瘀血이 甚하며 濃厚한 分泌物이 있고 痂皮가 되기 쉬우며 가려움도 甚할 경우는 瘀血에 依한 것으로 보고 이와같은 藥方을 쓴즉 좋다.

下腹部에 팽만감이 있다든가 月經異常이 있는 婦人의 경우에 많다. 두 藥方을 合方으로 하여 써도 좋으며 製劑된 丸藥을 써도 좋다. 下劑를 含有하고 있으므로 加減하여 쓴다.

〔加味逍遙散(16) 合四物湯(67)〕 몸이 弱한 사람으로서 貧血氣味이며 濕疹은 慢性化하고 分泌物도 없으며 乾燥하고 있어 가려움을 느끼는 者에 쓴즉 좋다.

〔淸上防風湯(20)〕 頸部와 頭面에 생겨서 얼굴이 上氣한 氣味가 있는 者에 쓴즉 좋다.

〔眞武湯(86)〕 虛弱한 體質의 사람으로서 冷症이며 患部의 色도 그렇게 붉지 않으며 分泌物은 薄하고 가려움을 느끼는 者에 써서 좋을 때가 있다. 附子가 들어 있는 藥方이므로 注意하여 쓰지 않으면 아니된다.

〔八味地黃丸(122)〕 亦是 冷症의 虛弱한 사람이든지 老人같은 이로서 小便이 나오는데 異常이 있는 경우, 患部는 乾燥하여 있다던가 또는 약간 濕潤하여 있는 경우에 쓴즉 좋다.

〔柴圓(62)〕 幼兒의 濕疹으로서 體力이 있는 者에는 이 丸藥으로서 내린즉 좋다. 다른 煎劑를 복용하면서 一方으로는 내리도록 하는 方法을 取하는 것은 좋다. (長濱)

〔針 灸〕

濕疹에 對하여는 灸療가 有效하다. 그러나 充分한 奏效는 바랄 수 없다. 灸의 經穴은

身柱(59) 風門(67) 肩髃(95) 曲池(99)

肝機能障害가 있고 全身的으로 濕疹이 생겼을 경우에는 肝兪(72) 期門(50)

腎兪(77) 陽陵泉(131)등을 이에 加한다. (代田)

〔民間藥〕

도구마리를 乾燥한 것 10∼15그램, 忍冬 5∼10그램, 모두 가늘게 썰어서 이에 300∼400cc의 물을 넣고 잘 따리어 그 汁을 하루 數回에 分服한다.

毛髮의 뿌리같은 데에 잘 생기는 가려운 腫物에는 煎汁으로서 洗滌하면 좋다. (栗原)

皮膚瘙痒症

〔症 狀〕

全身에 밤낮없이 가려움을 느끼는 病이며, 그로 因하여 항상 긁어서 부스름을 내어 濕疹도 아울러 發하기 쉽다. 老人에서는 皮膚에 기름기가 없어지므로 일어나기 쉽다. 一般的으로 氣候에 關係가 있고 冬季, 夏季에 增惡하는 일이 많다. 또 婦人에 있어서는 月經에 關係가 있다. 結核과 黃疸, 糖尿病, 腎臟病등에 수반하여 일어나는 일도 있다.

陰部, 肛部에 限하여 發하는 것도 있다. (長濱)

〔治 療〕

〔桂枝麻黃各半湯(43)〕 처음 가려움만 甚하게 일어나는 경우에 쓴즉 좋다.

〔眞武湯(86)〕 元氣가 없는 사람이나 老人으로서 手足이 冷하기 쉽고 겨울이 되면 症狀이 甚해지고 가려운 者에 써서 좋을 때가 있다. 附子가 들어있는 藥方이므로 注意해서 쓴다.

〔當歸飮子(112)〕 老人으로서 피부에 기름기가 적어지고 가려움이 계속되는 사람에 써서 좋을 때가 있다.

〔溫淸飮(4)〕 약간 血氣가 많이 上氣하기 쉬운 사람으로서 가려운 증이 있는 사람에 쓴즉 좋다. 外見으로는 顔色이 나쁘게 보이는 사람에도 잘 듣는 일이 있다.

〔龍膽瀉肝湯(145)〕 陰部瘙痒症에 쓴즉 잘 듣는다.

〔苦參湯(29)〕 이것은 內服藥은 아니고 局所의 洗滌濕布藥으로서 外用하는 藥方이다. 가려움이 甚할 경우에 쓴즉 좋다. (長濱)

〔針　灸〕

皮膚療痒症에 對하여는 針療도 灸療도 그다지 有效하지 않으나 때로는 들을 때도 있다.

百會(1)　身柱(59)　風門(67)　肩髃(95)　曲池(99)　三陰交(154)等에 灸하여 보는 것이 좋다. (代田)

蕁　麻　疹

〔症　狀〕

皮膚가 갑자기 가려워지고 붉게 부어오르며 얼마 아니되어 사라지는 病이다. 慢性은 이와 같은 發疹이 數個月이나 계속한다.

皮膚의 血管運動神經의 障害로서 일어나는 셈이지마는 일어나기 쉬운 素因이 있어서 거기에 여러가지의 誘因이 加해진즉 發病한다. 벼룩과 모기와 刺傷, 털벌레, 개미, 其他 여러가지 植物의 接觸, 寒冷 또는 熱氣等의 刺激으로서도 일어난다. 또 內因的으로 蟹, 조개, 鯖, 其他 特有한 食物이 誘因이 된다. 이 경우는 胃腸障害가 있는 사람에 일어나기 쉽다. 一般的으로 慢性病, 神經症等도 發病의 下地가 되나 其他 原因不明으로서 일어나는 일도 많다. (長濱)

〔治　療〕

〔桂枝麻黃各半湯(43)〕 發疹이 나고 가려움이 强하며 熱도 多少 있는 경우에 一般的으로 잘 듣는다.

〔葛根湯(17)〕 이것도 初期로서 熱이 있고 붉게 부어 올라서 가려움이 있는 경우에 쓴다. 뜨거울 경우에는 石膏 5.0을 加하는 것이 좋다. 또 便秘氣味가 있는 者에는 大黃(1.0以上)을 適宜 加하여 내려주면 낫는 것이 쉽다.

〔十味敗毒湯(72)〕 一般的으로 蕁麻疹에 써서 좋다. 약간 慢性化한 데에 써도 좋다. 亦是 便秘가 있으면 大黃(1.0以上)을 加하는 것이 좋다.

〔香蘇散(45)〕 물고기를 먹은 뒤에 일어났을 경우에 쓴즉 좋다.

〔調胃承氣湯(107)〕 이것은 下劑로서 쓴다. 食中毒에 依하여 일어났을 경우는 이 藥方으로서 내리어 준즉 좋다.

〔桃核承氣湯(111)〕 婦人등으로서 便秘가 잦고 發疹의 色이 약간 暗赤色을 띠고 있을 경우는 瘀血의 徵條로 보고 이 藥方으로서 내리어 주는 것이 좋다.

〔桂枝茯苓丸(41)〕 桃核承氣湯을 쓸 婦人으로서 慢性化하고 있는 경우 寒冷蕁麻疹등에 좋을 때가 있다. 湯으로 하여 쓰는 편이 좋고 便秘가 있을 때는 大黃을 많이 加하여도 좋다. 或은 桃核承氣湯을 合한 處方의 丸藥을 계속해서 쓰는 것도 한方法이다.

〔大柴胡湯(103)〕 튼튼하게 보여도 胃部가 굳게 불러 있는 사람에는 이 藥方이 좋다. 大黃은 必要에 따라서 增減하여 適當히 便通이 있도록 한다.

〔小柴胡湯(76)〕 婦人들에서는 大柴胡湯보다도 이 方이 適合할 경우가 있다. 또 前記의 桂枝茯苓丸(41)의 藥味와 合한 處方으로서 쓰는 편이 좋을 때도 있다.

〔白虎湯(128)〕 가려움이 甚하고 熱減도 있으며 목이 말라서 견디지 못하는 경우에 쓴즉 좋다.

〔防風通聖散(136)〕 肥滿體質의 사람으로서 便秘하기 쉽고 食物에 依한 腸性自家中毒을 일으키기 쉬운 사람에는 이 藥方으로서 體質改善을 꾀함에 의하여 慢性化한 것이라도 잘 낫는다.

〔茵蔯蒿湯(2)〕 胃部에서 가슴에 걸쳐서 답답한 感이 있으며 頭部에 많이 나고 便秘하기 쉬우며 小便도 적다고 할 경우에 잘 들을 때가 있다.

〔八味地黃丸(122)〕 虛弱者, 老人等으로서 목이 마르고 小便이 나오는 것도 적을 경우에 써서 좋을 때가 있다. (長濱)

〔針 灸〕

蕁麻疹에는 灸療가 極히 有效하며 때로는 著效를 얻는 것이다.

中脘(35) 天樞(48) 大腸兪(78) 腎兪(77) 身柱(59) 風門(67) 曲池(99) 肩髃(95) 陽陵泉(131)等이 繁用되는 經穴이다. 이내 效果가 나타나는 일도 있고 體質的으로 作用하여 蕁麻疹이 나기 쉬운 體質이 根治하여 버리는 일도 있다. (代田)

小兒스트로후루스

〔症　狀〕

乳幼兒에 일어나는 病인데 여름철에 많이 發病한다. 手・足・胸・腹・背・頭等에 작은 結節이 생겨서 가려움이 甚하고 赤味를 띠며 手足은 부어 온다. 一種의 自家中毒에 依하여 일어나는 病이라고 하고 있다. (長濱)

〔治　療〕

〔桂枝湯(34) 加黃耆〕 땀을 닦은즉 가려움이 甚해지는 사람에 쓴다. 黃耆는 2.0∼3.0을 加한다.

〔十味敗毒湯(72)〕 一般的으로 이 藥方을 써서 좋을 경우가 많다. 病狀은 그다지 甚하지 않고 또 經過가 오래가는 者에도 좋다. 便通이 充分하지 않는 者에는 大黃(0.5∼1.0)을 加한즉 좋다.

〔五苓散(48)〕 여름철에 일어난 것으로서 小便이 적고 浮腫氣味가 있는 者에 써서 좋을 때가 있다. (長濱)

〔針　灸〕

小兒스트로후루스에 對한 灸療는 身柱(59) 一穴 또는 이에 風門(67)을 加하여 灸할 程度로서 充分한 奏効는 期待할 수 없다. (代田)

膿 痂 疹

〔症　狀〕

幼小兒에 많고 化膿菌의 感染에 依하여 일어나는 病이다.

처음에는 작은 水疱가 되고 그것이 漸漸 커져서 고름이 차이게 된다. 이내 膿疱는 吸收되고 痂皮를 만들게 되어 나으나, 水疱, 膿疱가 破한즉 가려운症과 熱感이 일어나고 周圍에 퍼져 간다.

차례차례로 傳染하므로 좀처럼 낫지 않는다. (長濱)

〔治　療〕

〔葛根湯(17)〕 膿痂疹이 되기 시작할 무렵과 가려움을 느끼기 시작할 時期에 쓴즉 治癒를 빠르게 한다.

〔十味敗毒湯(72)〕 고름이 차이기 시작한 者에 一般的으로 써서 좋다.

〔大黄牡丹皮湯(101)〕 약간 慢性化하여 낫기 어려운 경우, 이 藥方으로서 내리도록 하면 좋다. 小兒에 쓸 경우 桃核承氣湯(111)의 處方과 合하여 丸藥으로 한 것을 써도 좋다.

〔內托散(115)〕 膿疱가 되기 시작할 무렵에 쓴즉 좋다.

〔伯州散(120)〕 약간 慢性化하여 차례차례로 번져서 좀처럼 낫지 않을 때 쓴즉 經過를 빠르게 한다. (長濱)

〔針 灸〕

膿痂疹에 對한 針灸療法은 不適應하다. (代田)

面皰・痤瘡

〔症 狀〕

青春期의 發育이 旺盛할 時代에 皮脂의 分泌가 많아지므로써 일어난다. 얼굴에 많이 나나, 가슴과 등에도 난다. 胃腸障害, 便秘등도 그 誘因이 된다.

面皰는 毛孔과 一致하여 좁쌀낱쯤 되는 크기로서 푸리검으스리하게 隆起한 點으로 되어 나타난다. 그리고 주위에서 세게 누즈리면 角質과 皮脂로된 脂肪의 작은 덩어리가 나온다. 여기에 細菌이 붙어서 感染한즉 尋常性痤瘡이 된다. 붉은 圓錐形의 작은 丘疹이 생겨서 다시 이것이 膿疱가 된다. (長濱)

〔治 療〕

〔清上防風湯(90)〕 얼굴이 약간 赤味를 띤 사람으로서 여드름도 조금 붉고 硬하게 된 者에 一般으로 쓴즉 좋다.

〔荊芥連翹湯(32)〕 코가 나쁜 사람같으면 오히려 이 病方을 쓰는 것이 좋다.

〔桂枝茯苓丸(41)〕 蓄血性의 體質인 사람이나 婦人등으로서는 이 藥方을 湯으로 하여 薏苡仁 10.0을 加하여 복용하면 좋다.

〔桃核承氣湯(111)〕 桂枝茯苓丸을 쓸 사람으로서 거기에 便秘의 경향이

强한 사람은 이 藥方으로서 내리어 주는 것이 좋다. 역시 薏苡仁을 加해서 좋다.

〔當歸芍藥散(114)〕 貧血性, 冷症等의 婦人에는 이 藥方에 薏苡仁을 加하여 역시 湯으로 하여 溫服하는 것이 좋다.

〔加味逍遙散(16) 合四物湯(67)〕 當歸芍藥散을 써도 좋은 結果가 없을 때는 이 藥方을 써 보는 것이 좋다.

〔小柴胡湯(76)〕 보통체격의 사람이나 婦人으로서 胃部가 痞한 듯한 感이 있는 사람에 對하여 一般的으로 體質改善의 意味에서 效果가 있는 일이 있다. 桂枝茯苓丸이나 當歸芍藥散과 合한 處方으로 하여 써도 좋다.

〔大柴胡湯(103)〕 小柴胡湯과 같은 目標로서 써서 좋으나, 이 方은 오히려 體格이 좋고 便秘의 경향이 있는 사람에 써야 되는 것이다. (長濱)

〔針 灸〕

面皰와 痤瘡에 對하여는 針灸療法은 그다지 效果的은 아니다. 다만 胃腸을 튼튼하게 하여 消化를 도우며 便通을 良好하게 하는 針治 및 灸治를 하면 그 新生을 적게 할 수가 있다. (代田)

〔民間藥〕

白桃의 꽃과 多瓜子, 蒲公英의 뿌리 모두 같은 量을 取하여 乾燥해서 粉末로 한다. 이것을 蜂蜜로서 익이여 진덕진덕한 것을 每夜 얼굴에 발라서 다음날 아침에 씻어버린다. 이렇게 하여 조금 계속하면 大端히 좋다. (栗原)

酒 査 鼻

〔症 狀〕

中年의 男女에 일어나는 病이며 콧등과 함께 兩頰, 이마, 턱같은 데도 붉어진다. 寒暖의 變化, 飮酒할 時에는 그것이 著明하게 된다.

처음은 毛細管이 新生하고 擴張하여 거기에 限局해서 붉어지나, 얼마 아니되어 皮歡의 分泌도 盛해지고 毛孔이 擴張되어 丘疹과 膿疱를 만들게 된다. 다시 組織이 增殖하여 全體가 부어서 덩어리같이 된다.

一般的으로 慢性의 結過를 取한다.

顔面과 頭部의 充血, 胃腸障害, 飮酒, 其他貧血, 婦人病같은 것이 誘因이
되기 쉽다. (長濱)

〔治 療〕

〔防風通聖散(138)〕 肥滿體質의 사람으로서 북배(太鼓腹)를 呈한 사람,
美食을 좋아하고, 술을 좋아하는 사람으로서 上氣하기 쉽고 코가 붉게 붓게
되는 사람은 이 藥方으로서 體質의 改善을 꾀하는 것이 必要하다.

〔黃連解毒湯(11)〕 一般的으로 上氣하기 쉽고 다만 붉게 된다는 程度의
사람에 쓴즉 좋다.

〔葛根黃連黃芩湯(18)〕 頭部가 充血하기 쉽고 얼굴이 붉어지는 사람에 쓴
즉 좋다. (長濱)

〔針 灸〕

酒渣鼻에는 針灸療法은 不適應하다. 但 鼻童의 素節(17)에 針하여 피를
내어 준즉 듣는 경우가 있다. (代田)

頭部白癬

〔症 狀〕

白癬菌의 感染에 依하여 일어나는 病이며 7,8歲의 男兒에 많다.

頭髮部에 둥근 灰白色의 斑點이 되어 漸漸 퍼져진다. 또 毛髮이 빠지기
쉽다.

病患部의 周圍가 隆起하여 그 위에 丘疹, 水疱, 膿疱, 痂皮같은 것이 되
어 가려움을 느끼게 된다. (長濱)

〔治 療〕

〔淸上防風湯(90)〕 頭部가 뜨겁고 가려움을 느끼게 되는 경향이 있을 때
이 藥方을 쓴즉 좋다.

〔十味敗毒湯(72)〕 水疱와 膿疱가 되어서 가려움도 오래가는 者에 쓴다.

〔麻杏薏甘湯(140)〕 患部가 꺼칠꺼칠해져서 낫기 어려운 者에 쓴즉 좋다.

〔紫雲膏(61)〕 患部에 外用하면 좋다. (長濱)

〔針 灸〕

頭部白癬에 對한 針灸療法은 그다지 期待할 수 없으나 身柱(59) 風門(67)
曲池(99) 天柱(15)等의 灸에 依하여 症狀을 輕減할 수 있다고 생각된다.
(代田)

頑　癬

〔症 狀〕
亦是, 白癬菌에 依하여 일어나는 病이며 濕疹과 함께 일어나므로 가려움
이 甚하다.

陰部와 股間에 나서 下腹部와 臀部에도 퍼지고 乳房아래와 腋下에도 나는
일이 있다.

發汗이 많을 때에 惡化하여 頑固한 經過를 取하고 再發하기 쉽다.

中央部는 暗褐色이며 丘疹, 小水疱, 血痂, 鱗屑같은 것이 混在하고 周緣
은 붉으며 提防과 같이 솟아 오른다. (長濱)

〔治 療〕
〔十味敗毒湯(72)〕 濕疹을 合併하고 있는 것같은 者에 一般으로 써서 좋
다.

〔越婢加朮湯(6)〕 局所가 濕潤하여 있고 惡臭같은 것이 있는 者에 써서
좋을 때가 있다.

〔大黃牡丹皮湯(103)〕 經過가 오래가고 血痂가 되어 局所는 약간 暗褐色
을 띠고 있는 경우에 쓴다. 약간 便秘氣味가 있는 者에 쓴즉 좋다. 桃核承
氣湯(111) 桂枝茯苓丸(41)등을 合하여 處方하여 쓰는 것이 좋을 때가 있
다.

〔當歸芍藥散(114)〕 大黃牡丹皮湯등을 써서 도리어 좋지 못한 것같은 冷
症의 여위었는 사람等에 쓴즉 좋다.

〔龍膽瀉肝湯(145)〕 主로서 除部에 나서 가려움이 甚하고 疼痛을 수반하
는 경우에 쓰면 좋다. (長濱)

〔針 灸〕
頑癬에 對한 針灸療法은 그렇게 效果的을 아니다. 그러나 肩髃(95) 曲池

(99)에 灸한즉 多小 症狀을 輕하게 할 수가 있다. 田虫에는 局所의 周邊部 및 그 中央部에 數個所 灸한즉 症狀이 輕快하여지는 것이지마는 完全히는 낫지 않으며 再發하기 쉽다. (代田)

〔民間藥〕

椎茸의 粉末 10ℊ 硫黄 5ℊ 丹礬—硫酸銅—2ℊ 모두를 粉末로 하여 混和, 單軟膏 50ℊ에 섞어서 軟膏를 만들어서 그것을 患部에 塗擦한다. (栗原)

汗疱狀白癬(미즈무시)

〔症 狀〕

白癬菌의 感染에 依하여 일어난다. 發汗異常에 依하여 손바닥, 발바닥등에 汗疱(表在性의 水疱)가 된즉 感染하기 쉽다.

表在性의 것은 작고 흰 水疱가 되어 차츰 헐어지지마는 가려움이 強하다.

더욱 깊은 데에 생기면 丘疹狀을 이루고 灼熱感을 수반한다. 破해지면 그 뒤는 充血하여 붉어져 온다. 濕疹과 合併하든지 化膿菌의 感染에 依하여 인파管炎, 인파腺炎을 일으키는 일이 있다.

再發하기 쉽고 長時日에 미치는 것도 있다. (長濱)

〔治 療〕

〔麻杏薏甘湯(140)〕 慢性化하여 乾燥한 것에 쓴즉 좋아지는 일이 있다.

〔十味敗毒湯(72)〕 水疱가 破해져서 가려움도 있는 者, 化膿하기 始作해온 者에 쓴즉 좋다.

〔桂枝茯苓丸(41)〕 丘疹狀을 이루고 充血하여 灼熱感을 수반하는 者에 쓴다. 湯으로 하여 薏苡仁 10.0을 加하면 좋다.

〔桃核承氣湯(111)〕 桂枝茯苓丸을 쓸 症狀으로서 便秘가 있는 경우는 이 藥方으로서 내리어 주는 것이 좋다.

〔當歸芍藥散(114)〕 血色이 나쁘고 冷症氣味로서 桃核承氣湯같은 것을 쓰지 못할 경우에 쓴즉 좋다.

〔防風通聖散(135)〕 肥滿體質인 사람으로서 便秘의 경향이 있고 肉食을 한즉 惡化하는 사람은 食禁을 지켜서 이 藥方을 쓰면 좋다. (長濱)

〔針　灸〕

汗疱狀白癬에는 針灸療法은 그렇게 效果的은 아니다. 그러나 조금은 症狀
을 輕快하게 한다. 손이라면 太陵(110) 陽池(124) 合谷(121)等에 灸한다.
발이라면 照海(155) 公孫(157) 丘墟(135)等에 灸한다.

針灸療法은 아니나 나의 경험으로서는 滿川에 있는 野芹(미나리)의 잎과
줄기를 갈아 부수어 짜서 그 靑汁을 1日 3回쯤 발라 붙이면 1,2週間으로서
完全히 나아 버리는 일이 적지 않다. 시험해 볼 療法이다. (代田)

白　癜　風

〔症　狀〕

中年에 많이 發生하고 限局된 後天性의 色素脫失이며 그 周邊은 피부의
色素가 增강되어 한층 純白을 더하고 명확히 그 주위와 경계(境界)된다. 경
과는 極히 완만하며 대개는 주위로 向하여 확대하고 크기, 모양, 數等은 여
러가지로 雜多하다. 그 原因은 明分치 않고 推測하건대 榮養, 神經의 障害
에 依하여 일어나는 것이 아닌가고 생각하고 있다. 치부스, 猩紅熱등의 急
性傳染病, 神經病이나 精神病等에 續發하여 腐蝕外用藥의 刺戟, 外傷, 持續
的壓迫, 皮疹等에 依하여 發生이 促進된다. (矢數)

〔治　療〕

여러가지의 치료에 抵抗하여 快復하지 않는 者가 많다. 漢方에서는 體質
的인 全體를 治療하여 좋을 때가 있다.

〔桂枝加黃耆湯(34)〕 皮膚가 弱하고 發汗하기 쉬운 사람에 發生한 비교적
初期에 쓰인다.

〔加味逍遙散(16)〕 貧血性으로서 月經不順, 更年期神經障害가 있는 婦人
에 發生한 데에 이 方을 주어서 치유한 것이 있다.

〔桂枝茯苓丸(41)〕 下腹部에 瘀血이 있고 抵抗壓痛이 甚한 中年의 婦人에
薏苡仁 6.0 大黃 1.0을 加하여 長服시켜서 快方으로 向한 것이 있다. (矢數)

〔針　灸〕

白癜病에는 針灸療法은 效果的이 아니다. 그러나 그 範圍가 작고, 大豆大

만한 것이라면 그 中央에 灸한즉 낫는 것이 적지 않다. 크게 퍼진 것에는 效果가 없다. (代田)

帶狀疱疹(헤루페스)

〔症 狀〕

春秋에 많은 病이며 대개는 前驅症이 없이 나타나고 때로는 神經痛, 發熱, 全身倦怠, 食欲不振등이 있고 그 數日後, 皮膚에 發赤이 일어나며 大槪는 偏側이지마는 極히 드물게 兩側에 오는 일이 있다. 神經의 分布區域에 發生하여 2,3日이 된즉 작은 水疱群이 그 위에 出現하고 數日後 黑褐色의 痂皮가 되어 發生한 始初부터 2,3週間으로서 輕快한다. 重症일 때는 月餘나 걸리고 水疱가 크게 되며 또는 出血性, 壞疽性으로 되는 것, 小水疱가 主要 發疹部를 떨어져서 不規則으로 分布하는 일이 있다.

本症에는 神經痛, 知覺異常, 異常感覺, 運動麻痺等이 수반하여 永續하든지 局所의 淋巴腺이 腫脹하든지 하는 일이 있다.

이 病은 비ー루스에 依하는 것으로 생각되나 外傷, 梅毒, 脊髓疾患, 其他 砒素, 蒼鉛等의 中毒에 依하여 일어나는 일도 있다. (矢數)

〔治 療〕

〔葛根湯(17)〕 水泡의 初期發熱時에 쓴다.

〔十味敗毒湯(72)〕 水泡가 오래되어서 疼痛을 수반했을 때에 좋다.

〔大柴胡湯(103)〕 體質이 强壯한 者로서 心下部가 硬하게 차이고 胸內에 苦悶, 疼痛을 呼訴하는 者에 쓴다.

〔眞武湯(86)〕 오래되어 疼痛이 좀처럼 떨어지지 않고 疲務해진 者에 좋을 경우가 있다. (矢數)

〔針 灸〕

帶狀疱疹에는 針灸療法이 適應하고 著效를 얻는다 疱疹이 나는 範圍에 神經痛을 일으키기 쉬운 것이지마는 그 疼痛이 있는 部位와 그 아픈 神經의 根部에 相當하는 脊柱의 側部經穴에 針하고 또 灸하즉 좋다.

이 帶狀疱疹이 肋間에 난즉 肋間神經痛을 일으키는 것이다. (療法은 神經

痛의 項 參照) (代田)

疣　贅

〔症　狀〕

表皮가 局限性으로 增殖하는 것이며, 主로 角質層이 肥厚하여 일어난다. 이것을 尋常性, 靑年性, 老人性의 三種으로 나눈다.

1. 尋常惡疣贅　이것은 普通으로 말하는 疣이며, 留針의 頭部만한 크기로 둥글고 평평한 隆起로서 始作하여 차츰 커져서 豌豆大에서 제비콩만한 크기로 되고 角質의 度를 增加하고 偏平 또는 半球狀으로 되어 乳嘴狀의 굳은 結節이 되어서 周圍에 娘疣를 만든다. 自然히 消滅하는 일이 있다. 手足 때로는 顏面, 頭部등에 잘 發生한다.

이것은 傳染性으로서 비一루스에 依하는 것이라고 하고 있다.

2. 靑年性疣贅　留針頭大에서 圓形半米粒大의 圓形 또는 多角形인 것이며, 扁平하며 조금 皮膚面에서 솟아 오르고 前者보다 부드러우며 淡褐色이다. 普通 顏面, 손등, 前腕의 바깥쪽같은 데에 多數히 發生한다. 이것도 비一루스에 依하는 것이라고 하며 긁으면 新疣가 생긴다. 아이나 젊은 婦人에 많이 보인다.

3. 老人惡疣贅　50歲以上의 男子에 많이 發生하는 一種의 母斑이며 顏面, 頸部, 前胸, 手背, 前腕等에 好發한다. 豌豆大에서 爪甲大의 褐色 또는 黑色으로서 扁平, 조금 皮膚面에서 隆起하여 表面이 若干 粗糙, 角質밑에 出血하기 쉬운 底面이 있다. 癌의 前驅症이 되는 일이 있다. 本症中에서 角質增生의 甚한 것을 老人性角化腫이라고 부르고 있다. (矢數)

〔治　療〕

〔薏苡仁 20.0, 甘草 3.0〕 尋常性疣, 靑年性疣에 잘 쓰인다. 빠르면 10日 늦으면 2個月쯤 服用한다.

〔當歸芍藥散(114)〕 젊은 婦人으로서 瘦型의 虛弱症, 冷症의 者에는 이 方에 薏苡仁을 10以上 加하여 준즉 疣가 떨어질 뿐 아니라 體質이 좋아지고 皮膚의 光澤이 좋아진다.

348

〔麻杏薏甘湯(140)〕 筋肉류―마치스, 關節류―마치스에 쓰는 藥이지마는 머리에 흰 털이 많다든가 筋肉에 疼痛을 일으키기 쉬운 사람 等에 發生한 疣에 써서 좋을 때가 있다. (矢數)

〔針 灸〕

疣贅에는 灸가 들을 때가 있다. 散在性의 작은 疣일 경우는 그 中의 比較的 큰 것 한, 두개의 頭部에 같은 크기의 灸를 뜬다. 數日이 되면 痂皮가 되어 그것이 脫疼한즉 다른 疣도 낫는다. 散在性이 아닌 것도 작은 것은 같이 해서 낫는다. 큰 것에는 效果가 없다. (代田)

多 汗 症

〔症 狀〕

땀의 分泌機能이 過度히 亢進하여 일어나는 것이며, 汎發性과 局所性으로 區別된다. 汎發性多汗症은 體質로서 간혹, 遺傳하고 또 熱性病과 神經病, 특히 交感神經疾患에 수반하여 發生한다.

局所性多汗症은 夏季 또는 運動時에 甚하다. 手掌, 足底, 腋窩 및 陰部等에 好發한다. 손의 多汗症은 手掌이 차고 充血로 因하여 간혹 靑赤色으로 變하는 일이 있다. 발이 多汗症은 足底가 항상 濕潤하고 皮膚는 往往히 白色으로 되며 그 주위는 紅斑樣을 呈한다. 中樞神經, 交感神經의 異常으로서는 半身에 發汗하는 일이 있다. 其他 목위로 發汗하는 者, 가슴에서 위로 많은 者, 허리에서 아래로 많은 者, 食物의 種類에 따라서 發汗하는 者 等이 있다. (矢數)

〔治 療〕

〔桂枝加黃耆湯(34)〕 一般的으로 體質이 허약한 사람에 일어나는 汎發性의 多汗症에 쓴다.

〔防已黃耆湯(134)〕 皮膚色이 희고 水太한 婦人에 많이 보이는 多汗症에 쓰인다.

〔柴胡桂枝乾姜湯(53)〕 虛弱體質의 者로서 頸部에서 위로 땀이 많고 上氣하는 氣味가 있는 多汗症에 좋다. 結核性의 盜汗에도 좋다.

〔補中益氣湯(136)〕〔十全大補湯(71)〕 病後 또는 虛弱體質로서 疲勞가 甚하고 發汗하기 쉬운 者에는 補中益氣湯, 疲勞가 甚하고 貧血하고 있는 者에는 十全大補湯을 쓴다. (矢數)

〔針 灸〕

多汗症에는 針灸療法의 效果的인 경우가 相當히 많다. 肺結核에 있어서의 盜汗, 虛脫時의 脫肝, 月經不順, 更年期障害, 神經衰弱等 그 原因으로 하는 疾患에 따라서 다르나 共通하여 말할 수 있는 것은 中樞神經의 鎭靜에 있다. 이 目的에서

百會(1) 天柱(15) 身柱(59) 肝兪(72) 神門(113) 腎兪(77)等의 灸가 效果的이다.

手掌과 足蹠에 많이 發汗하는 者에는 손에서는 太陵(110) 발에서는 照海(155)가 든는다.

小兒等에 있어서 자고 있을 때에 머리에 땀을 흘리는 者에는 身柱(59) 一穴의 灸로서 낫는 일이 많다. 一般的으로 虛弱한 兒童의 發汗症에는 身柱의 灸가 든는 것이다. (代田)

腋 臭

〔症 狀〕

腋下, 臍, 陰部등에 異型의 汗腺이 있다. 이것을 아포구린腺이라고 부르고 있으나, 이 汗腺이 思春期에 들어가서 異常하게 增殖하고 또 異常 機能이 亢進하여 揮發性脂肪酸을 發生하며 臭氣를 放出한다. 思春期에서 20歲 前後의 男女에 많고 壯年期가 되면 적어지며 老年期에는 普通 낫는 일이 많다. (矢數)

〔治 療〕

〔防已黄耆湯(134)〕 皮膚色이 희며 肌肉이 軟하고 俗으로 水太하다고 하는 體質인 사람으로서 피로하기 쉽고 땀이 많다고 하는 者에 쓴다.

〔龍膽瀉肝湯(145)〕 肝臟機能의 障害가 있고 피부색이 검으며 腹直筋이 緊張하고 性病같은 것을 지낸 所謂 濕毒이 있는 者에 써서 좋을 때가 있다.

(矢數)

〔針 灸〕

腋臭에 對하여는 灸가 시험해진다. 먼저 少海에 灸한다. 그리고 腋毛를 깎고 그곳에 天花粉 또는 땀을 取하는 粉을 두텁게 散布한다. 그런즉 그 中央部에 검은 點이 나타난다. 거기에 灸를 5壯乃至 15壯하는 것이다. 筆者는 아직 이것을 치료한 일은 없으나 古典의 記述에 依하여 記錄한다. (代田)

〔民間藥〕

腋臭에는 구운(燒) 明礬과 사리치루酸나트륨(사루치루酸은 아니다)을 同量으로 混和하여 그것을 腋下에 塗擦한즉 第一 臭氣가 除去된다. (栗原)

乾 癬

〔症 狀〕

青年期以後에 發生하여 經過가 오래되고 一進一退하면서 再發하기 쉽다. 처음에는 點狀에서 콩만한 크기로서 境界가 明確한 紅斑 또는 丘疹을 짓고, 肘・膝部등의 好發部位, 또는 全身에 左右對側的으로 發現하며, 다음에 光澤이 있는 銀白色의 乾燥한 두터운 鱗屑를 生하고 차츰 증대하여 豌豆大, 手掌大 또는 그 以上이 되어 서로 융합하여 더욱 더 大型이 되고 처음에 圓形이었던 것이 不整形이 된다. 또 發疹部의 中心部는 때에 따라서는 나아서 輪環狀이 되여 形態가 複雜하게 된다. 또 新疹은 그 周圍에 紅暈를 돌리고 鱗屑는 容易하게 벗겨지지 않으며 無理하게 剝離하면 表面에서 點狀의 出血을 일으킨다. 原因은 確實하지 않다. 脂肪의 新陳代謝異常과 內分泌障害說을 믿는 사람이 많은 現狀이다. (矢數)

〔治 療〕

〔桂枝加黃耆湯(43)〕 體質이 그다지 頑强하지 않는 사람에 發生한 것으로서 그렇게 病狀이 甚하지 않는 初期에는 桂枝湯에 黃耆 3.0을 加하여 쓴다.

〔黃連阿膠湯(10)〕 一進一退하여 出沒하고 있을 무렵에 잘 쓰인다.

〔防風通聖散(135)〕 肥滿體質의 頑强한 사람에 發生한 완고한 것으로서 便秘하기 쉬운 者, 배가 충실하고 있을 때는 이 方에 地黃 3.0을 加한다.

(矢數)

〔針　灸〕

乾癬에는 針灸療法은 不適應하다. (代田)

肝　　斑

〔症　狀〕

黃白色 或은 暗褐色의 不規則한 모양을 한 銅貨大에서 手掌大의 色素斑이며, 境界는 確實할 때도 있고 또 不明할 때도 있다. 흔히 이마, 眼下같은 데에 나타나며 때로는 鱗屑와 가려움이 있을 때가 있다. 여름이 된즉 增惡한다. 또 妊娠 3.4個月부터 나타나기 시작히여 차츰 濃해지고 分娩을 마친즉 사라지기도 하고 오레 남기도 하는 일이 있다. 이것을 妊娠性肝斑이라고도 하고 婦人生殖器病으로부터 된 것을 子宮性肝斑, 癌, 結核, 腺病質, 老人性萎縮, 아루골中毒, 마라리아等으로부터 오는 것을 惡液性肝斑, 요―드 칭기나 發疱膏를 바른 後에 된 것을 中毒性肝斑이라고 한다. 그 外에 日光의 直射로서 된 것을 日光肝斑, 外傷과 衣服의 壓迫, 摩擦, 搔爬等에 依한 것을 外傷性肝斑이라고 부르고 있다. 原因은 分明치 않으나, 交感神經의 刺戟과 內分泌障害로부터 일어나는 것이라고 생각되고 있다. (矢數)

〔治　療〕

肝斑除去로서 하나의 藥方에만 限定할 수는 없다. 其他의 症狀을 總合하여 體質的으로 치료한즉 輕快로 向하는 일이 많다.

〔當歸芍藥散(114)〕 虛弱하고 貧血性, 冷症의 婦人으로서 妊娠中에 發生한 者같은 데에는 이 方이 좋다.

〔桂枝茯苓丸(41)〕 肥滿한 氣味이며, 아랫배에 抵抗壓痛이 있는 瘀血性의 사람에 발생한 것은 이 方으로서 좋아질 때가 있다. 便通이 없을 때는 大黃 1.0을 加한다.

〔桃核承氣湯(111)〕 下腹部의 抵抗壓痛이 甚하고 얼굴이 달며 鬱血이 甚하고 便秘가 있는 者에 쓴다.

〔加味逍遙散(16) 合四物湯(67)〕 虛弱貧血性의 婦人, 或은 更年期가까이

되어 나타난 者에 이 方이 좋다. (矢數)

〔針 灸〕

肝斑은 顔面에 左右對稱的으로 附着한 茶褐色의 皮膚의 것이지마는 이에
는 姙娠에 依한 것, 卵巢病에 依한 것, 副腎疾患에 依한 것等이 있다. 그
어느 것이라도 針灸療法이 奏效할 경우가 있다. 全體的인 療法을 行한다.
主로서 灸療에 依한다.

身柱(59) 天窌(86) 腎兪(77) 次窌(81) 中脘(35) 大巨(49) 曲池(99) 三陰
交(154)

根氣있게 오래 灸하여 體質을 改善할 必要가 있다. (代田)

指掌角疲症

〔症 狀〕

間或 男子에도 일어나는 일이 있으나 거의 妙齡의 婦人에 限하여 나타나
고 月經의 初潮가 있고부터 1~2年동안에 일어나는 것이 普通이다.

바른 便이 듣는 사람에서는 右手拇指, 食指, 中指의 末節 腹面의 皮膚가
乾燥하여 粗糙하게 되고 質이 꺼칠며 손을 대면 꺼칠꺼칠하여진다. 僅少한
潮紅落屑를 보이며 차츰 굳어져서 光澤을 내고 指紋이 없어지며 깊이 갈라
져서 거북〔龜〕의 甲羅와 같이 되고 때로는 病症이 進行하여 차츰 손가락의
第2節, 腹面, 다음에 손바닥에 미치고 다시 왼손까지 퍼진다.

本症은 트는 까닭에 疼痛을 일으키나 濕疹과 같이 가렵지는 아니하다. 경
과는 완만하며 결국은 낳으나 每年 겨울에 惡化한다.

原因은 不明이며 妙齡의 婦人에 많은 것으로 보아서 生殖器故障에 依하는
것이라고 하고 있다. (矢數)

〔治 療〕

〔麻杏薏甘湯(140)〕 瘦型의 사람으로서 머리에 흰 털이 많다고 하는 者에
써서 좋다.

〔加味逍遙散(16)〕 虛弱한 體質의 婦人으로서 貧血氣味의 月經異常이 있
는 者에 쓴다. 地骨皮 3.0, 荊芥 2.0을 加한다.

〔桂枝茯苓丸(41)〕 多血症으로서 下腹部에 抵抗壓痛이 있고 月經痛같은 것이 있는 婦人에 薏苡仁 8.0을 加하여 쓴다.

〔薏苡仁 10, 敗醬 3.0, 附子 0.3〕 위의 處方을 써도 効果가 없는 者에 좋을 때가 있다. (矢數)

〔針　灸〕

指掌角皮症에 對하여는 針灸療法은 不適應하다. (代田)

胼胝症과 鷄眼

〔症　狀〕

壓迫과 衝擊等의 器械的 刺戟이 언제든지 같은 場所에 대이고 있은즉 거기에 局限性의 角質增殖이 되어서 비교적 경계가 확실하게 表面이 平滑한 蠟樣의 黃白色 或은 灰白色의 胼胝腫이 된다. 그런데 足蹠, 足緣등에서는 같은 條件下에 底面이 圓錐形의 角質增殖이 되어 楔形으로 眞皮中에 푹 들이가서 豆大의 圓形 또는 橢圓形으로서 壓迫한즉 아파지는 鷄眼이 된다. (矢數)

〔治　療〕

外科的으로 切除, 또는 긁어 파고 또 스피─루膏를 붙이기도 하나, 刺戟에 依하여 再發하는 일이 많다.

灸를 그 위에 뜨고 紫雲膏(61)를 발라서 두면 좋다. 灸法은 뒤에 詳述한다.

또 皮膚를 軟하게 하기 때문에 薏苡仁을 煎服한다. (矢數)

〔針　灸〕

胼胝腫에는 針灸療法은 不適應하나 鷄眼에는 灸가 듣는 경우가 있다. 鷄眼이 足裏(발바닥)에 생겨서 발을 밟으면 아프다고 할 경우에 그 鷄眼의 中央에 大豆大, 또는 그 以上의 灸를 뜬즉 疼痛이 덜해진다. 자주 뜨고 있는 즉 痂皮가 되어 빠져 나오는 수가 있다. (代田)

〔民間藥〕

멍아리(疣)를 떼어 내는 데는 껍질이 붙은 決明을 부수어 그것을 1日 15

~20g쯤, 물은 200cc쯤 넣고 잘 따려서 半量으로 하여 1日量으로 한다. 甘草를 조금 넣어도 좋다. 水疣는 1個月 이것을 連續服用하즉 대개 낫는다. (栗原)

圓形脫毛症

〔治療〕

이것은 原因으로서 傳染하는 것이라고 하는 說과 榮養을 主管하는 神經이 障害를 일으켜서 일어난다고 하는 榮養神經說이 있으며 現在는 이 榮養神經 說을 믿고 있는 사람이 많다. 그러나 傳染說도 全혀 否定할 수 없는 경우도 있다.

理髮所로부터 돌아와서 처음으로 발견하는 일이 많고 이 病은 대개 모르는 사이에 突然히 發症한다. 最初 頭部의 個所 또는 數個所에 爪甲大에서 貨幣大의 圓形 아니면 楕圓形의 경계가 확실한 脫毛部가 나타나며, 대개는 增大하고 또는 새로히 病巢를 짓는다. 나중에는 全頭에 미치고 眉毛, 수염, 腋毛, 恥毛도 犯하며 全身의 털까지도 빠지는 수가 있다. 局所에도 큰 自覺症은 없고 一且 나아서 再發하는 일이 있다. (矢數)

〔治療〕

하나의 藥方으로서 어느것에도 듣는다고는 할 수 없으나, 다음과 같은 것으로서 豫想外에 듣는 일이 있다. 效果가 빨리 나타나는 경우와 數個月이나 걸리는 일도 있다.

〔大柴胡湯(103)〕 頸强한 體質인 사람으로서 心下部가 緊張하고 便秘의 경향이 있는 者에 나타났을 경우에 쓰인다.

〔小柴胡湯(76)〕 小兒나 靑年期에 發한 것으로서 虛弱한 體質의 경향이 있는 者에 좋다.

〔桂皮加龍骨牡蠣湯(37)〕 多房의 경향이 있는지 遺精과 夢精을 되풀이 하여 疲勞하기 쉬운 사람에 일어났을 경우에 쓰인다.

〔柴胡加龍骨牡蠣湯(50)〕 筋骨質의 體質인 사람으로서 心下部, 右季肋下가 긴장하고 있을 경우 臍周圍에 動悸하고 있는 神經質의 사람에는 이 方이

좋다.

〔防風通聖散(135)〕 肥滿한 體質로서　美食의 경향이 있는　사람에　發生하였을 경우에는 이 方이 좋을 때가 있다. (矢數)

〔針 灸〕

圓形脫毛症에는　針灸療法의　著効가 있는 것과 거의　無効인 것이 있다. 著効를 奏하는 것은 良性이며, 脫毛의 部位도 비교적 작고 圓形을 하고 있다. 그 脫毛部의 中心에 1個所 또는 2個所灸를 뜬다. 其他에서는 顔部의 血行을 잘하게 하는 目的으로서 天柱(15) 또는 上天柱(15) 百合(1)等에 灸한다. 灸壯을 3壯 또는 5壯. (代田)

褥　瘡

〔症 狀〕

오래동안 病臥하고 있는 病者는 身體의　一部分이 長時間 强한 壓迫을 받기 때문에 血行과 榮養이 나빠져서　褥瘡이 생긴다. 腦와 脊髓의　病으로서 手足이 움직이지 않는 者, 慢性의 重症의 사람으로서 身體가 쇠약했을 경우 또는 熱이 높고 大小便을 失禁하며 皮膚가 不潔할 때에 많다.　仰臥하고 있는 病者로서는 허리뼈가 티어나온 곳, 肩胛部와 後頭部에 많고 橫臥하고 있는 病者로서는 肩, 腰, 肘等에 많이 생긴다. (矢數)

〔治 療〕

褥瘡을 誘發하는 것은 잠자리나 衣類같은 것이 硬하든지 凹凸이 있든지 주름(皺)이 있든지 더럽든지 濕하든지 하고 있을 경우에 많고 또 長時間 같은 姿勢 그대로 放置하여 두면 생기기 쉬우므로 이들에 注意하여 豫防에 힘쓴다. 病에 따라서 여러가지 本病의 치료를 하고 局所에는 紫雲膏를 붙인즉 대단히 效果가 있다(矢數)

〔針 灸〕

褥瘡에는 針灸療法은 不適應하다.　그러나 너무 甚하지 않는 동안에는 그 周邊部에 針한즉 治癒를 빠르게 한다. (代田)

性　病

男子淋疾

〔症　狀〕

淋菌의 直接接種(大部分은 性交)에 依하여 일어나는 泌尿器와 性器의 특수한 炎症이며 5日前後의 潛伏期를 지나서 男子에 있어서는 尿道炎으로써 始作한다.

急性尿道淋에서는 極히 初期에는 排尿할 때에 가려움과 灼熱感을 느끼고 尿道口에서 粘液같은 밝은 고름을 낸다. 이것이 2, 3日 되면 疼痛을 느끼고 重症에서는 임파腺이 붓는다. 또 膿汁은 진한 黃白色이며 多量으로 尿道口에서 나오게 된다. 疼痛의 刺激에 依하여 陰莖이 勃起하고 特히 夜間에 견디기 어려운 不快感에 싸인다. 炎症이 後部尿道에 미친즉 排膿은 一時 덜하는 일이 있으나 尿意가 자주 생기고 排尿의 끝 가까이 동통을 느끼며 끝난 뒤에 血液을 내게 된다. 血尿를 보는 것도 이 時期이며 發病後 2, 3週間에 相當한다. 副尿道와 前立腺도 侵犯되어 副睾丸炎을 發하는 者도 있으며 完全히 治癒하지 않은즉 慢性淋疾로 移行한다.

慢性淋疾이 되면 거의 自覺症狀이 없어지고 조금 起床時에 尿道口에 粘液의 分泌를 볼 程度이지마는 疲勞와 飮酒等의 原因에 依하여 때때로 急性症狀을 되풀이한다. 尿中에 淋系와 其他의 浮遊物을 인정하나 꼭 確定的이라고는 할 수 없다. 續發症으로서 關節炎과 腱鞘炎을 일으키기도 하고 尿道狹窄을 認定한다. (石原)

〔治　療〕

近年 淋疾은 사루하劑와 抗生物質의 出現에 依하여 比較的 治療하기 쉽게 되었으나 그 反面 耐性의 强한 菌이 感染하기도 하고 根治하지 못해서 慢性症으로 移行하여 長期에 걸쳐서 症狀이 없어지지 않고 낫기 어려운 것이 많아졌다. 漢方에서는 이와 같은 경우에 效果가 期待되는 것이며 化學的 療法

과 倂用或은 化學療法이 奏効하지 않을 경우에 쓰인다.

〔麻黃湯(136)〕 極히 初期에 寒氣와 腰痛이 있을 때에 頓服으로서 쓴즉 急性症狀을 輕快하게 할 수가 있다. 경우에 따라서 紫丹(62)으로서 내리는 일도 있다.

〔猪苓湯(110)〕 急性의 것으로서 尿意가 자주 있고 排尿時에 아플 경우에 쓴다. 血尿가 强할 경우에는 黃連解毒湯(11)과 合方하여 써도 좋다.

〔大黃牡丹皮湯(101)〕 體格이 좋고 體力이 있는 者로서 甚한 急性症狀이 있으며 疼痛이 强한 까닭에 排尿를 못하여 苦痛하고 便秘하고 있는 者에 좋다.

〔龍膽瀉肝湯(145)〕 後部尿道에까지 미치고 있는 者로서 그렇게 重症이 아닐 때에 쓴다.

〔防風通聖散(135)〕 慢性으로 移行한 肥滿體質의 者로서 自覺症狀이 거의 없고 不攝生으로 因하여 淋糸가 붓던지 오줌이 濁한 때에 쓴다.

〔托裏消毒飮(104)〕 쇠약한 慢性淋疾의 患者로서 排膿이 오래 계속하는 者에 쓰인다.

〔清心蓮子飮(91)〕 貧血과 神經衰弱氣味의 衰弱한 者로서 尿의 殘留感이 있고 淋糸의 사라지지 않을 때에 좋다.

〔八味地黃丸(122)〕 尿道狹窄과 前立腺炎이 있는 慢性患者로서 排尿困難, 尿의 殘留感, 口渴, 발이 닳는 症, 下腹의 感覺異常等을 隨伴하는 者에 쓴다. (石原)

〔針 灸〕

男子淋疾에 對하여는 針灸療法은 相當히 有效하며 第2次大戰의 終戰까지는 좋은 成績을 올렸으나 終戰後 페니시링等의 化學療法이 行하여지고부터는 全혀 不必要하게 되었다. 다만 後遺症으로서 膀胱炎, 尿道炎等을 남기고 있을 경우에는 針灸療法은 極히 有效하다. (膀胱炎, 尿道炎의 部 參照) (代田)

358

女子淋疾

〔症 狀〕

女子에서는 男子보다도 性器淋疾을 수반하는 일이 많고 全身症狀도 發하며 不妊症의 原因이 된다. 陰門炎과 附屬性器의 慢性炎으로 移行하는 일이 적지 아니하므로 注意를 要한다.

急性의 淋疾에서는 자주 子宮腔의 炎症을 發하고 다시 卵管을 지내서 腹膜에 波及하여 淋菌性腹膜炎이 되기도 하고 輸尿管에서 腎에 미치는 일도 있다.

慢性이 된즉 도리어 外陰部의 病變은 없어지고 子宮과 그 附屬器를 侵犯하여 바루토린腺에 淋菌이 殘留하기 쉽다.

위와 같이 男子淋疾과 달라서 大端히 範圍가 넓은 여러가지의 病變을 일으킨다.

몹시 不潔한 沐浴湯이나 汚染한 衣服으로부터 幼女가 感染하는 일이 있다. 이 경우는 陰門腔炎이 되어 經過가 오래가며 治療가 困難하다.

〔治 療〕

男子淋疾과 같은 處方을 쓰는 外에 子宮內膜炎때에 쓰는 處方도 適合하는 者가 적지 않다. 各項을 參照할 것, 一例를 들면

〔當歸芍藥散(114)〕 炎症症狀이 적고 一般으로 輕한 者로서 血色이 나쁘고 冷할 경우에 煎劑로서 잘 쓴다.

〔桂枝茯苓丸(41)〕 下腹部에 抵抗과 壓痛이 있는 者에 煎劑로서 잘 쓴다. 慢性으로 移行하려고 할 무렵에 적당하다.

激症의 急性期로서 便秘하는 者에는 大黃牡丹皮湯(101)에 薏苡仁八, 芍藥三을 加하여 쓰고 약간 경쾌한 後에 本方을 쓰는 것이 좋다.

〔八味帶下方(123)〕 내리는 물질이 많고 오래 계속하여 元氣는 없으나 一般症狀이 輕한 者에 좋다.

〔小建中湯(75)〕 子宮과 附屬器에 炎症이 波及하여 쇠약하고 腹痛이 强한 者에 쓴다. 當歸四를 加하는 것이 例가 되어 있다. (石原)

〔針　灸〕

女子淋疾에 對한 針灸療法은 男子淋疾의 경우와 同一하다. (代田)

淋毒性前立腺炎

〔症　狀〕

急性尿道淋에 續發하는 일이 많고 간혹 過度의 刺激에 依하여 直腸으로부터 菌이 들어가서 일어난다.

高熱과 함께 激甚한 會陰部의 疼痛을 發하고 排尿의 마지막에 甚한 疼痛이 있으며 排尿는 困難해지고 간혹 가다가 尿閉가 된다. 重症에서는 前立腺膿瘍으로 移行하여 때로는 尿道와 直腸에 瘻管을 만들어서 排膿하고 一時 輕快하는 일도 있다.

慢性炎은 淋菌性炎의 後에 남는 일이 많으나 血行性으로 온 것은 처음부터 慢性의 경과를 取한다. 早漏와 前立腺液漏가 보이며 便秘, 會陰部疼痛, 류—마치스樣의 腰痛, 頭痛, 倦怠感等 極히 多樣의 症狀을 呈하여 診斷이 어렵다.

오래 炎症이 계속한즉 組織이 强해져서 萎縮하고 前立腺肥大症과 같은 症狀이 된다. (石原)

〔治　療〕

漢方에서는 淋疾과 前立腺肥大症에 쓰는 것과 같은 處方을 患者의 狀態에 따라서 가려서 쓰므로 各項을 참조할 것을 바란다.

急性期에 猪苓湯(110), 慢性化한 者에는 淸心蓮子飮(91)과 八味地黃丸 (122)이 잘 쓰인다.

〔大黃牡丹皮湯(101)〕 急性의 激症으로서 膿瘍이 되기 시작했을 때, 體力이 있는 者에 써서 輕快시킬 수가 있다. 尿道狹窄의 症狀이 强하고 一般症狀이 그렇게 甚하지 않으며 體力이 있을 경우에는 本方에 薏苡仁 8.0, 朮 4.0, 甘草 1.0을 加한다. (石原)

〔針　灸〕

淋毒性前立腺炎에 對하여는 針灸療法은 不適應하다. (代田)

梅 毒

〔症 狀〕

病原體스피로해—타·파리다가 皮膚 및 粘膜의 작은 傷處로부터 侵入하여 發病하는 性病이며, 主로 不潔한 性行爲로 因하여 外陰部에 原發하는 일이 많다.

간혹, 입술, 혀, 코, 턱, 眼瞼, 乳房, 肛門等 性器外의 部位에 原發하는 일도 있다.

梅毒에는 胎盤感染에 依하여 小兒에 遺傳하는 先天梅毒도 있으나 이것은 別途로 記述한다. 前記의 後天梅毒은 3期로 分類하는 外에 變質梅毒이라고 하는 것도 있다.

第1期의 特色은 硬性下疳과 無痛性横痃의 出現이며 感染後 約 3週間의 潜伏期를 지나서 發病하는 것이다. 硬性下疳은 男子에서는 龜頭部, 女子에서는 陰唇과 子宮頸部에 好發하는 豌豆大의 작은 潰瘍이며, 한個만의 경우가 많고 몇개나 隆起하여 緣部에 堤防狀의 硬結로 둘러싼다. 底面은 平滑하며 暗紫赤色, 往往히 흰 附着物이 있고 진덕한 少量의 分泌液을 볼 수 있다. 潰瘍部에는 疼痛이 없는 것이 特異하다. 發現後 3週間쯤 되어 消失하여 痕跡도 없어진다. 또 鼠蹊部의 임파腺이 硬하게 부으나 化膿하지 않고 아프지도 아니하다. 이것이 無痛性横痃이며 硬性下疳生後 數日이 된 後에 發見하는 것이다.

第2期梅毒이 되면 皮膚가 粘膜에 諸種의 梅毒疹과 扁平 콘지로—무(別項 參照)를 發生한다. 典型的인 파라疹과 丘疹을 비롯하여 各種의 發疹이 3個月內外의 潜伏期를 두고 나타난다. 疼痒과 가려움의 自覺症이 없는 것이 特色이며, 1~3週間으로서 消失한다. 扁平콘지로—무는 梅毒性丘疹의 一種이고 好發部位가 特殊하다(別項參照). 其他 第2期에는 脱毛, 淋巴腺炎, 손톱의 炎症等 局所의 變化와 貧血, 倦怠, 頭痛等의 全身症狀을 호소하는 일이 있다.

第3期梅毒은 感染後 3~5年을 지나서 이에 들어간다. 간혹 甚히 急速히 오는 것, 極히 緩慢히 發하는 것로 있어서 一定하지 않는다. 急速히 第3期 症狀을 呈하는 것일수록 惡性이다. 第3期梅毒에서는 特有한 고무腫을 發한다. 이것은 硬한 肉芽組織이 身體內 各部의 組織과 臟器에 생기는 것으로서 時日을 經過하면 가운데가 壞死를 일으켜서 軟化하여 膿瘍狀이 되고 皮膚에 破해져서 고무腫潰瘍이 된다.

變質梅毒은 第3期의 한층 더 進行한 것이며 고무腫이 腦와 脊髓를 侵害하는 結果, 痲痺性知呆와 脊髓痨를 일으킨다. 感染後 2, 30年 지나서 出現하는 일이 많다. (石原)

〔治　療〕

지금 漢方에서 取扱하는 梅毒은 現代의 西洋醫學의 驅毒療法을 行하여도 滿足못하고 難症으로 된 者가 治療를 求하려 온다. 現代의 各種의 驅梅療法 은 勿論 有效하며 比較的 成果를 거두고 있으나 不完全한 治療와 驅梅劑의 미치지 못하는 難症이 된즉, 그다지 期待를 가질 수 없다. 이럴 때에 漢方이 奏効하는 것이며, 우리들은 現代의 驅梅療法을 否定하는 것이 아니라 나아가서 漢方과 併用해야 될 것이라고 믿는다. 옛날에는 漢方에서도 激烈한 作用이 있는 水銀製劑(輕粉과 生乳)를 頻用하였으나 現代에서는 오히려 이 方面을 西洋醫學에 讓步하고 漢方獨自의 解毒排毒療法을 併用하는 것이 좋다. 常用의 處方으로서는

〔香川解毒劑(15)〕 가장 많이 쓰여지나 梅毒以外의 原因으로서 쇠약하든지, 發熱하든지, 가슴밑이 痞하든지 하는 者에는 곧 쓰이지 못한다. 그들의 症狀을 去한 後 쓰지 않으면 도리어 增惡하는 일이 있다. 硬性下疳, 橫痃, 梅毒疹같은 것을 치유시키기 위하여는 本方에 荊芥, 連翹, 防風, 各 3.0을 加하면 한층 더 좋다. 眼疾患 特히 角膜炎을 併發했을 경우에는 車前子, 防風, 桔梗各 3.0, 滑石 4.0, 菊花 2.0을 加하고 梅毒性神經痛을 併發했을 경우에는 桂枝, 大黃各 2.0, 附子 0.5를 加한다.

〔龍膽瀉肝湯(145)〕 第1期梅毒의 下疳과 橫痃, 女子에서 내리는 것이 많고 陰部가 가려운 者에 쓴다. 내리는 것이 많고 惡臭가 있을 때는 土茯苓 4.0을 加한다. 潰瘍이 甚할 때에는 連翹 3.0, 黃連, 大黃各 2.0을 加하면

좋다.

〔十味敗毒湯(72)〕 인파腺腫脹과 各種의 梅毒疹이 있는 者에 좋다. 連翹 3.0을 加한즉 一層 效果가 있다.

〔紫根牡蠣湯(63)〕 第3期의 고무腫으로서 體表에 가깝고 얕은 곳에 나타난 者에 쓴다.

〔黃連解毒湯(11)〕 潛伏性의 梅毒으로서 上氣하는 氣味가 있고 神經이 흔들리는 者에 좋다.

〔防風通聖散(135)〕 肥滿하고 있으며 體力이 强하고 腹脹하는 潛伏性의 者에는 이것을 써서 때때로 내리고 排毒을 꾀한다. (石原)

〔針 灸〕

梅毒에 對한 針灸療法은 不適應하다. (代田)

先天梅毒

〔症 狀〕

遺傳梅毒이라고도 하고, 兩親 특히 어머니에 梅毒이 있을 때, 胎盤感染에 依하여 胎兒가 梅毒에 걸린다. 대개는 流産, 早産, 死産等 早期에 死亡하나 生後로부터 梅毒의 症狀이 있는데, 이에는 2種이 있다.

初産兒梅毒은 生後 얼마 아니되어 나타나는 것이며 손바닥이나 발바닥에 天疱瘡이 생기는 外에 여러가지의 皮膚梅毒 口脣과 眼瞼에 튼 모양의 龜裂, 인파腺腫脹, 骨軟骨炎, 各部의 고무腫, 腦水腫등이 보인다. 精神的 發音이 極度로 나쁘고 癲癇, 腦膜炎, 痴呆등이 된다.

晩發性梅毒이라고 하는 것은 乳兒때는 異常이 없고 學齡期 또는 少年이 되어서 發現하는 것이며 뼈와 內臟에 고무腫이 생기고 또 핫친손徵候라고 하여 門齒의 下緣이 半月狀으로 빈틈이 되는 齒의 異常, 角膜實質炎, 內耳 疾患에 依한 귀먹어리의 三徵候를 特色으로 한다. (石原)

〔治 療〕

〔十味敗毒湯(72)〕 學齡期에 발생한 先天梅毒에 常用한다. 頭瘡같은 皮膚梅毒이 甚한 者에는 紫丹(62)을 兼用한다.

〔小柴胡湯(76)〕 肝臟과 脾臟이 腫大하고 있는 虛弱兒에 體質改善의 目的으로서 使用한다. 體力이 있고 皮膚症狀이 있는 者는 위와 같이 紫丹(62)을 兼用한다. (石原)

〔針　灸〕

先天梅毒에 對하여는 針灸療法은 不適應하다. 但 先天梅毒에 依한 角膜實質炎은 사루바루산, 베니시링등에 依한 驅梅療法과 針灸療法과를 併用하면 著効를 본다. (角膜實質炎의 部參照) (代田)

扁平콘지로―口

〔症　狀〕

梅毒에 感染하여 1~2年쯤 되는 무렵에 皮膚와 粘膜과의 移行部나 濕潤하기 쉬운 皮膚의 部分에 發하는 梅毒性의 丘疹이다.

입술의 양쪽, 눈의 양쪽, 발가락사이, 肛門의 周圍, 會陰部, 陰囊의 後面 女子에서는 이 外에 外陰部나 乳房에 잘 出現한다.

丘疹의 表面의 糜爛하여 潤하고 더러워진 舌苔와 같은 느낌을 呈한다. 乳頭狀일 때도 있고 崩壞되어 있을 때도 있다. 糜爛은 極히 頑固하며 傳染力도 强하고 자꾸 퍼져 나간다.

濕疹의 糜爛과 誤認되는 수가 있으나 梅毒의 血淸反應이 陽性이면 確定的이다. 一般의 驅梅療法도 勿論 行하여야 된다. (石原)

〔治　療〕

〔防風通聖散(135)〕 肥滿하여 있고 體力이 있는 者에 쓴다. 이것을 長期 服用하고, 驅梅療法을 行하는 동시에 大黃牡丹皮湯(101)의 大黃과 芒硝를 去하고 代로 薏苡仁 8.0 芍藥 3.0을 넣어서 粉末로 하여 兼用한즉 한층 더 좋다.

〔香川解毒劑(15)〕 앞의 方이 適合하지 않고 體力이 弱한 者에 쓴다. 兼用으로서 十味敗毒湯(72)을 粉末로 하여 服用한다. (石原)

〔針　灸〕

扁平콘지로―口에 對하여는 針灸療法은 不適當하다. (代田)

軟性下疳

〔症 狀〕

性病의 一種이며 不潔한 性行爲에 의하여 쥬크레―桿菌이 직접 感染하여 일어난다. 潛伏期는 2日쯤이다.

처음에 陰莖軟部나 女子에서는 陰唇에 작은 膿疱가 생겨 그것이 自潰하여 潰瘍이 된다. 續發하는 일도 있으며 自家傳染을 한다. 처음은 圓形潰瘍으로서 邊緣은 平滑하나 차츰 不規則으로 커짐에 따라서 邊緣도 꺼칠꺼칠해진다 底面은 凹凸이 있고 붉으며 出血하기 쉽고 觸痛이 强하며 膿性分泌物이 많다. 周圍에 炎症을 수반할 때도 있고 邊緣에 堤防狀의 硬結은 없으며 數週間으로서 나아서 瘢痕이 되나, 惡性인 것은 組織의 崩壞와 壞死를 본다. 全身症狀을 發하는 일은 적으나 發熱하는 일이 있고 鼠蹊部의 인파腺에 急性炎症을 發하여 發赤, 腫脹, 疼痛을 수반한다. 梅毒의 硬性下疳과 다른 點이다. (石原)

〔治 療〕

〔龍膽瀉肝湯(145)〕 初期의 陰部潰瘍, 인파腺炎을 倂發한 者에 쓴다.

〔香川解毒劑(15)〕 經過가 완만한 者에 解毒의 目的으로서 쓴다. 荊芥, 連翹, 防風各 3.0을 加한즉 더욱 좋다.

〔苦參湯(29)〕 潰瘍의 分泌物이 많고 疼痛이 제거되지 아니할 때 이것으로서 씻는다. 出血하기 쉬울 때는 씻은 뒤에 黃連을 細末로 하여 撒希하면 좋다. (石原)

〔針 灸〕

軟性下疳에 對하여는 針灸療法은 不適應하다. (代田)

橫 痃

〔症 狀〕

軟性下疳, 梅毒의 硬性下疳, 또는 淋疾에 續發하는 鼠蹊部의 인파腺炎이다.

鼠蹊部의 强한 疼痛과 임파腺의 腫大가 있으며 皮膚에 發赤과 浮腫을 生하고 高熱과 疼痛增大를 隨伴하여 나중에 膿瘍이 된다.

그러나 梅毒性인 것은 아프지 않고 腫脹은 硬하게 孤立하여 있어서 化膿하는 일은 적다. (石原)

〔治　療〕

〔大黃牡丹皮瘍(101)〕 炎症이 甚한 初期의 者에 좋으나 쇠약하고 있을 경우에는 쓰지 못한다. 化膿이 있을 때에는 伯州散(120)을 겸용한다.

〔龍膽瀉肝湯(145)〕 輕症의 者에 좋다.

〔托裏消毒飮(104)〕 經過가 길고 排膿이 계속되어 그치지 않는 者에 좋다

〔香川解毒劑(15)〕 一般症狀이 없어진 後에 解毒의 意味로서 잠시간 連用한다. (石原)

〔針　灸〕

橫痃에 對하여는 針灸療法은 不適應하다. (代田)

眼 科 疾 患

麥 粒 腫

〔症 狀〕

葡萄球菌이 눈섭털 뿌리의 脂肪球에 들어가서 化膿을 일으키는 病이다. 먼저 작고 붉은 腫物이 나서 점점 커져서 아프고 熱感을 수반하게 된다. 眼球結膜에 浮腫緣에 가까이 硬結을 만들고 얼마아니되어 膿點이 나타난다. 3~4日後에 排膿하여 낫는다.

再發하기 쉽고 다음에서 다음으로 되는 사람도 있다.

〔治 療〕

〔葛根湯(17)〕 붉어져서 붓기(腫) 시작했을 때에 쓴즉 좋다. 便秘가 잦은 사람에는 川芎 2.0, 大黃 1.0을 加한즉 좋다.

〔調胃承氣湯(107)〕 腹部가 緊張하여 있고 便秘가 잦은 사람에 麥粒腫이 되었을 때는 이 方을 써서 내린즉 좋다.

〔防風通聖散(135)〕 肥滿體質의 사람, 肉食이 過多한 까닭에 麥粒腫이 되기 쉬운 사람에 쓴다.

〔桂枝茯苓丸(14)〕 젊은 婦人으로서 되풀이해서 나는 者에 쓴즉 再發하지 않게 된다.

〔桃核承氣湯(111)·大黃牡丹皮湯(101)〕 桂枝茯苓丸을 쓸 경우로서 便秘의 경향이 있는 사람에는 오히려 이들의 處方이 좋다. 大黃, 芒硝는 下劑이므로 適當히 加減하여 쓴다. 이들의 藥方을 合한 處方의 丸藥을 써도 좋다.

〔十味敗毒湯(72)〕 一時에 數個所가 되는 사람, 化膿傾向이 强한 사람에 體質改善의 意味로서 쓴즉 좋다.

〔排膿散(119)〕 化膿한 後 언제까지나 낫지 않는 경우에 쓴다.

〔伯州散(120)〕 排膿後 오래되어 難治할 경우에 쓴즉 治癒를 빠르게 한다. 初期에 쓴즉 도리어 나빠지는 일이 있으므로 注意할 必要가 있다. (長

濱)

〔針 灸〕

麥粒腫에는 灸가 듣는다. 灸를 뜬즉 빨리 化膿하여 빨리 낫는다. 그로부터 간혹 일어나는 것을 豫防할 수가 있다.

使用經穴은 曲池(99) 手三里(116) 너무 麥粒腫이 되어서 困難할 때는 身柱(59) 風門(67)에 뜬다. (代田)

眼 瞼 緣 炎

〔症 狀〕

腺病質의 小兒에 잘 發한다. 蛔虫에 依할 때도 있다. 葡萄球菌이 感染, 淚囊炎, 鼻炎, 濕潤, 寒冷등의 刺激, 慢性結膜炎, 도라고—마등이 原因이 되어 일어난다.

눈섭털 뿌리에 겨와 같은 鱗屑가 생겨서 아래 皮膚가 붉게 되는 것 및 얕은 潰瘍이 생겨서 痂皮를 生하는 것 等이 있으며 慢性인 것에는 瞼緣이 둥글게 되어 肥厚하고 나중에는 눈섭털이 빠지는 것도 있다.

대개는 結膜炎을 유발하여 眼脂(눈곱)도 많아지지마는 一般으로 瞼緣의 瘙痒, 疼痛, 流淚등을 수반한다. 睫毛亂生症을 일으키는 일도 있다 (長濱)

〔治 療〕

偏食이 있는 者는 먼저 이것을 是正하는데 힘쓸 必要가 있다.

〔葛根湯(17)〕 그렇게 慢性化하지 않는 者, 結膜炎을 倂發하고 있는 것같은 者에 一般으로 쓴다. 川芎 2.0, 大黃 1.0을 加하는 것이 좋다.

〔十味敗毒湯(72)〕 化膿하기 쉬운 體質의 사람에 보통 쓰인다.

〔紫圓(62)〕 小兒의 眼瞼緣炎에 쓴즉 치유(治癒)가 좋아진다. 所謂 胎毒이라고 하는 데에 좋다.

〔三味鷓胡菜湯(58)〕 蛔虫으로 因한 者에는 이 方으로서 驅除하면 좋다. 鷓鴣菜라고 하는 것은 海人草의 別名이다.

〔桂枝茯苓丸(41)〕 婦人의 眼瞼緣炎으로서 治癒가 나쁜 것은 所謂 瘀血이 關係하여 月經不順등을 수반하기 쉽다. 一般으로 이 丸藥(湯으로 하여 써도

좋다)을 連用한즉 좋다.

〔桃核承氣湯(111)·大黄牡丹皮湯(101)〕 桂枝茯苓丸을 쓸 사람으로서 便秘를 수반하는 경우같은 데에 쓴다. 三者의 複合處方으로서 만들어진 丸藥을 便秘의 程度에 따라서 加減하여 써도 좋다.

〔越婢加朮湯(6)〕 眼瞼이 붓(腫)고 눈물이 많은 경우에 쓰면 좋다.

〔白虎湯(126)〕 瘙痒感이 强하고 口渴이 있다고 하는 者에는 人參 1.5를 加하여 이 方을 쓴즉 좋다.

〔小柴胡湯(76)〕 腺病質인 者의 體質改善의 目的으로서 써서 좋을 경우가 있다. (長濱)

〔針　灸〕

瞼緣炎에는 灸가 有效하다. 使用經穴은 和髎(27) 曲池(99) 身柱(59) 風門 等이다. (代田)

結　膜　炎

〔症　狀〕

곳호위크스桿菌, 肺炎双球菌, 인후루엔자菌, 連鎖球菌등의 細菌感染에 依하여 일어나는 일이 많으나 其他 外傷, 문지(塵埃), 異物, 藥物, 花粉, 光線등의 刺戟에 의하여 일어나는 것이다. 또 榮養不足과 눈의 過勞같은 것도 유발하는 原因이 된다.

鼻炎으로 因하여 일어나는 것, 瞼瞼緣炎과 濕疹등의 皮膚病에 併發하는 것도 있다.

끌끌하는 異物感, 羞明(빛이 너무 쪼이어 눈을 못뜨는 것), 眼脂(눈곱)등이 있으며 眼瞼結膜의 부위와 發赤이 일어나고 眼球結膜도 充血하여 때로는 出血을 수반하게 된다.

急性期를 지낸즉 慢性으로 移行하여 가는 일이 많다. 또 角膜의 表層에 混濁을 가져 와서 이것이 언제까지나 남는 것도 있다. (長濱)

〔治　療〕

漢方治療는 一般眼科의 處置로서 經過가 그다지 좋지 않을 때 또 一般處

置와 倂用한즉 좋다.

〔葛根湯(17)〕 初期에 一般的으로 쓴다. 川芎 2.0, 大黃 1.0을 加하여도 좋다. 慢性化할 경우에도 奏効하는 일이 있다.

〔淸上防風湯(90)〕 葛根湯으로서 効果가 없을 경우, 顔面이 充血하기 쉬운 사람에 쓴즉 좋다.

〔越婢加朮湯(6)〕 眼瞼이 붓(腫)고 糜爛, 眼球結模도 充血하며 流淚, 眼脂가 많은 경우에 쓰면 좋다.

〔小靑龍湯(78)〕 流淚, 充血이 著明한 者에 쓴다.

〔三黃瀉心湯(54)〕 充血이 著明하고 얼굴도 붉은 사람으로 便秘의 경향이 있는 者에 쓴다.

〔苓桂朮甘湯(149)〕 약간 慢性化한 者, 眼瞼이 부어서 流淚가 있는 者, 胃下垂가 있는 사람등에 一般으로 쓴다. 車前 3.0, 細辛 1.5, 黃連 1.5를 加하여 쓴즉 좋다.

〔桂核承氣湯(111)〕 婦人으로서 便秘하기 쉬운 사람으로서 充血이 著明하고 頭痛, 肩臂痛등을 수반하는 사람에 一般的으로 써서 좋다. 下劑(大黃, 芒硝)는 適宜 加減하여 쓴다. (長濱)

〔針 灸〕

結膜炎에는 細菌性의 것과 그렇지 않는 單純性의 것이 있으나, 그 어느것이라도 針灸療法은 著効를 얻는다.

塵埃가 눈에 들어가든지 煙氣와 불의 熱로서 刺戟되든지 疲勞등의 原因으로서 일어난 單純한 것이라면 和髎(27) 一穴의 灸 또는 거기에다 曲池(99)를 加할 뿐으로서 1~2日에 좋아진다. 細菌性의 流行性結膜炎같은 데도 以上의 灸外에 身柱(59) 風門(67) 心兪(70)등을 加할 뿐으로서 간단히 낫는 것이다.

針을 놓을 경우는 눈둘레의 攢竹(20) 糸竹空(22) 陽白(21) 上關(25)등에 얕게 針을 놓으면 著効가 있으나, 어깨의 風門(67) 天髎(88) 손의 曲池(99)등에 針을 놓은즉 一層 더 좋다. 또 눈의 周邊部의 充血한 곳에 얕게 針한즉 出血하는 것이지마는 아주 조금 出血할 따름이라도 그것이 대단히 잘 듣는

것이다. (代田)

도라호—마

〔症　狀〕

結膜組織에 充血, 細胞浸潤을 일으키고 작은 乳頭와 顆粒이 생긴다. 病原體는 아직 確定되어 있지 않으나 傳染性의 病이다. 慢性으로 經過한다.

異物感, 乾燥感, 不快感, 羞明, 眼瞼의 壓重感, 疲務感等이 있으며 눈곱이 잘 나온다.

처음 眼瞼結膜은 發赤, 混濁하여 안쪽에 顆粒과 乳頭가 생기나 얼마 아니되어 그것이 나은즉 희고 미끄러운 瘢痕이 된다.

그러나 눈이 피로한 즉 곧 惡化한다. 그리고 角膜의 윗쪽에 거미줄같이 구름이 끼이며 거기에 가는 血管이 모이어 들어 온다. 이것을 도라고—마판누스라고 하고 角膜에 홈이 생기든지 疼痛, 流淚, 羞明도 甚하고 가장 重症이다.

또 睫毛亂生症, 結膜乾燥症, 眼瞼內·外反症등을 併發한다. (長濱)

〔治　療〕

一般眼科治療로서는 그다지 좋아지지 않을 경우에 併用하여 보는 것이 좋다.

〔葛根湯(17)〕 充血이 있고 눈곱이 나는 症狀의 者에 一般으로 쓴다. 便秘의 경향이 있으면 川芎 2.0, 大黃 1.0을 加하여 쓴즉 좋다. 肩臂痛을 수반하는 者에도 좋다.

〔越婢加尤湯(6)〕 판누스를 일으켰을 경우에 쓴즉 좋다. 即 角膜에 거미줄같이 구름이 끼이고 羞明, 流淚를 수반하는 경우이다.

〔小靑龍湯(78)〕 急性症狀을 묻하는 경우에 쓴다.

〔三黃瀉心湯(54)〕 充血이 著明하고 上氣하기 쉬우며 便秘가 잦은 者에 쓴다.

〔大柴胡湯(103)〕 健康하게 보이는 사람으로서 慢性化하여 경과가 좋지 못할 경우에 써서 좋을 때가 있다.

〔防風通聖散(135)〕 肥滿體質의 사람으로서 약간 便秘의 경향이 있는 사람에 體質改善의 意味로서 이 方을 쓴즉 좋아지는 일이 있다.

〔桂枝茯苓丸(41)〕 婦人등으로서 充血이 좀처럼 사라지지 않는 경우, 이 方을 連用한즉 낫기 쉽게 된다. (長濱)

〔針 灸〕

도라고―마에 對하여는 針灸療法은 相當히 有効하게 作用한다. 慢性化한 고라고―마에 依한 판누스 또는 潰瘍의 경우에는 著効를 奏한다.

針療는 結膜炎의 경우와 같이 눈의 주변부에 행하고 또는 刺絡하는 外에 肩背部의 風門(67) 天窌(88) 心兪(70)等에 있어서의 硬結과 壓痛을 對象으로 하여 行한다.

灸療는 다음과 같은 穴에 行한다.

目窓(8) 和窌(27) 角孫(11) 身柱(59) 天窌(88) 心兪(70) 脾兪(74) 中脘(35) 曲池(99) 陽陵泉(131)

角膜판누수와 潰瘍을 일으켰을 경우는 澤田流合谷에 灸를 加하는 것이 좋다.

澤田流合谷은 그림에서 잘 보아 맞추어서 그 部分에 가볍게 指頭를 대면 搏動이 觸해지므로 그 搏動이 있는 곳에 點을 取한다. (代田)

春季카다루

〔症 狀〕

아래루기―性으로 생각되고 있는 慢性의 眼疾患으로서 少年期에 많다. 봄이 된즉 症狀이 增惡하므로 이 名稱이 있다. 눈이 붉어지고 瘙痒感, 羞明等을 수반하게 된다. 結膜은 充血하여 白濁하고 多角形의 硬하고 미끄러운 隆起가 생겨진다. 많을 때에는 돌답과 같이 된다. 흔히 도라고―마의 顆粒과 誤認된다(眼瞼型). 또 角膜의 주위의 眼球結膜과의 境界에 黃赤色의 堤防狀의 隆起가 생겨서 充血을 수반하는 眼球型도 있다. 角膜에 작은 白點이 생기는 일도 있다. (長濱)

〔治　療〕

〔苓桂朮甘湯(149)〕　炎症, 充血등을 수반하는 者에　一般으로 쓰인다. 胃아토니―같은 것이 있는 사람에 잘 적응한다. 車前子 3.0을 加하여 쓴즉 좋다.

〔小柴胡湯(76)〕　瘦型의 少年等에　體質改善의　意味로서　이　方을 쓴즉 眼病狀도 좋아지는 수가 있다.

〔柴胡桂枝湯(52)〕　약간 허약한 者에는 이 方이 좋을 때가 있다.

〔大柴胡湯(103)〕　體格이 좋고 眼症狀만이 著明한 者에는 이 方이 좋다.

〔桂枝茯苓丸(41)〕　經過가 오래가고 充血이 언제까지나 없어지지 않는 者에는 이 丸藥을 連用한즉 좋다. 다른 湯(煎劑)과 兼用하여도 좋다. (長濱)

〔針　灸〕

〔春季카다루에도 針灸療法은 적응한다.　그 療法은 도라고―마의 경우와 같이 하여도 좋다. (代田)

후 리 쿠 텐

〔症　狀〕

腺病質의 小兒 滲出性體質者에 많고 再發하기 쉽다.

角膜의 邊緣에 작은 水疱와 같은 흰 粟粒大의 隆起가 생겨서 얼마 아니되어 그것이 깨뜨려져서 潰瘍이 되어 낫는다.　주위에 가는 血管이 모여 들어 있다. 羞明, 流淚, 異物感, 眼脂등을 수반한다.

角膜內에 發하는 일도 있고 이 경우는 角膜에 小混濁을 남긴다. (長濱)

〔治　療〕

〔葛根湯(17)〕　생기기 시작했을 때에 이 方을 쓰면 좋다. 便秘가 있는 者에는 川芎 2.0, 大黃 1.0을 加하면 좋다.

〔越婢加朮湯(5)〕　羞明, 눈물이 甚한 者, 角膜이 생겼는 者등에 쓴다.

〔小靑龍湯(78)〕　刺激症狀의 强한 者에는 이 方이 좋다.

〔苓桂朮甘湯(149)〕　胃아토니―같은 것이 있는 사람, 또는 一般의 經過가 오래 가서 눈물 수반하는 경우에는 이 方에 車前子(3.0以上)를 加하여 쓴

즉 좋다.

〔五苓散(48)〕 여름에 생기어 口渴, 疲勞感을 수반하는 者에는 이 方을 써서 좋을 때가 있다.

〔當歸芍藥散(114)〕 冷症으로서 月經不順한 婦人, 또는 産後에 일어난 경우등에 좋다.

〔桂枝茯苓丸(41)〕 婦人으로서 再發을 되풀이하고 充血이 계속되는 者에 쓴즉 좋다.

〔桃核承氣湯(111)〕 桂枝茯苓丸을 쓸 경우의 사람으로서 便秘가 있으면 下劑(大黃, 芒硝)를 加減하면서 이 方을 써서 便通을 促進하도록 한다.

〔小柴胡湯(16)〕 腺病資의 者의 體質改善의 意味로서 쓴즉 再發하지 않게 된다.

〔小建中湯(75)〕 腺病質, 虛弱兒로서 자주 再發하든 者에 連用시킨즉 좋다. (長濱)

〔針 灸〕

후리구텐은 邊緣緣의 것이든지 角膜의 것이든지 針灸療法이 적응하고 長期間에 걸쳐서 反復하여 생기는 경우에도 著効를 奏한다. 本病의 경우 肩背部가 甚히 엉키어 굳어지는 者가 많다. 따라서 全體的으로 몸의 異常을 치료한다는 생각으로써 치료하는 것이 必要하다. 針灸共히 좋다. 倂用하는 것이 成績이 좋다. 使用經穴은

和窌(27) 目窓(8) 身柱(59) 風門(67) 肓育(83) 肝兪(72) 曲池(99) 澤田流 合谷(121) 足三里(129)

針을 놓을 경우에는 눈의 둘레의 穴을 쓰는 것은 結膜炎의 경우와 同一하다. 角膜후리쿠텐을 治療한 後는 角膜白翳를 남기는 일이 많으나 이것도 根氣있게 灸한즉 점점 엷어져서 治癒하는 것이다. (代田)

角膜乾燥症

〔症 狀〕

榮養障害에 依하여 일어난다. 특히 비타민의 缺乏의 原因이라고 한다. 따

라서 人工榮養兒등에 많다. 麻疹, 百日咳, 消化不良의 뒤에 일어나기 쉽다.

結膜, 角膜이 光澤을 잃고 角膜이 건조하여 얼마 아니되어서 混濁해진다. 다시 角膜이 軟化하여 中央部에 潰瘍이고 이내 구멍이 생겨서 虹彩가 脫出 해진다.

成人의 경우, 처음에 角膜의 밖에 작고 흰 거품과 같은 斑點(비도一斑)이 생기고 夜盲을 수반하게 되며 이내 角膜에 混濁이 생긴다. (長濱)

〔治 療〕

비타민 A(肝油가 좋다)를 補給하는 것이 絕對로 必要하다. 消化不良, 上痢를 수반하고 있는 者는 이들을 목표로 해서 치료를 시험해 보면 眼病狀도 好轉한다. 蛔虫 其他의 寄生虫이 있을 때는 이들을 驅除하는 것도 한 方法이다.

〔苓桂朮甘湯(149)〕 角膜乾燥하여 羞明, 눈물이 있는 者, 特히 胃에 水分을 停滯하고 있는 者같은 데에 쓴즉 좋다.

〔五苓散(48)〕 夏季에 發病했을 경우, 全身倦怠, 목이 마르며 小便이 적고 물같은 下痢를 수반한는 者같은 데에 쓴즉 좋다.

〔人參湯(118)〕 消化不良의 경향이 있고 胃腸이 弱하여 血色이 나쁜 者에 쓴다.

〔三味鷓鴣菜湯(55)〕 蛔虫이 있는 者는 이 方으로서 내리어 준다. 鷓鴣菜는 海人草의 別名이다. (長濱)

〔針 灸〕

角膜乾燥症에는 針灸가 들을 경우가 있다. 療法은 結膜炎의 경우와 같이 하여 좋다. (代田)

角膜實質炎

〔症 狀〕

梅毒(特히 先天梅毒)으로 因하여 일어나는 것이 많고 간혹 結核性의 것도 있다.

角膜의 實質이 侵犯되어서 角膜의 表面은 흐린 유리와 같게 된다. 邊緣

또는 中央에서 混濁하기 始作하여 全面에 미치고 나을 때는 주변부터 차츰
吸收되어서 回復한다. 大槪는 2個月以上의 期間이 걸린다. 多少의 視力障害
를 남기는 일이 적지 않다.

　普通 角膜의 周圍를 둘러 싼 것같이 充血이 보이고 羞期, 눈물을 수반하
며 때로는 疼痛도 있다.

〔治　療〕

〔越婢加朮湯(6)〕　充血이 있고, 羞明, 流淚, 疼痛等의 刺激症狀이 있는
時期에 쓴즉 効果가 있다.

〔少靑龍湯(78)〕　上氣가 甚하고 頭痛이 따를 때는 이 方이 좋다.

〔洗肝明目散(95)〕　普通 症狀이 약간 慣性化했을 時期에 쓰면 좋다.

〔小柴胡湯(76)〕　充血등이 적은 者, 結核性인 者에 이 方이 좋다.

〔大柴胡湯(103)〕　小柴胡湯을 쓸 狀態로서 약간 强壯한 體質의 사람, 便
秘를 수반하는 사람에 쓴다.

〔防風通聖散(135)〕　肥滿體質者로서 梅毒性인 것은 이 方을 오래 服用시
킨즉 좋다.

〔三黃瀉心湯(54)〕　頭痛을 수반하고 얼굴이 붉으며 便秘하기 쉬운 者에
이 方을 쓰면 좋을 때가 있다.

〔小建中湯(75)〕　虛弱體質者에 일어났을 경우, 刺激症狀이 적은 것, 結核
性이라고 하고 있는 것等에 오래 복용시킨즉 좋다. (長濱)

〔針　灸〕

　角膜實質炎에는 針灸療法이 適應한다. 但 그 効果에는 限界가 있으며 대
단히 好轉하지마는 完全한 治療를 얻지 못하는 것이 普痛이다.

　本病은 대개 先天梅毒으로 因한 것이므로 驅梅療法과 倂用할 必要가 있
다. 治療經穴은 후리구빈의 경우와 같이 해서 좋으나 角孫(11) 懸顬(10) 肺
兪(68)의 灸를 加하는 것이 좋다. (代田)

硬化性角膜炎

〔症　狀〕

젊은 婦人에 많고 原因은 結核아레루기一에 依한다고 하고 있으나 아직 不明이다.

自覺的으로 羞明, 異物感, 疼痛, 流淚등이 있고 視力障害를 수반한다. 角膜의 周緣에 接하여 鞏膜의 充血이 일어나고 얼마 아니되어 角膜으로 向하여 舌狀의 混濁을 이루고 가는 血管이 이에 따라서 들어간다. 混濁은 角膜 固有質에 미치고 차츰 擴大하여 간다.

濃淡 여러가지의 混濁을 남기고 再發을 되풀이하여 낫기 어려운 것이다. (長濱)

〔治　療〕

〔洗肝明目散(95)〕 一般的으로 角膜의 病에 效果가 있는 藥方이며 이 方을 連用한즉 治癒가 빠르다.

〔小柴胡湯(76)〕 經過가 오래가는 者에 體質改善의 意味로서 連用시킨즉 좋다.

〔大柴胡湯(103)〕 몸이 약간 큰 사람, 便秘를 수반하는 者에는 이 方이 좋다.

〔苓桂朮甘湯(147)〕 充血, 눈물등이 著明할 경우는 이 方을 쓴즉 좋다.

〔桂枝茯苓丸(41)〕 紫赤色의 充血이 언제까지나 除去되지 않는 者, 特히 月經不順을 수반하는 婦人에 쓴다. 다른 湯藥과 併用하여도 좋고 또 이 方을 湯으로 하여 써도 좋다. (長濱)

〔針　灸〕

硬化性角膜炎에는 針灸療法은 有效하게 作用하나, 鞏膜炎의 治癒에 相當히 時日이 걸리므로 따라서 本病의 治癒도 時日이 걸린다. 治療法은 후리구텐과 같이 해서 좋다. (代田)

虹　彩　炎

〔症　狀〕

瞳孔이 커졌다 작아졌다하는 角膜의 안쪽의 黑褐色의 部分(虹彩)에 炎症이 일어나는 病이다.

먼저 視力障害, 羞明, 눈물等을 느낀다. 重症은 眼痛, 頭痛이 일어난다.

角膜周圍에 充血이 되고 虹彩는 부어서 色이 變하며 瞳孔이 縮小된다. 角膜의 裏面에 沈着物이 생기고 아래쪽에 고름이 차이기도 한다. 毛樣體炎을 수반한즉 失明하는 일이 많다.

梅毒, 結核, 류─마치스, 其他의 全身病이 原因으로 생각되며, 體內로부터의 細菌이 虹彩의 血管에 붙어서 일어나는 것이라고 하고 있다. (長濱)

〔治 療〕

〔葛根湯(17)〕 初期의 者로서 充血, 羞明, 눈물이 나기 始作한 者에 쓴즉 좋다. 肩臂痛을 수반하는 者같은 데도 좋다. 川芎 2.0, 大黃 1.0을 加하여 쓰는 것이 좋다.

〔越婢加朮湯(6)〕 充血, 流淚등이 著明한 者에 쓴즉 좋다.

〔防風通聖散(135)〕 梅毒性인 것등에는 이 方을 쓰면 좋을 때가 있다.

〔小建中湯(75)〕 結核性인 것, 虛弱體質者로서 充血이 적은 者에 이 方을 오래 쓰면 좋을 때가 있다.

〔小柴胡湯(76)〕 結核性의 것으로서 약간 慢性化한 者에 쓴다.

〔大柴胡湯(103)〕 약간 充實한 體質의 사람에는 이 方을 쓰는 것이 좋다.

〔桃核承氣湯(111)〕 紫赤色의 充血이 著明한 者에는 이 方을 써서 便通을 붙여 주면 좋다.

〔一黃牡丹皮湯(101)〕 便秘가 强한 者에는 이 方을 쓰든가 桃核承氣湯(111) 또는 다음의 桂枝茯苓丸(41)等을 合한 處方으로서 服用시킨즉 좋다.

〔桂枝茯苓丸(41)〕 一般的으로 充血이 계속되고 便秘를 수반하지 않는 者에는 이 丸藥을 쓴다. 다른 湯藥을 倂用하여도 좋다.

〔當歸芍藥散(114)〕 充血같은 것은 적고 冷症이며 貧血氣味가 있는 사람에는 이 方이 좋다. 湯으로 하여 쓴다. (長濱)

〔針 灸〕

虹彩炎에는 針灸療法은 적용하며 著効를 거둔다. 治療法은 實質角膜炎의 경우와 같이 해서 좋다. (代田)

淚 囊 炎

〔症　狀〕

　눈물이 콧쪽으로 흐르는 通路에 있는 淚囊에 細菌이 感染하여 炎症을 일으키는 것이며, 눈등부터 鼻根部, 眼瞼에 걸쳐서 붉게 부어 올라서 아프다. 눈물이 流出되지 않으므로 넘쳐서 甚한 流淚를 일은킨다. 얼마 아니되어 中心에 膿點이 생기고 이것이 깨뜨려저서 排膿한다. 慢性化하는 일이 많고 慢性으로 된 것은 淚囊部를 밖으로부터 指壓한즉 눈등에 고름이 流出한다.

　도라고—마, 鼻炎등이 있는 사람, 特히 淚管狹窄이 있고 不斷히 눈물이 흘러 내리고 있는 사람에 일어나기 쉽다. (長濱)

〔治　療〕

　〔葛根湯(14)〕 急性症이 일어날 처음 發赤腫脹이 있는 時期에 쓴즉 좋다. 頭重, 肩臂痛을 수반하는 者에도 좋다. 川芎 2.0, 大黃 1.0을 加하여 쓰는 것이 좋다.

　〔十味敗毒湯(72)〕 急性症으로서 化膿의 徵候가 나타나는 者에 普通 쓰인다. 連翹 2.0을 加하는 것이 좋다.

　〔伯州散(120)〕 化膿하여 오래가는 者에는 이 方을 兼用한즉 경과가 좋다

　〔苓桂朮甘湯(147)〕 慢性症으로서 눈물이 著明한 者, 弛緩性體質의 사람에 車前子 3.0을 加하여 쓴다. 服藥한 後에 上氣하여 充血을 일으키는 사람 便秘의 경향이 있는 사람에는 川芎 2.0, 大黃 1.0을 加하여 쓴즉 좋다.

　〔五苓散(48)〕 눈물이 많고 목이 마른다고 호소하며 小便이 적은 사람에는 이 方이 좋을 때가 있다.

　〔當歸芍藥散(114)〕 慢性症으로서 貧血氣味의 사람에는 이것을 쓴다.

　〔小靑龍湯(78)〕 눈물이 主이며 發赤이 적은 경우에는 이 方이 좋을 때가 있다. 急性期라도 좋다.

　〔越婢加朮湯(6)〕 亦是 눈물을 主徵으로 하는 者에 써서 좋을 때가 있다. (長濱)

〔針　灸〕

淚囊炎에 對하여는 針灸療法은 對症的으로 그 症狀을 輕快시킬 수 있는 程度로 그친다. 療法은 結膜炎과 同一하다. (代田)

白 內 障

〔症 狀〕

카메라의 렌즈에 相當하는 水晶體가 白濁하여 視力障害를 일으키는 病이다. 飛蚊症(눈 안에 작은 벌레가 나는 것같은 느낌을 한다), 多視症(물건이 몇개로 보인다), 盲盲, 晝盲(빛이 强한 곳에서 잘 보이지 않는다)等의 症狀을 呈하고 차츰 물건이 보이지 않게 된다.

先天性의 것 外傷性의 것 外에 다른 眼病으로부터 續發的으로 일어나는 것도 있으나 一般的으로는 老人性變化로서 일어나는 老人性白內障, 糖尿症에 續發하는 糖尿病性白內障等이 많다. 漢方의 治療對策으로 되는 것도 또 이 두 경우이며 그러면서 初發 또는 未熟의 時期이다. 充分히 成熟한 것과 다른 白內障은 手術的으로 治療한다. (長濱)

〔治 療〕

〔葛根湯(17)〕 肩臂痛, 頸筋이 굳어지는 等을 수반하는 사람으로서 初期인 것에 쓴즉 좋다. 川芎 2.0, 大黃 1.0을 加하여 쓰는 편이 더 좋다.

〔三黃瀉心湯(54)〕 얼굴이 붉게 되고 上氣하기 쉬우며 頭痛을 수반하고 便秘가 잦은 사람에 써서 좋을 때가 있다.

〔防風通聖散(135)〕 肥滿體質의 美食家에 일어났을 경우에 이 方을 써서 體質改善을 試圖한즉 좋아지는 일이 있다.

〔苓桂朮甘湯(149)〕 胃에 水分이 停滯하기 쉽고 眩暈症을 수반하는 사람에 써서 좋다. 車前子 3.0 以上을 加한다. 또 다시 川芎 2.0, 大黃 1.0을 加하여 쓰는 것이 좋다.

〔茯苓飮(129)〕 胃下垂, 胃아토니ー가 있는 사람에 쓴즉 좋다.

〔柴胡加龍骨牡蠣湯(50)〕 胃部에 膨滿感이 있고 動悸하기 쉬우며 不眠을 수반하는 사람같은 데에 쓴다.

〔人參湯(118)〕 胃腸이 弱하고 血色이 좋지 못한 사람에 써서 좋을 때가

있다.

〔苓姜朮甘湯(147)〕 몸이 노곤하고 特히 허리아래로 冷하며 小便이 많은
사람같은 데에 써서 좋을 때가 있다.

〔當歸芍藥散(114)〕 虛弱者, 冷症, 貧血등을 수반하는 者에 쓴다.

〔八味地黃丸(122)〕 糖尿病性의 것, 老人性의 것에 써서 效果가 있는 일
이 많다. (長濱)

〔針 灸〕

白內障에는 針灸療法은 어느 程度의 效果가 있음에 不過하다. 輕症의 경
우에는 有效하게 가운데에는 그 進行을 막을 수 있는 경우가 있다. 重症의
것에는 無效하므로 手術療法을 勸將하고 싶다. 使用하는 灸穴은

和窌(27) 聽宮(28) 完骨(12) 身柱(59) 天窌(83) 肺兪(68) 曲池(99) 澤田
流合谷(121) 足三里(129)

等이다. (代田)

〔民間藥〕

白南天을 1日에 2~3g 부수어서 煎하여 마신즉 좋다고 實驗者의 報告가
있다. 現在 檢討中이다. (附) 眞珠를 內服한즉 病의 進行을 阻止하고 漸漸
좋아진다고 한다. (粟原)

綠 內 障

〔症 狀〕

眼球의 內容物이 증가하고 眼壓이 높아지는 까닭에 일어나는 것이며, 瞳
孔이 커지고 푸른 色으로 보이므로 이 名稱이 있다. 原因은 不明으로 되어
있으나 다른 眼病에 續發하는 일도 있다. 急性綠內障은 갑자기 눈이 아프고
片頭痛, 嘔吐등을 수반하며 視力도 거의 없어진다. 眼球結膜이 充血하고 浮
腫을 呈하는 일도 있다. 老人에 많고 前驅症(頭痛, 頭重, 虹視等)을 수반하
며 자주 發作을 되풀이하여 徐徐히 進行하여 가는 것도 있다.

이 外에 젊은 사람에 徐徐히 일어난다. 單性綠內障이라는 病型이 있다.
徐徐히 視力障害를 일으키고 視野가 좁아지며 外眼部에는 變化가 없고 單히

眼壓의 亢進만이 認定된다. (長濱)

〔治　療〕

〔越婢加尤湯(6)〕 充血, 頭痛등이 나타나는 者에 쓴다.

〔桃核承氣湯(111)〕 續發性의 것으로서 刺激症狀이 著明하며 便秘를 수반하는 경우에 좋다. 婦人의 更年期에 發病한 者에 잘 듣는 일이 있다.

〔洗肝明目散(95)〕 角膜混濁, 輕度의 充血등을 나타내는 者에 一般的으로 쓴다.

〔柴胡加龍骨牡蠣湯(50)〕 慢性化한 것으로서 動悸하기 쉬우며 不眠, 精神不安을 수반하는 者에 쓴다.

〔八味地黃丸(122)〕 慢性化한 것, 老人에 일어난 것에 쓴즉 좋은 일이 있다. (長濱)

〔針　灸〕

綠內障에는 針灸療法은 對症的效果가 있음에 不過하다. 그러나 眼球의 疼痛을 緩解하든지 그 進行을 輕減시키든지 때로는 視力을 增進시킬 수 있는 效果가 있다. 療法은 후리구텐의 경우와 같이 하여 좋으나 針할 경우, 懸顱(10) 目窓(8) 上天柱(16) 風池(14)等을 加하는 것이 좋다. (代田)

夜　盲　症

〔症　狀〕

光線이 弱할 때 저녁 어두운 場所같은 데에서 특히 보이지 않게 되는 病이며 先天性인 것과 後天性인 것이 있다.

先天性인 것은 遺傳性이며 後天性인 것은 大部分은 榮養障害의 結果 일어난다. 主로서 비타민 A의 缺乏에 依한다.

黃疸에 合併하여 일어나는 일도 있다. 또 結膜乾燥症, 角膜乾燥症을 合併하기 쉽다. (長濱)

〔治　療〕

先天性인 것은 不治이지마는 비타민 A 缺乏에 의한 것은 肝油를 써서 이것을 補給한다. 湯藥은 다음 것을 쓴다.

〔五苓散(48)〕　夏期에　發生한　것으로서　口渴,　全身倦怠感이　있는　者, 小便이　잘　나오지　않는　者等에　쓴즉　좋다.

〔茵蔯五苓散(3)〕　黃疸에　合倂하여　일어난　者에　쓴다.

〔苓桂朮甘湯(149)〕　角膜乾燥症을　수반하여　羞明,　流淚가　있는　者, 胃에 水分이　停滯하는　者에　쓴즉　좋다.　(長濱)

〔針　灸〕

夜盲症에는　針灸療法은　有効하다.　主로서　灸療를　行한다.　針療는　攢竹 (20)　糸竹空(22)　上關(25)等에　行한다.　灸는　和髎(27)　身柱(59)　風門(67) 肝兪(72)　曲池(99)　足三里(129)等에　뜬다.

小兒의　경우는　身柱(59)　風門(67)　肝兪(72)에　灸할　뿐으로서　著効를　奏하 는　일이　많다.　(代田)

〔民間藥〕

八目鰻를　말려서　乾物로　한　것이　販賣되고　있다.　이것을　조금　구워　먹는 다.　구울　때에　미리　砂糖醬油에　담구어　두었다가　굽는다.　即　照燒로　한즉 油成分이　保存되므로　効果가　한충　좋다.　用量은　八目鰻一本을　3日分쯤으로 한다.　(栗原)

中心性網膜炎

〔症　狀〕

梅毒,　結核,　其他　光線의　刺戟等이　原因으로　생각되고　있는　一種의　內障 이며　눈의　外見에　變함이　없고　視力이　없어져　가는　病이다.　한쪽　눈에　일어 나는　일이　많고　視野의　中心이　보이지　않게　된다.　또　患眼에서는　물건이　작 게　보이는　일이　많다.　(長濱)

〔治　療〕

〔小柴胡湯(76)〕　結核性의　것에　體質改善의　意味로서　쓴다.

〔大柴胡湯(103)〕　약간　充實한　大型　體質의　사람,　便秘를　수반하는　사람 에는　이　方을　쓴다.

〔桂枝茯苓丸(41)〕　婦人으로서　月經異常을　수반하는　者에　좋다.　또　經過

가 오래간 사람에 一般적으로 쓰인다. 湯으로 하여 위의 藥方과 合倂한 處
方으로서 또 丸으로서 兼用으로 써도 좋다.

〔桃核承氣湯(111)·大黃牡丹皮湯(101)〕 桂枝茯苓丸을 쓸 경우로서 一般
으로 便秘를 수반하고 下腹部膨滿感이 있는 者에는 이들을 쓴다.

〔當歸芍藥散(114)〕 冷症으로서 貧血氣味의 사람, 下痢하기 쉬운 사람에
는 이 藥方을 兼用하는 것이 좋다. (長濱)

〔針 灸〕

中心性網膜炎에는 針灸療法은 有效하다. 그 症狀을 顯著히 好轉시킨다.
그러나, 陳舊性인 것이 되면 容易하게 奏効하지 않는다.

使用經穴은

和窌(27) 上天柱(16) 風府(6) 身柱(59) 天窌(88) 肝兪(72) 腎兪(77) 曲池
(99) 陽陵泉(131) 照海(155)

等으로서 針은 눈의 周邊部, 後頸部, 肩背部等의 經穴에 行한다. (代田)

慢性軸性視神經炎

〔症 狀〕

비타민 B₁의 缺乏으로 因한 脚氣弱視의 一種으로 생각되고 있었으나 반
드시 꼭 그렇지는 않고 特히 靑年에 많으며 近視와 混同하기 쉬운 病으로서
神經衰弱樣의 症狀을 呈하는 것이다.

特徵은 視力障害가 있으며 보려고 하는 물건이 보이지 않게 되고 특히 晝
盲이 있으며 晝盲(光線이 强한즉 視力이 低下한다)을 호소하게 된다.

눈의 疲勞感도 수반하나 그 外에 頭痛, 頭重, 注意力散漫, 感情不安定,
일어서면 일어나는 眩暈, 食欲不振, 不眠, 耳鳴, 목이 마르는 症, 乘物에
醉하는 경향등의 全身症狀도 수반한다. (長濱)

〔治 療〕

〔苓桂朮甘湯(149)〕 서면 어지럽고 눈이 돌리어 어둡고 胃內에 水分의 停
滯가 있는 것等이 當面의 目標가 되나 一般으로 이 藥方을 連用하고 있은즉
비교적 効果가 나타난다. 僞近視도 좋아진다.

〔當歸芍藥散(114)〕 貧血氣味의 사람, 冷症의 사람에는 오히려 이 方이 좋을 때가 있다.

〔桂枝茯苓丸(41)〕 經過가 오래가는 者에 쓴즉 좋다. 다른 他藥과 兼用하여도 좋다. 便秘를 수반하는 경우는 湯으로 하여 大黃 1.0以上을 加하든지 또는 桃核承氣湯(111)이 좋을 때도 있다.

〔大柴胡湯(103) 胃部膨滿感이 있는 便秘하기 쉬운 사람에는 이 方이 좋을 때도 있다. (長濱)

〔針 灸〕

慢性軸性視神經炎에는 針灸療法이 適應한다. 그러나 本病은 비타민 B_2의 不足에서 일어나는 일이 많으므로 노란자같은 비타민 B_2를 含有하는 食物을 줄 必要가 있다.

療法은 中心性網膜炎과 同一하게 해서 좋다. (代田)

眼 底 出 血

〔症 狀〕

網膜出血이 大部分이다. 出血의 程度에 따라서 視力障害가 일어나고, 視野가 흐려지는 일도 있으나 大量으로 出血한즉 失明하여 障害를 남기고 回復도 困難해진다.

外傷에 依한 出血도 있으나, 病的인 것으로서는 若年者에는 結核性(反復性으로 일어나고 경과가 길며 완고하다), 中年者는 梅毒性, 老年者는 血管硬化(高血壓)에 依한 것이 많다.

其他, 糖尿病性網膜炎, 腎炎性網膜炎의 症狀으로서 일어나는 일도 있다. (長濱)

〔治 療〕

高血壓, 糖尿病, 腎炎性의 것은 原病의 治療에 重點을 두는 것이 必要하며 結核性의 것(靑年性反復性網膜硝子體出血)은 體質改善을 主로 한다.

〔黃連解毒湯(11) 一般으로 止血目的으로서 쓰인다. 出血이 계속될 경우논 溫淸飮(4)으로서 또는 芎歸膠艾湯(28)을 써 보는 것도 좋다.

〔桃核承氣湯(111)〕 出血傾向이 있고 便秘하는 者, 또는 外傷後의 者에 쓴다.

〔桂枝茯苓丸(41)〕 經過가 오래가는 者에 連用한즉 좋다.

〔小柴胡湯(79)〕 結核性의 것에 體質改善의 目的으로서 써서 좋을 때가 많다. 前記의 桂枝茯苓丸을 兼用한즉 좋다. (長濱)

〔針 灸〕

眼底出血에는 針灸療法이 適應한다. 그러나 그 出血原因의 다름에 따라서 效率도 달라진다.

(1) 壯年性網膜硝子體出血. 이것은 結核에 依한 網膜動靜脈管壁의 多發性 炎症에 依하는 것이라고 하고 있으나, 그 出血傾向을 막고 또는 治癒할 수 있는 경우가 많다. 治療는 中心性網膜炎의 경우와 同一로서 좋다.

(2) 網膜血管硬化. 本病으로 因한 것은 高血壓 및 動脈硬化에 依한 것이 많으므로 全體的治療가 必要하다(高血壓症 및 動脈硬化症의 部參照). 거기에 대한 局所的인 療法으로서 和髎(27) 澤田流合谷(121)等의 灸를 加한다.

(3) 腎炎性網膜炎. 本病으로 因한 것에는 腎炎 및 萎縮腎의 治療를 行한다(그 項參照). 거기에는 和髎(27) 目窓(8) 上天柱(16)等의 灸를 加한다.

(4) 糖尿性網膜炎. 本病으로 因한 것에는 糖尿病의 治療를 行한다(糖尿病의 部參照). 그 위에 頷合(3) 和髎(27) 上天柱(16) 澤田流合谷(121)等의 灸를 加한다. (代田)

〔民間藥〕

감나무의 잎을 7.8.9月頃(晚秋라도 關係없다)의 것을 조금 쪄서(蒸) 햇볕에 말린즉 잘 乾燥한다. 그것을 粉末로 하여 1回에 2~3g을 白湯으로서 服用한다. 或은 煎하여 茶물과 같이 마셔도 좋다. 계속하여 복용하지 않으면 效果가 없다. 柿葉에 비타민 C가 많은 것은 衆知의 事實이다. 柿葉의 浸出液을 服用하여 眼底出血에 有效하였다는 報告가 最近에 있다. 柿葉에 止血作用과 血壓下降作用도 있다는 것이다. 但 腎臟으로부터 온 高血壓에는 效果를 보지 못한다고 하고 있다. 柿葉에는 후라보노이드(루친으로서)를 粉末 1g中에 約 11mg을 含有, 그 外에 푸로타민 A와 구리푸도기산도 含有되어 있다. (栗原)

耳鼻咽喉 · 齒科疾患

耳鼻咽喉科

外 耳 炎

〔症 狀〕

귀구멍 (外耳道)에 일어나는 炎症이며 부어서 고름이 생기게 된다. 外傷異物 등이 誘因이 되어 皮脂腺, 垢腺에 細菌感染을 일으켜서 發病한다.

먼저 疼痛이 甚하고 귀를 당기면 더욱 甚하게 느낀다.

귀의 入口까지 붉게 부으며 또 眼瞼과 頰과 顎까지 번지는 일도 있다. 큰 부스름이 생겨있으면 難聽이 되나 排膿하면 疼痛도 없어지고 낫는다. (長濱)

〔治 療〕

〔葛根湯(17)〕 初期에 써서 좋아질 때가 있다.

〔十味敗毒湯〕 初期로서 化膿하기 始作했을 무렵에 쓴다.

〔小柴胡湯(36)〕 약간 經過가 오래된 데에 써서 좋을 때가 있다.

〔荊芥連翹湯(32)〕 약간 오래 되어서 化膿의 傾向이 있는 者에 쓴다.

〔排膿散(119)〕 化膿의 경향이 있는 者에 兼用으로서 쓰면 좋다.

〔內托散(115)〕 이미 一部排膿이 시작하였을 時期에 쓰면 치유가 빠르다.

〔托裏消毒飮(104)〕 排膿이 계속하고 있는 데에 쓰는 藥方이다. (長濱)

〔針 灸〕

耳痛에 對하여 藥物療法과 倂用하여 對應的으로 針灸의 治療를 行하는 것이 좋다.

全身調整의 目的에서 中脘(35), 腎兪(77), 身柱(59), 天窌(88) 또 肩井(89), 曲池(99), 足三里(129)에 針灸를 行하고 聽宮(28), 翳風(13), 手三里(116) 및 養老(125) 또는 澤田流合谷(120)을 加하는 것이 좋다.

化膿한 것에 對하여는 化學療法과 함께 曲池, 手三里, 養老 또는 澤田流 合谷에 數十壯 灸하면 疼痛이 덜하고 排膿이 容易해진다. (倉島)

中 耳 炎

〔症 狀〕

中耳에 炎症이 일어나는 病이며 急性과 慢性이 있다.

急性의 것은 急性傳染病과 코·咽喉의 病같은 데서 續發하는 것이 많고 귀 안이 아프고 耳鳴, 難聽 등을 호소하며 發熱, 頭痛, 食欲不振을 수반하게 된다. 鼓膜은 붉어져서 부어 있으나, 破腫이 되어 고름이 나오면 아픈 症은 없어진다.

急性乳樣突起炎을 併發하면 危險하다. 一時 나아도 대개는 再發하기 쉽고 慢性으로 移行하기 쉽다. 특히 化膿性의 것은 鼓膜의 穿孔部에서 부단히 膿 汁이 排出하여진다. (長濱)

〔治 療〕

〔葛根湯(17)〕 귀안이 아프고 熱이 나며 頭痛을 수반하는 初期에 쓰면 좋다 腦膜炎樣의 症狀을 수반할 때 또는 肩臂痛을 수반하는 者에도 써서 좋다. 穿孔하여 排膿이 있을 경우에는 桔梗 2.0, 石膏 1.0을 加하여 좋다.

〔小柴胡湯(76)〕 發病後 數日 지나도 아직 熱이 있을 時期에 쓴즉 좋다. 또 一般으로 再發을 되풀이 하는 慢性化한 者에 써서 잘듣는 일이 있다. 고 름이 나는데는 桔梗 2.0을 加하다.

〔大柴胡湯(103)〕 약간 경과가 오래가며 熱도 없어진 것으로서 腸部가 팽 만하고 便秘하기 쉬운 者에 쓴다.

〔荊芥連翹湯(32)〕 약간 경과가 오래가고 거기에 또 耳痛 發熱이 있고 分 泌物도 많을 경우에 쓴즉 좋다.

〔防風通聖散(135)〕 大柴胡湯을 쓰는 경우와 비슷하나 더욱 肥滿體質의 사람으로서 排膿이 있고 便秘도 있는 者에 쓴즉 좋다.

〔桂枝湯(34) 加黃耆〕 慢性化한 것으로서 薄한 泌分物이 계속해서 나는 者 에 쓴다. 약간 허약한 사람에 맞는다. 黃耆는 3.0을 加한다.

〔托裏消毒飮(104)〕　慢性化하여 排膿이 계속하는 사람에 쓴즉 좋다.

〔伯州散(120)〕　排膿이 계속하는 사람에 다른 湯藥과 兼用한즉 좋다. (長濱)

〔針　灸〕

急性單純性中耳炎은 外耳炎과 同一한 針灸治療로서 治癒하는 것이 많다. 急性化膿性中耳炎은 前者와 同一한 治療를 行하나 針灸의 治療에만 依持하는 것은 適當하지 않다. 針灸는 오히려 疼痛을 경감하고 경과를 促進하는 意味에서 對症療法으로서 첨가하는 것이 좋다.

慢性型의 中耳炎은 少年期에는 針灸의 治療를 加한즉 良好한 경과를 밟게 되나 靑年期 以後의 것에 對하여는 著效를 期待할 수 없다.

治療는 前者와 同一한 經穴에 의하나 年少者의 경우는 經穴의 數를 數個所에 限하는 것이 좋다. (倉島)

鼻　炎

〔症　狀〕

急性의 것은 코카다루라고 하며 재치기가 나면서 코가 막히고 또는 콧물 (鼻汁)이 많이 나게 된다. 얼마 아니되어 콧물은 粘液性, 膿性의 것으로 變한다. 頭痛, 發熱을 수반하기 쉽고 콧소리가 나며 食欲도 減少한다. 感氣의 시초에 잘 일어나나 一般으로 腺病質의 小兒는 걸리기 쉽다.

慢性症은 急性의 것이 慢性化하여 일어나는 일이 많으나 다른 原因으로서도 일어난다.

鼻症狀은 亦是 粘液性 또는 膿性의 分泌物이 나는 것인데 이것이 부단히 나게 되고 때때로 코가 막히기도 하며 頭痛을 수반하기도 한다. 鼻粘膜은 대개의 경우 腫脹하여 있다. (長濱)

〔治　療〕

〔葛根湯(17)〕　코카다루라고 하는 初期의 것에 一般으로 쓰인다. 코가 막히고 或은 薄한 鼻汁이 나온다. 熱이 있고 頭痛을 수반할 경우에 써서 좋다 또 慢性의 것에도 써서 좋다.

〔紫圓(62)〕 幼兒의 코가 잘 막히는데에 이 丸藥을 주어서 내린즉 좋아지는 수가 있다.

〔小靑龍湯(78)〕 薄한 물 같은 分泌物이 多量으로 나는데에 쓰면 좋다. 急性期의 것에 좋다.

〔十味敗毒湯(32)〕 粘液, 膿性의 分泌物이 있는 者에 一般으로 써서 좋다

〔荊芥連翹湯(32)〕 粘液, 膿性分泌物이 계속되고 經過가 오래가서 慢性化하기 시작한 者에는 이 方을 쓴즉 좋다.

〔小柴胡湯(76)〕 약간 慢性化한 者에 一般的으로 쓰인다. 體質改善의 意義가 있기 때문이다.

〔苓桂朮甘湯(149)〕 亦是 慢性氣味인 者로서 鼻汁이 있는 者, 코가 막히는 症이 있는 者에 써서 좋은 경우가 많다. 胃아토니ー를 수반하는 사람, 眩暈를 일으키기 쉬운 사람에 적합하다. (長濱)

〔針 灸〕

急性, 慢性 共히 針灸의 치료를 適當하다고 한다.

治療法은 兩者 共히 共通이다.

身柱(59), 風門(67) 또는 大杼(66), 天柱(15) 또는 上天柱(16), 顖會, 迎香(18) 等에 針을 놓고 項部에 皮膚針을 加하는 것이 좋다.

또 天柱, 上天柱의 사이에 三稜針을 輕하게 치고 手指로서 눌려서 微量의 피를 내어 주면 곧 著効를 보는 경우가 있다. (倉島)

副鼻腔(炎蓄膿症)

〔症 狀〕

鼻腔의 周圍의 뼈가운데에 있는 大小의 空洞(副鼻腔)에 膿汁이 차는 病을 蓄膿症이라고 總稱되고 있다. 前頭部의 前頭洞과 頰部에 있는 上顎洞에 잘 일어난다.

感氣와 鼻炎이 原因이 되어 일어난다. 黃色 또는 靑味가 있는 膿汁이 多量으로 나고 鼻閉塞, 頭痛 등도 수반하며 記憶力・思考力이 減退하게 된다. 一般的으로 慢性化하여 좀처럼 낫기 어렵다. (長濱)

〔治　療〕

〔葛根湯(17)〕　急性으로 일어나는 者, 頭重, 鼻閉塞, 膿汁이 있는者에 一般的으로 써서 좋다. 桔梗 2.0을 加하면 좋다. 또 辛夷 2.0을 添加하는 것이 一般으로 行하여지고 있다. 또 口渴의 경향이 있으면 石膏 3.0을 加하는 것이 좋고 便秘같은 것이 있을 때는 川芎 3.0, 大黃 1.0을 加하면 잘 낫는다.

慢性으로 移行한 것, 肥厚性鼻炎, 鼻茸을 수반하는 데도 좋으며 手術한後 再發한 데도 써 보면 좋아지는 일이 있다. 또 肩臂痛을 수반하는 사람에는 잘 듣는다.

〔荆芥連翹湯(32)〕　葛根湯으로서 그렇게 效果가 없는 者, 神經衰弱樣症狀을 수반하는 사람에 쓴즉 좋은 경우가 있다. 辛夷 2.0을 加하는 것이 좋다.

〔大柴胡湯(103)〕　튼튼하게 보이는 큰 사람으로서 便秘, 肩臂痛의 경향이 있는 사람에는 이 方이 좋을 때가 있다.

〔小柴胡湯(76)〕　보통체격의 사람, 약간 허약한 者 等에는 이 處方이 적당하다. 亦是 桔梗 3.0, 石膏 2.0을 加味해서 좋다.

〔防風通聖散(135)〕　肥滿體質者로서 美食家, 便秘같은 것을 수반하는 사람에 體質改善의 意味로서 오래 쓰면 根治하는 일이 있다. 亦是 辛夷 2.0을 加한다.

〔補中益氣湯(136)〕　虛弱體質者로서 疲務하기 쉬운 사람에 쓴다. 慢性化한 것에 限한다. 亦是 辛夷 2.0을 加하여 쓰는 것이 좋다.

〔十全大補湯(71)〕　補中益氣湯을 쓸 경우보다 훨씬 弱하고 貧血氣味의 사람에 쓰는 藥方이다.

〔半夏瀉心湯(125)〕　胃아토니ー, 胃酸過多症 등의 胃病이 있는 사람은 이 方으로서 胃病을 고치는 同時에 鼻症狀도 輕快한다.

〔苓桂尤甘湯(148)〕　慢性化한 것에 一般으로 써서 좋을 경우가 많다. 前記의 葛根湯(17), 小柴胡湯(76), 大柴胡湯(103) 등과 合方한 處方으로서 써도 좋다. 胃아토니ー의 경향이 있는 사람, 현기(眩暈) 등을 수반하는 사람에는 잘 맞는다.

〔半夏白朮天麻湯(126)〕 亦是 胃아토니─가 있는 胃弱者, 發作的으로 頭痛, 眩暈를 일으키는 사람, 또 발이 冷하여 嘔氣을 일으키기 쉬운 사람에 적합하다.

〔四逆散(66)〕 大柴胡湯(103)이나 小柴胡湯(76) 등과 비슷한 目標로서 쓰여진다. 가슴밑이 아프거나 가슴 밑에서 腹部에 걸쳐서 腹筋이 硬한것 緊張하고 있는 사람에 쓴즉 잘 듣는 일이 있다.

〔清上防風湯(90)〕 코의 症狀이 主로 되어 있는 慢性의 것에 試驗해 보면 좋을 경우가 있다. (長濱)

〔針 灸〕

急性慢性 共히 針灸로서 輕快하나 高齡者의 慢性副鼻腔炎은 쉽게 治癒하기 어렵다. 그에 反하여 少年期에서 青年前期인 者는 比較的 빨리 輕快하고 또는 治癒하는 者가 많다.

治療는 鼻炎에 準하며 前額部 重壓, 同部疼痛을 호소하는 者에는 攢竹(20)에 斜內下方 1cm의 針을 刺하여 暫間, 그래로 두었다가 빼고 다음에 同所에 三稜針을 가볍게 쳐서 少量의 피를 내는 것이 좋다. (倉島)

〔民間藥〕

慢性鼻카다루나 副鼻腔炎, 俗으로 蓄膿症에는 白芷의 뿌리 3g, 蒼耳子10g을 炒한 것 辛夷의 꽃봉-우리 10g 薄荷葉 15g 以上을 混和, 粉末로 하여 이것을 파와 茶를 煎하여 낸 汁으로서 服用한다. 1回에 5g쯤이다. (栗原)

急性扁桃炎

〔症 狀〕

細菌의 感染에 依하여 扁桃(腺)가 붓는 病이며, 感氣같은데 걸릴 때에 잘 나타난다.

먼저 咽喉痛이 있고 특히 들어마실 때에 疼痛을 느끼게 된다. 때로는 귀까지 放散하는 疼痛을 수반한다. 一般으로 扁桃(腺)는 붉게 부어 오르고 黃色의 膿點이 나타나 있을 때도 있다. 熱이 나는 일이 많고 특히 小兒에서는 高熱을 發할 때가 있다. (長濱)

〔治　療〕

〔葛根湯(17)〕 初期에 石膏 3.0을 加하여 써서 發汗시키면 좋을 때가 있다. 熱이 있는 者에 쓴다.

〔小柴胡湯(67)〕 發病後 2,3日 지나서 熱이 나고 咽頭痛도 계속하여 食欲도 없고 嘔氣를 수반하는 경우는 이 方에 桔梗 2.0, 石膏 3.0을 加하여 쓴즉 좋다.

〔大柴胡湯(103)〕 亦是 發病 數日을 지나서 아직 熱이 식지 않고 食欲도 없으며 腹部膨滿感이 있는 者나 平素 튼튼하게 보이는 사람에 일어났을 경우, 便秘를 수반하는 경우 등은 이 方이 좋다. 역시 桔梗 2.0, 石膏 2.0을 加하여 쓰는 것이 좋다. (長濱)

〔針　灸〕

카다루性, 腺窩性, 濾胞性扁桃炎 等이 있으나 모두 針灸의 치료를 加했을 때는 疼痛을 줄이고 經過를 단축한다.

身柱(59), 天窌(88) 또는 肩井(89), 厥陰兪(69), 翳風(13), 曲池(99), 尺澤(100), 照海(155) 等에 金灸를 行하고 다시 前頸部, 下顎部 등에 皮膚針을 加하는 것이 좋다.

咽喉의 疼痛은 少商(108)에 三稜針을 輕하게 쳐서 될 수 있는 대로 피를 짠즉 卓効를 보는 일이 많다. 또 澤田流天突(29) 및 그 兩傍 1cm의 點에 各 0.5cm 쯤의 깊이로 針을 놓는 것이 좋다. (倉島)

咽　喉　炎

〔症　狀〕

寒冷, 刺激性까스 其他 直接 咽喉에 刺激이 주어졌을 때 咽頭炎을 일으킨다. 感氣의 初期에도 일어난다, 또 鼻炎에도 併發하기 쉬우며, 또 咽頭炎을 수반하기 쉽다.

咽頭炎이 일어나면 먼저 咽喉痛이 일어나고 粘膜은 붉게 부어서 分泌物이 많아진다. 慢性化한 것에는 부단히 咽頭部의 乾燥感, 異物感, 瘙痒感 등을 수반하고 기침을 하게 된다.

咽頭炎을 수반한즉 목소리가 나오지 않게 되며 咽頭部의 灼熱感을 느끼게 된다. (長濱)

〔治 療〕

〔葛根湯(17)〕 咽頭痛이 일어나기 시작했을 時期에 쓴즉 좋다. 石膏 3.0 을 加하는 것이 좋다.

〔大柴胡湯(103)〕 몸이 크며 便秘하기 쉬운 사람으로서 發病 後 3日쯤 지나서 낫지 않을 경우는 小柴胡湯 보다 이 方이 좋다. 亦是 石膏는 加한다.

〔小柴胡湯(76)〕 2,3日 지나서 낫지 않는 者에 試驗해보면 좋다. 局所灼熱感이 있으며 石膏 3.0을 加한다.

〔半夏厚朴湯(124)〕 咽頸炎을 併發하여 목이 쉬고 또는 소리가 나오지 않는 者에 쓴즉 回復이 빠르다. (長濱)

〔針 灸〕

急性의 것은 喫煙, 饒舌, 飮酒等을 禁하고 安靜을 지키면 大部分 빨리 치유한다.

慢性의 것으로서는 특히 嗄聲을 호소하는 것은 쉽게 낫지 않으나 針灸를 계속하면 輕快 또는 治癒하는 者가 적지 않다.

治療는 急性 扁桃炎에 準하여 行하고 다시 天突(30), 澤田流天突(29), 缺盆(32) 등을 加하는 것이 좋다.

〔民間藥〕

喉痺(扁桃腺炎 等)에는 고추잠자리의 黑燒를 1回에 0.5g 白湯으로서 마신다. 平野博士의 報告에 依한즉 고추 잠자리의 成分은 당림, 왓그스, 其他 稀有 金屬의 微量이라고 하는 것이다. (栗原)

扁桃肥大와 아데노이드

〔症 狀〕

淋巴體質의 아이에 많은 病이다. 자주 扁桃炎이 된즉 口蓋 扁桃가 肥大하여 목이 막히는 感이 나며 呼吸이 장애되고 코를 골며 감기에 걸리기 쉽다. 또 咽喉의 後上部中央에 있는 咽頭扁桃가 부어서 크게 되면(腺樣增殖症

아데노이드) 코가 막히고 입을 쉴 새 없이 벌리게 된다. 그 때문에 睡眠은 얕고 코를 골게 되며 記憶力이 감퇴하여 注意力도 散漫해지며 成績이 나빠져 온다. (長濱)

〔治　療〕

〔葛根湯(17)〕 코가 막히는 데에 一般으로 쓰인다. 頭重이 있는 者에도 쓴다. 川芎, 桔梗, 石膏 各 2.0을 加하여 쓰는 것이 좋다.

〔小柴胡湯(76)〕 아데노이드를 수반하는 者, 頸部의 임파腺도 부어 있는 者 등에는 이 方이 좋다. 石膏 2.0을 加하여 쓴다.

〔小建中湯(75)〕 體質이 弱하고 피로하기 쉬운 小兒에는 이 方을 써서 體質改善을 꾀하면 좋다.

〔荊芥連翹湯(32)〕 튼튼하게 보이면서도 精神의 發育이 늦은 小兒에 써서 좋을 때가 있다. 鼻炎, 中耳炎 등을 일으키기 쉬운 者에 특히 좋다. (長濱)

〔針　灸〕

急速한 消退를 바랄 수는 없으나 長期에 긍하여 針灸를 行한즉 症狀이 輕快하여 日常生活에 支障을 호소하지 않게 되는 者가 많다.

主로 國民學校 兒童에 많은 것이므로 使用하는 經穴은 少數로서 좋다.

身柱(59), 風門(67), 靈台(60), 尺澤(100) 또는 孔最(103) 以上에 長期間 灸하는 것이 좋다. (倉島)

齒　科

齲蝕症(충치)

〔症　狀〕

口腔內의 細菌이 활동하여 乳酸을 生하여 그 作用에 외하여 齒의 硬組織이 침범되어 缺損이 생기고 차츰 구멍이 생겨오는 狀態가 齲蝕症이라고 하는 것인데 普通 虫齒라고 부르는 것이다. 初期에는 自覺症狀은 없으나 進行한즉 壓, 冷, 甘味, 酸味 등에 對하여 疼痛을 發하게 된다. 다시 나아가서

齒髓까지 達하면 齒髓炎을 일으켜서 甚한 동통을 수반하게 된다. (長濱)

〔治 療〕

全身症狀을 수반하는 者에는 齒科의 治療에 漢方治療를 倂用하면 좋다.

〔葛根湯(17)〕 自覺症狀을 일으킬 初期에 쓴즉 좋다. 頭痛, 肩臂痛을 수반할 경우에도 써 보면 좋다.

〔桂枝五物湯(40)〕 齒痛이 있는 경우에 一般的으로 써 본즉 좋다.

〔桃核承氣湯(111)〕 上氣, 肩비통을 수반하고 변비의 경향이 있는 사람에 쓴즉 좋을 때가 있다.

〔白虎湯(128)〕 熱感을 수반하고 口渴도 있을 경우에 써서 좋을 때가 있다. (長濱)

〔針 灸〕

齲齒 그 自體의 治療는 오로지 補綴的 齒科處置가 좋다. 그러나 齲齒로 因한 동통은 針灸를 加한즉 大部分 빨리 消退한다. 특히 肩背部의 굳어짐으로서 이(齒)가 뜨고 동통이 甚한 者에 有効하다.

治療는 肩凝의 項을 參照하고 다시 上齒이면 患側의 厥陰兪(69) 下齒이면 患側의 溫留(118)를 加하는 것이 좋다.

또 上齒痛에는 迎香(18) 下方 1cm에 下齒痛에는 大迎(24) 및 頤孔의 出孔部에 各各 5mm 乃至 1cm 쯤 針을 直刺하여 上齒 또는 下齒의 患齒에 울리도록 하면 急速히 齒痛이 완해하는 일이 많다. (倉島)

齒槽膿漏

〔症 狀〕

이의 周圍의 齒肉, 齒槽에서 고름이 나고 잇몸은 紫赤色으로 부으며 出血하기 쉬운 病이다. 齒石 등의 자극에 依하여 일어난다고 하나, 動物性 食品의 過食과 全身的인 慢性病이 있은즉 일어나기 쉽다.

齒肉, 齒槽骨이 消失해져 오므로 이가 움직이기 쉽고, 잇몸을 壓迫한즉 膿汁이 나오게 된다.

結核性 素質의 사람에서는 齒肉部가 乾燥하고 貧血하여 薄해지며 膿汁은

적으나 肉食過剩의 사람에서는 分泌物이 많고 濕潤하여 붉으며 膿汁도 많다 腎炎, 糖尿病 등이 병발했을 경우는 齒肉의 海綿狀으로 되고 出血하기 쉬우미 暗赤色을 呈하고 膿汁은 적다. (長濱)

〔治　療〕

〔葛根湯(17)〕 붓기 시작한 時期에 쓴즉 좋아지는 일이 있다. 川芎 2.0, 大黃 1.0을 加하여 쓰는 것이 좋다.

〔白虎湯(128)〕 뜨겁고 口渴이 甚한 사람에 쓴즉 좋아지는 일이 있다. 人參 1.5를 쓰는 것이 좋다.

〔桂枝五物湯(40)〕 腫脹, 疼痛 등 局所症狀만이 主일 경우에 一般的으로 써서 좋다.

〔桃核承氣湯(111)〕 上氣, 견비통이 있고 변비하기 쉬운 者에 쓴즉 좋다. 齒莖이 紫色으로 부어 있는 者에 쓴즉 좋다.

〔防風通聖散(135)〕 肥滿體質의 사람으로서 便秘를 수반하는 者, 특히 肉食過多로 因하여 일어났을 경우, 體質改善의 意味에서 連用한즉 좋다.

〔補中益氣湯(136)〕 結核性體質의 사람에 일어났을 때에 쓴다. 一般으로 疲勞하기 쉽고 貧血氣味의 者에 쓴즉 좋다. 地黃, 牡丹皮, 茯苓, 芍藥 各 2.0을 加하는 것이 좋다.

〔十全大補湯(71)〕 쇠약. 貧血의 정도가 현저한 사람에는 이 方을 써 본즉 좋다.

〔蘇子降氣湯(98)〕 心臟病이 있는 사람같은 이로서 上氣·足冷 등이 있는 때에 쓴즉 좋아질 때가 있다.

〔八味地黃丸(122)〕 糖尿病에 併發했을 경우에 써서 좋아지는 일이 많다.

〔排膿散(119)〕 經過가 오래가서 膿汁이 나는 者에 쓴즉 잘 낫게 한다. 다른 湯藥과 겸용하여도 좋다. (長濱)

〔針　灸〕

局所의 치료는 齒科에 맡기고 全體强壯療法으로서 針灸를 加하는 것이 좋다. 齒科의 處置로서 쉽게 낫지 않던 것이 針灸를 加하여 良好한 經過를 밟는 경우가 적지 않다.

經穴은 中脘(95), 腎兪(77), 身柱(59), 天窌(88)또는 肩井(89), 曲池(99) 手三里(116), 澤田流合谷(120), 足三里(129) 등이다. (倉島)

〔民間藥〕

繁蔞塔이라고 하여 繁蔞를 靑竹의 筒에 쑤셔 넣어서 채우고 거기에 조금 소금을 넣어 密閉해서 이것을 불 위에 놓고 炙한즉 竹油가 지글지글하면서 이 안에 浸入한다. 그리고 안의 繁蔞가 군은 圓塊로 된다. 그것을 끄집어 내어서 치솔의 代用으로 하여 每日 使用한즉 齒槽膿漏를 일으키지 않는다.

이(齒)가 떠서 흔들리는 데는 桃仁 3.0g, 桂枝, 甘草 2.0g, 芒硝 3.0g, 大黃 1.5g, 以上 混和一물 500cc를 넣고 따려서 半量으로 하고 滓를 除去한 後그 汁을 1日 3回에 分服한다. (栗原)

齒根膜炎

〔症 狀〕

이 뿌리를 둘러싸고 있는 齒根膜을 中心으로 하여 齒의 周圍組織 全體에 炎症이 波及하여 가는 病이며, 細菌의 感染에 依하여 일어난다. 가장 많은 것은 齲蝕으로 부터 齒髓炎을 일으켰던 結果로서 續發的으로 일어나는 경우 이다. 感染, 全身病 등이 誘因이 된다.

이가 빠져 나온 것같은 感이 있고 씹기 시작할 때에 아프며 씹고 있은 즉 없어진다. 얼마 아니되어 뼈에 炎症이 波及하여 고름이 차이게 되면 疼痛의 程度가 높아져서 發熱하는 일도 있다. 膿汁이 骨膜을 깨뜨리고 粘膜下에 차 게 되면 동통은 輕해진다. 慢性化한 데에는 이가 덮는 것 같은 느낌이 계속 한다. (長濱)

〔治 療〕

〔葛根湯(17)〕 發病始初에 쓴즉 좋다. 發熱이 있을 때에도 써서 좋다.

〔桂枝五物湯(40)〕 疼痛이 계속될 경우에 쓴즉 좋다.

〔五物大黃湯(47)〕 炎症이 進行되고 化膿의 徵候가 있을 경우에 쓴즉 좋 아지는 일이 있다. (長濱)

〔針 灸〕

齒根膜炎은 齒科의 處置와 아울러서 針灸를 行하는 것이 좋다. 이가 떠올라서 아픈 데에는 針의 치료가 著明하게 急速히 듣는다. 慢性化하여 고름을 分泌할 경우에도 根氣있게 灸療를 行한즉 輕快하는 것이 많다.

治療는 齲齒의 項에 準하여 行한다. (倉島)

3. 症候別治療篇

中　暑(더위먹기)

日射病은 日光의 直射를 長時間 받았을 때에 일어나고 熱射病이라고 하는 것은 濕度와 溫度의 높은 室內, 或은 무더운 蠻天에 筋肉勞動을 强行할 때에 일어난다. 新陳代謝의 變調를 가져 와서 中毒現象이 일어나는 것이라고 하고 있다. 俗으로 中暑(더위 먹는 것)라고 하는 것은 그 輕한 경우이다.

日射病은 突然히 失神하여 卒倒하나 前驅症狀으로서 全身倦怠, 頭痛, 嘔氣, 嘔吐, 流汗, 眩暈, 視力障害등이 있다. 體溫은 40度 以上에 達하고 痙攣을 일으킨다.

俗으로 말하는 中暑는 그 前驅症狀 程度로써 그치고 平素 體質이 허약하고 胃腸이 弱한 사람은 所謂, 더위를 못이긴다.

더위를 탄다고 하는 症狀을 일으키고 食欲不振, 全身倦怠感이 甚하며 完全히 活動力이 衰해진다. (矢數)

〔治　療〕

程度에 따라서 여러가지의 藥方이 쓰여지고 있다.

〔五苓湯(48)〕 全身倦怠, 嘔吐, 頭痛, 口渴, 發汗, 小便不利를 目標로 하여 中暑에 가장 자주 쓰여진다.

〔淸暑益氣湯(88)〕 俗으로 말하여 더위를 못이기고 더위를 탈 때에 쓰고 여름이 되면 身體가 나지근하며 食欲이 없어지고 여위어서 作業意欲이 없어진다고 하는데에 좋다. (矢數)

〔針　灸〕

暑熱과 濕氣때문에 몸이 甚히 피곤하고 권태를 느끼며, 食欲이 不進한다고 할 경우에는

身柱(59) 風門(67) 脾兪(74) 胃兪(75) 足三里(129) 風門(67) 天柱(75) 等에 針한즉 좋다. (代田)

〔民間藥〕

枇杷葉을 採集한다. 5月頃이 좋다. 잘 乾燥시켜서 生姜의 汁을 발라 조금 炙한다.

그리고 누르게 되었을 程度로서 中止하고 剉하여 碎한다. 그 1.0~15g을 200cc의 물에 넣어서 煎하여 半量으로 한다. 中暑 熱射病 때문에 血液이 濃厚해지고 頭腦, 充血炎症을 일으킨 것을 淸凉하게 한다. (附)杷枇葉療法이라고 하여 이것으로서 萬病을 고친 一種의 靑酸療法이 日本 昭和의 初期에 있었던 것이다. 또 蜜相皮, 桂枝等을 섞으면 한층 더 좋다. 紫蘇葉, 香需등을 넣어도 좋다. (栗原)

遺 尿(夜尿症)

잠을 자고 있는 동안에 排尿하는 것으로서 小兒에 많다. 疲勞해진 밤과 湯茶를 많이 마신 밤에 無意識으로 排尿하는 者나 반드시 每夜 하는 者 낮에도 하는 者等 여러가지의 形態가 있으나 大體로 神經質의 小兒로서 冷性의 弱한 體質인 者에 보인다. (石原)

〔治 療〕

〔八味地黃丸(122)〕 제일 잘 쓰이는 藥方이다. 元氣가 있으며 榮養도 血色도 좋고 食欲도 있으나 입이 마르고 아랫배에 힘이 없는 者를 目標로 한다. 幼兒에는 附子를 除去하는 것이 좋다.

〔苓桂朮甘湯(147)〕 冷性으로서 특히 허리와 다리가 冷하고 血色이 나쁜 者에 좋다.

〔四君子湯(66)〕 나지근하며 피로하기 쉽고 食欲도 없으며 下痢氣味로서 胃腸이 弱하고 顔色이 좋지 못한 者에 適當하다.

〔小建中湯(75)〕 앞의 方에 비슷하며 입이 마르고 배가 아픈 者에 쓴다.

〔桂枝加龍骨牡蠣湯(37)〕 所謂 疳이라고 하는 것으로서 神經質인 者의 遺尿에 쓴다. 배가 굳어져 있고 臍邊에 動悸가 있는 者를 目標로 한다. 前方으로서 듣지 않을 경우에 쓴즉 잘 듣는 일이 있다. (石原)

〔針 灸〕

針灸의 治療가 가장 適當한 病의 하나이다. 大槪는 膀胱의 易感受性 및 精神的 要素가 原因이 되는 것이다. 其他 特別한 病이 原因이 되어 發하는 遺尿도 있다. 特別한 原因을 가진 者는 原因이 되는 病의 治療와 아울러 治

療하지 않으면 아니된다.

普通 5.6歲의 年齡이 되면 尿意를 發한즉 睡眠이 中斷되어서 일어나는 것이지마는 遺尿兒는 쉽사리 눈이 뜨이지 않는다.

一般的으로 10歲 未滿의 小兒期의 遺尿에 對하여는

水分(36) 中極(39) 次節(81) 身柱(59) 百會(1)에 木綿糸大의 가는 灸를 行하고 虛弱體質의 項을 參照하여 全身에 廣範圍에 皮膚針을 行하는 것이 좋다.

또 就寢 前時間은 當分間 물, 湯, 茶, 汁, 果實類, 甘味가 强한 菓子類등을 制限하며 就寢 直前에 小指頭大의 食鹽을 少量의 물로서 頓服시키는 **일도** 아울러 行하는 것이 좋다.

10歲 以上인 者에 對하여는 위의 療法에 다시

大赫(42) 曲池(99) 曲泉(151)等을 加하고

中極(39) 中節(82)等에 針을 1～2cm쯤 찌르는 것이 좋다.

靑年期 以後의 者에 對하여는 다시

上節(80) 陽關(64) 足三里(129)等의 灸를 加하는 것이 좋다.

腦溢血, 腦軟化症等의 뒤에 發生하는 遺尿는 原病의 經過에 따라서 **一定**하지 않다. 이들의 遺尿는 中樞神經의 機能喪失에 의하여 發生하는 것이므로 單純한 遺尿와 같이 빨리 낫는 것은 적고 長期間에 亙하여 針灸의 치료를 要하는 것이다.

一般的으로 若年者의 것은 短期間에 낫는 것이 많고 靑年期 以後의 것은 2,3個月 乃至 1개年쯤의 長期治療를 必要로 하는 것이 많다. (倉島)

〔民間藥〕

栗鼠의 黑燒, 없으면 天霜이라고 하여 動物의 頭蓋胃의 黑燒 0.7g, 朝鮮人參末 0.7g, 보레이末 1.0g, 反鼻末(독사의 건조粉末) 0.7g 以上을 混和, 1日量으로 하여 3回로 服用한다. 1個月쯤 계속하면 大體로 效果를 얻는다. (小兒 5,6歲부터 13歲쯤까지의 分量) (栗原)

黃　疸

黃疸은 膽汁 특히 그에 含有하고 있는 膽汁色素가 多量으로 血液中에 나타나는 結果, 皮膚와 粘膜 그 外의 臟器를 黃色으로 물들인 狀態를 말하는 것이다.

黃疸을 일으키는 경우를 여러가지로 나누어서 病의 種類를 區別하고 있다 例컨데 單純性黃疸(俗으로 카다루性黃疸) 流行性肝炎으로 因한 黃疸은 여러가지의 細菌, 비—루스등이 病原體가 되어서 일어나고 그 外에 各種의 傳染病, 와이루病, 肺炎, 敗血症, 丹毒, 肝臟梅毒, 肝臟癌, 其他의 腫瘍, 膽蘘炎, 膽石症등에 依하여 黃疸이 일어난다. (矢數)

〔治　療〕

〔茵蔯蒿湯(2)〕 單純性黃疸, 流行性肝炎等의 初期로서 炎症이 顯著한 者, 腹部가 팽만하고 가슴이 막히는 感이 있으며 입이 마르고 兩便 秘涉하여 黃疸이 甚한 者에 써서 잘 奏効한다.

〔茵蔯五苓散(3)〕 약간 時期가 지나서 黃疸이 輕해지고 小便이 적으며 口渴을 呼訴하는 者에 쓴다.

〔大柴胡湯(103)〕 心下部가 굳게 充實하고 胸腹에 막히는 感이 들며 맥도 배도 힘이 없고 便秘가 잦은 者로서 특히 膽石症과 併發한 者에 잘 쓰인다.

〔小柴胡湯(76)〕 流行性感染등으로서 弛緩熱이 있고 胸部心下가 緊張하여 답답하며 黃疸을 發한 者에는 이 方과 茵蔯蒿湯과를 合方하여 쓰는 일이 있다. (矢數)

〔針　灸〕

黃疸에는 카다루性의 膽道炎과 膽蘘炎에 依하여 일어나는 것이 있으며 膽石症과 膽虫症에 依하여 일어나는 것도 있다. 膽虫症 以外는 모두 針灸治療에 적용한다. 治療法은 大體로 同一하다. (膽蘘炎, 膽石症의 部參照)(代田)

嘔　吐

現代醫學에서는 反對性 嘔吐와 中樞性 嘔吐로 둘로 크게 나눈다.

反對性嘔吐는 腦와 內臟의 病變과 刺激에 依하여 嘔吐를 일으키는 것이며 中樞性嘔吐는 尿毒症과 糖尿病등의 全身衰弱이 있을 때, 小兒의 傳染病의 初期, 妊娠時, 麻醉劑나 담배의 過用등으로 因한 것이다.

漢方에서는 嘔와 吐는 別物이며 嘔는 캐─캐─하는 소리를 하면서 物質이 나오지 않는 것, 吐는 소리없이 物質이 나오는 것을 가르키고 있다.

腹痛을 수반하는 것은 感氣나 流行性腦脊髓膜炎에 보이며 高熱과 寒氣, 떨림을 수반하는 것은 猩紅熱같은 때에 보인다. 妊娠時의 嘔吐 即 惡阻는 別途의 다른 自覺症狀을 수반하지 않는 것이 많다. (石原)

〔治 療〕

〔五苓散(48)〕 口渴과 小便이 적은 嘔吐로서 물을 마시고는 곧 吐하는 者에 좋다. 더 한층 重한 者에는 猪苓을 去하고 甘草과 生姜各 3.0을 加한다. 微熱이 있는 腸카다루로서 下痢를 수반하는 경우에는 平胃散(132)과 合方한다.

〔吳茱萸湯(49)〕 頭痛을 수반하는 嘔吐로서 胃에 停水가 있고 가슴밑이 팽만하여 冷하며 手足이 참고 精神不安者에 쓴다.

〔小半夏加茯苓湯(79)〕 前記의 五苓散에 비슷하며 嘔氣가 强하고 물컹물컹하며 嘔吐의 뒤에 粘液을 내는 者를 目標로 한다. 眩暈, 動悸를 보는 일도 있다.

妊婦와 小兒, 浮腫이 强한 脚氣患者등의 嘔吐에 이것이 適合하는 경우가 적지 않다. 더 한층 强한 症狀이 되면 半夏瀉心湯(125)의 類를 쓴다.

〔人參湯(118)〕 慢性의 胃腸病으로서 元氣가 없고 血色도 나쁘며 手足도 나쁘며 手足이 冷한 者의 嘔吐에 쓴다. 腹痛을 수반할 때도 上記의 諸症을 보이는 者에는 잘 듣는다.

〔黃連湯(9)〕 胃의 停滯와 壓迫感을 느끼고 食欲不振, 腹痛, 下痢, 가슴 밑의 病, 口臭等을 수반하는 嘔吐에 쓴다. 더욱 衰弱한 경우에는 四君子湯(66)이 適合하는 者도 있다.

〔旋覆花代赭石湯(96)〕 가슴밑이 病하여 抵抗이 있고 가슴이 따가우며 噯氣등을 수반하는 嘔吐에 쓴다. 胃炎, 胃潰瘍의 嘔吐에 이것을 쓰는 機會가

많다. (石原)

〔針 灸〕

嘔吐를 유발하는 原因에 食傷, 急性胃炎, 惡疽, 神經性嘔吐, 食道癌, 胃癌등이 있다.

(1) 食傷에 依한 嘔吐. 食中毒에 依하여 일어나는 것이며 吐하는 일도 있고 吐할 듯하면서 吐하지 않는 일 있으나 胃中의 것을 빨리 吐出시키든지 腸內에 들어 있는 것을 빨리 내리든지 하면 恢復한다. 먼저 裏內庭(140)에 灸点을 取하여 灸해서 뜨겁게 느끼지 않을 경우는 뜨거움을 느끼게 될 때까지 몇壯이라도 灸한다. 때에 따라서는 2~30壯 灸하여 비로소 뜨거워지는 者도 있다.

이 灸를 뜬즉 吐할 必要가 있는 者는 吐하고 내릴 必要가 있는 者는 내린다. 吐瀉 同時에 일어나는 者도 있다. 또 吐하지도 下하지도 않는 者도 있다 어느 것이라도 이 灸를 뜬즉 氣分이 좋아진다. (胃炎의 部參照)

(2) 胃炎에 依한 것(胃炎의 部 參照)

(3) 神經性嘔吐. 胃炎이 없어도 神經質인 사람은 氣分에 따라서 嘔氣를 내든지 嘔吐하는 일이 있다. 이의 治療는 神經의 鎭靜을 目的으로 하여 다음의 穴에 針하고 또는 灸한다.

百會(1) 身桂(59) 膈兪(71) 脾兪(74) 中脘(35) 巨闕(34) 曲池(99) 陽陵泉(131)

(4) 惡阻에 依한 것. 惡阻때의 嘔吐는 많은 사람에 있는 것이지마는 이에는 針灸의 적응하는 경우가 많다. (婦人科疾患, 惡阻의 部 參照)

(5) 食道癌, 胃癌에 依한 것. 이에 對하여는 絶對的인 治効는 求하지 못한다.

對症療法으로서 膈兪(71) 脾兪(74) 中脘(35) 巨闕(34)等에 灸하는데 不過하다. 그래도 對症的으로는 患者의 苦痛을 경감할 수 있는 것이다. (代田)

肩 臂 痛

목에서 어깨에 걸쳐서 이 주변의 筋肉이 緊張하여 不快를 느끼는 徵候이

며 壓痛과 硬結을 認定하는 일이 많다. 여러가지 疾病에 수반하여 나타나는
外에 過度한 筋肉勞動에서도 일어나고 50肩이라고 俗으로 말하는 更年期性
인 것과 或은 原因不明의 것도 있다. 原病을 고치면 消失하는 者, 反對로
肩臂痛을 고친즉 原病이 惡化하는 者等 形態는 大端히 많다. (石原)

〔治 療〕

〔葛根湯(17)〕 肩臂痛에 잘 쓰이는 處方이지마는 元氣가 없는 者, 動悸가
있는 者, 食欲不振한 者, 가슴이 따갑고 嘔吐가 있는 者등의 肩臂痛에는 듣
지 않는다. 50肩이나 목에서부터 위로의 炎症性疾患, 感氣등의 肩臂痛에는
잘 奏効한다.

輕할 경우에는 桂枝湯(34)에 葛根六을 加하여 써도 좋다.

〔大柴胡湯(103)〕 胞滿體質, 高血壓등으로서 가슴이 답답하고 便秘가 잦
은 者가 견비·통을 호소할 때에 쓴다. 만약 元氣가 없고 便通도 좋으면서 上
記의 호소가 있는 者에는 小柴胡湯(76)이든지 柴胡桂枝湯(52)를 선택하여
쓴다.

〔抑肝散加味(143)〕 元氣가 없고 神經症狀이 있으며 氣分이 침착되지 않
고 臍의 왼쪽에서 가슴밑에 걸쳐서 動悸가 있는 者의 견비통에는 抑肝散
(143)에 陳皮 3.0, 半夏 5.0을 加한즉 대단히 잘 듣는다.

〔加味逍遙散(16)〕 俗으로 말하는 血의 道의 婦人으로서 견비통이 强한 者
에 좋다. 그 目標는 머리가 무겁고 上氣, 眩暈가 있는 上氣性인 者에 適合
하고 이의 反對 即 머리에 무엇을 덮어 쓴 것같은 不快로서 手足이 차워지
는 冷性의 者의 肩臂痛은 當歸芍藥散(114)을 쓴다. 以上은 更年期 婦人의 경
우이다.

〔桃核承氣湯(111)〕 上氣性으로서 元氣가 있고 體格이 좋으며 便秘가 잦
고 左下腹部에 긴장이 있는 中年의 男子의 견비통에는 이것을 써서 下한즉
낫는 경우가 많다. (石原)

〔針 灸〕

肩臂痛은 各種 疾患의 症狀으로서 수반하는 경우가 많다. 根本的인 治
療는 各各의 原因이 되는 疾病의 治療에 따라서 비로소 얻을 수 있는 것이

므로 治療는 各各의 項目을 參照하여 行하는 것이 좋다.

明確한 原因도 없고 견비통만이 唯一한 症狀이다고 하는 경우도 적지 않다.

또 견비통이 原因이 되어 齒痛, 頭痛, 頭重, 眼病等을 增惡시키는 경우도 甚히 많은 것이다.

어느 것이라도 針灸의 치료는 極히 有効 適切하다.

單純한 肩臂痛에 對하여는

身柱(59) 天節(88) 膏肓(83)만으로서 足하나 曲池(99) 足三里(129)等을 加하는 것이 좋다.

項頸部에 들어 당기는 경우는 天柱(15) 또는 上天柱(16) 百會(1)等을 加하는 것이 좋다.

肩背部에 血絡 또는 小發疹을 發見하였을 떼는 가볍게 三稜針을 쳐서 吸角을 붙이면 곧 輕快하는 者가 많다.

또 血絡과 小發疹이 發見되지 않을 경우는 가장 强하게 견비통을 호소하는 部分에 가볍게 三稜針을 數回 쳐서 吸角을 붙이는 것이 좋다. (倉島)

咳 嗽(기침)

氣管, 氣管支에 分泌物과 有害物이 차면 그것을 除去하기 위하여 反射的으로 기침이 일어난다. 기침과 同時에 痰이 나오는 것은 이 까닭이나. 그러나 이들의 氣道가 刺戟만 하여도 기침이 난다. 이 경우는 깡기침이 된다.

一般으로 呼吸器病에 수반하는 일이 많으나 呼吸器 以外의 刺戟에 依하여 일어나는 수도 있다. 또 神經性의 咳嗽도 있다. (長濱)

〔治 療〕

〔小靑龍湯(78)〕 感氣와 氣管支炎의 初期에 써서 좋은 藥方이다.

〔麻杏甘石湯(139)〕 목이 마르고 喘息氣味의 경우는 이 藥方을 쓴다. 小靑龍湯과 合한 處方을 써도 좋다.

〔半夏厚朴湯(124)〕 神經性이라고 생각되는 깡기침에 좋다. 喘息과 感氣에도 잘 듣는 일이 있다. 목이 쉬었을 때도 좋다.

〔麥門冬湯(121)〕　發作的으로 일어나는 깡기침으로서 들어시면 上氣하여 嘔吐할 경우, 肺結核등으로서 경련성의 기침을 하고 있을 때에 쓴즉 좋다.

〔苓甘姜味辛夏仁湯(146)〕　小靑龍湯같은 것을 쓴즉 도리어 疲勞하고 食欲도 없어지는 사람, 貧血, 冷症의 경향이 있고 痰은 묽으며 숨이 가쁜 氣味가 있는 사람에 맞는 藥方이다. (長濱)

〔針灸〕

咳嗽를 誘發하는 病에는 感氣·咽頭炎·喉頭炎·扁桃炎·百日咳·喘息·氣管支炎·肺結核·肋膜炎等 여러가지 있으므로 그 原病과 關連한 各各의 治療가 必要하다. (上記 各疾患의 部 參照)

그러나 그것이 어떤 疾患에 依한 것이라도 咳嗽에는 그 共通의 치료점으로서 다음과 같은 經穴이 繁用된다.

灸療에서는＝兪府(43) 尺澤(104) 身柱(59) 風門(67) 大杼(66) 靈臺(60) 照海(155)

針療에서는＝上記의 外에 翳風(13) 天突(30)

洞刺(針灸의 案內中, 洞刺의 項參照)

人迎의 部의 針은 古來로 禁針으로 되어 왔으나, 刺法上의 注意를 틀림없이 한다면 危險은 없다. 반드시 仰臥位로 하여 針할 것. 깊이는 4分(1.2cm) 以內로 할 것. 針의 굵기는 2～3番으로 할 것. 目的은 이 部에 있는 頸動脈의 分岐部에 針尖이 觸하는 데에 있다. 이것을 「洞刺」라고 하여 咳嗽에 著効를 奏한다. (代田)

胸　　痛

肋骨의 사이에 찌르는 듯한 아픔이 있는 肋間神經痛, 筋肉의 아픔으로서 느끼는 筋肉류우마치스 其他 肋骨가리에스일 때도 胸痛이 主徵이 된다. 또 狹心症등으로서는 心臟部에 찌르는 듯한 아픔이 있다. 그러나 대개의 胸痛은 肋膜의 刺激에 依하여 일어나므로 肋膜炎, 氣管支炎(輕度)肺結核, 肺炎 等에 수반한다. (長濱)

〔治　　療〕

〔小柴胡湯(76)〕 側胸部에 疼痛을 느끼는 경우에는 一般的으로 柴胡를 主劑로 한 處方을 써서 좋다. 이 藥方은 食欲이 약간 떨어진 사람 痩型인 사람에 알맞다.

〔柴胡桂枝湯(52)〕 약간 허약한 사람, 頭痛, 또는 땀이 나기 쉬운 症狀에 쓴즉 좋다.

〔大柴胡湯(103)〕 腹部가 부르고 便秘가 잦은 사람에 좋다.

〔清濕化痰湯(89)〕 側胸部 背面이 선뜻한 寒冷感을 수반하고 胸痛을 수반하는 경우 특히 肋間神經痛에 써서 좋다. (長濱)

〔針 灸〕

胸痛은 肋間神經痛・肋膜炎・狹心症・心囊炎・乳腺炎・肋骨가리에스等, 各種의 原因에 依하여 일어난다. 따라서 그 治療法도 各己 다르다. (各疾患의 項參照). 그러나 胸痛에 對한 針灸療法으로서 共通的인 것을 다음에 記述하겠다.

어떤 胸痛이라도 먼저 天宗(90)과 膻中(33)에 灸하면 좋다. 單純한 乳房痛, 또는 乳腺炎에 初期에 있어서의 胸痛은 이 穴의 灸만으로서 낫는 일이 많다. 肋膜炎의 胸痛이라면 期門(50)의 必要가 있고 狹心症과 心囊炎에 依한 胸痛이라면 郄門(104)과 神門(113)이 必要하다.

肋間神經痛의 경우에는 그 아픈 神經의 經路에 該當하는 經穴이 必要하다 (肋間神經痛의 部參照)

針療에 依하는 경우도 灸療와 같은 經穴로서 좋으나, 동통이 있는 곳에 直接 針하는 것도 必要하다. (代田)

吃 逆

吃逆은 橫膈膜의 경련에 依하여 일어난다. 橫膈膜의 神經이 刺激되어 不隨意의 경련에 依하여 짧은 吸氣가 사이를 두고 發한다.

單純한 것은 時間이 經過하면 차츰 鎭靜하나, 病的인 것은 비교적 頑固하여 呼吸困難을 가져오는 일도 있고 大端히 답답하며, 飮食物도 받지 않고 衰弱한다. 俗으로 꼭 하루 계속하면 죽는다고들 하나 吃逆만으로서 죽는 일

은 적고, 다른 續發症狀과 쇠약으로서 重態에 빠지는 것이다. 頑固한 것에 는 漢方은 잘 奏効한다. (石原)

〔治 療〕

〔吳茱萸湯(49)〕 胃에 停水가 있고 팽만하며 배가 차고 嘔氣도 있으며 手 足도 冷하는 者가 吃逆을 일으켰을 때에 쓴다.

〔柿蒂湯(68)〕 앞의 方보다 重하고 頑固한 吃逆에 쓴다. 만약 이것으로서 도 낫지 않으며 體力의 衰弱을 가져 오고 배도 아픈 경우에는 安中散(1)의 延胡采와 牡蠣를 去하고 柿蒂湯과 合方한 위에 半夏, 陳皮 各 2.0 厚朴 1.0 을 加하여 쓴다. (石原)

〔針 灸〕

吃逆은 針灸가 듣는 경우가 있다.

翳風(13) 膻中(33) 中脘(35) 期門(50)等에 灸한다. 針할 경우는 上記外에 巨闕(34) 足三里(129) 風門(67)等을 쓴다. (代田)

逆 上

逆上의 原因에는 體質的인 것과 精神的인 것이 있으며 所謂 逆上에 依하 여 일어나는 症狀은 대단히 많다. 漢方에서는 이 原因을 火(타는 불은 아니 고 위로 올리는 性質을 가진 生命現象의 에네루기―를 假定한 것)로 하여 아래로 내리므로써 諸種의 症狀도 낫고 이들을 일으키는 原病도 낫는다고 하고 있다.

逆上이라고 생각되는 症狀의 主되는 것은 顔面의 紅潮, 눈의 充血, 上半 身의 熱感, 頭痛, 頭重, 鼻血, 口渴, 眩暈, 肩臂痛, 耳鳴, 動悸, 便秘等이 있는 類의 것이며, 熱性充血性의 것인 일이 많다.

따라서 現代醫學的으로 보면 高血壓, 更年期障害, 노이로오재등의 경우에 漢方에서 말하는 逆上의 症이 나타난다. 一時的인 精神運動이라도 過度한 것은 治療의 對象이 된다. (石原)

〔治 療〕

〔黃連解毒湯(10)〕 精神不安, 煩悶, 充血, 出血등 어느 것인가가 있으.

미 가슴밑이 痞하여 抵抗이 있는 者에 쓴다.

〔三黃瀉心湯(54)〕 前方보다 症狀이 强하고 顔面紅潮, 便秘가 있는 者에 應用하는 기회가 많다.

〔柴胡加龍骨牡蠣湯(50)〕 心下部가 팽만하고 臍邊에 動悸가 있는 者로서 神經症狀이 强한 體力이 있고 便秘가 잦은 者의 吃逆에 좋다. 만약 元氣가 없는 경우에는 抑肝散加味(143) (肩臂痛의 項 參照)가 좋다.

〔防風通聖散(135)〕 胞滿體質로서 太鼓腹, 거기에 도 항상 便秘가 있는 者의 逆上의 諸症에 좋다. 가슴이 답답하고 가슴밑이 緊張하고 있는 경우에는 大柴胡湯(103)이 適合하다. (石原)

〔針 灸〕

逆上을 고치는 데는 어깨의 엉키어 굳어짐을 除去하고 발쪽에 많이 피가 가도록 灸하는 것이 必要하다. 따라서 다음과 같은 穴에 灸한다.

身柱(59) 風門(67) 次節(81) 曲池(99) 足三里(129) 照海(155) 百會(1) (代田)

痙 攣

痙攣은 그 나타나는 狀態로부터 間代性경련, 强直性경련, 緊張性경련등으로 나누어지고 一方에서 全身性경련, 部分的 또는 局所性경련등으로 區別된다.

局所性緊張性경련에는 咬筋痙攣, 聲門痙攣, 後弓反張, 腓腸筋경련등이 있다.

局所性間代性경련에는 吃逆 칙그運動, 顔面筋경련등이 있다.

全身性경련에는 癲癇, 테타누스, 히스테리ー등과 같은 大發作을 일으키는 特殊型의 것과 各種의 腦疾患, 中毒에 際하여 나타나는 全身경련이 있으며 緊張性과 間代性경련이 交互로 發하여 여러가지의 型으로 되는 것이다.

腦의 器疾的 疾患으로부터 경련을 일으키는 것으로는 腦外傷, 諸種의 髓膜炎, 腦炎, 腦腫瘍, 腦軟化, 腦動脈硬化, 腦梅毒, 進行性麻痺, 水頭症등이 있다.

主로서 中毒性病因에 依하여 熱性疾患일 때, 특히 小兒에 일으키기 쉬운 것으로서는 赤痢, 疫痢, 流感, 猩紅熱, 肺炎, 디프테리아등에 보인다.

內部에 發生한 毒素에 依하여 일어나는 것으로서는 尿毒症, 子癎, 便秘, 寄生虫등에 의하여 일어난다.

外來毒素에 依하는 것으로서는 알콜, 까스, 食中毒, 藥品(코카인, 阿片, 아도로핀, 산토닝, 안치피린, 인슈린, 스토리기니이에)등의 中毒에 依하여 일어난다.

腦血行障害에 依하여 일어나는 것으로서는 腦貧血, 窒息, 火傷, 日射病, 熱射病等이 있다.

또 强烈한 疼痛刺戟과 疝痛에 依하여 일어나는 것도 있고 强한 精神刺戟도 또 경련을 일으키는 일이 있다. 그 外에 히스테리이와 같은 精神的인 것도 있다. (矢數)

治　療

〔甘麥大棗湯(25)〕 히스테리이에 依한 경련에 잘 쓰인다. 또 癲癇의 頻發경련, 舞踏病, 胃경련등에도 응용되며 諸痙攣症狀, 神經흥분의 甚한 것을 鎭靜緩和시키는 效果가 있다. 腹直筋이 板子모양으로 당기어 있는 것이 많다.

〔柴胡加龍骨牡蠣湯(50)〕 이 方도 히스테리이나 癲癇, 幼兒의 常習경련에 잘 쓰인다. 이 方은 心下部가 굳게 당기어 팽만감을 호소하고 臍上에 動悸를 觸하는 일이 많으며 上衝, 心悸亢進, 不眠, 煩悶, 놀래기 쉬운 것등의 症狀이 있다.

〔芍藥甘草湯(70)〕 四肢의 筋肉, 腹筋의 急迫性의 攣急을 완해하는 效果가 있으며 腓腸筋경련과 四肢의 攣急에 좋다.

〔淨府湯(82)〕 食中毒을 일으키기 쉬운 小兒가 그 때마다 당기어 붙는 症이 있는 사람에는 이 方을 長期間을 服用시킨즉 경련을 일으키지 않게 되는 일이 있으며 胃腸을 튼튼하게 한다.

〔抑肝散(143)〕 體質이 허약한 小兒나 婦人에 일어나는 경련에 잘 쓰인

다. 히스테리이, 癲癇, 四肢의 拘攣등에 좋다.

〔熊膽〕 腦膜炎등의 全身경련일 때에 熊膽一味를 1回 0.2~2.0을 돈복시 킨다. (矢數)

〔針 灸〕

顏面筋이 당기어 붙어서 얼굴이 비틀어지는 것은 顏面神經경련이다. 針灸 療法은 그 症狀을 輕하게 한다. (顏面神經痙攣의 部參照)

癲癇의 경우에는 意識이 없어지고 全身의 경련이 일어난다. (癲癇의 部 參照)

小兒의 夜驚症의 경우에도 당기어 붙는 일이 있다. (夜驚症의 部 參照) 그 外에 대단히 神經質인 아이나 消化不良의 경우에도 당기어 붙는 경련이 일 어나는 일이 있다. 그러할 경우 身柱(59)에 糸狀灸를 三壯할 뿐으로서 좋 다. 때로는 百會(1)에도 灸하는 것이 좋을 때가 있다. (代田)

血 尿

尿에 피가 섞이어 나오는 것을 말한다. 엷은 복숭아色으로 되어 있는 경 우와 빨갛게 되어 있는 경우와 검스럼 하여 있는 경우가 있다.

처음에만 血尿가 나오든지 最後에 피가 섞이는 경우는 尿道로부터의 出血 이다. 全部 血尿로 되어 나오는 것은 膀胱의 出血과 腎臟의 出血에 의한 것 이다. 排尿困難, 頻尿, 排尿痛등의 症狀을 수반하는 일이 많다.

尿道의 病에서는 尿道炎(大部分은 淋毒性), 膀胱의 病에서는 膀胱炎, 膀 胱結石, 其他 前立腺肥大症, 尿管의 結石등의 경우, 또 腎臟의 病에서는 腎 結核, 腎臟炎, 腎結石, 腎寄生虫, 腎腫瘍(구라윗쓰腫瘍, 癌등)일 때에 일어 난다. 또 特發性腎出血症이라고 하는 것도 있으며, 腎以外의 原因으로서 中 毒, 大傷, 虫垂炎, 膽囊炎, 膵臟炎등에 의하여 일어나는 일도 있다. (長濱)

〔治 療〕

〔猪苓湯(110)〕 排尿時의 동통과 頻尿등을 수반하는 경우에 좋다. 尿出을 快하게 하며 從해서 血尿를 中止시키는 作用이 있으므로 한번은 시험해 볼 必要가 있다. 處方의 分量을 倍쯤으로 한즉 잘 듣는 일도 있다.

血尿가 계속하여 貧血의 경향이 있으면 四物湯(67)과 合친 處方으로 하여 쓴즉 좋다.

芎歸膠艾湯(28)〕血尿가 계속하여 약간 衰弱氣味가 있는 婦人등에 좋아지는 일이 있다.

〔溫淸飮(4)〕血尿가 甚한 경우에 한번 시험해 볼 좋은 處方이다.

〔桃核承氣湯(111)·大黃牡丹皮湯(101)·桂枝茯苓丸(41)〕이들은 下腹部에서 尿道에 걸쳐서 동통이 있을 경우에 좋다. 便秘가 없고 輕症이라면 桂枝茯苓丸을 兼用으로서 써도 좋고 변비의 경향이 있으며 이들을 合한 丸藥을 다른 處方과 兼用하여도 좋다. (長濱)

〔針　灸〕

特發性血尿를 除外하고는 대개는 別項에 述한 腎臟疾患, 尿路疾患에 보이는 症狀이다.

針灸는 各各 腎臟膀胱疾患의 項을 參照하여 치료하는 것이 좋다.

特發性血尿도 또 針灸를 오래 行하면 치유하는 者가 있다.

針灸의 치료를 加했기 때문에 症狀이 惡化한다는 憂慮는 없으므로 시험해 볼 것이다. (倉島)

血　便

血液 또는 血液成分을 含有하고 있는 糞便을 排泄하는 것을 下血이라고 하며, 口腔에서 肛門에 이르는 消化管의 過程에 있어서의 出血을 意味하고 있다.

肉眼的으로 血液 또는 血便으로 認定될 경우를 顯性出血이라고 하며 外觀을 黑色 或은 테에루樣便, 混血便, 粘血便등으로 나누고, 化學反應에 依히여 證明할 수 있는 것을 潛出血이라고 稱한다.

一般으로 血便이라고 하는 것은 顯性出血이라고 하는 肉眼的으로 인정되는 것을 말하고 있다.

이들의 血便의 原因으로서 小腸에서 出血하는 것은 十二指腸潰瘍, 腸癌, 腸티푸스, 腸結核, 急性이레우스, 腸重積, 膽石膜穿孔, 腸管포리이푸, 紫斑

病, 白血病, 血友病, 와이루病등이 있다.

大膜에서 出血하는 것은 急性大腸炎, 直腸炎, 赤痢, 大腸癌, 潰瘍性直腸炎등이며 肛門에서 出血하는 것은 直腸포리이푸, 痔疾, 肛門裂創등의 경우이다. (矢數)

〔治 療〕

各項目을 參照하여 原病의 治療를 한다.

〔葛根黃蓮黃芩湯(18)〕 疫痢, 赤痢, 急性大腸炎, 自家中毒등의 경우 熱이 높고 中毒症狀이 현저하며 血便을 내릴 때에 쓴다.

〔大黃牡丹皮湯(101)〕 赤痢와 急性大腸炎으로서 裏急後重이 甚하고 색백하면서 冷汗을 흘리며 便器에 달아 메이고 粘血便을 조금씩 排出한다는 것이며 體力이 아직 쇠약하지 않을 때에 쓴다. 大黃을 5～8g쯤 쓰는 것이 좋다.

〔黃解散(8)〕 胃, 十二指腸, 痔出血등에는 이 方이 좋다.

〔十全大補湯(71)〕 下血이 오래가고 貧血이 甚하며 또 紫斑病, 白血病등으로서 顏色蒼白, 疲勞한 者에 쓴다. (矢數)

〔針 灸〕

痔出血의 경우는 그 色이 붉고 便의 周圍에 피가 붙어 나오든지 痔가 헐어서 거기로부터 出血하고 닦는 休紙에 附着한다. 이에는 針灸療法이 듣는다. (痔核의 部參照)

胃와 十二指腸潰瘍의 경우의 血便은 타아루樣의 검은 色을 하고 있다. (胃·十二指腸潰瘍의 部 參照)

急性腸炎의 경우의 血便은 裏重後急이라고 하여 자주 便意가 나고 下痢를 하는 경우, 粘液에 섞이어 피가 난다. 이에도 針灸療法은 잘 듣는다. (腸炎의 部 參照)

直腸癌의 경우에도 血便이 나오는 일이 있다. 이에는 針灸療法은 不適應하다.

赤利·아메에바赤痢의 경우에도 血便이 나온다. 이에도 針灸療法은 有效하며, 大體에 있어서 急性腸炎의 경우의 療法으로서 좋으나 赤痢에는 우수

한 化學療法이 있으므로 만약 針灸療法을 行한다고 하면 아매에바赤痢의 경
우 뿐일 것이다. (代田)

下　　痢

腸의 움직임이 높아져서 水分이 吸收되지 않을 뿐일까, 腸粘液의 病變에
依하여 水分이 分泌와 粘液이 나와서 液狀에 가까운 大便이 排泄되는 것이
다. 回數도 많은 것이 普通이다.

下痢의 形態도 여러가지로서 죽(粥)정도의 軟便부터 시작하여 물모양의
便, 粘液과 血液을 섞은 便, 色과 臭氣에 특색이 있는 便등이 있으며, 時間
的 關係와 나타나는 形式도 同一하지는 않다.

下痢를 主되는 症狀으로 하는 疾病中에서 가장 많은 것은 腸炎이며 半數
以上을 占領하고 있다. 嘔吐를 수반하는 激症에서는 赤痢, 고래라등의 急性
傳染病이 아닌가고 의심될 경우와 中毒性의 것이 있다. 腹痛을 수반하는 流
行性感氣 過度의 冷症, 胃腸炎일 때도 있고, 血液과 粘液을 混合하는 것에
는 急性傳染病과 아매에바赤痢에 依하는 일도 많다. 腸粘膜의 刺戟이 原因
이므로 毒素에 依한 下痢, 腸에 潰瘍이 생겼기 때문에 일어나는 下痢, 便秘
의 刺戟에 依한 下痢가 있으며 火傷으로서 일어나는 二次的인 腸潰瘍, 結核
(대개는 腸結核) 바새도오病에 依한 下痢도 있다. 精神의 感動에서 일어나
는 下痢, 히스테리이, 神經衰弱에서 일어나는 下痢는 함께 自律神經의 흥분
에 依한 腸運動의 失調이다.

漢方에서는 下痢를 熱과 程度에 따라서 二大別하여 治療方針을 생각한다.
單純히 下痢가 있다고 해서 止瀉劑를 준즉 도리어 惡化하는 것이 있으며 오
히려 下劑로서 毒素의 排出을 꾀하는 일도 있고 여러가지의 處方이 그 患者
의 狀態에 따라서 應用된다. (石原)

〔治　療〕

〔甘草瀉心湯(21)〕 胃部에 停滯感이 있고 이것을 觸한즉 硬한 抵抗을 認定
할 수가 있으며 氣分이 便하지 않고 배가 구루룩하면서 下痢하는 者에 좋다.
醱酵性의 下痢로서 上記의 症狀이 있을 때는 生姜瀉心湯(80)을 使用한다.

〔葛根湯(21)〕 發熱, 寒氣, 腰痛을 수반하는 下痢로서 澁便이 있는 者에 좋다.

感氣로부터 온 下痢같은 데에 특히 奏効하다.

〔五苓散(48)〕 熱이 있고 물모양의 下痢로서 입이 마르고 小便이 적으며 色이 붉은 者에 쓴다. 이에 胃의 停水, 食欲不振, 배의 팽만을 수반할 경우 에는 平胃散(132)과 合方한즉 좋다.

〔人蔘湯(118)〕 甘草瀉心湯의 경우보다 體力이 衰하고 腹力이 弱하며, 가 슴밑에 痞한 感이 있으나 抵抗이 없는 者에 適當하다.

〔參苓白朮散(87)〕 平素부터 胃腸이 弱하고 食欲이 적으며 下痢하기 쉬운 者, 疲勞하기 쉽고 食欲不振으로서 熱이 없는 下痢, 醱酵性의 消化不良症등 에 잘 쓰인다.

〔四逆湯(65)〕 手足이 冷하고 下痢, 嘔吐가 있으며, 新陳代謝가 極度로 衰한 者에 좋다. 下痢가 甚하고 혀가 두터우며 그리고 赤肌로 되어 입도 잘 듣지 않는 경우에는 이에 人蔘 2.0을 加하여 쓴다.

〔眞武湯(86)〕 앞의 方보다 한층 더 甚한 경우로서 目眩, 動悸하며 배는 軟하나 까스가 차서 부르고 身體가 나지근하여 잠이 잘 오는 者에 쓴다. (石原)

〔針 灸〕

下痢에는 急性湯炎으로 因하는 것과 慢性腸炎으로 因한 것이 있다. 그 어 느 것이라도 針灸療法은 有効하다. 특히 梁丘(146)의 灸가 下痢中止에 듣는 다. (腸炎의 部 參照)

또 神經性의 下痢가 있다. 이에는 慢性腸炎의 경우의 針灸療法을 行하면 著効를 얻는다.

腸結核의 경우의 下痢에 對하여는 針灸療法은 그렇게 有効하다고. 할 수 없 으나 輕症의 경우는 有効하다. (腸結核의 部 參照) 慢性症으로서 새벽무렵 에 下痢하는 것을 鷄鳴下痢라고 하나 이에는 崑崙(165)의 灸가 듣는 것이 다. (代田)

眩   暈

眩暈는 몸의 平衡을 保持하는 作用에 장해가 있을 때에 보이며 內耳의 迷路와 이에 連絡되는 小腦 및 大腦에 障害가 있을 때 눈과 視神經絡에 障害가 있을 때 筋肉・關節・腱, 특히 頸部의 이들로부터 오는 知覺神經의 障害가 있을 때등에 일어난다.

이들中에서 迷路와 이에 關係가 있는 部分의 障害에 基因하는 眩暈가 특히 많다.

眩暈는 胃下垂症・胃아토니ー症・動脈硬化症・高血壓症・腎炎・更年期障害・血의 道症・神經症(노이로ー제)・癲癇・腦貧血・腦充血・腦溢血・腦軟化症・腦腫瘍・多血症・貧血症・白血病・大動脈口閉鎖不全・近眼・亂視・中耳 및 內耳의 疾患・船醉・肩臂痛・疲勞等이 있을 때에 보이며, 또 眼性腦暈 및 메니에에루氏症候群이 있을 때에도, 腦暈가 있는 後者에서는 眩暈와 함께 耳鳴과 難聽을 수반하는 것이 特徵이다. (大塚)

〔治 療〕

〔苓桂朮甘湯(149)〕 胃部에서 振水音을 證明하고 이 部가 팽만하며, 尿量이 減少하고 脈에는 힘이 없으며, 眩暈, 動悸등이 있는 者에 쓴다.

〔半夏白朮天麻湯(126)〕 胃下垂症, 胃아토니ー症이 있는 사람으로서 腹部가 軟弱하며 振水音을 證明하고, 발이 차며, 頭痛・眩暈・惡心・嘔吐등이 있는 者에 좋다. 脈은 弱하고 氣力이 欠乏하여 疲勞하기 쉽다.

〔當歸芍藥散(86)〕 貧血性의 사람으로서 발이 冷하고 머리에 무엇인가 덮어 쓴 것같이 무거우며 眩暈・肩臂痛등이 있는 者에 쓴다. 慢性腎炎・心臟病등의 眩暈에 쓰는 機會가 있다.

〔眞武湯(86)〕 腹部가 軟弱하며 下痢의 경향이 있으며, 手足은 冷하고 脈은 弱하며, 眩暈와 몸이 흔들리는 느낌이 있는 者에 좋다.

〔五苓散(48)〕 口渴이 甚하고 多量의 물을 마셔도 尿量이 대단히 적고 脈은 浮하고 數하며 動悸, 眩暈를 呼訴하는 者에 쓴다.

〔半夏厚朴湯(124)〕 神經症(노이로ー재)에 수반되는 眩暈에 쓰는 機會가

많다. 목에 무엇이 차여 있는 것같이 느끼고 眩暈 때문에 不安을 느끼며 外出을 怯내는 경향이 있는 者에 쓴다.

〔三黃瀉心湯(54)〕〔黃連解毒湯(11)〕 上氣하며 얼굴이 붉고 氣分이 혼들리어 沈着이 안되고 眩暈, 不眠等이 있는 者에 쓴다. 便秘의 경향이 있으면 三黃瀉心湯을 쓴다. 更年期障害・血의 道症・高血壓症・多血症・腦充血등의 患者에 以上과 같은 症狀을 呈하는 者가 있으면 이 方을 쓴다.

〔釣藤散(108)〕 頭痛을 수반하는 眩暈로서 氣分이 무겁고 肩臂痛같은 것을 呼訴하는 者에 좋다. 腦動脈硬化가 있을 때에 듣는다.

〔柴胡加龍骨牡蠣湯(50)〕 肥滿體質로서 便秘의 경향이 있고 그 위에 神經質로서 上腹部가 팽만하고 抵抗이 있으며 肩臂痛・眩暈・動悸를 호소하고 高血症・神經症・癲癎・血의 道症・心臟疾患等이 있는 者에 좋다.

〔四物湯(67) 合苓桂朮甘湯(149)〕 貧血이 甚하고, 舌이 굳기며 動悸와 함께 眩暈를 호소하는 者에 좋다. 諸種의 貧血症・心臟疾患등으로부터 오는 眩暈에 좋다.

〔加味逍遙散(16)〕 月經不順・頭痛・肩臂痛・便秘・足冷・上氣등과 함께 眩暈를 호소하고 不斷히 무언가 자꾸 말하는 婦人에 쓴다. 血의 道症・更年期障害에 쓰는 機會가 많다.

〔防風通聖散(135)〕 大柴胡湯(103)〕 肥滿體質로서 便秘하고 眩暈를 호소하는 者에 좋다. 만약 胸脇苦滿이 있고 肩臂痛, 眩暈를 호소할 때에 大柴胡湯이 좋다. 高血壓症・腦溢血등에 쓸 機會가 많다. (大塚)

〔針 炎〕

귀, 코, 눈같은 모든 疾患으로부터 일어나는 것, 異常血壓, 更年期障害, 貧血, 心臟疾患, 神經症등 여러가지 疾患의 症候로서 나타난다.

또 眩暈 그 自體가 病의 本體인 메니에—루症候群이라는 것이 있다.

어느것이라도 針灸의 適應症이고 빨리 輕快하는 것이지마는 메니에—루症候群, 神經症, 更年期障害등에 發하는 眩暈는 短期間에 治癒를 바랄 수는 없는 것이므로 오래도록 針灸의 治療를 계속하는 것이 좋다.

針灸의 치료에 使用하는 經穴은

中脘(35) 水分(36) 또는 膻中(33)

腎兪(77) 次髎(81)

身柱(59) 天髎(88) 靈台(60) 또는 至陽(61)

曲池(99) 神門(113) 足三里(129)

百會(1) 風池(14) 懸顱(10)

等을 가려서 原病의 治療와 아울러서 行한다.

但 高度의 高血壓症, 動脈硬化症, 心臟疾患등에 對하여는 眩暈를 호소하여도 위에 述한 經穴을 그대로 使用해서는 아니된다. 이들의 모든 病은 함부로 經穴을 더하면 도리어 病勢를 惡化시킬 우려가 있으므로 各各 그 項目을 參照하여 原病의 치료를 主方針으로 하지 않으면 아니된다. (倉島)

口渴과 口乾

診療法에서 述한 바와 같이 口渴과 口乾은 區別하지 않으면 아니된다.

口渴은 목이 말라서 물을 마시고자 하는 것이고 이에는 虛證과 實證이 있다.

口乾은 입이 말라서 口內에 唾液이 不足해지지마는 물은 마시고 싶어하지 않고 다만 입을 濕潤케 하고자 하는 것을 말하며 이에는 虛證은 많고 實證은 적다. 간혹 瘀血로부터 오는 것이 있다. (大塚)

〔治 療〕

〔白虎湯(128)〕 혀가 마르고 엷은 白苔가 끼이며 자꾸 물을 달라고 하며 脈은 크며 힘이 있고 總體的으로 元氣가 좋으며 목이 마르는 者에 좋다. 여러가지 熱病時에 쓰이는 機會가 많다. 熱證의 口渴이다.

〔五苓散(48)〕 口渴이 있고 자주 물을 마시고저 하나 그 물을 곧 吐하고 吐하면 또 물을 마시고 싶어 하며 마신즉 또 吐한다. 이와 같은 경우에는 반드시 尿量이 감소하며 熱이 있을 경우에도 땀은 나지 않는다. 五苓散을 준즉 一服하여 口渴이 그치고 嘔吐도 없어지며 尿가 多量으로 나와서 回復한다.

그 때에 땀이 나는 일도 있다. 乳幼兒에 잘 보이는 症狀이나 또 술의 宿

醉에도 좋다.

또 口渴이 있고 尿量이 減少하며 浮腫이 나타날 때에도 좋다.

〔茵陳五苓散(3)〕 口渴과 尿量減少가 있고 黃疸이 있는 者에 좋다.

〔猪苓湯(110)〕 口渴과 尿意頻數가 있으며 1回의 排尿量이 적고 排尿時에 尿道가 아프든지 尿가 남아 있는 듯이 느끼는 者에 좋다.

〔茵陳蒿湯(2)〕 口渴과 尿量의 감소가 있고 便秘하며 上腹部가 팽만하고 黃疸이 있는 者에 쓴다. 이 경우 黃疸이 없어도 좋다.

〔八味地黃丸(122)〕 口渴과 多尿를 目的으로 하여 쓴다. 糖尿病과 尿崩症 등의 口渴에 좋다.

〔小柴胡湯(76)〕〔大柴胡湯(103)〕 이들의 柴胡劑를 쓰는 目標의 하나에 입이 마른다고 하는 症狀이 있다. 이 경우의 口渴은 甚하지 않고 입이 접접 하다든가 입이 쓰다든가 하다고 호소한다. 이때에 혀에는 白色 또는 黃褐色 의 苔가 붙는다.

〔眞武湯(86)〕〔四逆湯(65)〕〔四君子湯(66)〕 口乾이 있는 때에는 人蔘이 든가 附子든가 地黃등이 들어 있는 處方이 많이 쓰인다. 以上의 處方은 體力이 衰하여 食慾도 줄며 唾液의 分泌가 적으며 입이 마르는 者에 좋다.

〔滋陰降大湯(57)〕〔炙甘草湯(69)〕 口乾이 있고 혀가 마르며 붉고, 皮膚, 粘液에도 乾燥의 경향이 있으며 大便도 硬固하고 唾液의 分泌가 적은 대에 좋다. 老人과 大病後의 사람에 흔히 보인다. 또 産後에도 간혹 볼 수 있다. (大塚)

〔針 炎〕

口渴은 急性胃腸炎의 경우에도 일어나지마는 糖尿病의 경우에 일어나는 것이 가장 甚하다. 어느것이라도 原病을 치료하면 일어난다. 療法은 各各 그 項을 참조할 것. (代田)

口臭와 味覺異常

口臭는 口渴과 咽頭의 病, 例컨대 이(齒)가 나쁜 者, 舌苔가 甚할 때, 口 腔炎, 扁桃窩閉塞, 慢性扁桃炎, 咽頭炎등일 때에 일어나고 呼吸器의 病으로

서는 例컨대 肺結核, 氣管支炎, 肺壞疽等, 食道의 病으로서는 憩室, 癌, 噴門痙攣등의 경우, 其他 胃腸의 病에 수반하여 일어나는 것이다.

味覺異常으로서 味覺減退와 味覺消失이 있으나 其他 實際에는 아무 것도 먹지 않는데 或은 무엇을 먹어도 쓰고, 짜든지, 달든지, 시그럽든지 하는 所謂 味覺異常이 일어난다. 漢方에서는 이것을 五臟의 熱이 아니면 或은 機能減退에 依하는 것이라고 하며 달게 느끼는 것은 脾胃, 쓰게 느끼는 것은 心臟, 짜게 느끼는 것은 腎臟, 시그러운 것은 肝臟의 機能의 消長에 依하는 것으로 說明하고 있다. (矢數)

〔治 療〕

〔半夏瀉心湯(125)〕 胃腸가다루가 있으며 心下部가 痞하며 惡心, 嘔吐, 舌白苔인 者로서 입이 쓰고 口臭가 있는 者에는 이 方이 좋다.

〔甘草瀉心湯(21)〕 배가 꾸루룩하며 胃腸카다루로서 醱酵性下痢를 일으키고 氣分이 나쁘며 口腔炎, 口內에 潰瘍과 糜爛을 일으키며 口臭를 發散하는 자에 좋다.

〔四君子湯(66)〕 胃腸機能이 甚히 쇠하고 體力도 쇠하여 疲勞하기 쉽고 貧血氣味이며 口中이 항상 달게 느끼는 者에 쓴다.

〔桂枝五物湯(40)〕 口腔, 齒根炎, 齒槽膿漏등으로서 口臭가 있는 者에 써서 좋을 때가 있다. (矢數)

〔針 灸〕

口臭는 齒牙疾患, 口內炎, 肺壞疽, 鼻疾患, 胃疾患等으로부터 생기는 것이 많다.

各項目을 참조하여 針灸의 適應症에는 치료를 시험해 보는 것이 좋다.

味覺異常이 생기는 原因도 여러가지 있으나, 三叉神經麻痺로부터 發하는 것은 낫는 者가 많다. 針灸의 治療는 三叉神經痛의 項에 準하여 行하고 다시 嚴重히 消毒한 新鮮한 針을 가지고 舌尖의 下側部에 1乃至 3mm쯤 穿刺하여 微量의 血液을 내어서 著效를 보는 일이 있다.

또 早朝 起床時에 口中 가득히 苦味를 느끼는 者, 食物이 모두 쓰게 느끼는 者같은 것은 慢性의 消化器疾患에 보이는 경우가 많고 이들은 各 項目

에 依하여 치료를 加하는 것이 좋다. (倉島)

呼吸困難

呼吸困難한 것을 漢方의 古書에서는 短氣라고 하고 있다.

呼吸困難을 일으키는 病中에서 平素에 많이 보이는 것은 氣管支喘息・心臟性喘息・慢性氣管支炎・肺炎・肺壞疽・氣管支擴張症・肺結核・喉頭 또는 氣管支의 狹窄・肺癌등이 있다. (大塚)

〔治 療〕

呼吸困難이 있을 때에 쓰는 處方에는 다음과 같은 것이 있다.

〔麻杏甘草湯(139)〕〔神秘湯(84)〕 氣管支喘息과 氣管支炎등이 있고 목이 커렁커렁하며 숨이 가쁠 때에 좋다. 但 體力이 쇠약한 者에는 좋지 못하다.

〔木防己湯(142)〕〔變製心氣飮(133)〕 心臟弁膜症같은 것이 있고 心臟, 肝臟 모두 肥大하여 仰臥하여 누워 있는 것이 苦되고 물건에 의지하여 앉으며 下半身에 浮腫이 나타나고 숨이 답답하며 목에 痰이 걸리어 커렁커렁할 때에 좋다.

〔瓜呂枳實湯(19)〕 慢性氣管支炎등으로서 기침이 甚하고 痰도 많으며 苦痛하는 者에 좋다. 老人의 陳久性의 肺結核으로서 기침때문에 숨이 가쁜 자에 좋다.

〔滋陰至寶湯(58)〕 肺結核이 進行하여 몸이 쇠약하고 기침도 많으며 숨이 가쁜 者에 쓴다.

〔茯苓杏仁甘草湯(130)〕 貧血과 浮腫과 呼吸困難이 있으며 體力이 衰弱한 者에 頓服用으로서 使用한다.

〔苓甘姜味辛夏仁湯(146)〕 氣管支炎・肺氣腫같은 것이 있는 까닭으로 呼吸이 답답하고 體力이 弱하며 貧血의 경향이 있을 때는 麻杏甘石湯・神秘湯 등을 쓰면 도리어 숨이 막히어서 疲勞할 때가 있다. 이와 같은 경우에 이 方을 쓴다.

〔蘇子降氣湯(98)〕 呼吸困難이 있는 患者로서 발이 甚히 冷하고 上氣하는 경향이 있는 者에 쓴다.

〔防風通聖散(175)〕〔小承氣湯(77)〕 肥滿한 사람으로서 腹部가 팽만하고 그 때문에 起居動作에 숨이 차는 者에 좋다. 肥胖症의 사람에 쓰는 기회가 많다. 大黃을 加減하여 大便이 快通하도록 留意하여야 한다.

〔大柴胡湯(103)〕 肥滿한 사람이라도 胸脇苦滿(診察法의 條를 參照)이 著明하면 이 方을 쓰는 편이 좋다. (大塚)

〔針 灸〕

呼吸困難은 氣管支喘息・心臟性喘息에 依하여 일어나는 경우가 많다. (療法은 各各 그 疾患의 部 參照) 特히 對應治療로서는 洞刺가 極히 有效하다.

肺炎의 경우에도 呼吸困難이 일어난다.

肋膜炎의 경우에도 呼吸困難이 일어난다. 이것은 胸水가 많이 차서 肺를 壓迫하므로 일어나기 때문에 胸水穿刺를 하여 받든지 漢方의 湯液에 依하여 胸水를 去할 必要가 있다. 輕度의 것이면 針灸療法에 依하여 胸水가 吸收되어서 좋아진다. (胸膜炎의 部 參照)

脚氣에 依하여 呼吸困難이 일어나는 일도 있다. 이것은 心筋炎을 일으키기 때문에 일어나는 것이지만 針灸療法에 依하여 좋아진다. 그 경우 特히 心兪(70) 郄門(104)의 灸가 必要하다. (脚氣의 部 參照) (代田)

鼓 腸

胃腸안에 異常히 까스가 찬 狀態를 鼓腸이라고 한다. 까스는 口腔에서 嚥下된 空氣와 腸管內에서 醱酵와 腐敗에 依하여 생긴 炭酸까스, 메탄, 硫化水素等으로 되어 있다. 主로 腸壁의 血行障害 때문에 까스의 吸收가 妨害되어 一部는 腸管의 痲痺와 運動障害가 있으면 呼吸을 行하지 못하고 肛門으로부터의 排泄이 不充分하게 되어 腸管內에 過剩하게 차이고 만다. 腹腔內에 까스가 찬 것은 鼓腹이라고 부르고 있다. 常習便秘, 胃癌, 肝硬變, 慢性腸炎, 腸티부스, 門脈의 循環障害등일 때 나타나고 또 腸閉塞, 急性腹膜炎, 腹部의 手術後등에는 甚한 鼓脹이 나타난다. (矢數)

〔治 療〕

〔大建中湯(102)〕 廣汎性, 限局性의 어느 경우라도 鼓腸을 나타내고 蠕動

不安과 腹痛을 수반하는 것, 그 脈은 弱하며 手足이 冷한 者에 쓴다.

〔旋覆花代赭石湯(96)〕 胃癌, 幽門狹窄, 腸狹窄등으로서 蠕動不安, 嘔吐, 嘔氣, 腹中雷鳴등의 狀이 있고 便秘의 경향이 있는 者에 좋다.

〔眞武湯(86)〕 新陳代謝가 쇠하여 물과 까스가 배에 充滿하고 腹部에 寒冷을 느끼며 手足도 또 厥冷하여 下痢하기 쉬운 者에 쓴다.

〔半夏厚朴湯(124)〕 主로 上腹部에 鼓腸을 일으키고 咽喉部에 막히는 感이 들며 動悸, 眩暈, 氣分이 깔아앉기 쉬운 者에 좋다. (矢數)

〔針 灸〕

腹膜炎에 依하는 鼓腸으로서 그뒤에 高熱이 아닌 것은 針灸療法으로서 緩解할 수 있다. (腹膜炎의 部 參照)

便秘에 依한 鼓腸의 경우는 神門(113) 左腹結(52) 大腸兪(78)에 針灸하여 便通을 좋게 하면 낫는다.

腸閉塞에 依한 것은 대개는 外科的인 手術을 要한다. (代田)

子宮出血

子宮에서 正常의 月經 以外에 不時에 出血을 일으키는 것이며 또 不正性器出血이라고도 한다. 子宮筋腫, 子宮癌, 子宮腟部糜爛, 頸管포리—푸, 子宮內膜炎, 出血性메토로파치—, 更年期障害, 子宮下垂, 子宮外姙娠, 卵管炎등의 경우에 子宮出血은 일어나는 것이다. (矢數)

〔治 療〕

〔芎歸膠艾湯(28)〕 諸種의 子宮出血이 계속되어 貧血의 狀을 呈하는 者에 널리 應用된다. 子宮出血뿐이 아니라 다른 出血에도 좋다.

〔三黃瀉心湯(54)〕 上氣하여 얼굴은 紅潮하여 氣分이 이리저리 흔들리어 沈着이 아니되고 脈에 힘이 있으며 便秘의 경향이 있는 子宮出血로서 炎症出血이 있고 心下部가 痞하는 感이 있으며 아직 貧血을 가져오지 않은 體力이 充實한 者에 쓴다.

〔溫淸飮(4)〕 子宮出血이 오래가서 貧血하고 있으나 그다지 顯著하지 않고 炎症充血과 貧血과 半半으로 오래가는 者에 쓴다.

〔桂枝茯苓湯(41)〕　子宮筋腫과　포리一푸,　更年期障害등으로서　下腹部에 抵抗壓痛을　認定하고　充血症狀이　있는　者에　쓴다.

〔歸脾湯(26)〕〔四君子湯(66)〕　諸種의　出血이　오래되고　貧血高度이며　疲 勞衰弱의　徵候가　있는　者에　쓴다.

〔十全大補湯(71)〕　出血이　오래가고　貧血, 皮膚枯燥, 惡液質을　呈하는　者 에　써서　體力의　恢復을　가져오는　일이　있다. (矢數)

〔針　灸〕

器質性子宮疾患, 更年期, 異常姙娠등으로부터　생기는　것이　많고　간혹　惡 性貧血로부터　出血을　보는　경우가　있다. 針灸는　모두　對應療法의　域을　벗어 나지　못하나　各　項目을　參照하여　治療를　試驗해　보는　것이　좋다.

子宮出血에　對하여　三陰交(154)는　促催的으로　作用하고　陽陵泉(131)은　抑 性的으로　일하는　作用이　있다고　傳하고　있으며　繁用되고　있다. 參考로　시험 해　보는　것이　좋다. (倉島)

〔民間藥〕

亂髮霜——毛髮을　拔取하여　잘　選別해서　異物을　除去하고　에낫포에　넣어서 종이를　바르고　그　위를　진흙을　발라서　密閉한다. 그것을　四百度쯤의　熱로서 굽는다. 이렇게　한즉　검게　번쩍번쩍하는　꺼끌꺼끌한　가벼운　黑燒가　된다. 이것을　1回에　1.5g, 1日　2回, 白湯으로서　服用한다. 血尿나　帶下에도　잘　들 는다.

金星草——一種의　羊齒類로서　海崖의　바위틈에　붙어　있다. 이것을　대략 3~5g을　물　15cc에　넣어　다려서　1日에　數回로　복용한다. 帶下, 其他의　婦人 病에　좋다. 日蓮宗에서는　萬病藥으로서　古來　常用하고　있다. (栗原)

쉰　목소리

쉰　목소리는　喉頭의　疾患(肥厚, 포리一푸, 出血, 炎症)外傷, 聲帶의　癱痺 등에　依하여　일어나는　外에　梅毒癌, 結核등이　喉頭에　變化를　일으켰을　때에 일어난다.

소리가　나오지　않는　原因에는　器質性인　것과　痙攣性인　것이　있으며　前者

는 炎症에 依하여 聲門의 힘줄이 痲痺하여 開放하고 있으므로 소리가 나오지 않고 後者는 痙攣으로서 密閉하여 呼氣가 나오지 않으므로 소리가 되지 않는다.

發聲過度 때문에 소리가 부수어져서 잘 나오지 않는 것은 器質性이며 刺激에 依하여 輕한 炎症이 일어나는 까닭이다.

甚한 喉頭部의 外傷, 梅毒, 結核, 癌등으로 因한 쉰 목소리나 소리가 나오지 않는 것은 治療를 하여도 거의 듣지 않는다.

히스테리―나 神經衰弱으로서 소리가 나오지 않는 神經性인 者는 낫기 쉽다. (石原)

〔治 療〕

〔甘草湯(20)〕 過度의 發聲에 依하여 咽喉가 아프고 쉰 목소리가 된 者에 初期에 쓴즉 편해진다.

〔半夏厚朴湯(124)〕 氣管支炎으로서 기침이 오래 계속되어 쉰 목소리나 소리가 나오지 않는 者, 히스테리―등 神經性의 者에 쓴다.

〔甘草瀉心湯(21)〕 神經性인 者로서 精神不安이 있고 胃腸이 나쁘며 胸元이 痞하고 抵抗이 있는 者에 듣는 일이 있다.

〔麥門冬湯(121)〕 기침이 甚하여 목소리가 나오지 않고 咽喉에 灼熱感, 乾燥感이 있는 者에 좋다. (石原)

〔針 灸〕

喉頭炎으로 因한 쉰 목소리에 對하여서는 針灸療法은 相當히 有效하다. (咽喉炎의 部 參照)

喉頭神經痲痺로 因한 것도 療法은 같이하여 좋다.

喉頭結核에 의한 것은 스트레프트마이신에 依한 化學療法이 有效하므로 꼭 시험해 볼 것이지마는 喉頭炎의 경우의 針灸療法도 有效하다.

喉頭癌으로 因한 것은 外科的手術과 라디움療法으로서 낫게 되었다. 針灸療法은 不適應하다. (代田)

視力障害

눈이 붉을 때는 눈의 外側(前方)에 炎症이 있는 것으로서 同時에 눈물이 나오고 눈곱이 나오기도 한다. 結核炎으로서 눈곱이 끼이기 쉬울 정도라도 눈이 침침해진다. 그러나 角膜炎과 虹彩炎일 때에는 빛의 通路가 濁해지므로 그로 因한 視力障害가 主로 된다.

外見的으로 充血은 인정되지 않는데 分明히 보이지 않게 되었을 경우에는 角膜의 混濁, 慢性의 虹彩炎, 水晶의 混濁 即 白內障, 다시 또 그 안쪽에 있는 硝子體의 混濁(眼底出血등으로 因한다)과 같이 빛이 通하는 途中에 故障이 있는 경우이다. 그러나 角膜, 水晶體, 硝子體같은 데에 異常이 없어도 網膜과 視神經등에 病變이 있으면 當然히 視力障害가 일어난다.

또 視力障害를 호소하는 者 가운데에는 靑少年으로서는 近視, 亂視, 또는 遠視가 있기도 하고 中年(40歲以後)의 사람으로서는 老眼으로 因한 視力障害가 있는 일도 많다.

그래서 먼저 檢眼을 해보고 眼鏡으로써 視力障害가 없어질 可望이 없으면 어디인가에 病變이 있는 것이라고 생각하여 專門醫의 診察을 받아서 原因을 캐어 適當한 對策을 講究하지 않으면 아니된다. (長濱)

〔治療〕

漢方的으로는 全身的 治療를 行한다.

結膜炎등에는 葛根湯(17), 角膜炎에는 洗肝明目散(95) 其他 一般的으로 苓桂朮甘湯(147) 老人性인 것에는 八味地黃丸(122)등이 잘 쓰인다.

用法의 詳細는 眼疾患의 各項目을 參照하시기 바란다. (長濱)

〔針灸〕

視力障害에는 針灸療法이 適應하는 경우가 많다.

眼精疲勞라든지 視力減退는 疲勞, 老衰 其他의 原因으로서 일어나는 것이지마는 針灸에 依하여 현저하게 視力이 좋아지는 것이다. 使用 經穴은

攅竹(20) 糸竹空(22) 陽白(21) 和膠(27) 天柱(15) 風池(14) 身柱(59) 天膠(88) 肝兪(72) 曲池(99) 陽陵泉(131)

等이고 針灸 모두 有效하나, 눈의 주위에는 針만 하고 灸는 避하는 것이 좋다.

以上의 灸는 亂視의 경우에도 著效를 奏하나 老眼에도 듣는 例가 비교적 많았다.

軸性視神經炎, 中心性網膜炎, 靑年反復性網膜硝子體出血, 虹彩炎, 白內障, 角膜實質炎등으로 因한 視力障害에도 針灸療法은 適應한다. 療法은 各 疾患의 部를 參照하시기 바란다. (代田)

食欲不振

食欲의 減退 또는 消失한 狀態를 말한다. 이것을 原因에 따라서 다음의 둘로 大別할 수가 있다.

神經性食欲不振, 이것은 他에 食欲不振을 일으키는 臟器疾患 또는 有熱性 疾患이 없고서 일어나는 것을 말하는 것이며 例컨대 自己의 嗜好에 食餌 또는 異臭, 不潔등에 對한 嫌惡의 念으로부터 일어나는 것이다. 小兒期의 偏食도 이 部類에 들어간다. 古書에 不食病이라고 記載되어 있는 것이 있다. 또 精神的 打擊, 例컨대 恐怖, 苦惱, 悲哀, 憤怒등의 精神的 感動에 依하여 일어나는 食欲不振이 있다.

器質性食欲不振, 이것은 身體에 異常이 있는 경우이며 例컨대 發熱, 疼痛, 胃腸, 其他의 臟器疾患 때문에 或은 中毒作用 때문에 오는 食欲不振을 말한다. (矢數)

〔治 療〕

〔小柴胡湯(76)〕 熱性病에 걸려서 僅少한 熱이 體內에 숨어 있어서 입이 쓰고 마르며 食欲이 나지 않을 때에 쓴즉 좋다. 腺病質의 小兒가 좋아하고 싫어하는 것이 있어서, 食欲不振으로서 神經이 亢奮하는 者에도 쓰인다.

〔人蔘湯(118)〕 虛弱한 弛緩性體質의 사람이 胃아토니ㅡ, 下垂같은 것 때문에 胃의 활동이 나쁘고 生唾가 口中에 차며 心下部가 시원하지 않으며 下痢氣味이고 飮欲이 나지 않는 者에 좋다.

〔眞武湯(86)〕 體力이 衰하고 貧血하며 배가 아프고 下痢하며 疲勞가 甚

한 者로서 人蔘湯보다도 病이 進行한 者에 쓴다.

〔半夏厚朴湯(124)〕 神經症으로서 氣分이 나쁘고 항상 鬱鬱하여 閉蟄하는 神經性의 食欲不振에 써서 좋은 일이 있다.

〔補中益氣湯(136)〕 大病後의 食欲不振으로서 疲勞하기 쉽고 口中이 不快한 者에 쓴다.

〔參苓白朮散(87)〕 大病後의 食欲不振으로서 下痢하기 쉽고 醱酵하기 쉬우며 배가 꾸루룩하는 者같은 데에 좋다.

〔針 灸〕

食欲不振에는 그 原因이 여러가지 있으나 그 어느 경우라도 다음과 같은 經穴에 針灸하면 좋다.

中脘(35) 巨闕(34) 梁門(46) 身柱(59)

膈兪(71) 脾兪(74) 足三里(129)

神經性의 것으로서는 특히 百會(1) 天柱(15)등을 加하는 것이 **좋다.**

小兒의 노이로―재나 所謂 疳虫에는 身柱(59) 百會(1)에 **小灸 三壯을 할** 뿐으로서 좋다. (夜啼症의 部 參照) (代田)

心悸進亢(動悸)

心臟의 搏動이 亢進하여 搏動數가 많아지는 狀態이지미는 漢方에서는 꼭 그 數의 많은 것을 가르키고 있지 않다. 外面上으로는 아무렇지도 않아도 患者自身 大端히 心臟의 搏動을 느끼는 神經症狀을 動悸라고 하는 것이다. 漢方에서는 또 이 動悸를 心臟部 뿐이 아니라 腹部 특히 臍를 中心으로 하여 問題삼는 경우가 많다.

現代醫學的으로 보면 心臟의 器質的 變化에 따른 心悸亢進 外에 神經過敏症(神經質), 更年期障害, 히스테리―, 노이로―재等을 包含하고 있다. 漢方에서는 動悸가 있는 者는 모두 體力이 衰한 것으로서 取扱하고 設使 다른 症狀이 있어도 作用이 激烈한 體力을 消耗하는 處方을 쓰지 않는 方針을 取하고 있다. (石原)

〔治 療〕

〔半夏厚朴湯(124)〕 平素는 아무렇지도 않으나 發作的으로 動悸가 있고 대단히 不安에 쌓이어 쓸데없는. 苦勞가 많으며 無力體質로서 身體의 허약한 者에 좋다. 너무 여위어서 胃가 弱한 神經質인 者에 흔히 보이는 型이다.

〔柴胡加龍骨牡蠣湯(50)〕 肥滿體質로서 上腹部가 膨滿하고 肋骨에 抵抗壓痛, 不快感이 있으며 便秘, 肩臂痛, 頭痛등도 있고 氣分이 快치 않는 노이로―제가 있는 者에 좋다. 便通도 있고 肥滿하지 않으며 가슴이 답답하지도 않고 上記의 症狀이 있는 者에는 桂枝加龍骨牡蠣湯(97)이 좋다.

〔桂枝救逆湯(39)〕 活潑한 運動과 强한 刺激, 특히 스포―츠나 入浴, 施灸등으로서 動悸를 호소하는 者에 쓴다.

〔炙甘草湯(96)〕 食慾旺盛하며 입이 마르고 尿와 땀이 많으며 手足이 다는 者의 動悸에 좋다. 바세도―病에 흔히 이 型을 본다.

〔苓桂朮甘湯(149)〕 血色이 좋지 못하고 小便이 적으며 胃가 弱하고 振水音이 있으며 眩暈가 나고 몸이 흔들리는 것 같으며 動悸에 苦惱하는 者에 쓴다.

〔三黃瀉心湯(54)〕 心臟에 아무런 所見도 없는데 熱感, 耳鳴, 不眠이 있고 强한 動悸를 호소하는 者에 좋다. 更年期의 婦人으로서 上氣를 하기 쉬운 사람에 많이 보이는 型이다.

〔四物湯(67)〕 前方과 같은 호소를 하나 體質은 反對로 手足이 冷하고 血色이 나쁜 更年期의 婦人의 動悸에 쓴다. (石原)

〔針 灸〕

心臟疾患, 高血壓症, 動脈硬化症, 甲狀腺機能亢進症等으로부터 생기는 것이 많고 또 神經性의 것이 많이 보인다. 其他 류―마치스, 脚氣등에도 보이는 症狀이다.

針灸는 各項을 참조하여 치료하는 것이 좋다.

特效的으로 使用하는 經穴은 郄門(104) 少海(102) 神門(113)등이다.

神經性의 心搏亢進에 對하여는 少澤(127)에 三稜針을 가볍게 쳐서 少量의 瀉血을 시험해 보면 卓效를 보는 일이 많다. (倉島)

震　顫(떨림)

震顫은 手足, 頭部, 胴部등의 筋肉에 自己의 意志로써 中止시킬 수 없는 리드미칼的인 運動이 일어나는 것을 말한다.

俗으로 말하는 떨림이다.

震顫을 일으키는 病은 여러가지 있으나 腦나 脊髓에 病이 있어서 일어나는 震顫痲痺, 파―킨소니즘, 片痲痙, 髓膜炎, 痲痺性痴呆와 알콜, 阿片, 니코친등의 中毒으로부터 오는 것, 神經症, 히스테리―, 書痙등과 같은 神經症的인 것, 바새도―病과 같은 內分泌異常에 依하는 것등이 主되는 것이다. (大塚)

〔治　療〕

〔抑肝散(143)〕 腦軟化症이나 腦溢血의 患者로서 손이 떨린다든지 손이 굳어져 당기어지는 者로서 성을 잘 내는 者에 쓴다. 또 腦膜炎과 腦炎이 回復한 後, 後遺症으로서 손이 굳어져 당기어지는 데나 떨림이 있는 者에 좋다. 칙크病의 떨림에도 좋다.

〔半夏厚朴湯(124)〕 神經症이나 히스테리―등의 患者에 보이는 떨림에 쓰는 일이 있다. 氣鬱의 症狀이 있고 眩暈같은 것을 수반하는 일이 많다.

〔小承氣湯(77)〕〔芍藥甘草湯(77)　加厚朴〕 震顫痲痺나 윌손病에 보이는 떨림에 써서 듣는 일이 있다. 이 경우에 厚朴은 大量을 쓰는 것이 좋다. 筋肉이 硬하고 굳어져 있으며 떨리는 것이 特徵이다.

〔炙甘草湯(69)〕 바새도―病으로서 오는 떨림에 쓴다. 動悸를 수반하는 것이 특징이다.

〔甘麥大棗湯(25)〕 히스테리―·舞蹈病등의 떨림에 좋다. (大塚)

〔針　灸〕

바새도―病, 파―킨손病, 腦溢血, 히스테리―, 書痙, 老人震顫, 알콜中毒등으로부터 생기는 것이 많다. 病名別의 項에 있는 것은 各各 參照하여 治療하는 것이 좋다.

書痙은 낫기 어려운 惡疾이지마는 칙크에 準하여 治療한다.

老人震顫, 알콜中毒은 針灸의 적응증은 아니다. (倉島)

衄 血(코피)

大部分의 경우 鼻中隔前端의 血管이 깨뜨려져서 出血함으로써 일어난다. 재치기나 炎症, 上氣, 其他 外傷등으로서 일어난다. 一般的으로는 動脈硬化症이나 心臟病, 貧血症에 수반하여 일어나는 일이 많다. 鼻粘膜의 病變은 無論 原因이 되며 鼻茸이 있으면 잘 일어난다.

婦人으로서는 月經障害의 結果 代償出血로서 衄血을 일으키는 수도 있다. (長濱)

〔治 療〕

〔三黃瀉心湯(54)〕 上氣하기 쉽고 얼굴이 붉어지며 氣分이 安着되지 않는 사람으로서 便秘하는 사람에 좋다. 動脈硬化症, 腦充血에 수반하는 경우에 쓴다. 便秘가 없을 경우는 黃連解毒湯(11) 또는 黃解散(8)이 좋다.

〔芎歸膠艾湯(28)〕 常習衄血로서 貧血氣味의 사람, 冷症의 사람등에 쓴즉 좋다. 婦人의 代償性衄血에도 좋다.

〔桃核承氣湯(111)〕 婦人으로서 月經障害를 수반하고 잘 上氣하며 便秘하고 있는 者에는 이 處方이 좋다. 代償性衄血이 있는 者에는 丸藥으로 된 製劑를 常用한즉 좋다. 便秘가 없는 사람은 桂枝茯苓丸(41)을 쓴즉 좋다. (長濱)

〔針 灸〕

鼻疾患으로부터 나는 것이 가장 많고 其他 月經의 代償性出血, 高血壓症, 出血性素因, 上氣등으로부터 發生하는 경우가 많다.

天柱(15) 上天柱(16) 風池(14)
等이 特効穴로서 쓰이고 있다.

但 高血壓症의 경우의 衄血은 止血處置를 하지 않고 放置하여 自然히 止血할 때까지 出血할 대로 두는 것이 좋다. 高血壓症의 衄血은 血壓을 調節하는 安全弁을 意味하는 일이 많으므로 도리어 腦溢血을 免하는 好機라고 생각하여도 關係없는 것이다.

但 高血壓症으로 因한 衄血이라도 너무 多量의 出血 때문에 貧血을 일으키는 경우는 適當한 止血處置를 하는 것이 좋다. (倉島)

頭痛·偏頭痛

頭痛은 여러가지 病에 나타나는 症狀이며 頭蓋內에 疼痛이 있는 者, 表在性의 皮膚에 疼痛이 있는 者, 前額部가 아픈 者, 後頭部가 아픈 者, 간혹 바른쪽의 半이 아픈 者등이 있고 그 疼痛도 脈이 치는 것같이 아픈 者, 鈍重樣의 者, 發作性의 者가 있으며 또 아침에 눈이 뜨였을 때에 아픈 者, 夜間에 甚한 者等 여러가지이다.

頭痛을 일으키는 病中에서 日常 많이 보이는 것은 눈에 病이 있을 때 例를 들면 綠內障·亂視·近視·遠視, 코에 病이 있을 때 例를 들면 蓄膿症(副鼻腔炎)·鼻炎, 귀에 病이 있을 때 例를 들면 中耳炎·內耳炎·乳樣突起炎, 腦의 病例를 들면 癲癇·腦腫瘍·腦動脈硬化症·腦出血(腦溢血)·腦軟化症·日本腦炎·髓膜炎, 其他 神經症·히스테리—·血의 通症·更年期障害·月經異常·腎炎·尿毒症·便秘·貧血·糖尿病·류—마치스·諸種의 熱病의 初期·各種의 中毒·虫齒등이다.

偏頭痛은 發作的으로 머리의 半分 또는 얼굴의 半面에 걸쳐서 극렬한 통증이 있고 嘔吐를 수반하는 일이 있다. 이것은 主로 神經症의 症狀으로서 나타난다. (大塚)

〔治　療〕

頭痛이 있는 경우에 쓰이는 處方은 많이 있으나 여기에는 日常 많이 遭遇하는 경우에 對하여 記述한다.

〔吳茱萸湯(49)〕 發作性으로 일어나는 甚한 頭痛으로서 頭痛과 함께 嘔吐가 있고 發作時에는 脈이 沈遲하며, 手足이 冷하고 氣分이 나쁘며 일어나 있지도 못하고 말하는 것도 귀찮다고 하는 者에 쓴다. 偏頭痛에도 잘 쓴다. 이 경우 가슴밑이 당기고 痞하여 있는 者가 많다.

〔五苓散(48)〕 이 處方도 頭痛에 嘔吐를 수반하는 경우에 쓰는 일이 있으나 目標는 口渴이 甚한 것과 마신 물을 이내 吐하는 것, 吐한즉 또 마시고

싫고 그리면서 오줌이 잘 나오지 않는다는 경우에 쓴다. 嘔吐는 없어도 口渴과 尿量의 減少를 수반하는 頭痛이라면 써도 좋다. 吳茱萸湯의 경우와 달라서 脈은 浮, 數이다.

〔半夏白尤天麻湯(126)〕 발이 冷하고 頭痛, 眩暈가 있을 때에 쓴다. 胃下垂症・胃아토니ー症이 있고 胃部에 振水音(診察法의 條를 보라)이 있을 때에 좋다. 脈은 弱하고 肩臂痛, 食欲不振등이 있다. 이와 같은 사람은 날씨가 나빠도 머리가 아프다고 한다.

〔加味逍遙散(16)〕 血의 道症의 頭痛에 쓴다. 아프다고 하기보다도 무겁다는 感이 强하고 氣分이 나쁘다. 同時에 肩臂痛, 眩暈, 月經不順등이 있고 大便이 快通하지 않는 일이 많다.

〔葛根湯(17)〕 등에서 頭部에 걸쳐서 굳어져 엉키고 頭痛이 있는 者에 쓴다. 脈은 大槪 浮하고 힘이 있다. 蓄膿症 感氣등으로부터 오는 頭痛에 좋다

〔釣藤散(108)〕 아침에 일직 일어나면 同時에 頭痛하는 者, 氣分이 무겁고 上氣하는 氣味가 있으며 頭痛이 있는 者에 좋다. 腦動脈硬化・高血壓症등의 頭痛에 쓴다.

〔桃核承氣湯(111)〕 月經閉止로 因하여 頭痛하는 者 或은 月經時에 頭痛을 呼訴하는 者에 좋다. 瘀血의 腹證(診察法의 腹證의 條를 보라)에 注意하여 쓴다.

〔四物湯(67) 加釣藤・黃耆・黃柏〕 高血壓症때문에 腎硬化症을 일으킨다든지 慢性의 腎炎이 있든지 하여 頭痛을 호소하는 者에 좋다. 全身의 脫力感과 倦怠感이 있는 者에 좋다.

〔三黃瀉心湯(54)〕〔黃連解毒湯(11)〕 上氣하여 顔面潮紅을 呈하고 頭痛하는 者에 좋다. 腦充血・多血症등에 좋다. 便秘의 傾向이 있으면 三黃瀉心湯이 좋다.

〔小柴胡湯(76)〕〔大柴胡湯(103)〕 以上의 二方은 胸脇苦滿이 있고 頭痛을 호소하는 者에 쓴다. 가슴밑이 硬하고 上腹部가 大體로 膨隆하여 便秘의 傾向이 있으면 大柴胡湯이 좋다.

〔桂枝湯(34)〕〔麻黃湯(138)〕 以上의 二方은 感氣 其他, 熱이 있는 病외

發病初期로서 惡寒이 있고 頭痛이 있을 때에 쓰나 만약 脈이 浮하고 弱하면 桂枝湯을 쓰며 浮하고 힘이 있으면 麻黃湯을 쓴다. (大塚)

〔針　灸〕

頭痛에는 症候性인 것·常習頭痛·後頭神經痛·偏頭痛등이 있다.

(1) 症候性인 것　感氣나 熱性者의 初期에 일어나는 頭痛은 各各 原病을 治療하면 낫는다. 그러나 百會(1) 上天柱(16) 또는 天柱(15) 風池(14)등의 針灸가 對症的으로 有效하다.

(2) 常習頭痛　이에 神經衰弱등으로 因한 頭痛을 통털어서 다음과 같은 治穴을 使用한다.

百會(1) 上天柱(16) 天柱(15) 風池(14) 身柱(59) 風門(67) 曲池(99) 陽陵泉(131)

針灸共히 좋다. 神經衰弱에 依한 것에는 特히 神門(113)을 加하는 것이 좋다.

(3) 後頭神經痛　療法은 常習頭痛과 大體로 같이하여 좋으나 特히 上天柱(16) 天柱(15) 風府(4) 風池(14)等이 重要하다.

(4) 偏頭痛　이것은 大槪 左側에 發生하나 右側에 發生하는 일도 있다. 또 左右 同時에 일어나는 일도 있다. 特有한 症狀은 發作的으로 激甚한 頭痛과 함께 眼火閃發이라고 하여 눈앞에 불꽃이 흩어지는 것과 같은 느낌과 嘔吐를 수반하는 일이다.

治療는 大體로 常習頭痛과 같이해서 좋으나 特히 必要한 것은 通天(6)의 灸이다. 發作이 일어날 듯할 때에 通天에 十壯 乃至 十五壯 灸를 하면 發作이 일어나지 않고 그칠 程度로 效果的이다. (代田)

多尿와 乏尿

尿가 너무 많이 나온다든지 反對로 너무 적다든지 하는 것은 모두 病的인 症狀이다. 腎炎, 萎縮腎, 腎結石과 糖尿病, 前立腺肥大등일 때에 잘 나타난다. 그러나 노이로—재(神經症)의 症狀으로서 나타날 때도 있다. (長濱)

〔治　療〕

〔白虎湯(128)〕 목이 마르고 또 多尿의 傾向이 있을 경우에는 이 漢方에 人蔘 1.5를 加한 것(白虎加人蔘湯)을 쓴다.

〔五苓散(48)〕 목이 마르고 尿가 적을 경우는 이 漢方이 좋다.

〔猪苓湯(110)〕 頻尿와 排尿痛들을 수반하기 쉽고 오줌이 잘 나오지 않을 때에 좋다.

〔八味地黃丸(122)〕 萎縮腎이나 糖尿病, 前立腺肥大등으로서 夜間에 多尿의 傾向이 있는 사람에 쓴즉 좋다. 尿가 적을 境遇에도 좋다.

一般的으로 疲勞倦怠感이 强하고 手足은 冷하기 쉬우며 때로는 단다는 傾向의 사람에 좋은 藥方이며 中年 以後의 사람에 쓴다. (長濱)

〔針 灸〕

多尿는 尿崩症, 糖尿病, 萎縮腎의 初期等에 잘 볼 수 있는 것이지마는 尿崩症은 容易하게 治癒하지 않는다. 對症療法으로서 腎炎에 準하여 治療를 加하고 다시 天柱(15) 또는 上天柱(16) 및 百會(1)을 使用하는 것이 좋다.

乏尿는 腎炎, 네후로―제, 胸腹膜炎, 神經症등으로부터 發生하는 것은 各項에 準하여 治療를 加하고 心不全으로 因하여 일어나는 것은 心臟弁膜症에 準하여 治療하는 것이 좋다.

乏尿에 對하여 特效的으로 作用하는 經穴은 水分(36) 中極(39) 曲泉(151) 湧泉(167)等이다.

神經症의 어떤 경우에 乏尿를 보는 일이 있으나 이것은 노이로―제의 針灸治療를 行하는 것이 좋다. (倉島)

手足煩熱

手足이 달아서 氣分이 나쁘고 차운 데에 쏘인다든지 차갑게 해 준다든지 하면 氣分이 좋은 狀態를 手足煩熱이라고 부르고 있다.

이 煩熱은 自覺的인 症狀으로서 他覺的으로는 반드시 手足이 뜨겁다고는 할 수는 없다. (大塚)

〔治 療〕

煩熱을 호소하는 경우에 쓰는 處方에는 다음과 같은 것이 있다.

〔八味地黃丸(122)〕　手足이 단다고 하는 것이 이 處方을 使用하는 하나의 目標가 된다. 여름이 된즉 다리가 무주룩하고 달며 疲勞하기 쉽고 특히 허리에서 아래로 힘이 없는 것같을 경우에 좋다.

〔黃連解毒湯(11)〕　겨울에도 발이 달아서 더운 데에 발을 넣은즉 氣分이 나쁘다든지 양말을 신고 싶지 않다든지 하는 多血質의 사람으로서 발이 달 경우에 좋다. 이와 같은 사람은 血色도 좋고 榮養도 좋다.

〔小建中湯(75)〕　虛弱兒童으로서 여름이 되면 다리가 무주룩하다든지 발이 단다고 하는 症狀을 호소하는 者에 좋다. 一種의 强壯劑이다.

〔十全大補湯(71)〕　大病後 或은 産後에 발이 다는 者에 이 處方을 쓰는 일이 있다. 옛날 사람이 血熱이라고 부르던 경우에는 地黃이 든 處方을 쓰는 일이 많다.

〔清暑益氣湯(88)〕　여름이 끝났다는 藥으로서 쓰이는 것이지마는 胃腸이 弱한 사람은 여름이 되면 다리가 무주룩하고 발바닥이 다는 일이 많다. 이 方을 쓴다. (大塚)

〔針　灸〕

神經質의 患者에 보는 수가 많으나 原病의 治療로서 治癒하는 것이 많다.

손이 다는 데는 太陵(110) 발이 다는 데는 照海(155)가 即効的으로 듣는다. 但 原病이 治癒하지 않는 限 再發은 免하지 못한다. (倉島)

吐血과 喀血

吐血은 嘔吐에 依하여 일어나고 喀血은 痰과 함께 血液이 나오는 것을 말한다.

吐血은 食道, 胃, 十二指腸潰瘍 및 癌의 경우에 일어나는 일이 많다. 그러나 胃壁의 鬱血 其他 出血性素因, 히스테리ー, 癲癇이라도 일어나고 婦人 月經의 代償性胃出血로서 나타나는 일도 있다.

喀血은 主로 肺結核일 때에 일어나는 것이지마는 氣管支炎, 肺壞疽, 肺膿瘍, 肺炎, 肺의 寄生虫 其他 肺의 鬱血이 있을 때에도 일어난다. 出血性素因의 사람, 婦人의 代償性出血로서 나타나는 것은 吐血과 같다. (長濱)

〔治 療〕

吐血, 咯血과 함께 漢方에서는 거의 같은 方針으로서 處置한다.

〔三黃瀉心湯(54)〕 上氣하기 쉬운 사람, 便秘하기 쉬운 사람이 出血했을 경우에 쓴다. 一般으로 차게 하여 服用하는 것이 좋다. 胃出血의 경우는 大黃의 代身으로 甘草 1.0을 加하여 쓴즉 좋다. 또 便秘가 없는 사람에는 黃解散(8) 또는 黃連解毒湯이 좋다. 吐血後 潛出血이 계속하는 者나 咯血後 血痰이 계속하는 者에 써도 좋다.

또 出血이 계속하여 貧血氣味가 있는 者에는 黃連解毒湯(11)과 四物湯(67)을 合친 處方인 溫淸飮(4)을 쓴다.

〔芎歸膠艾湯(28)〕 婦人으로서 出血이 계속하는 경우에 쓴다.

〔桃核承氣湯(111)〕 婦人등으로서 所謂 瘀血症이며 便秘가 잦는 사람은 이 藥方을 쓴즉 좋다. 便秘가 없는 경우에는 桂枝茯苓丸(41)을 계속한즉 좋다. 桃核承氣湯의 處方을 合한 丸藥을 便通의 程度에 따라서 加減하여 軟便이 될 程度로 쓴즉 咯血 血痰같은 것이 빨리 낫는 일이 많다. (長濱)

〔針 灸〕

吐血은 大部分 胃潰瘍의 경우에 일어난다. 吐出한 血色은 暗赤色이다. 그리고 胃內容物이 섞여 있다. 이러한 경우 安靜을 要한다. 止血의 灸로서 梁丘(146)에 七壯을 灸한즉 奏効하는 일이 있다.

咯血은 肺浸潤에 依하는 것과 氣管支擴張症에 依하는 것이 있다. 모두 血色은 鮮紅色이다. 應急處置로서는 絶對 安靜을 지키도록 하고 食鹽水를 마시이어 尺澤(100) 郄門(104)에 灸한다. (代田)

尿閉와 排尿困難

尿閉란 것은 尿가 나오지 않는 것으로서 全然 나오지 않는 경우와 一部가 나와서 膀胱內에 남는 경우가 있다. 尿道, 前立腺의 故障, 括約筋의 機能障害, 膀胱이나 尿道의 周圍의 病變등에 依하여 일어난다.

尿道의 狹窄과 前立腺肥大, 膀胱結石등의 경우 및 一般으로 利尿筋의 收縮力이 不足할 경우와 같은 狀態가 되면 尿意가 있어도 排尿하기 어렵게 됨

다. (長濱)

〔治　療〕

〔猪苓湯(110)〕 排尿痛등을 수반할 경우에는 한번 시험해 보는 것이 좋다

〔龍膽瀉肝湯(145)〕 膀胱, 尿道 또는 그 周圍에 炎症이 있을 경우에 쓰는 藥力이다.

〔大黃牡丹皮湯(101)〕 膀胱, 尿道 또는 그 周圍에 病變이 있고 便秘의 경향이 있는 사람에 쓴다. 이 方과 桃核承氣湯(111), 桂枝茯苓丸(41)을 合한 處方의 丸藥을 兼用하여 보는 것도 한 方法이다. (長濱)

〔針　灸〕

膀胱結石, 凝血塊의 尿道閉鎖, 前立腺肥大, 尿道狹窄, 外傷등으로부터 發生하는 것은 不適當하다.

이에 反하여 노이로―제, 姙娠, 膀胱支配袖經疾患等에는 著明한 效果를 보는 者가 적지 않다. 治療는 各項에 準하여 乏尿의 特効穴을 加하는 것이 좋다. (今島)

목의 異物感

神經系症狀의 하나로서 知覺障害가 여러가지의 形態로서 일어나는 것이다. 異常感覺中에서 神經症, 特히 히스테리―일 때에 球와 같은 것이 咽喉에 올라 온다고 호소하는 일이 간혹 있다. 近代醫學에서는 이것을 「히스테리―球」라고 하고 있다. 이 히스테리―球에 비슷하나 목에 무엇이 걸려 있다든지 무엇이 막혀 있다든지 恒常 咽喉部에 異物感을 호소하는 일이 퍽 있다. 現代醫學에서는 「히스테리―球」라는 것을 成書로 記載하고 있으나 이 特有한 목의 異物感에 對하여는 그다지 問題로 하고 있지 않는 것같다.

漢方에서는 金匱要略의 婦人雜病의 곳에서 이 異常感覺을 들어서 「咽中炙臠이 있는 것같은 者에는 半夏厚朴湯을 쓴다」고 하고 있다. 이것은 咽머에 炙한 고기의 작은 조각이 粘着한 것 같은 느낌이라고 하는 表現을 取하고 있다.

咽中帖帖하여 炙肉이 있는 것같고 이것을 吐하여도 나오지 않으며 이것을

呑下하여도 내려가지 않고라고 解說하고 있으며 히스테리球와는 다른 異物感이다.

婦人, 男子에 限하지 神經症으로서 나타나는 것이지마는 특히 婦人의 血의 道라고 稱하는 更年期障害 때에 胃下垂症, 胃아토니一症 其他 胃의 障害가 있는 患者에 잘 發現하는 것이다.

이것과 別個로 異常感覺의 特有한 症狀으로서 金匱要略에 奔豚氣病이라고 하는 것이 있다. 「이 病은 小腹 即 大槪는 臍下에서 일어나서 올라 와 咽喉를 찌른다. 發作時에는 方今 죽는 것 같다가 다시 돌아와 그친다」고 하는 것이며 이것은 오늘에 말하는 히스테리一球에 該當하는 경우가 많은 일이다. 古典에도 이것을 氣病, 即 神經症으로 보고 또 具體的으로 그 成因을 觀察하여 이 病은 驚恐으로부터 일어난다고도 하며 또 까스와 水飮을 治한다고 하는 方策을 세우고 있다. (矢數)

〔治 療〕

〔半夏厚朴湯(124)〕 이 方은 所謂 「梅核氣」라고 하는 咽喉의 異物感을 고치는 것이다. 大槪는 氣分이 나쁘고 鬱鬱하며 기쁜 일이 없고 呼訴가 많은 것이며, 大槪는 弛緩性體質인 者에 일어나고 胃內停水등이 있으며 胃腸症狀을 수반하고 輕度의 鼓腸과 腹滿感을 호소하며 까스의 停滯가 있는 것으로서 이와 같은 體質傾向이 있는 咽喉의 異物感에 잘 奏效한다.

〔苓桂甘棗湯(148)〕 이것은 所謂 「奔豚氣」라고 하여 下腹의 臍의 左側에 硬固하게 막힌 感이 있고 이것이 움직이어서 上逆하여 가슴밑을 지나 목에 上衝하여 와서 곧 목이 막혀서 죽을 것같은 不安感에 쌓이어 얼마 아니되어 또 아래로 돌아와서 낫는다고 하는 者에 쓴다. 이것은 마치 돼지가 奔走하여 목에 올라오는 것같은 느낌을 形容한 神經症狀이며 이것도 까스와 물의 上衝에 依하여 일어나고 그것을 고치는 方法으로서 苓桂甘棗라고 하는 藥方이 組立되어 있다.

〔桂枝茯苓湯(41)〕 婦人 血의 道의 患者로서 下腹部에 鬱血이 있고 腹滿感을 呼訴하며 발은 冷하고 上氣하여 困難하다고 하는 者에 일어난 목구멍의 異物感에는 이 方이 좋다. (矢數)

〔針　灸〕

神經症의 一症狀이다. 特히 蛔虫을 입으로부터 吐出한 옛 記憶과 結付되는 境遇가 적지 않다. 更年期前後의 女性에 많고 男性에는 적다.

天突(30) 兪府(43) 或中(44)이 잘 듣는다. 또 百會(1) 靈台(60) 尺澤(103) 等을 加한즉 一層 著明한 效果를 보는 일이 많다.

그리고 히스테리―의 項을 參照하여 보는 것이 좋다. (倉島)

發　熱

漢方에서 熱이라고 하는 것은 꼭 體溫上昇을 意味하는 것은 아니다. 患者의 呼訴하는 熱感과 局所的인 熱感도 또 熱이라고 부르고 있다.

診察法의 條下에서 述한 바와 같이 寒에 對한 熱이라고 말하는 意味로서는 新陳代謝의 亢進하는 모든 狀態를 熱이라고 부르고 있다. (「診察法」의 寒熱虛實과 脈診의 條下를 參照)

漢方에서는 惡寒發熱, 往來寒熱, 漸熱이라고 부르는 熱에 對하여는 診察法의 問診의 條下에서 述하였으므로 여기서는 省略하나 이들의 熱의 경우는 모두 다 體溫의 上昇하는 熱에 對하여서이다.

熱이 나는 病은 많이 있다. 感氣·扁桃炎·인후루엔자·肺炎·腸티부스·發疹티부스·파라치부스·猩紅熱·麻疹·風疹·痘瘡·水痘·敗血症·肺結核·胸膜炎·急性粟粒結核·流行性腦脊髓膜炎·髓膜炎·破傷風·腦炎·膽囊炎·腎盂炎·急性腹膜炎·膵臟炎·虫垂炎·卵管炎·赤痢·疫痢·急性腸炎·腸結核·心內膜炎·中耳炎·急性류마치스·丹毒·디프테리아等이 主되는 것이다. (大塚)

〔治　療〕

熱이 있을 경우에 쓰는 處方은 많이 있으나 여기서는 比較的 자주 쓰이는 處方을 들기도 한다.

〔桂枝湯(34)〕 惡寒과 熱이 同時에 있고, 脈이 뜨고 弱하며 搏動數가 많을 境遇에 쓴다. 發汗劑를 쓰지 않아도 自然히 땀이 나고 있는 경우같은 때에 좋다.

〔麻黃湯(134)〕 惡寒과 熱이 同時에 있으며 脈이 뜨고 힘이 있으며, 搏動 數도 많고 頭痛을 하던지 몸의 마디마디가 아플 때에 쓴다. 이와 같은 경우 는 땀이 自然히 나지 않는 것이 普通이다.

〔小柴胡湯(76)〕 熱이 往來寒熱의 狀態로 되어 惡寒이 그치고 熱이 올랐다가 熱이 내리어 또 惡寒이 들고 熱이 오른다고 하는 경우와 같을 때에 쓴다. 이와 같을 때에 혀에는 엷은 白苔가 붙고 입이 찐덕하던지, 입이 쓰게 되던지 한다. 또 胸脇苦滿의 狀을 묻하게 되고 가슴밑이 病하여 飮食도 不進하다. 또 惡心(吐氣)과 嘔吐를 수반할 때가 있다.

〔大柴胡湯(103)〕 小柴胡湯을 쓸 경우와 같은 熱型이며 혀에 黃褐色의 苔가 붙고 便秘를 하게 되면 이 處方을 쓴다. 此際에 大槪 脈은 沈하고 힘이 있다.

〔調胃承氣湯(107)〕〔小承氣湯(77)〕 惡寒이 없어지고 다만 熱만 있으며 입이 마르고 便秘할 경우에 쓴다. 이 경우 脈에는 힘이 있다. 만약 全身에서 發汗하고 腹部가 脹滿하며 便秘하고 脈이 沈하며 힘이 있으면 潮熱이라고 부르는 熱型이며 小承氣湯 또는 小承氣湯에 芒硝를 加한 大承氣湯을 쓴다.

〔眞武湯(86)〕 熱이 있어도 脈이 弱하고 힘이 없으며 오줌이 맑고 量이 많으며 발과 손이 차고 總體로 元氣가 不足한 者에 좋다.

〔四逆湯(65)〕 熱은 높아도 患者의 手足은 차고 下痢 또는 軟便이며 尿는 着色하지 않고 목도 마르지 않으며 혀는 濕潤하고 脈은 힘이 弱하고 熱에 比하여 脈의 數가 적고 總體로 「寒」狀이 있는 者에 쓴다.

〔白虎湯(128)〕 熱이 있어도 惡寒이 없고 목이 잘 마르며 혀가 乾하고 脈은 크며 힘이 있다. 眞武湯과 四逆湯과는 反對로 大體로 「熱」狀이 있는 경우에 쓰나 小承氣湯과 調胃承氣湯을 쓸 때와 같이 便秘하는 일은 없다.

〔竹葉石膏湯(106)〕 肺炎과 麻疹등과 같은 熱病으로서 높은 熱이 내리고 餘熱이 除去되지 않을 때에 쓴다. (大塚)

〔針 灸〕

發汗을 수반하는 疾患은 極히 많다. 그中에서 針灸에 適應하는 것을 들어 보면, 感氣·扁桃炎·肋膜炎·膽石症·腎盂炎·急性胃腸炎·急性關節류ㅡ마

치스(류--마치스熱)等이 있다. 그들에 對한 鍼灸에는 各各 適應하는 時期가 있다. 療法은 各疾病의 部를 參照하기 바람.

槪略 말하면 鍼療는 普通 發熱의 경우라도 하여서 좋으나 灸療는 高熱의 時期에는 適當하지 않다. 37度 5分以下로 되었을 때에 하는 것이 安全하다. (代田)

冷　　症

「冷한다」고 하는 것은 辛刺한 自覺症이다. 冷症의 原因이라고 생각되는 것을 들어 본즉 그 하나는 血液이 不足한 것이다. 即 貧血에서 오는 것, 그 둘째는 反對로 鬱血에서 오는 것이며 循環障害때문에 冷하는 것이다. 그 三은 體內에 水分이 偏在하여 그 場所만이 冷하다. 그 四는 胃腸이 弱해서 全體的으로 元氣가 없고 新陳代謝機能이 衰弱해 있을 경우등을 들 수 있다.

現代醫學으로서는 冷症에 對한 記載나 治療는 그렇게 重要視되어 있지 않다. 漢方의 特徵의 하나로서 冷症을 고치는 藥, 身體를 따뜻하게 하는 藥이 있다는 것이다.

冷症에도 여러가지 있다. 身體全體가 冷하다는 者, 여름에도 버선을 신지 않으면 아니되고 마루바닥에는 5分間도 서 있지 못할 程度로 발이 冷하다는 者, 머리가 차와서 1年中 頭巾을 덮어 써야 되는 者, 등가운데어 1個所가 손바닥의 넓이의 크기로 차운 물이라도 덮어 씌운 것같이 冷하는 者, 胃의 뒤에 언제든지 바람이라도 쏘이는 것같이 冷하여 困難하다고 하는 者, 허리에 1貫쯤의 어름을 대고 있는 것같다고 호소하는 者, 무릎이 언제든지 참게 느끼는 者, 膝下는 어름속에 넣은 것 같으면서 그 代身 얼굴은 불과 같이 달아 上氣한다고 호소하는 者등 各樣各色의 冷症이 있다. 漢方에서는 이와 같은 여러가지의 冷하는 方途에 따라서 여러가지 藥을 區別하여 使用한다. (矢數)

〔治　療〕

〔當歸四逆湯(113)〕 이것은 手足이 冷하여 凍傷에 걸리기 쉬운 사람에 좋다. 脈이 가늘고 沈하여 있으며 배에 까스가 차는 傾向이 있고 발이 冷하면

448

배가 띵띵하여 아픈 일이 있다. 俗으로 寒腹, 雪腹등으로 말하여 冷하면 배가 아프다고 하는 者에 써서 좋다. 吳茱萸 1.0, 生姜 2.0을 加하면 더욱 좋다.

〔當歸芍藥湯(114)〕 貧血性의 虛弱한 사람으로서 허리에서부터 발까지 차고 小便의 回數가 많으며 頭重, 眩暈, 動悸같은 것을 하는 冷症의 者에 좋다.

〔苓姜朮甘湯(147)〕 허리에 무거운 어름을 댄 것같이 冷하고 小便이 잦다고 하는 者에 좋다. 冷症의 小兒가 자면서 오줌 누는 데에도 잘 쓰인다.

〔眞武湯(86)〕 新陳代謝가 衰하여 生氣가 적고 疲勞하기 쉬우며 手足이 冷하여 惡寒을 하는 者에 쓴다. 水氣가 停滯하여 배가 아프든지 下痢를 하든지 하는 경향이 있는 者에 잘 듣는다.

〔淸濕化痰湯(89)〕 冷症으로서 특히 등이 차고 痰이 많으며 或은 肋間神經痛과 같은 疼痛이 移動하는 者에 써서 좋을 때가 있다. (矢數)

〔針 炎〕

虛弱體質, 內臟下垂症, 貧血等에도 보이는 것이지마는 婦人科疾患, 血의道, 神經症等으로부터 發하는 일이 많다. 특히 神經症에는 極端한 것을 볼 수 있다.

各項을 參照하여 治灸의 治療를 行하면 症狀이 輕快하는 者가 많다.

발의 冷에는 然谷(156) 臨泣(136)等이 有效하다. (倉島)

疲 勞 感

疲勞感은 疲困하다는 느낌이다. 이것은 반드시 疲勞度와는 正比例한다고는 할 수 없다. 疲勞度는 적어도 神經質의 사람은 特히 疲勞感을 强하게 呼訴하는 일이 있다. (大塚)

〔治 療〕

〔桂枝加龍骨牡蠣湯(37)〕 神經過敏으로서 興奮하기 쉽고 疲勞하기 쉬운 者에 쓴다. 神經이 疲困하였을 때에 좋다. 脈은 크고 힘이 弱하며 臍部의 動悸가 强하며 下半身이 冷하고 上半身에 熱感을 느낄 때가 많다.

〔小建中湯(75)〕〔黃耆建中湯(7)〕　腹壁이 엷으며 皮下脂肪이 缺乏하고 體力이 弱한 者에 좋다. 特히 虛弱兒童으로서 疲勞하기 쉬운 者에 좋다. 盜汗이 나기도 하고 皮膚에 彈力이 없으며 꺼칠꺼칠한 者에는 黃耆建中湯이 좋다.

〔八味地黃丸(122)〕　下半身에 힘이 弱하고 허리와 다리가 疲困하며 或은 아픈 者에 좋다. 이와 같은 症狀은 老人等에 잘 보인다.

〔淸暑益氣湯(58)〕　여름이 되면 몸이 나지근하고 疲勞하며 목이 마르고 下痢를 하든지 食欲이 없어지든지 하는 者에 좋다.

〔半夏白朮天麻湯(126)〕　胃아토니一症・胃下垂症등이 있는 사람으로서 疲勞하면 頭痛, 肩臂痛, 眩暈, 嘔吐등이 있는 사람에 좋다. 食事를 하면 고단하여 일도 못한다고 하는 사람도 있다.

〔補中益氣湯(136)〕　手足이 나릿하고 食事를 하여도 맛이 없으며 조금 많이 먹으면 全身이 나지근하여지며 잠이 온다는 者에 좋다. 肺結核이 있고 또 胃腸이 虛弱한 사람에 볼 수 있는 일이 있다.

〔防己黃耆湯(134)〕　色이 희고 肥滿하여 있으나 筋肉이 軟하며 물렁살인 者로서 여름에는 甚히 땀을 흘리고 조금 움직이면 疲勞하여 숨이 가쁜 者에 좋다.

〔十全大補湯(71)〕　大病後 體力이 回復하지 않고 疲勞한 者에 좋다.

〔酸棗仁湯(56)〕　疲勞가 甚하고 그래서 잠을 자지 못하는 者 및 反對로 마구 잠이 오는 者에 쓴다. (大塚)

〔針　灸〕

病後 또는 虛弱體質에 볼 수 있으나 針灸의 治療를 繼續한즉 輕快를 보는 者가 많다.

單純히 疲勞感뿐이면

中脘(35) 身柱(59) 足三里(129)의 經穴만으로써 相當히 有效하다. (倉島)

頻尿와 排尿痛

排尿의 回數가 普通사람보다 많은 경우를 말한다.

一般으로 腎臟, 膀胱, 尿道등의 病으로서 일어나고 同時에 排尿痛을 수반하게 되는 일이 많다.

頻尿는 神經症의 症狀으로서 나타나는 경우도 있고 또 姙娠時에도 일어난다. (長濱)

〔治 療〕

〔猪苓湯(110)〕 一般的으로 이와 같은 症狀에 쓴다. 血尿를 수반할 경우에도 좋다.

〔龍膽瀉肝湯(145)〕 膀胱, 尿道의 異常으로 因한 경우는 이 藥方을 써 본다.

〔八味地黃丸(122)〕 下部에 힘이 없을 경우 老人같은 데에 쓴다. (長濱)

〔針 灸〕

頻尿는 尿道炎, 膀胱刺戟狀態로부터 생기는 것과 神經性頻尿가 있다. 共히 膀胱炎 또는 尿道炎의 項을 參照하여 針灸의 治療를 加하면 輕快해지는 것이 많다.

神經性頻尿는 노이로―제의 一種이며 症狀의 變化 即 憎惡하든지 輕快하든지 하는 일이 特徵的으로 나타나는 것이다.

中極(39) 大赫(42) 次髎(81)等의 針으로서 鎭靜하는 경우가 많다.

排尿痛은 尿路疾患, 前立腺炎등이 나타내는 症候의 하나이지마는 神經性의 것도 皆無는 아니다.

前者와 같은 針灸治療를 加하는 것이 좋다. (倉島)

腹 水

腹水는 鬱血에 依하여 腹腔에 液이 차고 腹部가 불러 오는 것을 말한다 腹部의 大部分의 器管으로부터의 血液은 肝臟만에 있는 毛細血管의 網을 通하고 있다. 이것을 門脈이라고 하며 여기에 循環障害가 있으면 腹部에 鬱血을 일으키고 腹腔에 滲出液이 차여 온다.

肝硬變症, 門脈栓塞, 肝梅毒, 腫瘍등에 依한 門脈의 壓迫, 肝靜脈의 栓塞등은 모두 腹水를 일으킨다. 또 右心室의 機能障害에 依하여 일어나는 右心

房이 鬱血, 腎臟의 疾患 특히 네후로ー재에 依한 全身的 浮腫등에도 腹水가 일어난다. 腹膜의 炎症에 依하여 일어나는 腹腔에의 液의 滲出도 廣義의 腹水라고 말하고 있다.

腹部가 커지고 皮膚는 緊張하여 光澤이 나서 浮腫이 나타나고 下肢와 陰部에도 浮腫이 니타나며 腹壁의 皮下靜脈이 굵어지며 蛇行한다.

이것은 肝臟과 門脈의 疾患일 때에 일어난다. (矢數)

〔治　療〕

〔分消湯(131)〕 腎臟炎, 네후로ー재, 肝硬變症, 慢性腹膜炎등에 依한 腹水로서 體力이 있고 腹部가 팽만하여 緊張이 있는 者, 四肢의 浮腫도 굳게 緊張하여 있는 경우에 쓴다.

〔五苓散(48)〕 腹水와 함께 全身에도 浮腫이 있고 腎臟炎, 네후로ー재등일 때 口渴, 乏尿, 嘔吐, 微熱, 發汗등이 있는 者에 좋다.

〔苓甘姜味辛夏仁湯(146)〕 慢性腹膜炎, 慢性腎炎등의 腹水로서 冷하고 咳嗽와 稀薄한 喀痰을 내어 貧血의 傾向이 있는 者에 쓰는 일이 있다.

〔木防已湯(142)〕 心臟弁膜症에 依한 腹水로서 肝臟의 鬱血로 因하여 心下部가 돌과 같이 硬하여지고 呼吸困難, 咳嗽, 喀痰등을 수반하는 者에 좋다. (矢數)

〔針　灸〕

腹水가 차이는 原因에는 腹膜炎, 肝硬變, 心臟弁膜症, 腹部의 惡性腫瘍등이 있다. 이 中에서 針灸의 適應하는 것은 腹膜炎과 心臟弁膜症뿐이다. 療法은 各疾患의 部를 參照하라. (代田)

腹　痛

腹部의 疼痛은 腹部의 內臟의 疾患에서 볼 수 있을 뿐더러 腹部의 血管의 變化와 組織의 障害, 寄生虫등에 依하여도 일어나는 大端히 廣範한 原因에 依하는 疼痛이다.

疼痛의 程度나 形態도 各種이 있으나 急性腹症이라고 하는 것은 約十種이나 있어서 大端히 症狀이 激甚하다,

急性腹症은 胃와 十二指腸潰瘍, 潰瘍의 穿孔(腸티부스, 結核, 癌에 依한 것, 異物에 依한 것, 結腸憩室등 先天的 原因에 依한 것), 急性膵臟炎 및 壞死, 膽石과 그 類似症, 虫垂炎, 腎疾患(腎結石, 腎痛, 腎膿瘍), 女子生殖器疾患(卵巢와 輸卵管), 腸閉塞, 各部의 捻轉, 腸間膜血管의 血栓과 栓塞등으로서 가장 重症에 屬한다. 激痛의 하나에 胃痙攣이 있으나 이것은 그렇게 重篤해서 危險하지는 않다. 腹痛을 일으키는 疾患으로서 곧 救急手術을 하지 않으면 아니되는 것은 內臟의 穿孔과 破裂, 이래우스의 重症, 高度의 헤루니아嵌頓, 子宮外姙娠의 破裂, 卵巢腫瘍의 莖捻轉, 急性汎發性腹膜炎등으로서 이들은 外科手術 以外에 救出할 方法은 없고 時期를 잃으면 手術하여도 救할 수 없다.

漢方에서는 위와 같은 경우에도 一時的으로 處置하는 方法도 있으나 그것은 熟練한 漢方專門醫의 行하는 바이며, 初步者나 一般人은 손을 대기보다 外科專門醫의 治療를 求乞할 것이며 잘못하여 生命의 危險을 招來해서는 아니된다. (石原)

〔治 療〕

漢方에서 腹痛을 고치는 것을 目的으로 한 處方은 頗多하여 各各에 特色은 있으나 다음에 잘 볼 수 있는 여러가지 型의 代表的인 것만을 들기로 한다. 但 이 中에는 分明한 胃痛, 虫垂炎, 蛔虫症은 省略하였으므로 만약 이들의 處方을 調査할 때는 病名別의 各項을 參照하기 바람.

〔安中散(1)〕 慢性의 痙攣性腹痛에 이것을 쓴다. 無力體質로서 冷性, 貧血氣味, 가슴밑이 病하고 腹筋이 緊張하여 물을 吐하고 甘味를 좋아하는 者에 쓴다.

〔大建中湯(102)〕 배는 힘이 없고 까스가 차기 쉬우며 腸의 움직임이 外部에서 보이고 疼痛이 아래에서 가슴으로 上衝하여 오는 者에 좋다. 이래우스, 腎結石의 腹痛등에 이 型이 많다.

〔人參湯(118)〕 배와 手足이 冷하고 元氣가 없으며 顔色이 나쁘고 尿가 많으며 묽은 唾液이 입에 차고 下痢, 嘔吐, 眩暈등을 수반하는 炎痛에 쓴다. 冷이 甚하면 附子 0.5를 加한다.

〔當歸四逆湯(113)〕　手足이　冷하고　배에　까스가　차며　下腹部가　아픈　者에　쓴다.

〔眞武湯(86)〕　앞의　方과　같으나　한층　重하고　眩暈,　動悸,　寒氣가　있고,　나지근하며　血色이　나쁘고　下痢를　수반하며　腹痛은　그다지　甚하지　않으나　언제까지나　아픈　者에　適當하다.

〔桂枝湯加附子(34)〕　冷性의　腹痛으로서　따뜻하게　하면　便安해지는　者에는　桂枝湯(34)에　附子　0.5를　加한다.

〔桂枝加芍藥湯(35)〕　寒氣,　熱,　頭痛등이　있고　배가　당기면서　아프고　下痢도　있으나　排便하려고　하나　잘　나오지　않는　者에　쓴다.

〔小建中湯(75)〕　前方보다　더　弱한　경우이며　까스로서　배가　붓고　嘔吐와　下痢가　없으면서　腹痛하는　者,　특히　小兒의　輕한　腹痛에　잘　듣는다.

〔大柴胡湯(103)〕　膽石의　炎痛에　이것이　適當할　경우가　많다.　肋骨下部를　壓迫하면　不快感이　있고　혀가　乾燥하며　便秘하고　있는　것을　目標로　한다.　만약　腹力이　弱하고　便秘도　없이　아플　경우는　柴胡桂枝湯(52)이　좋다.

〔黃連湯(9)〕　胃部의　停滯壓迫感,　吐氣,　嘔吐가　있고　便은　不定,　가슴밑과　臍의　中央部를　中心으로　하여　넓게　아픈　者에　좋다.　胃膜炎의　腹痛에　이　型을　많이　본다.

〔大黃附子湯(100)〕　疝痛發作,　특히　膽石과　腎結石의　疼痛에　頓服시킨다.　大便이　내리는　것을　좋아하지　않을　때에는　芍藥甘草湯(70)을　頓服시켜도　좋다.

〔當歸芍藥散(114)〕　女子性器에　原因되는　腹痛에　잘　쓴다.　貧血,　疲勞,　腰冷,　眩暈,　肩臂痛,　頭重,　腹痛이　있는　것을　目標로　하여　男子에도　쓴다.

〔桂枝茯苓丸(41)〕　瘀血로　因한　下腹部의　疼痛,　月經痛에　좋다.　症狀의　强한　경우에는　桃核承氣湯(111)으로써　一旦　주저앉혀서　本方을　쓴다.

〔針　灸〕

腹痛을　일으키는　疾患은　極히　많으며　胃・十二指腸潰瘍・胃酸過多症・臍炎・膽囊炎・膽石症・腎盂炎・腎臟結石・腹膜炎・虫垂炎(盲腸炎)・腸狹窄症・腸捻轉・異常月經등　여러가지가　있다.　그에　對한　針灸療法의　適否와　治療

454

法은 各疾患의 部를 參照하시압.

여기에는 胃痙攣에 依한 腹痛과 療法을 記述하기로 한다. (疾病의 部에 없으므로)

胃痙攣은 針灸療法이 잘 適應되어 著効를 奏하는 것이다. 大概는 胃의 神經痛의 形으로서 症狀이 일어나는 激甚한 腹痛이다.

胃痙攣으로 因한 腹痛을 다止시키는 데는 左右의 梁丘(146)에 灸 10壯을 뜬다. 그것으로써 그치지 않을 때는 胃倉(85)에 뜬다. 中脘(35)에 30壯 떠도 좋다.

一般으로 使用하는 灸穴은 다음과 같다.

中脘(35) 巨闕(34) 章門(55) 胃倉(85)

脾兪(74) 身柱(59) 膈兪(71) 曲池(99) 陽陵泉(131)

針에 依하여 取扱할 경우는 먼저 洞刺한다.

이것으로서 疼痛이 輕해진다. 胃倉(85) 胃兪(75) 脾兪(74) 等의 針은 相當히 깊게 1寸 乃至 2寸 刺入한다. 章門(55)의 針도 듣는 것이다. 그리고 天樞(88) 風門(67) 天柱(15) 等의 針도 補助的으로는 必要하다. 中脘(35) 巨闕(34) 梁門(46)의 針도 듣는다. (代田)

不眠과 嗜眠

不眠에는 몇개의 型이 있다. 睡眠이 얕아서 꿈을 꾸고 자주 눈이 뜨이며 翌日에 疲勞를 느끼는 者, 잠을 자려고 애써도 좀처럼 잠을 이루지 못하는 者, 比較的 잠을 자고는 있으나 睡眠이 얕고 自己로서는 잠을 자지 않았다고 主張하는 者도 있다.

疼痛・瘙痒 其他의 原因으로서 잠을 자지 못하는 것은 不眠症은 아니다.

嗜眠이란 것은 너무 잠자는 것을 말한다. 잠이 와서 아무리 자도 잠이 不足하다. 그러나 昏睡와는 달라서 意識이 混濁하거나 일으켜도 눈이 뜨이지 않는다고 하는 일은 없다. (大塚)

〔治 療〕

〔溫膽湯(5)〕 病後 胃의 機能이 衰해지고 가슴밑에서 振水音을 證明할 수

있는 狀態로서 不眠을 呼訴하는 者에 쓴다. 이에 黃連 1.0, 酸棗仁 3.0을 쓰는 일도 있다.

〔甘草瀉心湯(21)〕 가슴밑이 痞하여 硬하고 배가 꾸루룩하며 胃腸의 氣分이 좋지 못하고 잠이 얕으며 꿈을 꾸는 者에 좋다.

〔酸棗仁湯(56)〕 疲勞하여 있고 거기에다가 잠을 자지 못하는 者 또 너무 잠을 자는 者 어느 것이라도 쓴다. 下痢氣味가 있는 者에는 좋지 않다.

〔黃連解毒湯(11)〕〔三黃瀉心湯(54)〕 上氣하고 氣分이 흔들리며 머리가 맑아지면서 잠을 이루지 못하는 者에 좋다. 便秘의 傾向이 있으면 三黃瀉心湯을 쓴다.

〔歸脾湯(26)〕 精神의 過勞가 原因이며 神經衰弱樣의 症狀이 되어 記憶力減退・神經過敏・不眠等을 呼訴하는 者에 좋다. 이에 梔子 3.0, 柴胡 5.0을 加하여 쓴다. 또 平素부터 胃腸이 弱하고 疲勞하기 쉬우며 貧血의 傾向이 있고 잠이 잘 오지 않는 者에도 좋다.

〔柴胡加龍骨牡蠣湯(50)〕 上腹部가 膨滿하고 무엇에든지 잘 놀래며 臍部의 動悸가 亢進하고 便秘의 傾向이 있으며 熟睡하지 못하는 者에 좋다.

〔麻黃湯(138)〕〔葛根湯(17) 加川芎・大黃〕 너무 잠이 와서 困難한 者, 아침에 좀처럼 눈이 뜨이지 않는 者에 쓰는 일이 있다. 川芎은 2.0을 加하고 大黃은 便通의 狀態 如何에 따라서 加減한다.

〔桃核承氣湯(111)〕 瘀血의 婦人으로서 자꾸 잠을 잘려고 하는 者가 있고 이것으로써 좋아지는 수가 있다.

〔半夏白朮天麻湯(126)〕 胃아토니一症・胃下垂症등이 있는 사람으로서 자꾸 잠을 잘려는 사람이 있다. 特히 食後는 잠이 와서 못견딘다고 하는 者가 있다. 그리고 또 잠은 얕고 熟睡를 하지 못한다. 이와 같은 사람에 좋다. (大塚)

〔針 炎〕

不眠은 神經性으로 일어나는 것이지만 그 原因은 高血壓症, 動脈硬化症, 更年期, 腦充血등이 많고 또 靑年期의 情緒不安定으로부터 나타나는 者가 많다.

어느 原因에 依하는 것이라도 針灸가 잘 듣는다. 完骨(12)에 3cm 程度 刺針하여 10秒內外 置針하고 天柱(15) 風池(14)에 左右 交互로 數回씩 2cm 程度 刺針하는 것이 좋다.

百會(1) 足三里(129) 然谷(156)等에도 針 및 灸를 行한즉 安眠하는 者가 많다.

原病의 治療는 勿論 게을리 해서는 아니된다. 各項을 參照하여 針灸의 治療를 行하는 것이 좋다.

嗜眠은 意識障害의 類型의 하나로서 나타나는 것은 그렇게 많은 것은 아니지마는 食事中에 突然히 잠이 든다든지 일하는 中에 或은 사람과의 對談 中에 자꾸 잠이 와서 때와 場所를 가리지 않고 잠이 들고 만다는 病이다.

針灸는 노이로―재에서 오는 不眠과 같은 治療를 加하면 된다. (竹島)

〔民間藥〕

竹茹―대 나무의 甘肌―가 좋다. 淡竹 또는 靑竹의 푸른 外皮를 깎고 안의 甘肌를 取하여 대패밥과 같이 한 것 이것을 粉末로 한다. 每夜 就寢 1~2時間前에 約 10~15g쯤 白湯으로 마신다. 조금 分量이 많으면 잘 듣는다. 神經衰弱으로 잠이 잘 오지 않는 者에 좋다. 또 柿葉을 粉末로 하여 5g 쉬어서 汁으로 하여 마셔도 좋다. (栗原)

浮　腫

一般的으로 體內에 水分이 異常히 차는 狀態를 말하고 表面에 나타났을 경우는 손가락으로 누르면 움푹해지므로 알게 된다.

心臟病에 따라서 일어나는 경우와 腎臟病에 따라서 일어나는 경우가 많다 其他 肝硬變症, 脚氣, 貧血, 營養失調, 癌등의 末期에도 일어난다. 또 局所의 鬱血이나 神經痛, 神經麻痺에 수반하여 일어나는 일도 있다. (長濱)

〔治　療〕

〔五苓散(48)〕 목이 마르고 尿가 나오는 것이 적을 때에 普通 쓰인다. 心臟病으로서 浮腫이 많을 경우에도 써서 좋을 때가 있다.

〔越婢加朮湯(6)〕 一般的으로 緊張性의 浮腫에 쓴즉 좋다. 下腿의 浮腫에

도 좋다.

〔苓甘姜味辛夏仁湯(146)〕 貧血氣味로서 手足이 冷하기 쉽고 색색하는 咳가 있는 사람에 쓴다.

〔九味檳榔湯(31)〕 胃가 항상 부르고 찬듯한 氣味가 있고 便秘가 있는 사람에 쓴다. 動悸을 수반하는 境遇에도 쓰이나 그 경우에는 吳茱萸 1.0, 茯苓 3.0을 加하여 쓴다.

〔八味地黄丸(122)〕 下肢에 浮腫이 있고 倦怠感을 呼訴하는 사람 老人등에 쓴다. (長濱)

〔針 灸〕

心臟不全에서 생기는 것은 心臟弁膜症에 準하고, 肝臟疾患에 依한 것은 膽石症 또는 肝炎에 準하며 腎性의 것은 腎炎에 營養障害로부터 생기는 것은 胃下垂症에 準하여 各各 針灸의 治療를 行하면 된다.

脚氣의 浮腫은 病名別의 脚氣의 項에 따라서 治療한즉 빨리 낫는 者가 많다.

其他 粘液浮腫에는 거의 效果가 없다. 또 結核, 癌, 糖尿病等의 末期의 惡疫質로부터 생기는 浮腫은 效果를 期待할 수가 없다.

關節疾患의 경우 該關節 以下의 末稍部에 생기는 浮腫은 그 關節의 治療에 依하여 輕快하는 것이다. (倉島)

〔民間藥〕

民間藥으로서의 利尿藥, 即 水氣를 除去하는 것은 많이 있으나 그中에서 現在 使用되고 있는 主要한 것은

수박, 南蠻毛(옥수수의 털), 商陸, 茅根, 接骨木, 夏枯草, 地膚子, 山扁豆, 水揚梅等이 있다.

南蠻毛는 비구신이라고도 하여 新藥으로도 되어 있을 程度이지마는 이것은 될 수 있는 대로 새것이 좋다. 商陸은 利尿 및 下劑로서 作用하므로 脚氣와 胸腹의 浮腫에 利用되었던 것이었으나 相當히 強한 作用이 있고 하루에 2~3g을 超過해서는 아니된다. 茅根은 止血作用도 있고 해서 婦人病에 쓰인다. 老人性慢性脾臟病으로서 浮腫이 있는 것은 山扁豆나 地膚子같은 緩和藥

을 持續連用하는 것이 第一 安全하다. (栗原)

便　秘

便秘는 下痢의 反對로서 大便이 秘結하는 것이다. 胃腸의 疾患에서 볼 수 있는 것으로서는 胃病에서는 急性單純性胃炎, 胃無力症, 胃癌(胃門狹窄이 있을 때)等이며, 便秘를 가져오고 腸의 疾病으로서는 腸아토니─, 腸閉塞와 狹窄, 十二指腸炎, 虫垂炎, 腸의 結核과 癌이 있을 時期, 痔, 寄生虫症등에 보인다. 性器의 障害에 原因하는 것으로서는 子宮後屈, 前立性肥大症 및 姙娠時에도 便秘한다. 또 營養失調, 不規則한 食事, 앉아서 일하는 職業人등의 生活樣式에 依하여서도 便秘가 일어나기 쉽고 體質的으로 便秘가 잦은 사람도 있다.

漢方에서는 便秘를 虛實의 2種으로 나누어 下痢의 適當한 者와 適當하지 않는 者를 嚴重히 區別하고 있다. 만약 잘못하여 下痢를 쓴즉 便秘가 根治하지 않을 뿐더러 다른 諸症을 誘發하므로 古來, 便秘의 治療에는 明確한 方針이 지켜지고 있다. (石原)

〔治　療〕

〔麻子仁丸(141)〕 皮膚는 乾燥하고 尿量이 많으며 體液缺乏에 依할 便秘者에 쓴다. 따라서 老人이나 病後 體力이 衰한 者, 虛弱體質의 常習便秘에 잘 奏效한다.

〔桂枝加芍藥大黃湯(36)〕 虛弱體質로에 腹筋이 굳어져 있고 便通이 있어도 배가 부른 氣味가 있는 者, 下劑로서 도리어 배가 부르는 者에 좋다.

〔調胃承氣湯(107)〕 熱이 없고 胃腸이 弱해져 있으며 배가 充實하고 있는 便秘의 者에 좋다. 大黃의 量이 많은즉 不快한 腹痛이 남으므로 量은 適宜加減한다.

〔三黃瀉心湯(54)〕 上氣性으로서 얼굴이 붉게 달고 頭重하며 不眠을 호소하고 가슴밑이 痞하는 便秘의 者에 쓴다. 따라서 高血壓과 更年期의 便秘에 이 型이 많다. 만약 肥滿體質로서 가슴이 답답하고 肋骨下部에 不快感과 抵抗이 있을 경우에는 大柴胡湯(103)을 쓴다.

〔防風通聖散(135)〕 大柴胡湯의 適應에 비슷하나 가슴이 답답한 症勢나 肋骨下部의 抵抗이 없고 臍를 中心으로 배가 膨滿하고 있는 便秘의 者에 쓰나 顔色이 나쁘고 여위어 있으며 腹筋이 당기어 있든지 또는 弛緩하고 있는 者에 써서는 아니된다.

〔小承氣湯(77)〕 熱이 있고 배는 膨滿하여 充實하며 譫語를 發하고 혀가 말라 있으며 便秘하는 者에 쓰는 機會가 많다.

〔加味逍遙散(16)〕 更年期의 婦人등으로서 大黃이 들어 있는 下劑는 强해서 마시지 못하고 肩臂痛, 頭痛이 있으며 나지근하고 疲勞하기 쉬운 者의 便秘에 좋다.

〔小建中湯(75)〕 體質이 弱하고 疲勞하기 쉬우며 腹壁이 엷고 힘줄이 表面에 뜨며 그리고 당기어 있고 腹痛, 잘 때 땀이 나며 口乾을 수반하는 者의 便秘에 이 型이 많다. (石原)

〔針　灸〕

便秘에는 針灸療法이 適應한다. 그러나 慢性의 常習便秘는 그의 治癒에 時間이 걸린다. 特殊한 治穴로서는 神門(103)의 灸, 左腹結의 灸가 있다. 左腹結에 針을 놓아 下行結腸에 대이도록 한즉 便通을 재촉하는 것이다. (代田)

〔民藥間〕

나팔꽃의 種子에 흰 것과 검은 것이 있다. 어느것이라도 좋으나 검은 것이 더 잘 듣는 것 같다. 乾燥한 것을 約 2g, 이것을 부수어 물을 適當히 넣고 煎하여 그 汁을 마신즉 便通이 붙는다. 또는 粉末로 한 것을 1回에 0.5g 甘草를 同量 섞어서 그대로 마신다.

하부茶는 藥店이나 茶舖에 販賣하고 있다. 이것을 約 10~20g에 適宜 꿀을 넣고 煎하여 둔다. 이것을 茶물 代로 隨時 마신즉 緩下劑가 된다. 便秘하기 쉬운 者에 好適인 飮料이다. 肝臟에도 좋고 視力을 增進한다고 한다.

野薔薇―水邊, 小川 가에 잘 보이는 落葉灌木, 이 果實을 摘取하여 約 2g쯤 煎하여 마신다. 鼓腸으로서 浮腫도 있고 便秘하는 것이나 脚氣等에는 이 가운데에 唐大黃과 甘草를 各 1g쯤 넣어 煎하면 잘 듣는다.

胡麻를 炒하여 부수어 食鹽을 10分의 1쯤 섞어서 만든 胡麻鹽을 每朝, 食事前에 冷水컵 一杯로서 마신다. (栗原)

麻痺와 저림

麻痺는 그 程度에 强弱이 있고 또 半身이 麻痺하는 일이 있으며 兩側의 上肢 또는 下肢, 또는 兩側의 上下肢 모두 麻痺하는 일이 있다.

半身不髓는 主로 腦疾患時에 보이고 兩側의 麻痺는 脊髓 또는 延髓의 障害에 依하여 일어난다. 또 個個의 힘줄 또는 筋群에만 麻痺가 올 때는 末稍性의 것이거나, 腦 또는 脊髓의 一局部에 病變이 있을 때이다.

저림이라는 것은 患者가 저린다고 느끼는 것으로서 꼭 麻痺와 一致한다고는 할 수 없다.

麻痺가 나타나는 病中에는 小兒麻痺·多發性神經炎·急性脊髓炎·震顫麻痺·腦出血·腦炎·脚氣·히스테리—등이 있다. (大塚)

〔治 療〕

〔八味地黃丸(122)〕 下半身의 麻痺에 잘 쓰인다. 脊髓性의 麻痺로서 步行不能이었던 者가 이것으로써 全快한 例도 있다. 이에 牛膝·車前子各 3.0을 加하는 일도 있다.

〔鶴鳴散加茯苓(33)〕〔九味檳榔湯(31)〕 脚氣의 麻痺에 잘 쓴다. 動悸, 浮腫등을 兼한 者에 좋다.

〔四物湯(67)〕 産後의 脚氣로서 麻痺 때문에 步行不能인 者에 쓴다. 四物湯에 黃耆 4.0, 黃柏 2.0을 加하면 좋다. 또 八味地黃丸을 써서 좋을 때가있다.

〔十全大補湯(71)〕 小兒麻痺로 因한 麻痺에 잘 쓴다. 多發神經炎에 依한麻痺에 써서 좋을 경우도 있다.

〔桂枝加苓朮附湯(38)〕 貧血性, 冷症의 虛弱體質의 者의 麻痺에 쓴다. 腦性인 것, 脊髓性인 것, 末稍性인 것 어느 것에라도 좋다.

〔小承氣湯(77)〕〔芍藥甘草湯(70) 加厚朴〕 震顫麻痺에 依한 麻痺에 좋다.便秘의 傾向이 있으면 小承氣湯을 쓴다.

〔疎經活血湯(97)〕 末稍性의 麻痺에 쓰는 일이 있다.

〔續命湯(99)〕 腦出血(腦溢血), 腦軟化症등으로부터 오는 麻痺에 쓴다. 麻痺가 主이며 다른 認定되는 症狀이 없을 때에 좋다. (大塚)

〔針　灸〕

腦溢血, 腦軟化症, 顔面神經麻痺등은 各病名別의 各項을 參照하여 治療할 것.

腕神經麻痺(尺骨神經麻痺 및 橈骨神經麻痺를 包含함)는 腕神經痛에 準하여 治療하는 것이 좋다.

脚氣에 依한 麻痺는 脚氣의 項을 參照하고 脛骨神經麻痺는 坐骨神經痛의 治療에 準하여 針灸를 行하는 것이 좋다.

저림은 輕度의 麻痺에 附隨하는 것과 血管運動神經의 異常에서 생기는 것이 많다.

前者의 部類에 들어가는 것은 腦溢血, 腦軟化症의 豫後, 神經炎의 回復期 등이 있다. 各項目을 參照하여 針灸의 治療를 加함이 좋다. 但 이들의 저림은 容易하게 輕快하기 어려운 것이므로 相當히 長期의 治療를 加하지 않으면 안된다.

後者의 代表的인 것에 指端知覺異常症이 있다. 저리는 것은 항상 느껴지나 특히 夜間에 激甚하고 疼痛을 수반하며 夜半에 일어나 우는 者가 많다. 팔에서 손가락끝에 저리고 차운 것, 硬한 것등에 대인즉 特別히 저리어서 아프고 微細한 것을 把持하여도 觸覺의 輕한 鈍麻를 호소한다.

이 頑固한 激甚한 저림은 針灸의 治療를 加하면 數回 以內로서 快癒하는 것이 많다.

저린즉 指端의 손톱가까이 三稜針을 가볍게 치고 될 수 있는 대로 많은 피를 絞出하면 저림은 이내 半減하게 된다. (病名別動脈硬化症의 第12圖 參照)

또 身柱(59) 天窌(88) 天宗(90) 臑兪(114) 手三里(116) 曲池(99) 外關(123) 太陵(140)等에 針灸를 加한즉 2,3回의 治療로서 治癒하는 것이 많다.

다시 缺盆(32)에 針하여 腕神經叢에 針尖이 대인즉 手指의 末端까지 激烈

한 耳盤같은 울림을 주나 이것을 加하면 더욱 有効하다.

但 缺盆의 針은 熟達한 者라도 잘못히여 肋膜을 穿刺하여 特發性氣胸을 發하고 患者에 激甚한 胸痛과 呼吸困難을 일으키는 危險性이 있으므로 十分 注意하여 過誤를 避하지 않으면 아니된다. 특히 左側의 缺盆에 刺하여 氣胸을 發한즉 心臟壓迫의 쑥크로 因하여 生命의 危險을 생기도록 하는 일이 있으므로 左側缺盆의 刺針은 避하는 것이 좋다. (倉島)

耳鳴과 難聽

耳鳴은 聽神經이 興奮하고 있으면 일어나나, 귀의 주위의 動脈의 雜音을 느끼고 있는 일도 있다. 外耳道에 異物이 있을 때 中耳炎, 耳硬化症, 內耳炎, 聽神經炎등에 際하여 나타난다. 其他 動脈硬化症, 心臟, 腎臟, 胃腸病등과 婦人의 更年期障害에 수반하여 일어나는 수도 있다. 眩暈를 수반하기 쉽다.

難聽도 外耳道의 異物과 中耳炎, 內耳炎, 耳硬化症, 聽神經炎등에 依하여 일어나나 老人의 難聽은 聽神經의 萎縮에 依하여 일어난다.

耳鳴도 難聽도 天候와 精神狀態에 依하여 强弱이 있다.

漢方治療로서 잘 낫는 일이 있으나 原因에 따라서는 낫기 어려운 것도 있다. (長濱)

〔治 療〕

〔苓桂朮甘湯(147)〕 神經質로서 일어설 때 眩暈를 수반하는 사람으로서 耳鳴을 수반할 경우에 一般的으로 쓴다. 胃弱한 사람에 많다.

〔苓茯飮(129)〕 胃下垂, 胃아토니―의 著名한 사람으로서 耳鳴이 있는 경우 이 藥方이 좋을 때도 있다.

〔當歸芍藥散(114)〕 貧血氣味로서 手足이 冷하기 쉽고 小便이 잘 나오지 않을 경우 耳鳴을 수반하는 者에 좋다. 婦人에 많다.

〔三黃瀉心湯(54)〕 얼굴이 붉고 興奮하기 쉬운 사람에 쓴다. 動脈硬化症 등으로서 일어나는 耳鳴, 難聽에 쓴다.

〔防風通聖散(135)〕 肥滿體質의 사람으로서 動脈硬化症, 高血壓症에 수반

하여 일어난다. 耳鳴과 難聽에 쓴다.

〔柴胡加龍牡蠣湯(50)〕　神經質인 사람으로서 不眠, 眩暈를 수반하고 또 腹部에 動悸를 느끼는 사람의 耳鳴에 쓴다.

〔柴胡桂枝乾姜湯(53)〕　위와 같은 症狀으로서 便秘가 없고 약간 貧血氣味가 있는 사람에 일어난 耳鳴에 써서 좋을 경우가 있다.

〔小柴胡湯(76)〕　慢性中耳炎에 倂發하여 있는 耳鳴과 難聽에 쓴다.

〔大柴胡湯(103)〕　亦是 中耳炎의 경우로서 튼튼한 體格을 한듯하고 便秘 같은 것이 있는 사람에는 이 藥方을 쓴다.

〔八味地黃丸(122)〕　冷하기 쉽고 腰痛이나 목이 마르는 경향등이 있는 사람 慢性腎炎인 사람등에 쓴다.

〔炙甘草湯(69)〕　바세도一病등에 際하여 일어나는 搏動感과 같은 耳鳴은 이 藥方이 좋다.

〔十全大補湯(71)〕　高度의 貧血에 依하여 일어나는 耳鳴에 쓴다.

〔滋腎通耳湯(59)〕　耳鳴, 難聽에 一般的으로 쓰이는 藥方이다. (長濱)

〔針　灸〕

共히 耳疾患에 나타나는 症狀이므로 各各 耳鼻咽喉科의 各項目을 參照하여 治療하는 것이 좋다.

高血壓症 및 低血壓症으로부터 생기는 경우도 많으나 이 경우는 同樣의 各項을 參照하여 治療한다.

其他 肩臂痛, 神經症등에도 나타나는 일이 있고 또 生理的으로는 高年者의 老化現象으로부터 發하는 것도 있다.

어느것이라도 耳鳴과 難聽은 오랜 時日에 亘하는 것이 많고 完全한 治療는 容易한 것은 아니지마는 原因의 如何에 不拘하고 對應療法으로서 翳風(13) 聽宮(28) 少海(102)등의 經穴을 가려서 針灸를 試圖하여 보는 것이 좋다. (倉島)

憂鬱感과 不安感

氣分이 무겁고 어두운 것이 憂鬱感이며 精神이 安定을 缺하고 흔들리며

沈着할 수 없는 것이 不安感이다.

憂鬱感과 不安感은 神經症(노이로―재), 更年期障害, 血의 道症, 腦出血, 腦動脈硬化症일 때에 보이는 症狀이다. (大塚)

〔治 療〕

〔半夏厚朴湯(124)〕 氣分이 무겁고 憂鬱하며 여러가지 쓸데없이 苦生을 하여 가슴과 목이 막힌듯 느끼고 動悸, 眩暈등을 호소하며 不安해서 外出도 못하는 者에 쓴다. 胃아토니―症, 胃下垂症등이 있는 사람의 神經症에 많이 보인다.

〔三黃瀉心湯(54)〕 氣分이 혼들리어 沈着이 아니되고 上氣, 眩暈, 不安感 등이 있으며 便秘의 경향이 있는 者에 쓴다. 高血壓症, 更年期障害, 血의 道症등에 보인다.

〔黃連解毒湯(11)〕 三黃瀉心湯같은 것을 쓸 경우로서 便秘의 경향이 없을 때에 쓴다.

〔柴胡加龍特牡蠣湯(50)〕 肥滿體質의 사람으로서 上腹部가 特히 팽만하고 氣分이 무거우며 憂鬱, 不安의 경향이 있는 者에 쓴다. 不眠, 動悸, 眩暈, 肩臂痛等을 同時에 呼訴하는 者도 있다.

〔加味逍遙敢(16)〕 頭重하고 氣分이 나쁘며 肩臂痛, 眩暈, 上氣등이 있고 月經不順, 腰足의 冷感등이 있는 者에 좋다.

便秘하고 있어도 下痢를 쓰면 배가 아프고 해서 下痢를 쏘지 못할 때에 쓴즉 잘 便通이 붙는다. (大塚)

〔針 灸〕

노이로―재, 神經衰弱, 慢性消化器疾患등에 많다. 어느것이라도 原病의 治療에 따라서 消滅하는 것이므로 各 項目에 依하여 針灸의 치료를 加하는 것이 좋다.

不安感은 甲狀腺機能亢進의 경우에도 나타나므로 바세도―病의 項을 참조 하여 치료하는 것이 좋다.

其他 理由없이 우울감, 不安感이 나타나는 것은 主로 社會不安의 反映 이므로 환경의 改善을 꾀하는 것이 좋다. (倉島)

腰　痛

腰痛은 內科, 外科, 婦人科의 各領域에 걸치는 많은 疾患으로 原因하는 것이 있으나 그 中에는 全혀 原因不明으로서 오래동안 腰痛에 고생하는 者도 있다.

腎臟의 疾患에서는 많은 경우에 이것이 보이고 婦人病에서도 相當히 多數의 者가 腰痛을 呼訴한다. 高血壓과 脚氣 糖尿病등의 全身病에도 일어나고 胃腸疾患에 依한 것은 疼痛은 輕하다. 外傷은 勿論 脊椎와 腰部의 힘줄의 炎症, 가리에스, 骨梅毒이 原因이 되는 일도 있고 思春期나 更年期에 아픈 者, 感氣등의 熱病, 류—마치스등으로서 激痛을 發하는 者등 여러가지이다. (石原)

〔治　療〕

〔葛根湯(17)〕 갑자기 허리가 아프고 寒氣, 熱이 있는 者에 쓴다. 경우에 따라서는 麻黃湯(138)과 桂麻各半湯(43)을 쓴즉 좋을 때도 있다. 詳細한 것은 感氣의 項을 참조하시압.

〔八味地黃丸(112)〕 疲勞하여 나지근한 感이 强하고 입이 마르며 下腹에 異常을 느끼는 者로서 下痢, 嘔吐等 胃腸症狀이 없는 者의 腰痛에는 偉効를 보는 일이 적지 않다. 老人으로서 허리가 甚히 굽어서 아픈 者, 高血壓症, 糖尿病, 腎結石등에 이 型이 많다.

〔苓姜尤甘湯(147)〕 허리가 冷하여 무겁고 小便이 많으며 腰痛이 强한 者에 좋다.

〔五積散(46)〕 血色이 나쁘고 下半身이 冷하며 허리에서 다리에 걸쳐 아프고 下腹도 당기어지는듯 疼痛을 느끼며 그 위에 上氣하는 氣味를 호소하는 者에 適當하다.

〔小建中湯加減(75)〕 原因이 確實하지 않고 頑固한 腰痛에 多年間 苦惱하는 者에 한번 써서 볼 價値가 있다. 小建中湯(75)의 膠飴의 代로 當歸 4.0 를 넣는다.

〔當歸芍藥散(114)〕 貧血하고 冷性으로서 배에 힘이 없고 오줌이 잦으며

배도 무엇인가 아픈 것같은 者의 腰痛에 좋다. 따라서 婦人病의 腰痛, 更年期의 腰痛에 이 型이 많다.

〔桂枝茯苓丸(41)〕 外傷에 依한 腰痛과 婦人科의 炎症性疾患에 依한 腰痛으로서 下腹部에 抵抗壓痛이 있는 者는 모두 瘀血이 原因이다. 本方의 適應하는 것이다. 만약 便秘가 있을 경우로서 瘀血이 强하면 桃核承氣湯(111)을 쓴다. (石原)

〔針 灸〕

原因의 如何를 不問하고 針灸의 가장 適當한 症狀의 하나이다. 그러나 骨關節疾患(腰椎가리에스, 脊椎變形症, 균메루─氏病, 所謂 리챠─드氏病等)의 根治는 外科的 治療와 倂用하는 것이 좋다.

가장 甚한 腰痛은 椎間板헤루니아(킷쿠리허리, 킷쿠라疝痛, 카랏쓰허리등 모두 同病異名)이지만 若年者로서는 2, 3日에서 數日, 壯年者르서는 1 乃至 2 週日로서 治癒한다. 但 老人에 있어서는 大槪 1 乃至 數個月의 治療를 要하는 者가 많은 것을 念頭에 두지 않으면 아니된다.

治療經穴은 針灸 共히 腎兪(77) 京門(86) 志室(87) 大腸兪(78) 小腸兪(79) 脾兪(74) 胃兪(75) 三焦兪(76) 胃倉(85) 命門(63) 陽關(64) 小野寺腎點(92) 등을 按壓하여 壓痛反應이 强한 經穴을 選擇하는 것이 좋다.

腰痛에는 針이 必須이다. 普通 3 또는 4番의 針을 3cm 乃至 5cm쯤 刺入한다.

류─마치스, 神經病으로 因한 것은 意外로 적은 것이다. 其他 老人性의 脊椎彎曲, 婦人科疾患(이 中에서는 位置異常이 가장 많다), 泌尿器疾患, 腎疾患等으로부터 發生하는 것이 적지 않다.

도 過勞, 便秘등으로부터 發生하는 것도 있으나 모두 椎間板헤루니아에 準하여 治療하면 빨리 輕快 治癒하는 것이 많다.

感氣, 肺炎, 티부스等으로부터 생기는 腰痛도 對症療法으로서 針灸를 加한즉 患者의 苦痛이 顯著하게 輕減하는 것이다.

近間에 椎間板헤루니아에 依한 甚한 腰痛 또는 이에 續發하는 諸神經痛에 對하여 背部 또는 腹部에서 手術的으로 헤루니아를 일으키고 있는 椎間板을

剔出하는 治療法이 行하여지고 있으나 針灸의 治療에 依하여 治癒하는 것이 많으므로 한번 針灸를 試驗해 보고 그래도 苦痛의 輕快를 얻지 못한 경우에 手術을 行하는 것이 좋다. (倉島)

處　方　篇

〔加味逍遙散 (16)〕逍遙散에 牡丹皮 梔子各二·를 加한다.

〔葛根湯 (17)〕葛根八· 麻黄 生姜 大棗各四· 桂枝 芍藥 各三· 甘草二·

〔葛根黄連黄芩湯 (18)〕葛根六· 黄連 黄芩各三·甘草二·

〔甘麥大棗湯 (25)〕甘草五· 大棗六· 小麥二〇·

〔甘草麻黃湯 (24)〕甘草一· 麻黄三· 以上 一回量을 물 150cc에 넣어 半으로 다려선 頓服한다.

〔甘草附子湯 (22)〕甘草二· 白朮四· 桂枝三·五 附子〇·五〜一

〔甘草粉密湯 (23)〕甘草二· 白米粉一 蜂密四· 即 甘草湯을 煮하여 滓를 除去하고 白米粉, 蜂密을 넣는다.

〔甘草瀉心湯 (21)〕半夏瀉心湯에 甘草一·을 加한다.

〔甘草湯 (20)〕甘草八·

〔桂麻各半湯 (43)〕桂枝三·五 芍藥 生姜 甘草 麻黄 大棗各二· 杏仁二·五

〔鷄鳴散加茯苓 (33)〕檳榔四· 木瓜 生姜各三· 橘皮 桔梗各二·五 蘇葉 吳茱萸各一· 茯苓六·

〔桂芍知母湯 (42)〕桂枝 知母 防風 生姜 芍藥 麻黄各三· 朮四· 甘草一·五 附子〇·五〜一

〔桂枝加苓朮附湯 (38)〕桂枝加苓朮湯에 附子〇·五〜一을 加한다.

〔桂枝加龍骨牡蠣湯 (37)〕桂枝湯에 龍骨 牡蠣各三·을 加한다.

〔桂枝加芍藥大黄湯 (36)〕桂枝加芍藥湯에 大黄一·을 加함

〔桂枝加芍藥湯 (35)〕桂枝 生姜 大棗各四· 甘草二· 芍藥六

〔桂枝去芍藥加蜀漆龍骨牡蠣救逆湯 (39)〕桂枝 生姜 大棗 蜀漆各四·甘草二·牡蠣六· 龍骨五

〔桂枝茯苓丸 (41)〕桂枝 茯苓 牡丹皮 桃仁 芍藥各分等 以上을 練密로 丸으로 만들어 一日 三回 三個服用

〔桂枝五物湯 (40)〕桂枝四· 茯苓八· 桔梗三· 黄芩 地黄各四·

〔桂枝湯 (34)〕桂枝 芍藥 大棗 生姜各四· 甘草二·

〔苦參湯 (29)〕苦參六· 以上 一味를 물 500cc에 넣어 煮하여 300cc로 하여 찌꺼기는 除去하고 洗淨劑로서 外用한다.

〔瓜呂枳實湯 (19)〕當歸 茯苓 貝母各三· 瓜呂實 桔梗 陳皮 黄芩 生姜各二· 縮砂 木香 甘草 梔子 枳實 竹茹各一·

〔灸甘草湯 (69)〕灸甘草 生姜 桂枝 麻子仁 大棗 人參各三· 生地黄 麥門冬各六· 阿膠二·

〔九味檳榔湯 (31)〕檳榔四· 厚朴 桂枝 橘皮各三·蘇葉一·五 甘草 大黄 木香各一· 或은 吳茱萸一· 茯苓三·을 加한다.

〔驅風解毒散 (30)〕防風三・ 荊芥一・
五 羌活一・五 連翹五・ 牛房子三・ 甘
草一・五 或은 桔梗三・ 石膏五・를 加
하여 含嗽料로 한다.

〔芎歸膠艾湯 (28)〕川芎 甘草 艾葉各
三・ 當歸 芍藥各四・五 乾地黃六・ 以
上을 法대로 煎하여 滓를 除去하고 阿膠
三・을 加하여 다시 불에 얹어 다 溶解
되면 溫服한다.

〔歸脾湯 (26)〕黃耆二・ 人參 朮 茯苓
酸棗仁 龍眼肉各三・ 當歸二・ 遠志一・
五 甘草 木香各一・ 生姜 大棗各一・五

〔桔梗湯 (27)〕桔梗二・ 甘草三・ 以
上 一日量 법대로 煎하여 一日 二回 服
用한다.

〔內托散 (115)〕人參二・五 黃耆 川芎
防風 桔梗 厚朴 桂枝各二・ 當歸三・ 白
芷 甘草各一

〔綠礬丸 (150)〕蒼朮 神麯 陳皮 厚朴
大棗各八・ 甘草五・ 綠礬(구어서 性을
남기고)四・ 위 七味를 細粉末로 하여
붉은 小豆 두알(二粒)을 합친 크기로 丸
으로 하여, 한번에 三十丸씩 食後에 一
日 三回 服用한다.

〔當歸四逆湯 (113)〕當歸 桂枝 芍藥 木
通各三・ 細辛 甘草各二・ 大棗五・

〔當歸飮子 (112)〕當歸五・ 芍藥 川芎
蒺梨 防風各三・ 地黃四・ 荊芥 黃耆各
一・五 何首烏二・ 甘草一・

〔當歸芍藥散 (114)〕當歸 川芎各三・
芍藥 茯苓朮, 澤瀉各四

〔大建中湯 (102)〕山椒二・ 乾姜五・
人參三・ 以上을 법대로 煎하여 찌꺼기
를 除去하고, 膠飴二〇・을 넣어 다시
불에 얹어 五分間 다려서 이것을 溫服한

다.

〔大柴胡湯 (103)〕柴胡六・ 半夏, 生
姜各四・黃芩 芍藥 大棗各三・ 枳實二・
大黃一~二・

〔大黃牡丹皮湯 (101)〕大黃二・ 牡丹
皮 桃仁 芒硝各四・ 瓜子六

〔大黃附子湯 (100)〕大黃一・ 附子〇
・五~一・ 細辛二・

〔桃核承氣湯 (111)〕桃仁五・ 桂枝四・
芒硝二・ 大黃三・ 甘草一・五

〔麻子仁丸 (141)〕麻子仁五分・ 芍藥
枳實 厚朴各二分 大黃四分 杏仁二分 以
上을 練蜜로 丸으로하여 一回量 二・를
頓服함

〔麻杏甘石湯 (139)〕麻黃 杏仁各四・
甘草二・ 石膏一〇・

〔麻杏薏甘湯 (140)〕麻黃四・ 杏仁三・
薏苡仁一〇・甘草二

〔麻黃湯 (138)〕麻黃 杏仁各五・ 桂枝
四・ 甘草一・五

〔麥門多湯 (121)〕麥門多一〇・ 半夏
粳米各五・ 大棗三・ 人參 甘草各二

〔木防己湯 (142)〕木防己四・ 石膏一
〇・ 桂枝 人參各三

〔反鼻交感丹料 (127)〕茯苓五・ 香附
子三・ 反鼻二・ 乾姜一・五

〔半夏白朮天麻湯 (126)〕半夏 白朮 陳
皮 茯苓各三・ 麥芽 天麻 生姜 神麯各二
黃耆 人參 澤瀉各一・五 黃柏 乾姜一

〔半夏瀉心湯 (125)〕半夏五・ 黃芩 乾
姜 人參 甘草 大棗各二・五 黃連一

〔半夏厚朴湯 (124)〕半夏六・ 茯苓五・
生姜四・ 厚朴三・ 蘇葉二

〔防己黃耆湯 (134)〕防己 黃耆各五・
朮 生姜 大棗各三・ 甘草一・五

〔防風通聖散 (135)〕當歸 芍源 川芎 梔子 連翹 薄荷 生姜 荊芥 防風 麻黃各二· 滑石三

〔排膿散 (119)〕枳實 芍藥各三分 桔梗一分 以上을 細末로 하여 一回量三·에 卵黃 한개를 加하여 잘 저어서 白湯으로 내려보낸다. 一日 二回

〔伯州散 (120)〕津蟹 反鼻 鹿角 以上을 各各 別로 霜으로서 混和하여 一日二回一·씩 服用한다.

〔白虎湯 (128)〕知母五· 粳米八· 石膏一五· 甘草二

〔變製心氣飮 (133)〕桂枝 檳榔各二·五 茯苓 半夏各五· 木通三· 蘇子 別甲 枳實各二· 桑白皮 甘草 吳茱萸各一

〔補中益氣湯 (136)〕黃耆 人參 朮各四 當歸三· 陳皮 生姜 大棗 柴胡各二· 甘草一·五 升麻一

〔茯苓杏仁甘草湯 (130)〕茯苓六· 杏仁四· 甘草一

〔分消湯 (131)〕蒼朮 茯苓 白朮各二·五· 陳皮 厚朴 香附子 猪苓 澤瀉各二· 枳實 大腹皮 縮少 木香 生姜 燈心草各一

〔四君子湯 (66)〕人參 朮 茯苓各四· 甘草 生姜 大棗各一·五

〔四物湯 (67)〕當歸 川芎 芍藥 熟地黃各三·

〔四逆散 (64)〕柴胡五· 枳實二· 芍藥四· 甘草一·五

〔四逆湯 (65)〕甘草三· 乾姜二· 附子○·五~一

〔酸棗仁湯 (56)〕酸棗仁一五· 知母 川芎各三· 茯苓五· 甘草一·

〔三味鷓鴣菜湯 (55)〕海人草三· 大黃 甘草各一·五·

〔參苓白朮散 (87)〕人參三· 朮四· 茯苓四· 山藥 扁豆 蓮肉各三· 桔梗二·五· 薏苡仁八· 縮砂二· 甘草一·五· 以上을 細末로 하여 一日 三回 二·五씩 服用한다.

〔生姜瀉心湯 (80)〕半夏瀉心湯에서 乾姜一·을 빼고 生姜二·를 加한다.

〔施覆花代赭石湯 (96)〕施覆花 大棗代赭石各三· 甘草 人參各二· 半夏五· 生姜四·

〔洗肝明目散 (95)〕南天實 木賊各一·五· 茯苓 黃芩 黃連 連翹 當歸 川芎 山梔子, 桔梗 石膏 柴胡各一· 大黃 甘草各○·五·

〔疎經活血湯 (97)〕當歸 地黃 蒼朮 川芎 桃仁 茯苓各二· 芍藥二·五· 牛膝 威靈仙 防己 羌活 防風 龍膽 生姜 陳皮各一·五· 白芷 甘草各一·

〔小建中湯 (75)〕桂枝 生姜 大棗各四· 芍藥六· 甘草二· 以上을 법대로 煎하여 滓를 除去하고 膠飴二·을 加하여 다시 불에 얹어 五分間 煮沸하여 이것을 溫服한다.

〔半半夏加茯苓湯 (79)〕半夏 生姜各六·茯苓五

〔小承氣湯 (77)〕大黃 枳實各二· 厚朴三

〔小柴胡湯 (76)〕柴胡七· 半夏五· 生姜四· 黃芩 大棗 人參各三· 甘草二·

〔蘇子降氣湯 (98)〕蘇子三· 半夏四· 陳皮 厚朴 前胡 桂枝 當歸各二·五· 大棗 生姜各一·五· 甘草一·

〔小靑龍湯 (78)〕麻黃 芍藥 乾姜 甘草 桂枝 細辛 五味子各三· 半夏六·

〔消風湯 (74)〕當歸 地黃各三· 防風

二· 蟬退一· 知母一·五 苦參一· 胡麻一·五 荊芥一· 蒼朮二· 牛房子二· 石膏三· 木通二· 甘草一·

〔續命湯 (99)〕杏仁四· 麻黃 桂皮 人參 當歸各三· 川芎 乾姜 甘草各二· 石膏六·

〔升麻葛根湯 (83)〕葛根五· 升麻 生姜各二· 芍藥三· 甘草一·五

〔柴胡加龍骨牡蠣湯 (50)〕柴胡五· 半夏四· 茯苓 桂枝各三· 黃芩 大棗 生姜 人參 龍骨 牡蠣各二·五 大黃一·

〔柴胡桂枝乾姜湯 (53)〕柴胡六· 桂枝 瓜呂根 黃芩 牡蠣各四· 乾姜 甘草各二·

〔柴胡桂枝湯 (52)〕柴胡五· 半夏四· 桂枝二·五 黃芩 人參 生姜各三· 瓜呂根五·

〔柴胡枳桔湯 (51)〕柴胡 半夏各五· 生姜 黃芩 瓜呂仁 桔梗各三· 甘草一· 枳實一·五

〔神秘湯 (84)〕麻黃五· 杏仁四· 厚朴三· 陳皮二·五 甘草 柴胡各二· 蘇葉一·五

〔十味敗毒湯 (72)〕柴胡 櫻皮 桔梗 生姜 川芎 茯苓各二· 獨活 防風各一·五 甘草 荊芥各一·

〔十全大補湯 (71)〕人參 黃耆各二·五 朮 當歸 茯苓 熟地黃各三·五 川芎 芍藥 桂枝各三· 甘草一·

〔安中散 (1)〕桂枝四· 延胡索 牡蠣各三· 縮砂 甘草各一· 良姜〇·五

〔抑肝散 (143)〕當歸 釣藤 川芎各三· 朮 茯苓各四· 柴胡二· 甘草一·五

〔苓甘姜味辛夏仁湯 (146)〕茯苓 半夏 杏仁各四· 五味子三· 甘草 乾姜 細辛各二·

〔苓姜朮甘湯 (147)〕茯苓六· 乾姜 白朮三· 甘草二·

〔茯桂甘棗湯 (148)〕茯苓六· 桂枝 大棗各四· 甘草二·

〔苓桂朮甘湯 (149)〕茯苓六· 桂枝四· 白朮三· 甘草二·

〔五苓散 (48)〕澤瀉五分 猪苓 茯苓 朮各三分 桂枝二分 以上을 細末로 만들어 一日 三回, 一·씩 白湯으로 服用한다.

〔五物大黃湯 (47)〕大黃一· 桂枝四·五 地黃六· 川芎五· 甘草一·五

〔五積散 (46)〕蒼朮 陳皮 茯苓 朮 半夏 當歸各二· 厚朴 芍藥 川芎 白芷 枳殼 桔梗 乾姜 桂枝 麻黃 大棗 生姜 甘草各一·

〔吳茱萸湯 (49)〕吳茱萸三· 人參二· 大棗 生姜各四·

〔溫膽湯 (5)〕半夏 茯苓各六· 生姜三 陳皮三·五 竹茹二· 枳實一·五 甘草一·

〔溫淸飮 (4)〕當歸 地黃各四· 芍藥 川芎 黃芩各三· 梔子二· 黃連 黃伯各一·五

〔龍膽瀉肝湯 (145)〕車前子 黃芩 澤瀉各三· 木通 地黃 當歸各五· 梔子 甘草 龍膽各一·五

〔越婢加朮湯 (6)〕越婢湯方內에 朮四·를 加한다.

〔潤腸湯 (73)〕當歸 熟地黃 生地黃各三 麻子仁 桃仁 杏仁 枳殼 厚朴 黃芩 大黃各二· 甘草一·五

〔利膈湯 (144)〕半夏八·附子〇·五~一· 梔子三·

〔二仙湯 (116)〕黃芩 芍藥各三·

〔二陳湯· (117)〕半夏 茯苓各五· 陳皮四· 甘草一· 生姜三·

〔人參湯 (118)〕人參 甘草 朮 乾姜各三·

〔茵蔯蒿湯 (2)〕茵蔯四· 梔子三· 大黃一·

〔茵蔯五苓散 (3)〕五苓散에 茵蔯四·를 加한다.

〔柴根牡蠣湯 (63)〕當歸五· 芍藥 川芎 柴根各三· 大黃 忍冬各一·五 升麻 黃耆各二· 牡蠣四· 甘草一·

〔滋腎明目湯 (60)〕또는「腎氣明目湯」當歸 川芎 生地黃 熟地黃 芍藥各三·桔梗 人參 山梔子 黃連 白芷 蔓 荊子 菊花 甘草 細茶各一·五

〔滋腎通耳湯 (59)〕當歸 川芎 芍藥 知母 生地黃 黃柏 黃芩 柴胡 白芷 香附子各三·

〔柴雲膏 (61)〕참기름 1,000· 當歸 紫根各 100· 黃蠟三八〇· 豚脂二五· 우선 참기름을 煮하여 黃蠟·豚脂를 넣어 녹이고, 다음에 當歸를 넣어 끝으로 紫根을 넣고 鮮明한 紫赤色이 되면 베로 짜서 冷凝시킨다. 柴根을 넣을 때의 溫度는 百四十度가 適當하다. 또한 여름과 겨울에 따라 黃蠟의 量을 加減한다.

〔柴圓 (62)〕代赭石 赤石脂 巴豆各四·杏仁八·四 味를 粉末로 하여 풀로 丸으로 하여 一回 一·을 服用한다.

〔滋陰降火湯 (57)〕當歸 芍藥 地黃 夫門多 麥門多 陳皮各二·五 朮三· 知母 黃柏 甘草各一·五

〔滋陰至寶湯 (58)〕當歸 芍藥 白朮 茯苓 陳皮 知母 香附子 地骨皮 麥門多各三 貝母二· 薄荷 柴胡 甘草一·

〔芍藥甘草湯 (70)〕芍藥 甘草各三·

〔腸癰湯 (109)〕薏苡仁九· 瓜子六·

桃仁五· 牡丹皮四·

〔猪苓湯 (110)〕猪苓 滑石 澤瀉各三· 以上을 법대로 煎하여 滓를 除하고 阿膠三·을 불에 넣어 다시 불에 얹어 다 溶解되면 불에서 내려 이것을 溫服한다.

〔淨腑湯 (82)〕柴胡 茯苓各二· 猪苓 澤瀉 山査子 三稜 莪朮 黃芩一·五 朮 半夏各二· 人參一·五 甘草 黃連各一·

〔釣藤散 (108)〕釣藤 橘皮 半夏 麥門多 茯苓各三· 人參 菊花 防風各二· 石膏五· 甘草 生姜各一·

〔調胃承氣湯 (107)〕大黃二· 芒硝 甘草各一· 少量씩 服用한다.

〔竹茹溫膽湯 (105)〕柴胡 竹茹 茯苓 生姜各三· 半夏五· 香附子 桔梗 陳皮 枳實各二· 黃連 甘草 人參各一·

〔竹葉石膏湯 (106)〕竹葉 甘草各二· 石膏一〇· 粳米 麥門多各六· 半夏四· 人參三·

〔秦芁別甲湯 (85)〕秦芁 青蒿 烏梅 知母各二· 當歸 別甲 柴胡 地骨皮各三· 生姜一·五

〔眞武湯 (86)〕茯苓五· 芍藥 生姜 朮各三· 附子〇·五~一·

〔淸上防風湯 (90)〕荊芥 黃連 薄荷各一· 梔子二· 枳殼 甘草各一·五 川芎 黃芩 連翹 白芷 桔梗 防風各二·五

〔淸暑益氣湯 (88)〕人參 白朮 麥門多各三· 五味子 陳皮 甘草 黃柏各二· 當歸 黃耆各三·

〔淸濕化痰湯 (89)〕天南星 黃芩 生姜各三· 半夏 茯苓 蒼朮各四· 陳皮二·五 羌活 白芷 白芥子 甘草各一·五

〔淸心蓮子飮 (91)〕蓮肉 麥門多 茯苓各四· 人參 車前子 黃芩各三· 黃耆 地

骨皮各二・甘草一・五

〔清肺湯 (94)〕黃芩 桔梗 陳皮 桑白皮
貝母 杏仁 梔子 天門冬 大棗 竹茹各二・
茯苓 當歸 麥門冬各三・ 五味子 生姜各
一・五 甘草一・

〔清熱補氣湯 (92)〕人參 當歸 芍藥 朮
茯苓 麥門冬各三・ 玄參 升麻 五味子各
一・

〔椒梅湯 (81)〕烏梅 山椒 檳榔 枳實
木香 縮砂 香附子 桂枝 川楝子 厚朴 甘
草 乾姜二・

〔托裏消毒飲 (104)〕人參 川芎 桔梗
白朮 芍藥各三・ 當歸 茯苓 五・ 白芷
一・ 厚朴 皂角各二・ 黃耆 金銀花各一・
五

〔八味帶下方 (123)〕當歸五・ 川芎 茯
苓 木通各三・ 陳皮二・ 山歸來四・ 金
銀花 大黃各一・

〔八味地黃丸 (122)〕乾地黃八分 山茱萸
山藥各四分 澤瀉 茯苓 牡丹皮各三分 桂
枝 附子各一分 以上을 練蜜로 丸으로 만
든다. 一日 三回 二・씩 服用한다.

〔平胃散 (132)〕蒼朮四・ 厚朴 陳皮各
三・ 生姜 大棗各二・ 甘草一・

〔解急蜀椒湯 (13)〕粳米八・ 半夏五・
人參 大棗各三・ 蜀椒二・ 乾姜 甘草各
一・五 附子〇・五 膠飴二〇・

〔解勞散 (14)〕四逆散에 土別甲 茯苓

各三・ 大棗 生姜各二・ 를 加한다.

〔香砂六君子湯 (44)〕人參 朮 茯苓 半
夏各三・ 陳皮 香附子各二・ 大棗 生姜
各一・五 甘草 縮砂 藿香各一・

〔香蘇散 (45)〕香附子四・ 蘇葉一・ 陳
皮二・五 生姜三・ 甘草一・

〔香川解毒劑 (15)〕山歸來 木通各四・
茯苓五・ 川芎 忍冬各三・甘草 大黃各一

〔荊芥連翹湯 (32)〕當歸 芍藥 川芎 地
黃 黃連 黃芩 黃柏 梔子 連翹 防風 薄荷
荊芥 甘草 枳殼一・五 柴胡 白芷 桔梗各
二・

〔黃耆建中湯 (7)〕小建中湯에 黃耆四・
를 加한다.

〔黃連阿膠湯 (10)〕黃連三・ 芍藥二・
五 黃芩二・ 以上을 법대로 煎하여 滓를
除去하고 阿膠三・을 넣어 다시 불에 닿
어 阿膠가 다 溶解되던 내려서 약간 식
었을 때 鷄子黃(卵黃) 한개를 넣어 잘
저어서 溫服한다.

〔黃連解毒湯 (11)〕黃連一・五 黃芩三・
黃柏一・五 梔子二・

〔黃連湯 (9)〕黃連 甘草 乾姜 人參 桂
枝 大棗各三・ 半夏六・

〔黃解散〕黃連三・ 黃芩 黃柏各二・ 梔
子一・ 以上을 粉末로 하여 一回量 一・
一日 三回 冷水로 服用한다.

使用經穴一覽表및 經穴圖

頭部・顏面部・頸部

百會(1) 前頂(2) 顖會(3) 風府(4) 瘂
門(5) 通天(6) 正營(7) 目窓(8) 承靈(9)
懸顱(10) 角孫(11) 完骨(12) 翳風(13)

風池(14) 天柱(15) 上天柱(16) 素髎(17)
迎香(18) 地倉(19) 攢竹(20) 陽白(21)
糸竹空(22) 顴髎(23) 大迎(24) 上關(25)
下關(26) 和髎(27) 聽宮(28) 澤田流天突
(29) 天突(30) 人迎(31) 欠盆(32)

腹胸部

膻中(33) 巨闕(34) 中脘(35) 水分(36)
氣海(37) 關元(38) 中極(39) 曲骨(40)
肓俞(41) 大赫(42) 俞府(43) 或中(44)
不容(45) 梁門(46) 滑肉門(47) 天樞(48)
大巨(49) 期門(50) 上期門(51) 腹結(52)
中府(53) 大包(54) 章門(55) 帶脈(56)
維道(57)

肩背部・腰臀部

大椎(58) 身柱(59) 靈台(60) 至陽(61)
筋縮(62) 命門(63) 陽關(64) 腰俞(65)
大杼(66) 風門(67) 肺俞(68) 厥陰俞(69)
心俞(70) 膈俞(71) 肝俞(72) 胆俞(73)
脾俞(74) 胃俞(75) 三焦俞(76) 腎俞(77)
大腸俞(78) 小腸俞(79) 上節(80) 次節
(81) 中節(82) 膏肓(83) 意舍(84) 胃倉
(85) 京門(澤田流)(86) 志室(澤田流)(87)
天節(88) 肩井(89) 天宗(90) 肩貞(91)
小野寺 臀點(92) 環跳(93) 秩邊(94)

上股部

肩髃(95) 前肩髃(96) 臂臑(97) 俠白
(98) 曲池(99) 尺澤(100) 曲澤(101) 少
海(102) 孔最(澤田流)(103) 郄門(澤田流)
(104) 列欠(105) 太淵(106) 魚際(107)
少商(108) 內關(109) 太陵(110) 勞宮
(111) 陰郄(112) 神門(澤田流)(113) 臑
俞(114) 肘節(115) 手三里(116) 四瀆
(117) 溫溜(澤田流)(118) 偏歷(澤田流)
(119) 澤田流合谷(120) 合谷(121) 二間
(122) 外關(123) 陽池(124) 養老(125)
後谿(126) 少澤(127) 極泉(128)

下股部

足三里(129) 上巨虛(130) 陽陵泉(131)
陽交(132) 外丘(133) 懸鐘(134) 丘墟
(135) 臨泣(136) 京骨(137) 俠谿(138)
內庭(139) 裏內庭(140) 隱白(141) 至陰
(142) 犢鼻(膝眼)(143) 陽關(144) 寒府
(145) 梁丘(146) 伏兎(147) 風市(148)
箕門(149) 血海(150) 曲泉(151) 陰陵泉
(152) 地機(153) 三陰交(154) 照海(澤田
流太谿)(155) 然谷(156) 公孫(157) 承扶
(158) 殷門(159) 大都(160) 委中(161)
委陽(162) 承山(163) 跗陽(164) 崑崙
(165) 僕參(166) 湧泉(167)

477

第一図

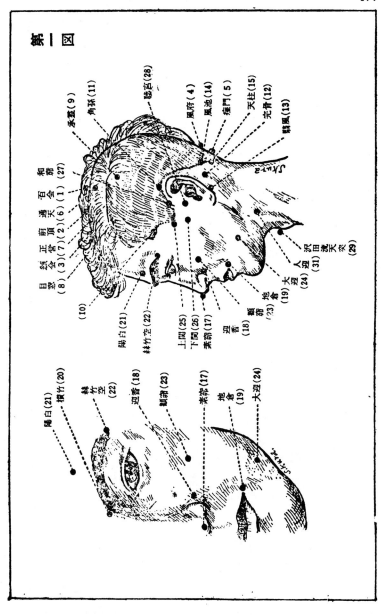

478

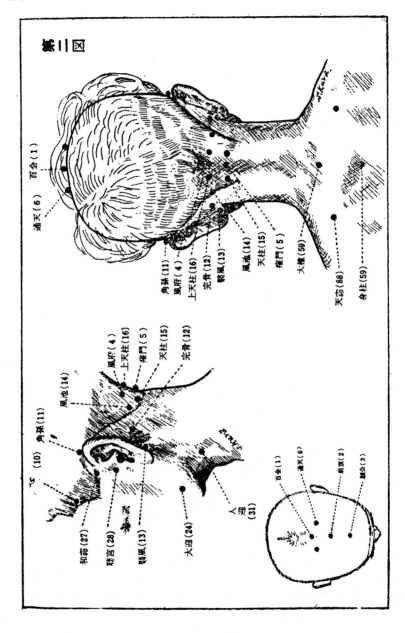

第二図

百会（1）

涌天（6）

角孫（11）
風府（4）
上天柱(16)
完骨(12)
翳風(13)
風池(14)
天柱(15)
瘂門（5）
大椎(59)
天命(88)
身柱(59)

風府（4）
上天柱(16)
瘂門（5）
天柱(15)
完骨(12)

風池(14)
(10) 角孫(11)

和命(27)
聴宮(28)
翳風(13)
大迎(24)
人迎(31)

百会（1）
涌天（6）
前頂（2）
顖会（3）

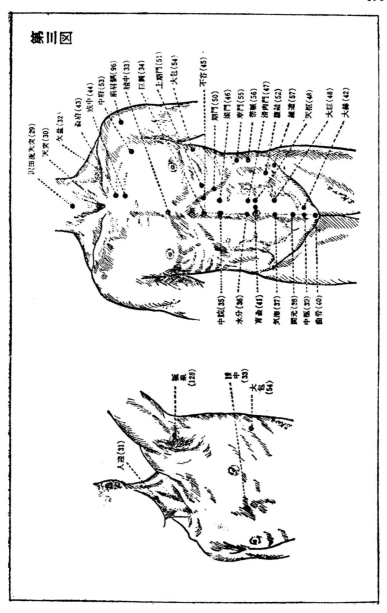

第三図

480

第四図

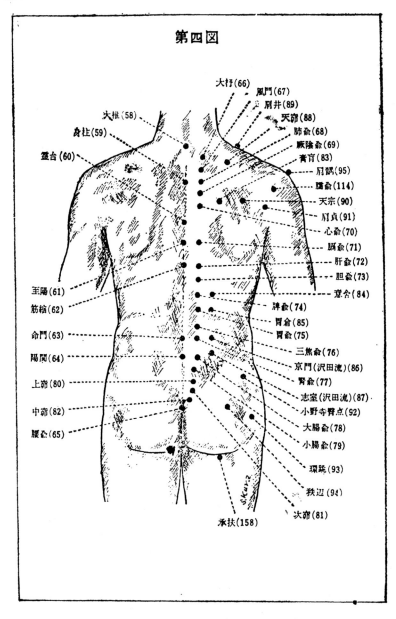

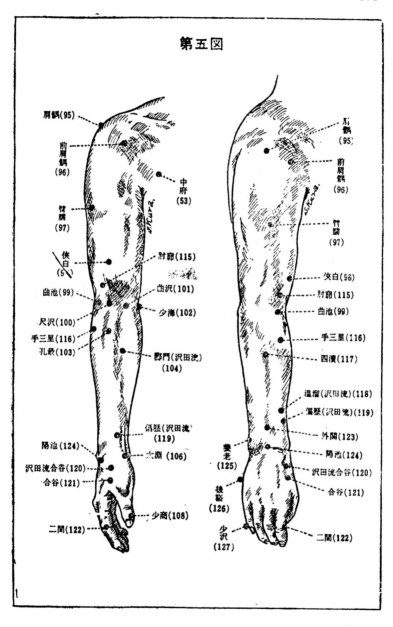

第五図

482

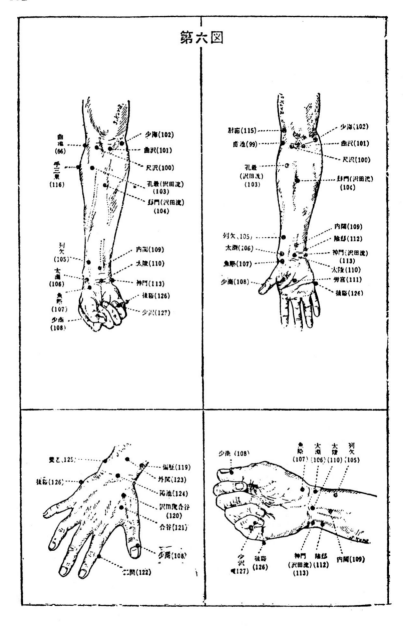

第六図

第七図

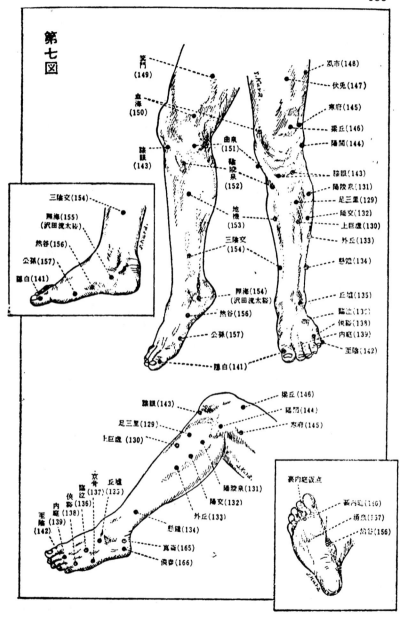

笑門 (149)
血海 (150)
膝眼 (143)
三陰交 (154)
照海 (155)
（沢田流太谿）
然谷 (156)
公孫 (157)
隠白 (141)
風市 (148)
伏兎 (147)
寒府 (145)
梁丘 (146)
陽関 (144)
曲泉 (151)
陰陵泉 (152)
地機 (153)
三陰交 (154)
照海 (154)
（沢田流太谿）
然谷 (156)
公孫 (157)
隠白 (141)
膝眼 (143)
陽陵泉 (131)
足三里 (129)
陰交 (132)
上巨虚 (130)
外丘 (133)
懸鐘 (134)
丘墟 (135)
臨泣 (136)
侠谿 (138)
内庭 (139)
至陰 (142)
膝眼 (143)
足三里 (129)
上巨虚 (130)
京骨 (137)
侠谿 (136)
臨泣 (137)
丘墟 (135)
内庭 (138)
至陰 (139) (142)
梁丘 (146)
陽関 (144)
寒府 (145)
陽陵泉 (131)
陽交 (132)
外丘 (133)
懸鐘 (134)
寅斉 (165)
偵孝 (166)
裏内庭灸点
裏内庭 (140)
湧泉 (137)
然谷 (156)

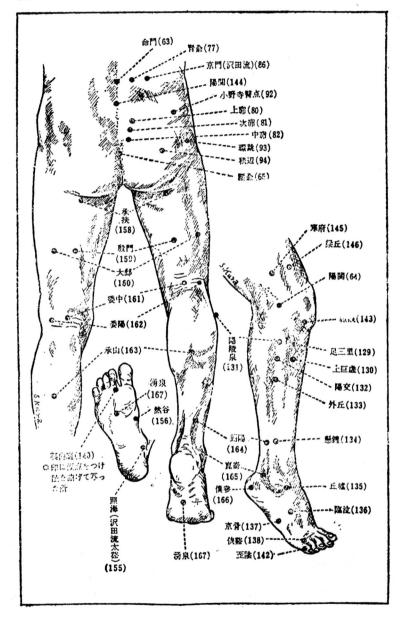

◈ 편 저 ◈
박 종 갑
대한한방침술정통연구소 이사장(前)

◈ 저 서 ◈
만성 질환별 한방 치료기법
쾌속 침치료 비법
질환별 경험방 실제와 치료법

실제 한방 진단과 치료비법	정가 38,000원

2017年 9月 20日 인쇄
2017年 9月 25日 발행
편 저 : 박 종 갑
발행인 : 김 현 호
발행처 : 법문 북스
공급처 : 법률미디어

152-050
서울 구로구 경인로 54길4(구로동 636-62)
TEL : 2636-2911~2, FAX : 2636-3012
등록 : 1979년 8월 27일 제5-22호
Home : www.lawb.co.kr

한방진단 침구치료

ISBN 978-89-7535-612-4

38,000원